国家卫生健康委员会“十四五”规划教材
全国高等学校教材

供医学影像学专业用

医学影像应用数学

Applied Mathematics in Medical Imaging

主　编　梁　猛
副主编　卢文联　高　晴

编　委（以姓氏笔画为序）

卢文联	复旦大学	顾作林	河北医科大学
刘　勇	北京邮电大学	高　晴	电子科技大学
刘　璐	锦州医科大学	唐秋云	齐鲁医药学院
刘建国	江西中医药大学	黄自谦	广西中医药大学
刘继欣	西安电子科技大学	康育慧	长治医学院
孙江洁	安徽医科大学	梁　猛	天津医科大学
宋运娜	齐齐哈尔医学院	董寒晖	山东第一医科大学（山东省医学科学院）
张明慧	南方医科大学	蔡　娜	天津医科大学

编写秘书
侯爱林（天津医科大学）

人民卫生出版社
·北　京·

图书在版编目(CIP)数据

医学影像应用数学 /(英)梁猛主编. —北京：人民卫生出版社，2022.7
全国高等学校医学影像学专业第五轮规划教材
ISBN 978-7-117-33208-8

Ⅰ. ①医… Ⅱ. ①梁… Ⅲ. ①医用数学－医学院校－教材 Ⅳ. ①R311

中国版本图书馆 CIP 数据核字(2022)第 102119 号

医学影像应用数学
Yixue Yingxiang Yingyong Shuxue

主　　编：梁　猛
出版发行：人民卫生出版社（中继线 010-59780011）
地　　址：北京市朝阳区潘家园南里 19 号
邮　　编：100021
E - mail：pmph @ pmph.com
购书热线：010-59787592　010-59787584　010-65264830
印　　刷：人卫印务（北京）有限公司
经　　销：新华书店
开　　本：850 × 1168　1/16　　印张：14
字　　数：395 千字
版　　次：2022 年 7 月第 1 版
印　　次：2022 年 8 月第 1 次印刷
标准书号：ISBN 978-7-117-33208-8
定　　价：49.00 元

全国高等学校医学影像学专业第五轮规划教材修订说明

医学影像学专业本科教育始于1984年，38年来我国医学影像学专业的专业建设、课程建设及教材建设都取得了重要进展。党的十九大以来，国家对高等医学教育提出了新要求，出台了《"健康中国2030"规划纲要》《国家积极应对人口老龄化中长期规划》《关于加强和改进新形势下高校思想政治工作的意见》等重要纲领性文件，正在全面推动世界一流大学和世界一流学科建设。教材是教学内容的载体，不仅要反映学科的最新进展，而且还要体现国家需求、教育思想和观念的更新。第五轮医学影像学专业"十四五"规划教材的全面修订，将立足第二个百年奋斗目标新起点，面对中华民族伟大复兴战略全局和世界百年未有之大变局，全面提升我国高校医学影像学专业人才培养质量，助力院校为党和国家培养敢于担当、善于作为的高素质医学影像学专业人才，为人民群众提供满意的医疗影像服务，为推动高等医学教育深度融入新发展格局贡献力量。

一、我国高等医学影像学教育教材建设历史回顾

1. 自编教材 1984年，在医学影像学专业建立之初，教材多根据各学校教学需要编写，其中《放射学》《X线物理》和《X线解剖学》在国内影响甚广，成为当时教材的基础版本。由于当时办医学影像学（原为放射学）专业的学校较少，年招生人数不足200人，因此教材多为学校自编、油印，印刷质量不高，但也基本满足当时教学的需要。

2. 协编教材 1989年，随着创办医学影像学专业的院校增加，由当时办医学影像学专业最早的天津医科大学发起，邀请哈尔滨医科大学、中国医科大学、川北医学院、泰山医学院、牡丹江医学院等学校联合举办了第一次全国医学影像学专业（放射学专业）校际会议。经协商，由以上几所院校联合国内著名的放射学家共同编写本专业核心课与部分基础课教材。教材编写过程中，在介绍学科的基础知识、基本理论、基本技能的基础上，注重授课与学习的特点和内容的更新，较自编教材有了很大进步，基本满足了当时的教学需要。

3. 规划教材 1999年，全国高等医学教育学会医学影像学分会成立后，由学会组织国内相关院校进行了关于教材问题的专题会议，在当年成立了高等医药院校医学影像学专业教材评审委员会，组织编写面向21世纪医学影像学专业规划教材。

2000年，由人民卫生出版社组织编写并出版了国内首套7部供医学影像学专业使用的统编教材，包括《人体断面解剖学》《医学影像物理学》《医学电子学基础》《医学影像设备学》《医学影像检查技术学》《医学影像诊断学》和《介入放射学》。

2005年，第二轮修订教材出版，增加了《影像核医学》和《肿瘤放射治疗学》，使整套教材增加到9部。同期，我国设立医学影像学专业的学校也由20所增加到40所，学生人数不断增长。

2010年，第三轮修订教材完成编写和出版，增加了《医学超声影像学》，使该套教材达到10部。此外，根据实际教学需要，将《人体断面解剖学》进行了系统性的修改，更名为《人体断面与影像解剖学》。此时，我国设立医学影像学专业的学校也增加到80所，年招生人数超过1万人。第三轮教材中的《医学影像检查技术学》《医学影像诊断学》《介入放射学》《影像核医学》和《肿瘤放射治疗学》还被评为了普通高等教育"十二五"国家级规划教材。

2017年，第四轮修订教材完成编写和出版。在广泛征求意见的基础上，将《人体断面与影像解剖学》更名为《人体断层影像解剖学》，将《影像核医学》更名为《影像核医学与分子影像》。该套教材编写更加规范，内容保持稳定。全部理论教材品种都配有相应的数字化网络增值服务，开启移动学习、线上学习新模式。同步配套编写的学习指导与习题集，更加便于学生复习和巩固理论知识。

前四轮规划教材的编写凝结了众多医学教育者的经验和心血，为我国的高等医学影像学教育做出了重要贡献。

二、第五轮医学影像学专业规划教材编写特色

近年来，国家对高等教育提出了新要求，医学影像学发展出现了新趋势，社会对医学影像学人才有了新需求，医学影像学高等教育呈现出新特点。为了适应新时代改革发展需求，全国高等学校医学影像学专业第四届教材评审委员会和人民卫生出版社在充分调研论证的基础上，决定从2020年开始启动医学影像学专业规划教材第五轮的修订工作。

1. 修订原则

（1）教材修订应符合国家对高等教育提出的新要求。以人民满意为宗旨，以推动民族复兴为使命，以立德树人为根本任务，以提高质量为根本要求，以深化改革为根本出路，坚持"以本为本"，推进"四个回归"，培养合格的社会主义建设者和接班人。

（2）教材修订应反映医学影像学发展的新趋势。医学影像学多学科交叉的属性更加明显，人工智能技术在医学影像学领域的应用越来越普遍，功能影像和分子影像技术快速发展。

（3）教材修订应满足社会对医学影像学人才的新需求。社会对医学影像学人才的需求趋于多样化，既需要具有创新能力和科研素养的拔尖人才，又需要具有扎实的知识和较强实践能力的应用型人才。

（4）教材修订应适应医学影像学高等教育的新特点。医学影像学高等教育的新特点包括：信息化技术与医学影像学教学的有机融合，教师讲授与学生自学的有机融合，思想政治教育与专业课教育的有机融合，数字资源与纸质资源的有机融合，创新思维与实践能力的有机融入。

2. 编写原则与特色

（1）课程思政融入教材思政：立德树人是高等教育的根本任务，专业课程和专业教材的思政教育更能充分发挥润物无声、培根铸魂的作用。通过对我国影像学发展重大成果的介绍，对我国医学影像学专家以及普通影像医务工作者勇于担当、无私奉献、生命至上、大爱无疆精神的解读，引导当代高校医学生树立坚定的文化自信。

（2）统筹规划医学影像学专业教材建设：为进一步完善医学影像学专业教材体系，本轮修订增加三本教材：新增《医学影像学导论》，使医学影像学专业学生能够更加全面了解本专业发展概况；新增《医学影像应用数学》，满足医学影像学专业数学教学的特殊需求；新增《医用放射防护学》（第3版），在前两轮教材编写中，该教材作为配套辅导教材获得良好反馈，鉴于目前对医学生提高放射防护意识的实际需要，本轮修订将其纳入理论教材体系。

（3）坚持编写原则，打造精品教材：坚持贯彻落实人民卫生出版社在规划教材编写中通过实践传承的"三基、五性、三特定"的编写原则："三基"即基本知识、基本理论、基本技能；"五性"即思想性、科学性、创新性、启发性、先进性；"三特定"即特定对象、特定要求、特定限制。精练文字，严格控制字数，同一教材和相关教材的内容不重复，相关知识点具有连续性，内容的深度和广度严格控制在教学大纲要求的范畴，力求更适合广大学校的教学要求，减轻学生负担。

（4）为师生提供更为丰富的数字资源：为提升教学质量，第五轮教材配有丰富的数字资源，包括教学课件、重点微课、原理动画、操作视频、高清图片、课后习题、AR模型等；并专门编写了与教材配套的医学影像学专业在线题库，及手机版医学影像学精选线上习题集系列供院校和学生使用；精选部分教材制作线上金课，适应在线教育新模式。不断发掘优质虚拟仿真实训产品，融入教材与教学，解决实践教学难题，加强影像人才实践能力的培养。

第五轮规划教材将于2022年秋季陆续出版发行。希望全国广大院校在使用过程中，多提宝贵意见，反馈使用信息，为下一轮教材的修订工作建言献策。

2022年3月

主编简介

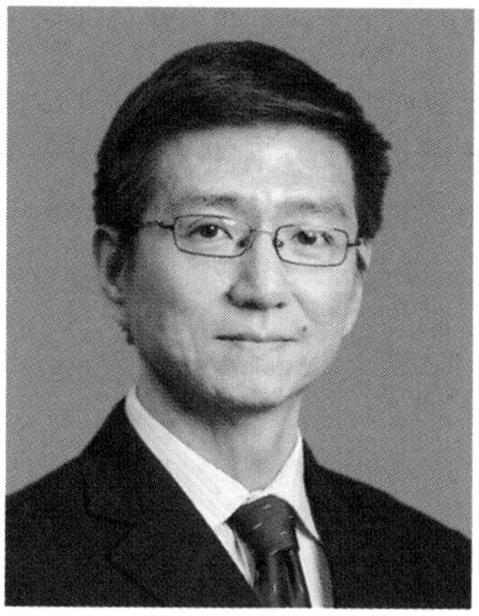

梁　猛

男，1978 年 3 月出生于河南省南阳市。博士，教授，博士生导师。现任天津医科大学医学影像学院副院长；兼任中国图象图形学学会脑图谱专业委员会委员、中国生理学会转化神经科学专业委员会委员。

从事教学工作近 8 年，作为主要参与人之一获 2018 年国家级教学成果二等奖。主要从事信息科学与医学影像的跨学科研究，关注脑功能成像方法学及智能诊疗技术应用研究。在 SCI 收录期刊发表论文 56 篇（其中 21 篇为第一作者或通信作者），SCI 他引 2 000 余次。主持国家自然科学基金 2 项、国家重点研发计划项目子课题 1 项，省部级项目 1 项。

副主编简介

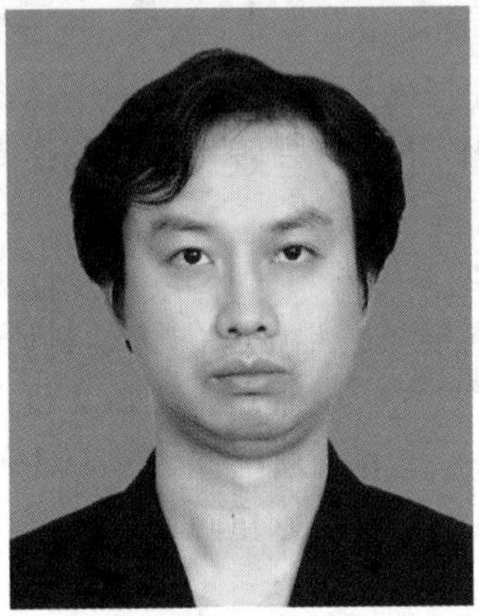

卢文联

男，1978 年 6 月出生于四川省自贡市。博士，复旦大学数学科学学院教授。

从事教学工作 15 年，于 2015 年获国家自然科学奖二等奖（第五完成人）和教育部高等学校科学研究优秀成果奖自然科学奖二等奖（第一完成人）；2011 年获亚太神经网络联合会优秀青年学者奖；2008 年获上海自然科学奖二等奖（第二完成人）；2007 年获全国优秀博士学位论文奖。

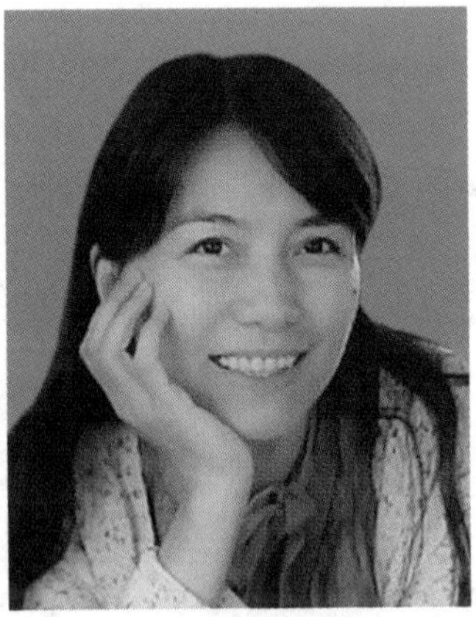

高　晴

女，1977 年 4 月出生于四川省新都市（现为成都市新都区）。电子科技大学数学科学学院教授，博士研究生导师，电子科技大学信息医学中心研究人员。

从事教学工作 20 年，主要研究领域是利用磁共振成像进行大脑复杂网络建模及应用的研究，包括多模态信息融合方法研究，帕金森运动康复脑影像学研究及大脑运动系统可塑性研究。主持国家自然科学基金面上项目 3 项、青年项目 1 项，多项省部级项目，参与多项国家自然科学基金重点项目。获得四川省自然科学技术进步一等奖（第四完成人），四川省数学建模优秀指导教师奖，主持国家级精品在线开放课程“概率论与数理统计”。

前 言

《医学影像应用数学》依据现阶段医学影像学专业的人才培养目标，为适应我国医学教育改革需求而编写，是国内第一本专门为医学影像学专业量身定制的数学教材，供高等院校医学影像学专业本科使用，也可作为其他相关专业学生、教师及临床医师参考使用。

随着近些年医学影像成像技术、影像设备、图像处理、人工智能等技术的高速发展，医学影像学已成为医学领域不可或缺的重要分支，并逐步发展为专业特色强、学科交叉广的一门学科，涉及医、理、工等多领域知识，而数学是这些领域知识交叉融合的基础。因此，掌握相关数学知识是学习医学影像学专业课程的必要前提。然而，国内目前尚缺乏专门针对医学影像学本科专业设计的数学教材，这也使得医学影像学专业数学课的教学面临三个困境：第一，除高等数学基本知识以外，学生普遍缺乏如线性代数等其他必要的数学基础，使学生在学习医学影像成像原理、医学影像设备学、医学影像图像处理等核心专业课程时对很多重要内容难以理解；第二，脱离医学影像的背景而单纯讲授数学知识使学生无法建立起数学知识与医学影像学之间的联系，学习时不知为何要学，从而丧失学习兴趣和动力；第三，各高校该门课程的授课教师往往是数学专业背景，对医学影像领域缺乏了解，因此，在教学过程中受学时的限制，往往难以恰当地选择与医学影像学最为相关的核心数学知识点。而本教材正是基于当前医学影像学专业数学教学所面临的上述现状编写的，教材内容的设计与编写主要基于以下考虑。

首先，高等院校医学影像学专业本科教学均开设有“高等数学”相关课程，因此本教材的内容不包括高等数学基本知识，而是在此基础上，拓展至与医学影像学最为相关的线性代数和复变函数两部分的基础知识。从内容编排上，本教材分为两篇，共八章，各章节逻辑关系如下：第一篇为线性代数，其核心内容是介绍医学图像处理中广泛使用的基础数学工具，首先介绍矩阵这一与医学图像最直观对应的数学表示工具（第一章），再由矩阵求逆及线性方程组求解的重要工具——行列式（第二章）及向量组（第三章），逐渐过渡到图像处理中常见的数学处理方法线性变换（第四章）和奇异值分解（第五章）；第二篇为复变函数与傅里叶变换，其核心内容是介绍在医学影像各模态成像原理、图像重建与后处理中广泛应用的傅里叶变换方法，首先介绍复变函数的基本概念（第六章），再介绍级数这一函数展开的基本工具（第七章），最后过渡到傅里叶级数与傅里叶变换（第八章）。

其次，本教材的内容编写着重强调“数学”和“应用”两个方面。本教材首先是一本数学教材，其内容的编排须符合数学知识的严谨性、连贯性和系统性；同时，本教材还将结合所涉及的数学知识点，专门举例说明其在医学影像领域中的应用，使学生能够感受到这些数学工具和数学思维方法在医学影像领域发挥着重要作用，从而带着明确目的去学习相关的数学知识，也为授课教师提供了数学应用于医学影像领域的参考依据。在应用举例中，避免涉及过深的医学影像学专业术语和知识，在语言方面尽可能做到通俗易懂，目的是让学生能更好地感受到数学的实用性。

另外，考虑到本教材使用对象主要为医学院校的本科生，而非数学专业的学生，因此在数学知识的内容安排及文字使用方面，在尽可能保证数学严谨性的同时，力求做到简单易懂。出于此考虑，本教材第一篇所有概念仅限定在实数域范围内讲解，而只在第二篇的内容讲解时考虑复数域。另外，对于一些过于复杂的定理证明过程，本教材仅给出定理，证明从略。

为方便教师授课和学生自学，本书同时配有课件、重难点讲解微课、习题等数字内容，并有配套题库供学生练习及教师测验、考试选用。

在编写过程中，天津医科大学的于春水教授、张雪君教授，以及医学影像学院相关老师对本版教材提出了许多宝贵意见，在此表示衷心感谢。

本书为本教材的第 1 版，由于水平和经验有限，教材中或有不当之处，敬请读者批评指正，以期改进。

梁　猛

2022 年 1 月

目　录

第一篇　线性代数

第二篇　复变函数与傅里叶变换

第一篇 线性代数

第一章 矩阵的运算与初等变换

矩阵是数学中一个重要的基本概念，是代数学的一个主要研究对象. 在医学影像领域，矩阵不仅是图像最直观的数学表示形式，而且在图像处理与变换等众多医学影像应用中发挥着重要作用. 本章将从矩阵的概念出发，介绍矩阵的线性运算、矩阵的转置和初等变换，以及矩阵的逆运算等内容，并介绍矩阵在医学影像中的应用.

第一节 矩 阵

一、矩阵的概念

定义 1-1 由 $m\times n$ 个数 a_{ij} $(i=1,2,\cdots,m;j=1,2,\cdots,n)$ 按一定顺序排成 m 行 n 列的矩形数表，称为 $m\times n$ 矩阵(matrix). 矩阵用大写黑体字母表示，记作

$$\boldsymbol{A}=\begin{bmatrix} a_{11} & a_{12} & \cdots & a_{1n} \\ a_{21} & a_{22} & \cdots & a_{2n} \\ \vdots & \vdots & \ddots & \vdots \\ a_{m1} & a_{m2} & \cdots & a_{mn} \end{bmatrix}.$$

这 $m\times n$ 个数称为矩阵 $\boldsymbol{A}$ 的元素，其中数 a_{ij} 为位于矩阵 $\boldsymbol{A}$ 中第 i 行第 j 列的元素.

元素 a_{ij} 的第一个下标 i 称为行标，第二个下标 j 称为列标. 以数 a_{ij} 为元素构成的矩阵可记为 $[a_{ij}]$ 或 $[a_{ij}]_{m\times n}$，$m\times n$ 矩阵也记为 $\boldsymbol{A}_{m\times n}$.

所有元素均为实数的矩阵称为实矩阵，$m\times n$ 实矩阵可记为 $\boldsymbol{A}\in R^{m\times n}$；元素中包含复数的矩阵称为复矩阵，$m\times n$ 复矩阵可记为 $\boldsymbol{A}\in C^{m\times n}$. 如无特殊说明，本书第一篇各章节仅讨论实矩阵.

若矩阵 $\boldsymbol{A}$ 与矩阵 $\boldsymbol{B}$ 行数相等，列数也相等，则称矩阵 $\boldsymbol{A}$ 与矩阵 $\boldsymbol{B}$ 为同型矩阵.

若矩阵 $\boldsymbol{A}=[a_{ij}]$ 与矩阵 $\boldsymbol{B}=[b_{ij}]$ 是同型矩阵，并且它们的对应元素相等，即 $a_{ij}=b_{ij}$ $(i=1,2,\cdots,m;j=1,2,\cdots,n)$，则称矩阵 $\boldsymbol{A}$ 与矩阵 $\boldsymbol{B}$ 相等，记作 $\boldsymbol{A}=\boldsymbol{B}$.

矩阵在医学影像中的应用举例

早期的医学图像常以胶片的形式存在，如 X 线照片等，其图像的后处理、存储和传输都极为不便，而现代医学图像的数字化大大推动了医学影像领域的快速发展. 数字化的图像可以用矩阵来表示(图 1-1). 例如，一幅高 m 个像素、宽 n 个像素的图像可以用一个大小为 $m\times n$ 的矩阵 $\boldsymbol{A}_{m\times n}$ 来表示，矩阵任一元素 a_{ij} 的数值即为图像对应位置(即第 i 行第 j 列)像素的灰度值. 作为有序数列的矩阵可以方便地存储于计算机，并可通过网络进行高速远程传输，尤其是可利用计算机对矩阵(即图像)进行各种运算和处理，从而大大提升了医学图像的处理、存储及传输能力，这也是信息化时代医学影像学得以高速发展的重要前提条件.

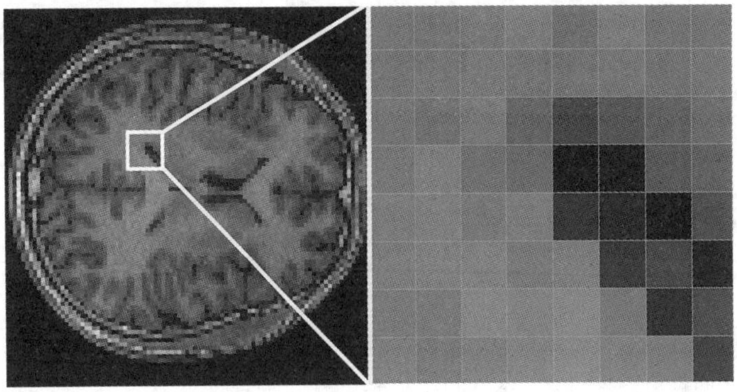

$$\begin{bmatrix} 30 & 30 & 31 & 32 & 29 & 31 & 29 & 29 \\ 30 & 31 & 31 & 30 & 30 & 30 & 29 & 30 \\ 30 & 29 & 31 & 25 & 16 & 21 & 24 & 27 \\ 31 & 33 & 29 & 27 & 5 & 6 & 22 & 24 \\ 32 & 33 & 31 & 32 & 12 & 9 & 5 & 19 \\ 32 & 33 & 33 & 31 & 32 & 13 & 17 & 8 \\ 31 & 31 & 34 & 33 & 34 & 30 & 11 & 18 \\ 32 & 31 & 32 & 33 & 34 & 32 & 31 & 15 \end{bmatrix}$$

图 1-1　图像的矩阵表示

二、常见的特殊矩阵

（一）方阵

行数和列数都等于 n 的矩阵称为 n 阶矩阵或 n 阶方阵. n 阶矩阵 $\boldsymbol{A}$ 也记作 $\boldsymbol{A}_n$:

$$\boldsymbol{A}_n=\begin{bmatrix} a_{11} & a_{12} & \cdots & a_{1n} \\ a_{21} & a_{22} & \cdots & a_{2n} \\ \vdots & \vdots & \ddots & \vdots \\ a_{n1} & a_{n2} & \cdots & a_{nn} \end{bmatrix}.$$

方阵中，从左上角到右下角直线（即主对角线）上的元素 $a_{11}, a_{22}, \cdots, a_{nn}$ 叫作主对角线元素.

（二）行矩阵与列矩阵

只有一行的矩阵 $\boldsymbol{A}=[a_1\ a_2\ \cdots\ a_n]$ 称为行矩阵或行向量（关于向量的概念将于第三章详细介绍）. 为避免元素间的混淆，元素间也可用逗号隔开，记为 $\boldsymbol{A}=[a_1, a_2, \cdots, a_n]$.

类似地，只有一列的矩阵 $\boldsymbol{B}=\begin{bmatrix} a_1 \\ a_2 \\ \vdots \\ a_n \end{bmatrix}$ 称为列矩阵或列向量.

（三）零矩阵

元素都为零的矩阵称为零矩阵，记为 $\boldsymbol{O}_{m\times n}$ 或 $\boldsymbol{O}$. 注意，不同型的零矩阵不相等，例如二阶零矩阵与 1×2 零矩阵不相等，即 $\begin{bmatrix} 0 & 0 \\ 0 & 0 \end{bmatrix}\neq[0\quad 0]$.

（四）对角矩阵

一个 n 阶方阵，主对角线上的元素不全为 0，不在主对角线上的元素均为 0，$\begin{bmatrix} \lambda_1 & 0 & \cdots & 0 \\ 0 & \lambda_2 & \cdots & 0 \\ \vdots & \vdots & \ddots & \vdots \\ 0 & 0 & \cdots & \lambda_n \end{bmatrix}$，则该矩阵称为 n 阶对角矩阵，简称为对角阵. 对角阵也记为 $\boldsymbol{A}=diag(\lambda_1, \lambda_2, \cdots, \lambda_n)$.

（五）单位矩阵

主对角线上的元素均为 1 的 n 阶对角矩阵 $\begin{bmatrix} 1 & 0 & \cdots & 0 \\ 0 & 1 & \cdots & 0 \\ \vdots & \vdots & \ddots & \vdots \\ 0 & 0 & \cdots & 1 \end{bmatrix}$ 称为 n 阶单位矩阵，记作 $\boldsymbol{E}_n$，简记为 $\boldsymbol{E}$.

（六）数量矩阵

主对角线上的元素均为 λ 的 n 阶对角矩阵 $\begin{bmatrix} \lambda & 0 & \cdots & 0 \\ 0 & \lambda & \cdots & 0 \\ \vdots & \vdots & \ddots & \vdots \\ 0 & 0 & \cdots & \lambda \end{bmatrix}$ 称为 n 阶数量矩阵或 n 阶纯量矩阵，记作 $\lambda\boldsymbol{E}$.

（七）三角矩阵

主对角线下方的元素均为 0 的 n 阶方阵 $\begin{bmatrix} a_{11} & a_{12} & \cdots & a_{1n} \\ 0 & a_{22} & \cdots & a_{2n} \\ \vdots & \vdots & \ddots & \vdots \\ 0 & 0 & \cdots & a_{nn} \end{bmatrix}$ 称为 n 阶上三角矩阵. 主对角线上方的元素均为 0 的 n 阶方阵 $\begin{bmatrix} a_{11} & 0 & \cdots & 0 \\ a_{21} & a_{22} & \cdots & 0 \\ \vdots & \vdots & \ddots & \vdots \\ a_{n1} & a_{n2} & \cdots & a_{nn} \end{bmatrix}$ 称为 n 阶下三角矩阵. 上三角矩阵与下三角矩阵统称为三角矩阵.

第二节　矩阵的计算

一、矩阵的线性运算

（一）矩阵的加法

定义 1-2　设有两个同型矩阵 $\boldsymbol{A}=[a_{ij}]_{m\times n}$ 与矩阵 $\boldsymbol{B}=[b_{ij}]_{m\times n}$，规定 $\boldsymbol{A}$ 与 $\boldsymbol{B}$ 对应元素相加构成的 $m\times n$ 矩阵为矩阵 $\boldsymbol{A}$ 与 $\boldsymbol{B}$ 的和，记作 $\boldsymbol{A}+\boldsymbol{B}$，即

$$\boldsymbol{A}+\boldsymbol{B}=\begin{bmatrix} a_{11}+b_{11} & a_{12}+b_{12} & \cdots & a_{1n}+b_{1n} \\ a_{21}+b_{21} & a_{22}+b_{22} & \cdots & a_{2n}+b_{2n} \\ \vdots & \vdots & \ddots & \vdots \\ a_{m1}+b_{m1} & a_{m2}+b_{m2} & \cdots & a_{mn}+b_{mn} \end{bmatrix}. \tag{1-1}$$

由式(1-1)可知，只有同型矩阵才能进行加法运算.

矩阵的加法满足以下运算规律：

设 $\boldsymbol{A}$、$\boldsymbol{B}$、$\boldsymbol{C}$ 都是 $m\times n$ 矩阵，有

性质 1-1　交换律：$\boldsymbol{A}+\boldsymbol{B}=\boldsymbol{B}+\boldsymbol{A}$；

性质 1-2　结合律：$(\boldsymbol{A}+\boldsymbol{B})+\boldsymbol{C}=\boldsymbol{A}+(\boldsymbol{B}+\boldsymbol{C})$.

若矩阵 $\boldsymbol{A}=[a_{ij}]_{m\times n}$，记 $-\boldsymbol{A}=[-a_{ij}]_{m\times n}$，$-\boldsymbol{A}$ 称为矩阵 $\boldsymbol{A}$ 的负矩阵. 显然 $\boldsymbol{A}+(-\boldsymbol{A})=\boldsymbol{O}$，这里 $\boldsymbol{A}$ 与 $\boldsymbol{O}$ 是同型矩阵.

由此规定矩阵的减法为 $\boldsymbol{A}-\boldsymbol{B}=\boldsymbol{A}+(-\boldsymbol{B})$，称 $\boldsymbol{A}-\boldsymbol{B}$ 为矩阵 $\boldsymbol{A}$ 与 $\boldsymbol{B}$ 的差. 显然，只有同型矩阵才能进行减法运算.

（二）数与矩阵相乘

定义 1-3　数 λ 与矩阵 $\boldsymbol{A}=[a_{ij}]_{m\times n}$ 的乘积规定为数 λ 乘矩阵 $\boldsymbol{A}$ 中的每一个元素，记为 $\lambda\boldsymbol{A}$，即

$$\lambda A=\begin{bmatrix}\lambda a_{11} & \lambda a_{12} & \cdots & \lambda a_{1n}\\ \lambda a_{21} & \lambda a_{22} & \cdots & \lambda a_{2n}\\ \vdots & \vdots & \ddots & \vdots\\ \lambda a_{m1} & \lambda a_{m2} & \cdots & \lambda a_{mn}\end{bmatrix}.$$

显然，矩阵与数相乘得到的新矩阵与原矩阵是同型矩阵. 矩阵的数乘运算还满足以下运算规律：

若 $\boldsymbol{A}$、$\boldsymbol{B}$ 为同型矩阵，λ、μ 为数，有

性质 1-3　$\lambda\boldsymbol{A}=\boldsymbol{A}\lambda$；

性质 1-4　$(\lambda+\mu)\boldsymbol{A}=\lambda\boldsymbol{A}+\mu\boldsymbol{A}$；

性质 1-5　$\lambda(\boldsymbol{A}+\boldsymbol{B})=\lambda\boldsymbol{A}+\lambda\boldsymbol{B}$；

性质 1-6　$0\boldsymbol{A}=\boldsymbol{O}$.

矩阵的加法和矩阵的数乘运算合起来统称为矩阵的线性运算.

例 1-1　设 $\boldsymbol{A}=\begin{bmatrix}1 & 6 & 1\\ 1 & 2 & 9\end{bmatrix}$, $\boldsymbol{B}=\begin{bmatrix}1 & 2 & 0\\ -1 & 3 & 2\end{bmatrix}$, 求 $2\boldsymbol{A}-3\boldsymbol{B}$.

解

$$2\boldsymbol{A}-3\boldsymbol{B}=2\begin{bmatrix}1 & 6 & 1\\ 1 & 2 & 9\end{bmatrix}-3\begin{bmatrix}1 & 2 & 0\\ -1 & 3 & 2\end{bmatrix}=\begin{bmatrix}2 & 12 & 2\\ 2 & 4 & 18\end{bmatrix}-\begin{bmatrix}3 & 6 & 0\\ -3 & 9 & 6\end{bmatrix}=\begin{bmatrix}-1 & 6 & 2\\ 5 & -5 & 12\end{bmatrix}.$$

矩阵的加法、减法及数乘运算在医学影像中的应用举例

本章第一节已经提到，医学图像可以用矩阵来表示，因此，对医学图像的一些简单处理即可用矩阵的加法、减法及数乘运算来实现.

例如，目前临床上使用的 PET-CT 被认为是医学影像学发展进程中的一项重要进展，该成像技术是将 PET（positron emission computed tomography，正电子发射型计算机断层成像）和 CT（computed tomography，计算机断层成像）两种不同模态成像技术融合在一起，一次成像既能获得 PET 图像（显示人体器官及病灶分子水平的功能与代谢信息），又能获得 CT 图像（显示人体器官及病灶的精准定位信息），能够实现对肿瘤等病变的早期诊断. 而将该技术所获得的 PET 和 CT 两幅不同模态的图像进行融合，其基本思路就是利用矩阵的加法运算来实现，即将 PET 图像所对应的矩阵与 CT 图像所对应的矩阵相加，得到的新矩阵即为融合后的 PET-CT 图像（图 1-2a）. 此外，矩阵的加法还可用于对图像进行降噪. 例如，对同一身体部位进行多次成像，由于多次成像所得到的图像同一位置的信号保持不变，而噪声趋于随机，因此，将多幅图像相加（或取平均）可使噪声相互抵消，从而实现降噪的目的（图 1-2b）.

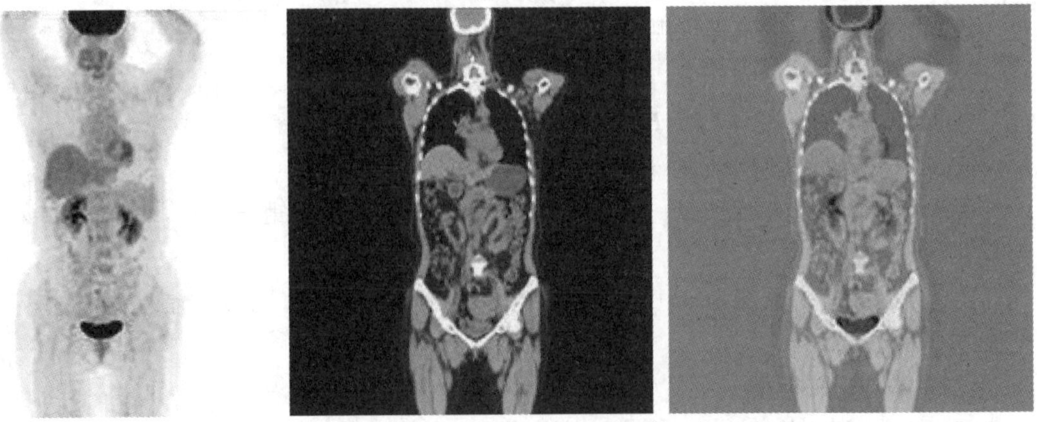

（a）

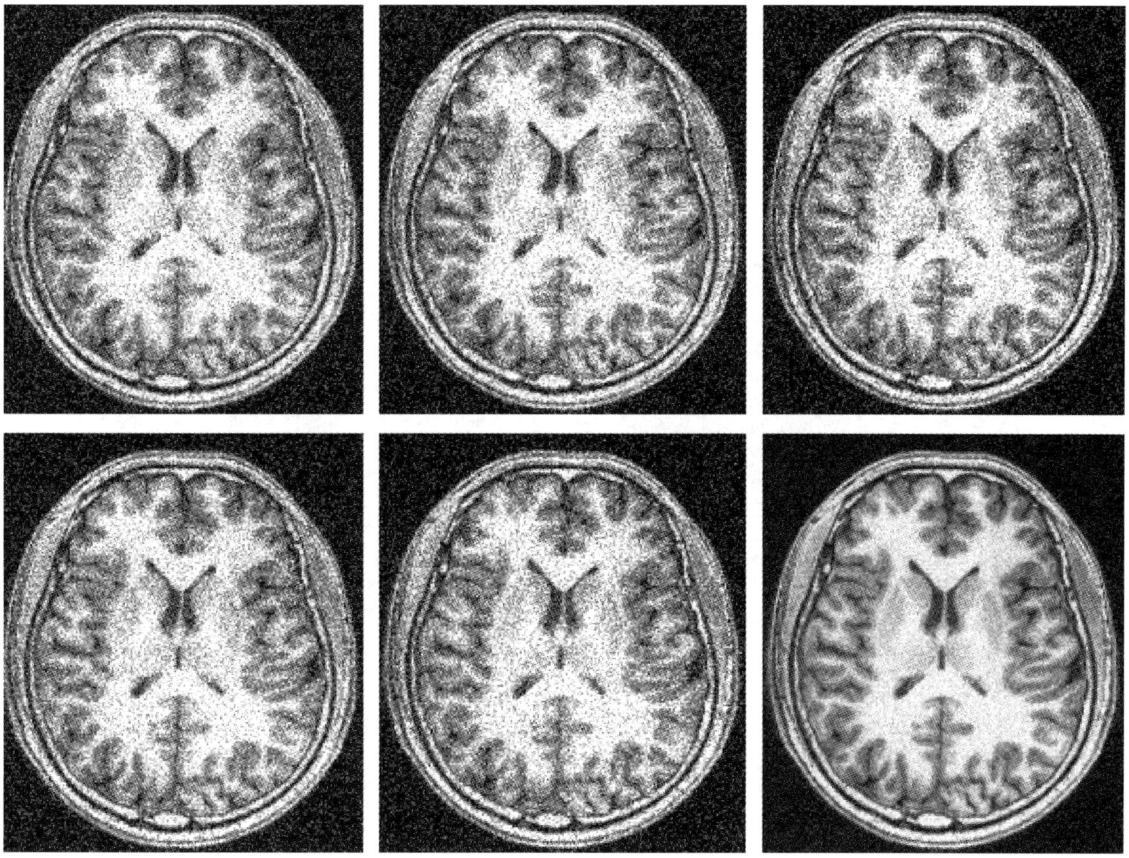

（b）

图 1-2　矩阵加法运算实现图像融合及图像去噪

（a）PET-CT 图像融合：第一、二幅图像分别为 PET 图像和 CT 图像，第三幅图像为 PET-CT 融合图像.（b）图像去噪：第一至五幅图像为受到不同程度噪声污染的图像，第六幅图像为经过矩阵加法运算使噪声得到抑制后的图像.

又如，矩阵的减法运算可用于医学图像数字减影技术，以检测两幅或多幅图像之间的变化，从而通过病灶在前后图像中的信号变化来对疾病的进程或药物的疗效进行评估，还可用于对身体某个特定组织器官进行更清晰的显像. 例如，数字减影血管造影技术就是使用 X 线检查技术，在注入造影剂之前和之后分别进行成像，再对第二幅含造影剂的图像减去第一幅不含造影剂的图像，从而消除两幅图像中均包含的骨骼和软组织影，获得只有造影剂的血管图像. 这种数字减影技术得到的图像比常规血管造影所显示的图像更清晰直观，一些细小的血管亦能用肉眼分辨出来（图 1-3）.

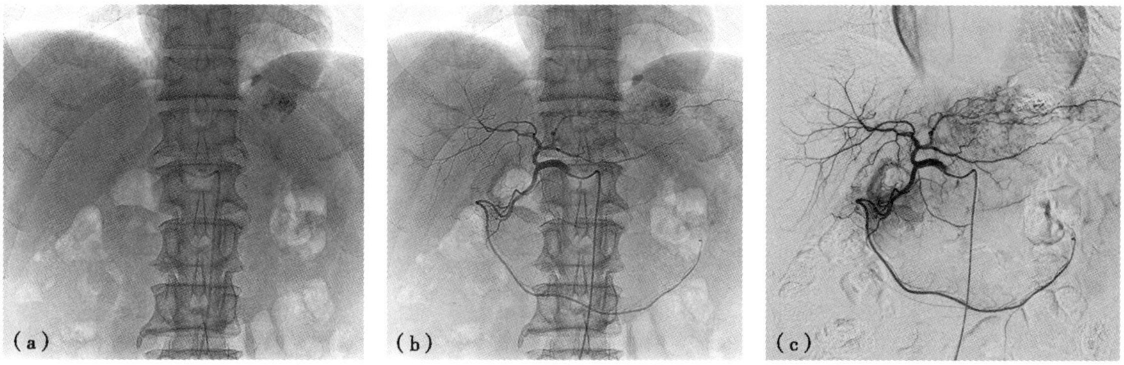

图 1-3　矩阵减法运算实现数字减影血管造影技术

（a）造影前图像；（b）注入造影剂后图像；（c）减影后的血管图像.

再如，矩阵的数乘运算可用于增强或减弱图像的对比度(图 1-4). 当对一幅图像(用矩阵 $\boldsymbol{A}$ 表示)乘以一个大于 1 的数 k 时，得到的新图像 $k\boldsymbol{A}$ 中不同像素之间的灰度差也会被放大 k 倍，即原图像 $\boldsymbol{A}$ 中的两个不同像素 a_{ij} 和 a_{pq}($i\neq p$ 或者 $j\neq q$)之间的灰度差为 $a_{ij}-a_{pq}$，而新图像 $k\boldsymbol{A}$ 中这两个像素之间的灰度差变为 $k(a_{ij}-a_{pq})$. 若原图像中病灶与周围正常组织的对比度不强时，可通过这一矩阵的数乘运算增强病灶与周围组织的对比度，从而使图像中的病灶更容易分辨.

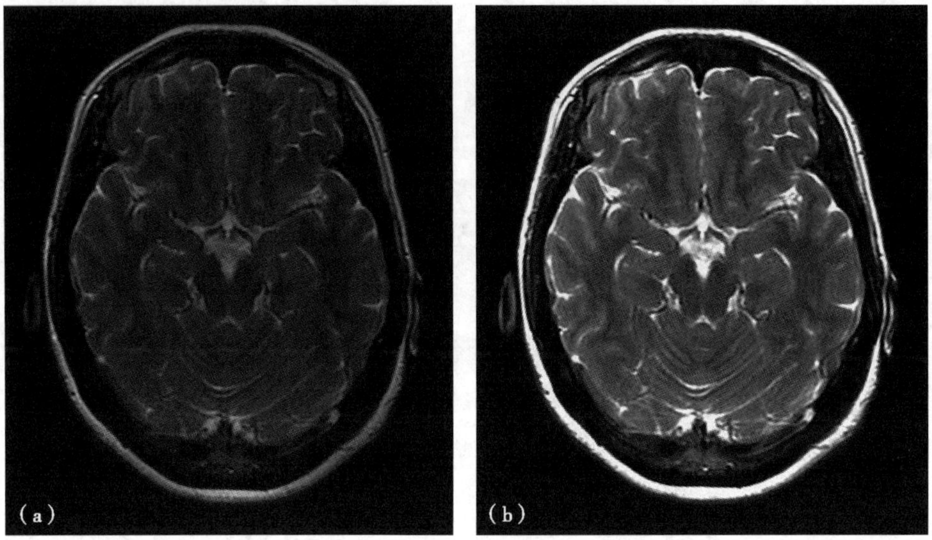

图 1-4　矩阵的数乘运算用于增强图像对比度

(a)原始图像；(b)与 2 相乘后的图像.

二、矩阵的乘法运算

定义 1-4　设矩阵 $\boldsymbol{A}=[a_{ij}]_{m\times s}$，$\boldsymbol{B}=[b_{ij}]_{s\times n}$，矩阵 $\boldsymbol{A}$ 与 $\boldsymbol{B}$ 的乘积为矩阵 $\boldsymbol{C}=[c_{ij}]_{m\times n}$，记作 $\boldsymbol{AB}=\boldsymbol{C}$，其中

$$c_{ij}=[a_{i1},a_{i2},\cdots,a_{is}]\begin{bmatrix}b_{1j}\\b_{2j}\\\vdots\\b_{sj}\end{bmatrix}=a_{i1}b_{1j}+a_{i2}b_{2j}+\cdots+a_{is}b_{sj}$$

$$=\sum_{k=1}^{s}a_{ik}b_{kj}\quad(i=1,2,\cdots,m;j=1,2,\cdots,n).\tag{1-2}$$

由式(1-2)可以看出，乘积矩阵 $\boldsymbol{C}$ 的元素 c_{ij} 是把矩阵 $\boldsymbol{A}$ 中第 i 行元素与矩阵 $\boldsymbol{B}$ 中的第 j 列元素对应相乘再相加得到的，即

$$\boldsymbol{AB}=\begin{bmatrix}a_{11}&a_{12}&\cdots&a_{1s}\\a_{21}&a_{22}&\cdots&a_{2s}\\\vdots&\vdots&\ddots&\vdots\\a_{m1}&a_{m2}&\cdots&a_{ms}\end{bmatrix}\begin{bmatrix}b_{11}&b_{12}&\cdots&b_{1n}\\b_{21}&b_{22}&\cdots&b_{2n}\\\vdots&\vdots&\ddots&\vdots\\b_{s1}&b_{s2}&\cdots&b_{sn}\end{bmatrix}$$

$$=\begin{bmatrix}\sum_{k=1}^{s}a_{1k}b_{k1}&\sum_{k=1}^{s}a_{1k}b_{k2}&\cdots&\sum_{k=1}^{s}a_{1k}b_{kn}\\\sum_{k=1}^{s}a_{2k}b_{k1}&\sum_{k=1}^{s}a_{2k}b_{k2}&\cdots&\sum_{k=1}^{s}a_{2k}b_{kn}\\\vdots&\vdots&\ddots&\vdots\\\sum_{k=1}^{s}a_{mk}b_{k1}&\sum_{k=1}^{s}a_{mk}b_{k2}&\cdots&\sum_{k=1}^{s}a_{mk}b_{kn}\end{bmatrix}.$$

由式(1-2)还可看出，只有第一个矩阵(左矩阵)的列数等于第二个矩阵(右矩阵)的行数时，两个矩阵才能进行乘法运算. 而乘积矩阵的行数等于左矩阵的行数，列数等于右矩阵的列数.

例 1-2　设 $\boldsymbol{A}=[a_1, a_2, \cdots, a_n]$, $\boldsymbol{B}=\begin{bmatrix} b_1 \\ b_2 \\ \vdots \\ b_n \end{bmatrix}$, 求 $\boldsymbol{AB}$ 与 $\boldsymbol{BA}$.

解　根据矩阵乘法运算法则，可得：

$$\boldsymbol{AB}=[a_1, a_2, \cdots, a_n]\begin{bmatrix} b_1 \\ b_2 \\ \vdots \\ b_n \end{bmatrix}=a_1b_1+a_2b_2+\cdots+a_nb_n;$$

$$\boldsymbol{BA}=\begin{bmatrix} b_1 \\ b_2 \\ \vdots \\ b_n \end{bmatrix}[a_1, a_2, \cdots, a_n]=\begin{bmatrix} b_1a_1 & b_1a_2 & \cdots & b_1a_n \\ b_2a_1 & b_2a_2 & \cdots & b_2a_n \\ \vdots & \vdots & \ddots & \vdots \\ b_na_1 & b_na_2 & \cdots & b_na_n \end{bmatrix}.$$

例 1-3　设矩阵 $\boldsymbol{A}=\begin{bmatrix} 1 & 0 & 2 \\ -1 & 3 & 1 \end{bmatrix}$, $\boldsymbol{B}=\begin{bmatrix} 2 & -2 \\ -3 & 1 \end{bmatrix}$, 求 $\boldsymbol{AB}$ 与 $\boldsymbol{BA}$.

解　因为 $\boldsymbol{A}$ 是 2×3 矩阵，$\boldsymbol{B}$ 是 2×2 矩阵，$\boldsymbol{A}$ 的列数不等于 $\boldsymbol{B}$ 的行数，所以矩阵 $\boldsymbol{A}$ 与 $\boldsymbol{B}$ 不可以相乘，其乘积 $\boldsymbol{AB}$ 无意义.

$$\begin{aligned}\boldsymbol{BA}&=\begin{bmatrix} 2 & -2 \\ -3 & 1 \end{bmatrix}\begin{bmatrix} 1 & 0 & 2 \\ -1 & 3 & 1 \end{bmatrix} \\ &=\begin{bmatrix} 2\times1+(-2)\times(-1) & 2\times0+(-2)\times3 & 2\times2+(-2)\times1 \\ (-3)\times1+1\times(-1) & (-3)\times0+1\times3 & (-3)\times2+1\times1 \end{bmatrix} \\ &=\begin{bmatrix} 4 & -6 & 2 \\ -4 & 3 & -5 \end{bmatrix}.\end{aligned}$$

例 1-4　设 $\boldsymbol{A}=\begin{bmatrix} 1 & 1 \\ -1 & -1 \end{bmatrix}$, $\boldsymbol{B}=\begin{bmatrix} -1 & 1 \\ 1 & -1 \end{bmatrix}$, $\boldsymbol{C}=\begin{bmatrix} 3 & 3 \\ 1 & 1 \end{bmatrix}$, 求 $\boldsymbol{AB}$、$\boldsymbol{BA}$ 和 $\boldsymbol{BC}$.

解　$\boldsymbol{AB}=\begin{bmatrix} 1 & 1 \\ -1 & -1 \end{bmatrix}\begin{bmatrix} -1 & 1 \\ 1 & -1 \end{bmatrix}=\begin{bmatrix} 0 & 0 \\ 0 & 0 \end{bmatrix}$,

$$\boldsymbol{BA}=\begin{bmatrix} -1 & 1 \\ 1 & -1 \end{bmatrix}\begin{bmatrix} 1 & 1 \\ -1 & -1 \end{bmatrix}=\begin{bmatrix} -2 & -2 \\ 2 & 2 \end{bmatrix},$$

$$\boldsymbol{BC}=\begin{bmatrix} -1 & 1 \\ 1 & -1 \end{bmatrix}\begin{bmatrix} 3 & 3 \\ 1 & 1 \end{bmatrix}=\begin{bmatrix} -2 & -2 \\ 2 & 2 \end{bmatrix}.$$

由此可见，矩阵的乘法与数的乘法在运算中有很多不同之处，需要注意：

(1) 矩阵的乘法不满足交换律. 如例 1-3 中，$\boldsymbol{A}$ 是 2×3 矩阵，$\boldsymbol{B}$ 是 2×2 矩阵，乘积 $\boldsymbol{BA}$ 有意义，而 $\boldsymbol{AB}$ 没有意义. 若 $\boldsymbol{A}$ 是 $m\times n$ 矩阵，$\boldsymbol{B}$ 是 $n\times m$ 矩阵，则 $\boldsymbol{AB}$ 和 $\boldsymbol{BA}$ 都有意义(如例 1-2)，但 $\boldsymbol{AB}$ 是 m 阶方阵，$\boldsymbol{BA}$ 是 n 阶方阵. 当 $m\neq n$ 时，$\boldsymbol{AB}\neq\boldsymbol{BA}$；即便当 $m=n$ 时，$\boldsymbol{AB}$ 和 $\boldsymbol{BA}$ 也可以不相等(如例 1-4)，即在一般情形下，$\boldsymbol{AB}\neq\boldsymbol{BA}$. 因此，在矩阵的乘法运算中必须要注意矩阵相乘的顺序. 特别地，对于方阵 $\boldsymbol{A}$, $\boldsymbol{B}$, 若 $\boldsymbol{AB}=\boldsymbol{BA}$, 则称方阵 $\boldsymbol{A}$ 与 $\boldsymbol{B}$ 可交换；

(2) 在矩阵的乘法运算中，"若 $\boldsymbol{AB}=\boldsymbol{O}$, 则必有 $\boldsymbol{A}=\boldsymbol{O}$ 或 $\boldsymbol{B}=\boldsymbol{O}$" 这个结论不一定成立，如例 1-4；

(3) 矩阵乘法的消去律不成立，即“若 $BA=BC$，且 $B\neq O$，则 $A=C$”这个结论不一定成立，如例 1-4.

矩阵的乘法虽不满足交换律，但仍满足结合律和分配律(假设运算都是可行的)：

性质 1-7　$(AB)C=A(BC)$；

性质 1-8　$\lambda(AB)=(\lambda A)B=A(\lambda B)$；

性质 1-9　$A(B+C)=AB+AC$，$(B+C)A=BA+CA$.

对于单位矩阵 E，可以得到以下结论：

(1) $E_mA_{m\times n}=A_{m\times n}$，$A_{m\times n}E_n=A_{m\times n}$，或简写为 $EA=AE=A$，可见单位矩阵 E 在矩阵乘法中的作用类似于数 1；

(2) $(\lambda E)A=A(\lambda E)=\lambda A$，数量矩阵 λE 与矩阵 A 的乘积等于数 λ 与 A 的乘积. 当 A 为 n 阶方阵时，有 $(\lambda E_n)A_n=A_n(\lambda E_n)=\lambda A_n$，说明数量矩阵 λE 与任何同阶方阵都是可交换的.

由矩阵乘法的定义还可知，A 为 n 阶方阵时可以自乘，进而可以定义矩阵的幂运算：设 A 为 n 阶方阵，k 是正整数，规定

$$A^k=\overbrace{AA\cdots A}^{k}.\tag{1-3}$$

特别地，当 A 为非零方阵时，规定

$$A^0=E.$$

由此可知，$A^kA^l=A^{k+l}$，$(A^k)^l=A^{kl}$ 其中，k, l 为正整数. 又因矩阵的乘法一般不满足交换律，所以对于两个 n 阶矩阵 A 和 B，一般说来 $(AB)^k\neq A^kB^k$，只有当 A 与 B 可交换时，才有 $(AB)^k=A^kB^k$.

例 1-5　已知 $A=\begin{bmatrix}a&0&0\\0&b&0\\0&0&c\end{bmatrix}$，求 A^5.

解　根据式(1-3)，可得 $A^2=\begin{bmatrix}a&0&0\\0&b&0\\0&0&c\end{bmatrix}\begin{bmatrix}a&0&0\\0&b&0\\0&0&c\end{bmatrix}=\begin{bmatrix}a^2&0&0\\0&b^2&0\\0&0&c^2\end{bmatrix}$，以此类推，$A^5=\begin{bmatrix}a^5&0&0\\0&b^5&0\\0&0&c^5\end{bmatrix}$.

定义 1-5　设 $f(x)=a_0x^m+a_1x^{m-1}+\cdots a_{m-1}x+a_m$ 是 x 的 m 次多项式，对任意 n 阶方阵 A，称

$$f(A)=a_0A^m+a_1A^{m-1}+\cdots a_{m-1}A+a_mE$$

为方阵 A 的 m 次多项式，其中 E 是与 A 同阶的单位矩阵.

由定义知 $f(A)$ 仍是一个 n 阶方阵，且因为矩阵 A^k, A^l 和 E 都是可交换的，所以矩阵 A 的两个多项式 $f(A)$ 和 $\varphi(A)$ 也是可交换的，即总有 $f(A)\varphi(A)=\varphi(A)f(A)$.

从而 A 的几个多项式可以像数 x 的多项式一样相乘或分解因式. 如

$$(E-A)(3E+A)=3E-2A-A^2;$$

$$3A^3-A^2+3A-E=(3A-E)(A^2+E).$$

矩阵的乘法运算在医学影像中的应用举例

第四章的线性变换部分将会介绍对图像的缩放、旋转、平移等操作均可通过线性变换来实现，而线性变换与矩阵具有一一对应关系，因此线性变换也可用矩阵来表示. 对图像的上述操作就是通过矩阵乘法来实现，具体方法是将线性变换所对应的矩阵乘以图像像素的坐标向量(表示像素的空间位置)，即可得到变换后图像中的每个像素所对应的新坐标值，从而确定原图像中的每个像素在变换后的图像中的位置. 在医学图像的处理中，经常需要对图像进行一系列缩放、旋转、平移等操作，如果对这些操作按顺序逐步进行，则每一步处理均会引入插值近似、数据截断等误差，导致误差累积，使得多步处理后最终得到的图像包含较大误差. 因此，实际中常利用矩

阵乘法运算将多个线性变换操作合并成一步线性变换，这样对图像像素的坐标只需进行一次矩阵乘法运算即可，从而避免了上述问题.

三、矩阵的转置

（一）矩阵的转置

定义 1-6　设 $\boldsymbol{A}$ 是 $m\times n$ 矩阵 $\begin{bmatrix} a_{11} & a_{12} & \cdots & a_{1n} \\ a_{21} & a_{22} & \cdots & a_{2n} \\ \vdots & \vdots & \ddots & \vdots \\ a_{m1} & a_{m2} & \cdots & a_{mn} \end{bmatrix}$，将其对应的行与列互换位置，得到一个 $n\times m$ 的新矩阵 $\begin{bmatrix} a_{11} & a_{21} & \cdots & a_{m1} \\ a_{12} & a_{22} & \cdots & a_{m2} \\ \vdots & \vdots & \ddots & \vdots \\ a_{1n} & a_{2n} & \cdots & a_{mn} \end{bmatrix}$，称为矩阵 $\boldsymbol{A}$ 的转置矩阵，记作 $\boldsymbol{A}^{\mathrm{T}}$.

例如，矩阵 $\boldsymbol{A}=\begin{bmatrix} 1 & 0 & 2 \\ -1 & 3 & 1 \end{bmatrix}$ 的转置矩阵为 $\boldsymbol{A}^{\mathrm{T}}=\begin{bmatrix} 1 & -1 \\ 0 & 3 \\ 2 & 1 \end{bmatrix}$.

行矩阵 $\boldsymbol{A}=[a_1, a_2, \cdots, a_n]$ 的转置为列矩阵 $\boldsymbol{A}^{\mathrm{T}}=\begin{bmatrix} a_1 \\ a_2 \\ \vdots \\ a_n \end{bmatrix}$.

矩阵的转置满足以下运算规律：

性质 1-10　$(\boldsymbol{A}^{\mathrm{T}})^{\mathrm{T}}=\boldsymbol{A}$；

性质 1-11　$(\boldsymbol{A}+\boldsymbol{B})^{\mathrm{T}}=\boldsymbol{A}^{\mathrm{T}}+\boldsymbol{B}^{\mathrm{T}}$；

性质 1-12　$(\lambda\boldsymbol{A})^{\mathrm{T}}=\lambda\boldsymbol{A}^{\mathrm{T}}$；

性质 1-13　$(\boldsymbol{AB})^{\mathrm{T}}=\boldsymbol{B}^{\mathrm{T}}\boldsymbol{A}^{\mathrm{T}}$.

由定义 1-6 很容易验证性质 1-10～性质 1-12 成立，这里只证明性质 1-13.

证明　设矩阵 $\boldsymbol{A}=[a_{ij}]_{m\times s}$，$\boldsymbol{B}=[b_{ij}]_{s\times n}$，记 $\boldsymbol{AB}=\boldsymbol{C}=[c_{ij}]_{m\times n}$，则

$$(\boldsymbol{AB})^{\mathrm{T}}=\boldsymbol{C}^{\mathrm{T}}=[c_{ji}]_{n\times m}=\sum_{k=1}^{s}a_{jk}b_{ki}.$$

又设 $\boldsymbol{B}^{\mathrm{T}}\boldsymbol{A}^{\mathrm{T}}=\boldsymbol{D}=[d_{ij}]_{n\times m}$，$\boldsymbol{B}^{\mathrm{T}}$ 的第 i 行为 $[b_{1i}, b_{2i}, \cdots, b_{si}]$，$\boldsymbol{A}^{\mathrm{T}}$ 的第 j 列为 $[a_{j1}, a_{j2}, \cdots, a_{js}]^{\mathrm{T}}$，因此 $d_{ij}=\sum_{k=1}^{s}b_{ki}a_{jk}=\sum_{k=1}^{s}a_{jk}b_{ki}$，所以

$$c_{ji}=d_{ij}\quad(i=1, 2, \cdots, n; j=1, 2, \cdots, m),$$

即 $\boldsymbol{D}=\boldsymbol{C}^{\mathrm{T}}$，亦即 $(\boldsymbol{AB})^{\mathrm{T}}=\boldsymbol{B}^{\mathrm{T}}\boldsymbol{A}^{\mathrm{T}}$.

例 1-6　已知矩阵 $\boldsymbol{A}=\begin{bmatrix} 2 & 1 & -1 \\ 0 & -3 & 1 \end{bmatrix}$，$\boldsymbol{B}=\begin{bmatrix} 1 & 1 \\ 1 & 0 \\ 2 & 5 \end{bmatrix}$，求 $(\boldsymbol{AB})^{\mathrm{T}}$.

解 1　$\boldsymbol{AB}=\begin{bmatrix} 2 & 1 & -1 \\ 0 & -3 & 1 \end{bmatrix}\begin{bmatrix} 1 & 1 \\ 1 & 0 \\ 2 & 5 \end{bmatrix}=\begin{bmatrix} 1 & -3 \\ -1 & 5 \end{bmatrix}$，所以

$$(\boldsymbol{AB})^{\mathrm{T}}=\begin{bmatrix} 1 & -1 \\ -3 & 5 \end{bmatrix}.$$

解 2 $(\boldsymbol{AB})^{\mathrm{T}}=\boldsymbol{B}^{\mathrm{T}}\boldsymbol{A}^{\mathrm{T}}=\begin{bmatrix}1&1&2\\1&0&5\end{bmatrix}\begin{bmatrix}2&0\\1&-3\\-1&1\end{bmatrix}=\begin{bmatrix}1&-1\\-3&5\end{bmatrix}$.

（二）对称矩阵

若 $\boldsymbol{A}$ 为 n 阶方阵，转置后仍与原矩阵相同，即 $\boldsymbol{A}^{\mathrm{T}}=\boldsymbol{A}$，则称 $\boldsymbol{A}$ 为对称矩阵. 如式(1-4)为对称矩阵：

$$\begin{bmatrix}1&2&0\\2&-1&3\\0&3&-2\end{bmatrix}. \tag{1-4}$$

若一个 n 阶方阵经转置后等于原矩阵的负矩阵，$\boldsymbol{A}^{\mathrm{T}}=-\boldsymbol{A}$，则称 $\boldsymbol{A}$ 是一个反对称矩阵. 如式(1-5)为反对称矩阵：

$$\begin{bmatrix}0&1&2\\-1&0&-3\\-2&3&0\end{bmatrix}. \tag{1-5}$$

不难看出，对称矩阵的元素以主对角线为对称线，$a_{ij}=a_{ji}$ $(i,j=1,2,\cdots,n)$；反对称矩阵主对角线上的元素皆为零，且 $a_{ij}=-a_{ji}$ $(i,j=1,2,\cdots,n)$.

例 1-7 矩阵 $\boldsymbol{A}$ 和 $\boldsymbol{B}$ 为同阶对称矩阵，证明：$\boldsymbol{AB}$ 为对称矩阵的充要条件为 $\boldsymbol{AB}=\boldsymbol{BA}$.

证明 必要性：由矩阵 $\boldsymbol{A}$ 和 $\boldsymbol{B}$ 为同阶对称矩阵得 $\boldsymbol{A}^{\mathrm{T}}=\boldsymbol{A}$，$\boldsymbol{B}^{\mathrm{T}}=\boldsymbol{B}$，又知 $\boldsymbol{AB}$ 为对称矩阵，即 $(\boldsymbol{AB})^{\mathrm{T}}=\boldsymbol{AB}$，根据性质 $(\boldsymbol{AB})^{\mathrm{T}}=\boldsymbol{B}^{\mathrm{T}}\boldsymbol{A}^{\mathrm{T}}=\boldsymbol{BA}$，所以 $\boldsymbol{AB}=\boldsymbol{BA}$.

充分性：因为 $\boldsymbol{AB}=\boldsymbol{BA}$，又 $\boldsymbol{A}^{\mathrm{T}}=\boldsymbol{A}$，$\boldsymbol{B}^{\mathrm{T}}=\boldsymbol{B}$，得 $(\boldsymbol{AB})^{\mathrm{T}}=\boldsymbol{B}^{\mathrm{T}}\boldsymbol{A}^{\mathrm{T}}=\boldsymbol{BA}=\boldsymbol{AB}$，则 $\boldsymbol{AB}$ 为对称矩阵.

第三节 矩阵的初等变换

矩阵的初等变换是研究矩阵的一个重要方法，它在讨论线性方程组的解、矩阵的性质，求矩阵的逆中都起到了重要的作用.

一、线性方程组的基本概念

定义 1-7 设有 n 个未知数 m 个方程的线性方程组

$$\begin{cases}a_{11}x_1+a_{12}x_2+\cdots+a_{1n}x_n=b_1,\\a_{21}x_1+a_{22}x_2+\cdots+a_{2n}x_n=b_2,\\\qquad\cdots\cdots\cdots\\a_{m1}x_1+a_{m2}x_2+\cdots+a_{mn}x_n=b_m,\end{cases} \tag{1-6}$$

其中，a_{ij} 是第 i 个方程第 j 个未知数的系数，b_i 是第 i 个方程的常数项，$i=1,2,\cdots m$，$j=1,2,\cdots n$. 当常数项 $b_1,b_2,\cdots,b_m$ 不全为零时，线性方程组(1-6)称为 n 元非齐次线性方程组(non-homogeneous linear equations). 当 $b_1,b_2,\cdots,b_m$ 全为零时，线性方程组(1-6)为

$$\begin{cases}a_{11}x_1+a_{12}x_2+\cdots+a_{1n}x_n=0,\\a_{21}x_1+a_{22}x_2+\cdots+a_{2n}x_n=0,\\\qquad\cdots\cdots\cdots\\a_{m1}x_1+a_{m2}x_2+\cdots+a_{mn}x_n=0,\end{cases} \tag{1-7}$$

称为 n 元齐次线性方程组(homogeneous linear equations).

用矩阵来讨论齐次线性方程组解的情况很方便，下面给出线性方程组的矩阵形式

$$Ax = b. \tag{1-8}$$

其中，$\boldsymbol{A}=\begin{bmatrix} a_{11} & \cdots & a_{1n} \\ \vdots & \ddots & \vdots \\ a_{m1} & \cdots & a_{mn} \end{bmatrix}$，$\boldsymbol{x}=\begin{bmatrix} x_1 \\ \vdots \\ x_n \end{bmatrix}$，$\boldsymbol{b}=\begin{bmatrix} b_1 \\ \vdots \\ b_m \end{bmatrix}$. $\boldsymbol{A}$ 为线性方程组的系数矩阵，$\boldsymbol{b}$ 为常数矩阵，将 $\boldsymbol{A}$，$\boldsymbol{b}$ 合在一起构成的矩阵

$$[\boldsymbol{A}, \boldsymbol{b}]=\begin{bmatrix} a_{11} & \cdots & a_{1n} & b_1 \\ \vdots & \ddots & \vdots & \vdots \\ a_{m1} & \cdots & a_{mn} & b_m \end{bmatrix}$$

称为线性方程组的增广矩阵（augmented matrix）.

二、矩阵的初等变换与初等矩阵

在解二元一次或三元一次方程组时，为了达到消元的目的，可作如下三种变换：

（1）交换两个方程的位置；

（2）给某个方程两边同时乘以一个非零常数 k；

（3）把某个方程两边同乘以一个非零常数 k 后再加到另一个方程上.

例 1-8　解线性方程组 $\begin{cases} x_1 - x_2 - x_3 = 2, \\ 2x_1 - x_2 - 3x_3 = 1, \\ 3x_1 + 2x_2 - 5x_3 = 0. \end{cases}$

解

$$\begin{cases} x_1 - x_2 - x_3 = 2, & ① \\ 2x_1 - x_2 - 3x_3 = 1, & ② \\ 3x_1 + 2x_2 - 5x_3 = 0, & ③ \end{cases}$$

$$\xrightarrow[③-3\times①]{②-2\times①} \begin{cases} x_1 - x_2 - x_3 = 2, & ① \\ x_2 - x_3 = -3, & ② \\ 5x_2 - 2x_3 = -6, & ③ \end{cases}$$

$$\xrightarrow{③-5\times②} \begin{cases} x_1 - x_2 - x_3 = 2, & ① \\ x_2 - x_3 = -3, & ② \\ 3x_3 = 9, & ③ \end{cases}$$

$$\xrightarrow{\frac{1}{3}\times③} \begin{cases} x_1 - x_2 - x_3 = 2, & ① \\ x_2 - x_3 = -3, & ② \\ x_3 = 3, & ③ \end{cases}$$

$$\xrightarrow[①+②+③]{②+③} \begin{cases} x_1 = 5, \\ x_2 = 0, \\ x_3 = 3. \end{cases}$$

由于上述三种变换都是可逆的，故经过上述三种变换所得到的方程组的解与原方程组的解相同，这三种变换称为方程组的同解变换. 因此，原方程组的解为

$$\begin{cases} x_1 = 5, \\ x_2 = 0, \\ x_3 = 3. \end{cases}$$

在上述用高斯消元法求解线性方程组的过程中，实质上只是对方程组的系数和常数按行进行了运算，而未知数并没有参与运算. 因此，如果记本例线性方程组的增广矩阵为

$$B=[A,b]=\begin{bmatrix}1&-1&-1&2\\2&-1&-3&1\\3&2&-5&0\end{bmatrix},$$

则上述对方程组的变换完全可以转换成对其增广矩阵的变换. 一般地，将方程的上述三种同解变换移植到矩阵上，就得到矩阵的三种初等变换.

定义 1-8　下面三种变换称为矩阵的初等行（列）变换（elementary row/column transformation）：

（1）交换矩阵的两行（列）；

（2）以数 $k(k\neq 0)$ 乘以矩阵某行（列）的所有元素；

（3）把矩阵某一行（列）的 k 倍加到另一行（列）上.

矩阵的初等行变换和初等列变换统称为矩阵的初等变换（elementary transformation）.

交换矩阵的第 i 行（列）和第 j 行（列），记作 $r_i\leftrightarrow r_j$（$c_i\leftrightarrow c_j$）.

以数 k 乘以矩阵的第 i 行（列），记作 $k\times r_i$（$k\times c_i$）.

将矩阵第 j 行（列）的 k 倍加到第 i 行（列），记作 r_i+kr_j（c_i+kc_j）.

定义 1-9　若矩阵 A 经过有限次的初等变换后化为矩阵 B，则称 A 与 B 等价（equivalence），记作 $A\sim B$. 如果矩阵 A 仅经过有限次初等行变换变成矩阵 B，就称矩阵 A 与 B 行等价，记作 $A\overset{r}{\sim}B$；如果矩阵 A 仅经过有限次初等列变换变成矩阵 B，就称矩阵 A 与 B 列等价，记作 $A\overset{c}{\sim}B$.

由 A 经过有限次初等变换后化为 B 的过程记作 $A\rightarrow B$.

由定义 1-9，有以下结论：

$$A\underset{r_i\leftrightarrow r_j}{\overset{r_i\leftrightarrow r_j}{\rightleftarrows}}B,\ A\underset{\frac{1}{k}\times r_i}{\overset{k\times r_i}{\rightleftarrows}}B,\ A\underset{r_i-kr_j}{\overset{r_i+kr_j}{\rightleftarrows}}B.$$

即三种初等变换都是可逆的，且其逆变换是同一类型的初等变换. 若矩阵 A 经一次初等变换变为矩阵 B，则矩阵 B 经同一种初等变换可变回矩阵 A；如果矩阵 A 经若干次初等变换变为矩阵 B，则矩阵 B 也能通过若干次初等变换化为矩阵 A.

下面利用矩阵的初等行变换来解例 1-8 中的方程组，其过程可与方程组的消元过程一一对应：

$$B=[A,b]=\begin{bmatrix}1&-1&-1&2\\2&-1&-3&1\\3&2&-5&0\end{bmatrix}$$

$$\xrightarrow[\ ]{\substack{r_2-2r_1\\ r_3-3r_1}}\begin{bmatrix}1&-1&-1&2\\0&1&-1&-3\\0&5&-2&-6\end{bmatrix}$$

$$\xrightarrow{r_3-5r_2}\begin{bmatrix}1&-1&-1&2\\0&1&-1&-3\\0&0&3&9\end{bmatrix}$$

$$\xrightarrow{r_3\times\frac{1}{3}}\begin{bmatrix}1&-1&-1&2\\0&1&-1&-3\\0&0&1&3\end{bmatrix}$$

$$\xrightarrow{\substack{r_2+r_3\\ r_1+r_2+r_3}}\begin{bmatrix}1&0&0&5\\0&1&0&0\\0&0&1&3\end{bmatrix}=B_1,$$

$\boldsymbol{B}_1$ 对应方程组

$$\begin{cases} x_1 = 5, \\ x_2 = 0, \\ x_3 = 3, \end{cases}$$

即为原方程组的解.

定义 1-10 对单位矩阵 $\boldsymbol{E}$ 经过一次初等变换得到的矩阵称为初等矩阵(elementary matrix).

与初等变换相对应,初等矩阵也有三种:

(1) 交换单位矩阵 $\boldsymbol{E}$ 中第 i,j 行(列)所得到的矩阵,记作

$$\boldsymbol{E}(i,j)=\begin{bmatrix} 1 &&&&&&&&&& \\ & \ddots &&&&&&&&& \\ && 1 &&&&&&&& \\ &&& 0 && \cdots && 1 &&& \\ &&&& 1 &&&&&& \\ &&&&& \ddots &&&&& \\ &&&&&& 1 &&&& \\ &&& 1 && \cdots && 0 &&& \\ &&&&&&&& 1 && \\ &&&&&&&&& \ddots & \\ &&&&&&&&&& 1 \end{bmatrix} \begin{matrix} \\ \\ \\ i\text{行} \\ \\ \\ \\ j\text{行} \\ \\ \\ \\ \end{matrix}$$

i 列　　　j 列

(2) 用数 $k(k \neq 0)$ 乘以矩阵第 i 行(列)所得到的矩阵,记作

$$\boldsymbol{E}(i(k))=\begin{bmatrix} 1 &&&&&& \\ & \ddots &&&&& \\ && 1 &&&& \\ &&& k &&& \\ &&&& 1 && \\ &&&&& \ddots & \\ &&&&&& 1 \end{bmatrix} \begin{matrix} \\ \\ \\ i\text{行} \\ \\ \\ \\ \end{matrix}$$

i 列

(3) 将单位矩阵 $\boldsymbol{E}$ 的第 j 行(i 列)的 k 倍加到第 i 行(j 列)上所得到的矩阵,记作

$$\boldsymbol{E}(i,j(k))=\begin{bmatrix} 1 &&&&&& \\ & \ddots &&&&& \\ && 1 & \cdots & k && \\ &&& \ddots & \vdots && \\ &&&& 1 && \\ &&&&& \ddots & \\ &&&&&& 1 \end{bmatrix} \begin{matrix} \\ \\ i\text{行} \\ \\ j\text{行} \\ \\ \\ \end{matrix}$$

i 列　j 列

例如,如下三个矩阵均为 3 阶初等矩阵

$$\boldsymbol{E}(2,3)=\begin{bmatrix} 1 & 0 & 0 \\ 0 & 0 & 1 \\ 0 & 1 & 0 \end{bmatrix}, \boldsymbol{E}(1(-2))=\begin{bmatrix} -2 & 0 & 0 \\ 0 & 1 & 0 \\ 0 & 0 & 1 \end{bmatrix}, \boldsymbol{E}(1,3(-3))=\begin{bmatrix} 1 & 0 & -3 \\ 0 & 1 & 0 \\ 0 & 0 & 1 \end{bmatrix}.$$

它们的转置矩阵为

$$[\boldsymbol{E}(2,3)]^{\mathrm{T}}=\begin{bmatrix}1&0&0\\0&0&1\\0&1&0\end{bmatrix},[\boldsymbol{E}(1(-2))]^{\mathrm{T}}=\begin{bmatrix}-2&0&0\\0&1&0\\0&0&1\end{bmatrix},[\boldsymbol{E}(1,3(-3))]^{\mathrm{T}}=\begin{bmatrix}1&0&0\\0&1&0\\-3&0&1\end{bmatrix}.$$

可以看出，初等矩阵的转置矩阵仍为初等矩阵.

定理 1-1　设 $\boldsymbol{A}=[a_{ij}]$ 是 $m\times n$ 矩阵，则

（1）对 $\boldsymbol{A}$ 施行一次初等行变换，相当于在 $\boldsymbol{A}$ 的左边乘以经过同样的初等行变换得到的 m 阶初等矩阵；

（2）对 $\boldsymbol{A}$ 施行一次初等列变换，相当于在 $\boldsymbol{A}$ 的右边乘以经过同样的初等列变换得到的 n 阶初等矩阵.

例如，已知矩阵 $\boldsymbol{A}=\begin{bmatrix}3&1&4\\-1&3&1\end{bmatrix}\xrightarrow{r_1+2r_2}\begin{bmatrix}1&7&6\\-1&3&1\end{bmatrix}=\boldsymbol{B}$，等价于在 $\boldsymbol{A}$ 的左边乘以相应的初等矩阵

$$\boldsymbol{E}=\begin{bmatrix}1&0\\0&1\end{bmatrix}\xrightarrow{r_1+2r_2}\begin{bmatrix}1&2\\0&1\end{bmatrix},$$

有

$$\begin{bmatrix}1&2\\0&1\end{bmatrix}\boldsymbol{A}=\begin{bmatrix}1&2\\0&1\end{bmatrix}\begin{bmatrix}3&1&4\\-1&3&1\end{bmatrix}=\begin{bmatrix}1&7&6\\-1&3&1\end{bmatrix}=\boldsymbol{B}.$$

三、行阶梯形矩阵与行最简形矩阵

定义 1-11　如果一个矩阵具有如下特征，则称为行阶梯形矩阵（echelon matrix）：

（1）元素全为零的行（若存在）位于矩阵的最下方；

（2）自上而下各行中第一个非零元素左边零的个数，随着行数的增加而严格递增.

例如，$\boldsymbol{A}=\begin{bmatrix}2&1&-2&3\\0&-2&1&4\\0&0&-1&2\end{bmatrix}$，$\boldsymbol{B}=\begin{bmatrix}2&3&5&6&2\\0&1&-1&0&1\\0&0&2&4&-3\\0&0&0&0&0\end{bmatrix}$ 都是行阶梯形矩阵.

定义 1-12　如果一个行阶梯形矩阵具有如下特征，则称为行最简形矩阵：

（1）非零行的第一个非零元素为 1；

（2）非零行的第一个非零元素所在列的其余元素全为零.

例如，$\boldsymbol{A}=\begin{bmatrix}1&0&0&3\\0&1&0&4\\0&0&1&2\end{bmatrix}$，$\boldsymbol{B}=\begin{bmatrix}1&0&5&0&2\\0&1&-1&0&1\\0&0&0&1&2\\0&0&0&0&0\end{bmatrix}$ 均为行最简形矩阵.

定理 1-2　任意一个非零 $m\times n$ 矩阵，都可经过一系列初等行变换化为 $m\times n$ 行阶梯形矩阵.

推论 1-1　任意一个非零 $m\times n$ 矩阵，都可经过一系列初等行变换化为 $m\times n$ 行最简形矩阵.

例 1-9　设矩阵 $\boldsymbol{A}=\begin{bmatrix}0&2&6&5\\1&-1&-5&2\\2&5&11&1\\1&1&1&1\end{bmatrix}$，将其转化为行最简形矩阵.

解　$$A=\begin{bmatrix}0&2&6&5\\1&-1&-5&2\\2&5&11&1\\1&1&1&1\end{bmatrix}\xrightarrow{r_1\leftrightarrow r_4}\begin{bmatrix}1&1&1&1\\1&-1&-5&2\\2&5&11&1\\0&2&6&5\end{bmatrix}$$

$$\xrightarrow[r_3-2r_1]{r_2-r_1}\begin{bmatrix}1&1&1&1\\0&-2&-6&1\\0&3&9&-1\\0&2&6&5\end{bmatrix}\xrightarrow{r_2+r_3}\begin{bmatrix}1&1&1&1\\0&1&3&0\\0&3&9&-1\\0&2&6&5\end{bmatrix}$$

$$\xrightarrow[\substack{r_4-2r_2\\r_1-r_2}]{r_3-3r_2}\begin{bmatrix}1&0&-2&1\\0&1&3&0\\0&0&0&-1\\0&0&0&5\end{bmatrix}\xrightarrow[r_4+5r_3]{r_1+r_3}\begin{bmatrix}1&0&-2&0\\0&1&3&0\\0&0&0&-1\\0&0&0&0\end{bmatrix}$$

$$\xrightarrow{r_3\times(-1)}\begin{bmatrix}1&0&-2&0\\0&1&3&0\\0&0&0&1\\0&0&0&0\end{bmatrix}=\boldsymbol{B}.$$

例 1-9 中矩阵 $\boldsymbol{A}$ 得到的行最简形矩阵 $\boldsymbol{B}$ 继续进行以下初等变换：

$$\boldsymbol{A}\to\boldsymbol{B}\xrightarrow[c_3-3c_2]{c_3+2c_1}\begin{bmatrix}1&0&0&0\\0&1&0&0\\0&0&0&1\\0&0&0&0\end{bmatrix}\xrightarrow{c_4\leftrightarrow c_3}\begin{bmatrix}1&0&0&0\\0&1&0&0\\0&0&1&0\\0&0&0&0\end{bmatrix}=\boldsymbol{D},$$

矩阵 $\boldsymbol{D}$ 称为矩阵 $\boldsymbol{A}$ 的标准形，有定义 1-13.

定义 1-13　如果矩阵 $\boldsymbol{A}$ 经初等变换化为矩阵 $\boldsymbol{D}$，矩阵 $\boldsymbol{D}$ 的左上角是一个单位矩阵，且其他元素全为零，则称矩阵 $\boldsymbol{D}$ 是矩阵 $\boldsymbol{A}$ 的标准形或等价标准形.

例 1-10　设矩阵$\boldsymbol{A}=\begin{bmatrix}0&-1&3&2\\2&2&1&3\\4&3&5&8\end{bmatrix}$，求矩阵 $\boldsymbol{A}$ 的标准形.

解　先用初等行变换将矩阵 $\boldsymbol{A}$ 化为阶梯形矩阵或行最简形矩阵，然后利用初等列变换化为标准形：

$$\boldsymbol{A}=\begin{bmatrix}0&-1&3&2\\2&2&1&3\\4&3&5&8\end{bmatrix}\xrightarrow{r_1\leftrightarrow r_2}\begin{bmatrix}2&2&1&3\\0&-1&3&2\\4&3&5&8\end{bmatrix}$$

$$\xrightarrow{r_3-2r_1}\begin{bmatrix}2&2&1&3\\0&-1&3&2\\0&-1&3&2\end{bmatrix}\xrightarrow{r_3-r_2}\begin{bmatrix}2&2&1&3\\0&-1&3&2\\0&0&0&0\end{bmatrix}$$

$$\xrightarrow[r_1\times\frac{1}{2}]{r_2\times(-1)}\begin{bmatrix}1&1&\frac{1}{2}&\frac{3}{2}\\0&1&-3&-2\\0&0&0&0\end{bmatrix}\xrightarrow[\substack{c_3-\frac{1}{2}c_1\\c_2-c_1}]{c_4-\frac{3}{2}c_1}\begin{bmatrix}1&0&0&0\\0&1&-3&-2\\0&0&0&0\end{bmatrix}$$

$$\xrightarrow[c_4+2c_2]{c_3+3c_2}\begin{bmatrix}1&0&0&0\\0&1&0&0\\0&0&0&0\end{bmatrix}=\boldsymbol{D}.$$

由例 1-10 可见，要求出矩阵 $\boldsymbol{A}$ 的等价标准形，所采用的初等变换过程，既有初等行变换也有初等列变换. 可以得到定理 1-3.

定理 1-3　任意一个非零 $m\times n$ 矩阵 $\boldsymbol{A}$，都可以经过若干次初等变换化为标准形

$$\begin{bmatrix}1&\cdots&0&0&\cdots&0\\\vdots&\ddots&\vdots&\vdots&\ddots&\vdots\\0&\cdots&1&0&\cdots&0\\0&\cdots&0&0&\cdots&0\\\vdots&\ddots&\vdots&\vdots&\ddots&\vdots\\0&\cdots&0&0&\cdots&0\end{bmatrix}_{m\times n}\xlongequal{\text{简记为}}\begin{bmatrix}\boldsymbol{E}_r&\boldsymbol{O}\\\boldsymbol{O}&\boldsymbol{O}\end{bmatrix}_{m\times n}.$$

第四节　矩阵的逆运算

一、逆矩阵的定义

定义 1-14　对于 n 阶方阵 $\boldsymbol{A}$，若存在一个 n 阶方阵 $\boldsymbol{B}$，使得

$$\boldsymbol{AB}=\boldsymbol{BA}=\boldsymbol{E},$$

则称方阵 $\boldsymbol{A}$ 是可逆的，并称方阵 $\boldsymbol{B}$ 为 $\boldsymbol{A}$ 的逆矩阵（inverse matrix），记作 $\boldsymbol{A}^{-1}=\boldsymbol{B}$.

例如，对于矩阵 $\boldsymbol{A}=\begin{bmatrix}1&-1\\1&1\end{bmatrix}$，因存在矩阵 $\boldsymbol{B}=\begin{bmatrix}\frac{1}{2}&\frac{1}{2}\\-\frac{1}{2}&\frac{1}{2}\end{bmatrix}$，使得

$$\boldsymbol{AB}=\begin{bmatrix}1&-1\\1&1\end{bmatrix}\begin{bmatrix}\frac{1}{2}&\frac{1}{2}\\-\frac{1}{2}&\frac{1}{2}\end{bmatrix}=\begin{bmatrix}1&0\\0&1\end{bmatrix},$$

$$\boldsymbol{BA}=\begin{bmatrix}\frac{1}{2}&\frac{1}{2}\\-\frac{1}{2}&\frac{1}{2}\end{bmatrix}\begin{bmatrix}1&-1\\1&1\end{bmatrix}=\begin{bmatrix}1&0\\0&1\end{bmatrix},$$

故 $\boldsymbol{AB}=\boldsymbol{BA}=\boldsymbol{E}$. 所以矩阵 $\boldsymbol{A}$ 可逆，且 $\boldsymbol{B}$ 为 $\boldsymbol{A}$ 的逆矩阵，即 $\boldsymbol{A}^{-1}=\boldsymbol{B}=\begin{bmatrix}\frac{1}{2}&\frac{1}{2}\\-\frac{1}{2}&\frac{1}{2}\end{bmatrix}$.

因此，逆矩阵与数的运算中倒数的作用类似：对非零数 a，其倒数为 $\frac{1}{a}$（也记为 a^{-1}），若令 $b=a^{-1}$，则同样有 $ab=ba=1$.

对于逆矩阵，有如下结论：

（1）若 $\boldsymbol{A}$ 不是方阵，则 $\boldsymbol{A}$ 一定不可逆；

（2）若方阵 $\boldsymbol{A}$ 可逆，将其逆矩阵记为 $\boldsymbol{B}$，则 $\boldsymbol{A}$ 与 $\boldsymbol{B}$ 互为逆矩阵，即若 $\boldsymbol{B}$ 是 $\boldsymbol{A}$ 的逆矩阵，则 $\boldsymbol{A}$

也是 $\boldsymbol{B}$ 的逆矩阵；

(3) 若方阵 $\boldsymbol{A}$ 可逆，则其逆矩阵唯一.

由定义 1-14 易得上述结论(1)和(2)，下面对结论(3)给出证明.

证明 若设方阵 $\boldsymbol{B}$ 和 $\boldsymbol{C}$ 都是 $\boldsymbol{A}$ 的逆矩阵，则

$$\boldsymbol{AB}=\boldsymbol{BA}=\boldsymbol{E},\ \boldsymbol{AC}=\boldsymbol{CA}=\boldsymbol{E},$$

可得

$$\boldsymbol{B}=\boldsymbol{BE}=\boldsymbol{B}(\boldsymbol{AC})=(\boldsymbol{BA})\boldsymbol{C}=\boldsymbol{EC}=\boldsymbol{C}.$$

可见，$\boldsymbol{A}$ 的逆矩阵是唯一的.

对逆矩阵有性质 1-14～性质 1-19.

性质 1-14 如果方阵 $\boldsymbol{A}$ 可逆，则 $\boldsymbol{A}^{-1}$ 也可逆，且 $(\boldsymbol{A}^{-1})^{-1}=\boldsymbol{A}$.

性质 1-15 如果方阵 $\boldsymbol{A},\boldsymbol{B}$ 都可逆，则 $\boldsymbol{AB}$ 也可逆，且 $(\boldsymbol{AB})^{-1}=\boldsymbol{B}^{-1}\boldsymbol{A}^{-1}$.

证明 $(\boldsymbol{AB})(\boldsymbol{B}^{-1}\boldsymbol{A}^{-1})=\boldsymbol{A}(\boldsymbol{BB}^{-1})\boldsymbol{A}^{-1}=\boldsymbol{AEA}^{-1}=\boldsymbol{AA}^{-1}=\boldsymbol{E}$. 同理可证 $(\boldsymbol{B}^{-1}\boldsymbol{A}^{-1})(\boldsymbol{AB})=\boldsymbol{E}$. 因此，由定义 1-14 可得 $\boldsymbol{AB}$ 可逆，且 $(\boldsymbol{AB})^{-1}=\boldsymbol{B}^{-1}\boldsymbol{A}^{-1}$.

性质 1-15 可以推广到有限个可逆矩阵的情形，即：如果 k 个 n 阶方阵 $\boldsymbol{A}_1,\boldsymbol{A}_2,\cdots,\boldsymbol{A}_k$ 都可逆，则乘积 $\boldsymbol{A}_1\boldsymbol{A}_2\cdots\boldsymbol{A}_k$ 也可逆，且

$$(\boldsymbol{A}_1\boldsymbol{A}_2\cdots\boldsymbol{A}_k)^{-1}=\boldsymbol{A}_k^{-1}\cdots\boldsymbol{A}_2^{-1}\boldsymbol{A}_1^{-1}.$$

性质 1-16 如果方阵 $\boldsymbol{A}$ 可逆，则 $\boldsymbol{A}^{\mathrm{T}}$ 也可逆，且 $(\boldsymbol{A}^{\mathrm{T}})^{-1}=(\boldsymbol{A}^{-1})^{\mathrm{T}}$.

证明 $\boldsymbol{A}^{\mathrm{T}}(\boldsymbol{A}^{-1})^{\mathrm{T}}=(\boldsymbol{A}^{-1}\boldsymbol{A})^{\mathrm{T}}=\boldsymbol{E}^{\mathrm{T}}=\boldsymbol{E}$，同理可证 $(\boldsymbol{A}^{-1})^{\mathrm{T}}\boldsymbol{A}^{\mathrm{T}}=\boldsymbol{E}$，因此可得 $\boldsymbol{A}^{\mathrm{T}}$ 可逆，且 $(\boldsymbol{A}^{\mathrm{T}})^{-1}=(\boldsymbol{A}^{-1})^{\mathrm{T}}$.

性质 1-17 如果方阵 $\boldsymbol{A}$ 可逆，数 $k\neq 0$，则 $k\boldsymbol{A}$ 也可逆，且 $(k\boldsymbol{A})^{-1}=\dfrac{1}{k}\boldsymbol{A}^{-1}$.

注意：(1) 当 $\boldsymbol{A},\boldsymbol{B}$ 可逆时，$\boldsymbol{A}+\boldsymbol{B}$ 不一定可逆；

(2) 当 $\boldsymbol{A},\boldsymbol{B},\boldsymbol{A}+\boldsymbol{B}$ 均可逆时，一般情况下，$(\boldsymbol{A}+\boldsymbol{B})^{-1}\neq\boldsymbol{A}^{-1}+\boldsymbol{B}^{-1}$.

例 1-11 已知 n 阶方阵 $\boldsymbol{A}$ 满足 $2\boldsymbol{A}(\boldsymbol{A}-\boldsymbol{E})=\boldsymbol{A}^3$，求 $(\boldsymbol{E}-\boldsymbol{A})^{-1}$.

解 由 $2\boldsymbol{A}(\boldsymbol{A}-\boldsymbol{E})=\boldsymbol{A}^3$，得 $\boldsymbol{A}^3-2\boldsymbol{A}^2+2\boldsymbol{A}=0$，

把上式改写为 $$-(\boldsymbol{A}^3-2\boldsymbol{A}^2+2\boldsymbol{A}-\boldsymbol{E})=\boldsymbol{E},$$

即有 $$(\boldsymbol{E}-\boldsymbol{A})(\boldsymbol{A}^2-\boldsymbol{A}+\boldsymbol{E})=\boldsymbol{E},$$

同理可得 $$(\boldsymbol{A}^2-\boldsymbol{A}+\boldsymbol{E})(\boldsymbol{E}-\boldsymbol{A})=\boldsymbol{E},$$

故 $$(\boldsymbol{E}-\boldsymbol{A})^{-1}=(\boldsymbol{A}^2-\boldsymbol{A}+\boldsymbol{E}).$$

由初等矩阵的定义和逆矩阵的定义不难得到性质 1-18、性质 1-19.

性质 1-18 初等矩阵均是可逆矩阵.

性质 1-19 初等矩阵的逆矩阵仍为初等矩阵，且

$$[\boldsymbol{E}(i,j)]^{-1}=\boldsymbol{E}(i,j),\ [\boldsymbol{E}(i(k))]^{-1}=\boldsymbol{E}\left(i\left(\frac{1}{k}\right)\right),\ [\boldsymbol{E}(i,j(k))]^{-1}=\boldsymbol{E}(i,j(-k)).$$

二、利用矩阵初等变换判断矩阵是否可逆及求解逆矩阵

本章第三节介绍的矩阵初等变换在判断矩阵是否可逆以及求解逆矩阵方面有着重要作用. 例如，结合定理 1-3 和定理 1-1，可得推论 1-2.

推论 1-2 对任意矩阵 $\boldsymbol{A}=[a_{ij}]_{m\times n}$，存在 m 阶初等矩阵 $\boldsymbol{P}_1,\boldsymbol{P}_2,\cdots,\boldsymbol{P}_s$ 和 n 阶初等矩阵 $\boldsymbol{Q}_1,\boldsymbol{Q}_2,\cdots,\boldsymbol{Q}_t$，使得

$$\boldsymbol{P}_s\cdots\boldsymbol{P}_2\boldsymbol{P}_1\boldsymbol{A}\boldsymbol{Q}_1\boldsymbol{Q}_2\cdots\boldsymbol{Q}_t=\begin{bmatrix}\boldsymbol{E}_r & \boldsymbol{O}\\ \boldsymbol{O} & \boldsymbol{O}\end{bmatrix}_{m\times n}.$$

由于初等矩阵都是可逆矩阵，上式可改写为

$$A = P_1^{-1}P_2^{-1}\cdots P_s^{-1}\begin{bmatrix} E_r & O \\ O & O \end{bmatrix} Q_t^{-1}\cdots Q_2^{-1}Q_1^{-1}.$$

由推论 1-2 显然又可得推论 1-3.

推论 1-3　n 阶方阵 A 可逆的充要条件是 A 的等价标准形为单位矩阵 E_n.

由推论 1-2 和推论 1-3 又可得定理 1-4.

定理 1-4　n 阶方阵 A 可逆的充要条件是 A 可以表示为有限个初等矩阵的乘积.

证明　充分性：如果方阵 A 可以表示为有限个初等矩阵的乘积，则由逆矩阵的性质 1-18 可知，初等矩阵都是可逆矩阵，因此，A 为可逆矩阵.

必要性：由推论 1-3 可知，可逆方阵 A 的等价标准形为 E_n，再由推论 1-2 得到

$$A = P_1^{-1}P_2^{-1}\cdots P_s^{-1}EQ_t^{-1}\cdots Q_2^{-1}Q_1^{-1},$$

进一步有

$$A = P_1^{-1}P_2^{-1}\cdots P_s^{-1}Q_t^{-1}\cdots Q_2^{-1}Q_1^{-1}.$$

由于初等矩阵的逆矩阵也是初等矩阵，故定理得证.

定理 1-4 同时给出了利用初等变换求逆矩阵的方法.

设 A 为 n 阶可逆方阵，则 A^{-1} 也可逆，由定理 1-4 知，存在 n 阶初等矩阵 $P_1, P_2, \cdots, P_k$，使得

$$A = P_1P_2\cdots P_k, \tag{1-9}$$

式(1-9)左乘 $P_k^{-1}P_{k-1}^{-1}\cdots P_1^{-1}$，有

$$P_k^{-1}P_{k-1}^{-1}\cdots P_1^{-1}A = E, \tag{1-10}$$

由式(1-10)求得 A 的逆矩阵，有

$$P_k^{-1}P_{k-1}^{-1}\cdots P_1^{-1}E = A^{-1}. \tag{1-11}$$

注意等式(1-10)和等式(1-11)中左边乘积中的初等矩阵相同. 等式(1-10)说明 A 经过若干次初等行变换化为单位矩阵 E，等式(1-11)说明，经同样初等变换可将单位矩阵 E 化为矩阵 A^{-1}. 将等式(1-10)和(1-11)两个式子合在一起有

$$P_k^{-1}P_{k-1}^{-1}\cdots P_1^{-1}[A \vdots E] = [P_k^{-1}P_{k-1}^{-1}\cdots P_1^{-1}A \vdots P_k^{-1}P_{k-1}^{-1}\cdots P_1^{-1}E] = [E \vdots A^{-1}].$$

这说明，对矩阵 A 进行有限次的初等行变换，将 A 化为单位矩阵 E 的同时，对单位矩阵 E 施行与 A 相同的初等行变换，就可以将 E 化为 A^{-1}. 由此得到一个求逆矩阵的方法，具体步骤如下：

(1) 将矩阵 A 与 E 按行拼接在一起，构造一个 $n\times 2n$ 矩阵 $[A \vdots E]$；

(2) 对 $[A \vdots E]$ 连续实施初等行变换，直至将左边的一半化为单位矩阵 E，此时右边的一半就是 A^{-1}，即

$$[A \vdots E] \xrightarrow{\text{初等行变换}} [E \vdots A^{-1}].$$

同理，也可以得到利用初等列变换求逆矩阵的方法：将矩阵 A 与 E 按列拼接在一起，构造一个 $2n\times n$ 矩阵 $\begin{bmatrix} A \\ E \end{bmatrix}$；再对这个矩阵实施一系列的初等列变换，将其上边的一半化为单位矩阵 E 的同时，其下面的一半就是 A^{-1}，即

$$\begin{bmatrix} A \\ E \end{bmatrix} \xrightarrow{\text{初等列变换}} \begin{bmatrix} E \\ A^{-1} \end{bmatrix}.$$

例 1-12　设矩阵 $A = \begin{bmatrix} 1 & -5 & -2 \\ -1 & 3 & 1 \\ 3 & -4 & -1 \end{bmatrix}$，求 A^{-1}.

解　$[\boldsymbol{A}\vdots\boldsymbol{E}]=\left[\begin{array}{ccc|ccc}1&-5&-2&1&0&0\\-1&3&1&0&1&0\\3&-4&-1&0&0&1\end{array}\right]\xrightarrow[r_3-3r_1]{r_2+r_1}\left[\begin{array}{ccc|ccc}1&-5&-2&1&0&0\\0&-2&-1&1&1&0\\0&11&5&-3&0&1\end{array}\right]$

$\xrightarrow{r_3+5r_2}\left[\begin{array}{ccc|ccc}1&-5&-2&1&0&0\\0&-2&-1&1&1&0\\0&1&0&2&5&1\end{array}\right]\xrightarrow{r_2\leftrightarrow r_3}\left[\begin{array}{ccc|ccc}1&-5&-2&1&0&0\\0&1&0&2&5&1\\0&-2&-1&1&1&0\end{array}\right]$

$\xrightarrow{r_3+2r_2}\left[\begin{array}{ccc|ccc}1&-5&-2&1&0&0\\0&1&0&2&5&1\\0&0&-1&5&11&2\end{array}\right]\xrightarrow{r_3\times(-1)}\left[\begin{array}{ccc|ccc}1&-5&-2&1&0&0\\0&1&0&2&5&1\\0&0&1&-5&-11&-2\end{array}\right]$

$\xrightarrow{r_1+2r_3}\left[\begin{array}{ccc|ccc}1&-5&0&-9&-22&-4\\0&1&0&2&5&1\\0&0&1&-5&-11&-2\end{array}\right]\xrightarrow{r_1+5r_2}\left[\begin{array}{ccc|ccc}1&0&0&1&3&1\\0&1&0&2&5&1\\0&0&1&-5&-11&-2\end{array}\right]$

$=[\boldsymbol{E}\vdots\boldsymbol{A}^{-1}]$.

所以，$\boldsymbol{A}^{-1}=\begin{bmatrix}1&3&1\\2&5&1\\-5&-11&-2\end{bmatrix}$.

注意：在用初等行变换求 $\boldsymbol{A}^{-1}$ 的过程中，必须始终作行变换，其间不能作任何列变换；同样，在用初等列变换求 $\boldsymbol{A}^{-1}$ 的过程中，必须始终作列变换，其间不能作任何行变换.

本节最后介绍一种利用初等行变换求解矩阵方程 $\boldsymbol{AX}=\boldsymbol{B}$ 的方法：

设 $\boldsymbol{A}$ 为 n 阶可逆方阵，$\boldsymbol{X}$ 和 $\boldsymbol{B}$ 均为 $n\times m$ 矩阵，在方程 $\boldsymbol{AX}=\boldsymbol{B}$ 的两边左乘 $\boldsymbol{A}^{-1}$，得

$$\boldsymbol{X}=\boldsymbol{A}^{-1}\boldsymbol{B}.$$

由于 $\boldsymbol{A}$ 为 n 阶可逆方阵，由定理 1-4 知，存在 n 阶初等矩阵 $\boldsymbol{P}_1,\boldsymbol{P}_2,\cdots,\boldsymbol{P}_t$，使得

$$\boldsymbol{A}^{-1}=\boldsymbol{P}_1\boldsymbol{P}_2\boldsymbol{P}_3\cdots\boldsymbol{P}_t.$$

构造 $n\times(n+m)$ 矩阵 $[\boldsymbol{A}\vdots\boldsymbol{B}]$，对其实施初等行变换

$$\begin{aligned}\boldsymbol{P}_1\boldsymbol{P}_2\boldsymbol{P}_3\cdots\boldsymbol{P}_t[\boldsymbol{A}\vdots\boldsymbol{B}]&=[\boldsymbol{P}_1\boldsymbol{P}_2\boldsymbol{P}_3\cdots\boldsymbol{P}_t\boldsymbol{A}\vdots\boldsymbol{P}_1\boldsymbol{P}_2\boldsymbol{P}_3\cdots\boldsymbol{P}_t\boldsymbol{B}]=[\boldsymbol{A}^{-1}\boldsymbol{A}\vdots\boldsymbol{A}^{-1}\boldsymbol{B}]\\&=[\boldsymbol{E}\vdots\boldsymbol{A}^{-1}\boldsymbol{B}]=[\boldsymbol{E}\vdots\boldsymbol{X}].\end{aligned}$$

即，对矩阵 $[\boldsymbol{A}\vdots\boldsymbol{B}]$ 实施一系列的初等行变换，将其左边的矩阵 $\boldsymbol{A}$ 化为单位矩阵 $\boldsymbol{E}$ 的同时，其右边的部分就变换为 $\boldsymbol{A}^{-1}\boldsymbol{B}$，即 $\boldsymbol{X}$.

例 1-13　解矩阵方程 $\boldsymbol{AX}=\boldsymbol{B}$，其中

$$\boldsymbol{A}=\begin{bmatrix}1&-1&-1\\1&0&-1\\0&1&1\end{bmatrix},\boldsymbol{B}=\begin{bmatrix}1&-1\\2&1\\1&3\end{bmatrix}.$$

解　$[\boldsymbol{A}\vdots\boldsymbol{B}]=\left[\begin{array}{ccc|cc}1&-1&-1&1&-1\\1&0&-1&2&1\\0&1&1&1&3\end{array}\right]\xrightarrow{r_2-r_1}\left[\begin{array}{ccc|cc}1&-1&-1&1&-1\\0&1&0&1&2\\0&1&1&1&3\end{array}\right]$

$\xrightarrow{r_1+r_2}\left[\begin{array}{ccc|cc}1&0&-1&2&1\\0&1&0&1&2\\0&1&1&1&3\end{array}\right]\xrightarrow{r_3-r_2}\left[\begin{array}{ccc|cc}1&0&-1&2&1\\0&1&0&1&2\\0&0&1&0&1\end{array}\right]$

$\xrightarrow{r_1+r_3}\left[\begin{array}{ccc|cc}1&0&0&2&2\\0&1&0&1&2\\0&0&1&0&1\end{array}\right]=[\boldsymbol{E}\vdots\boldsymbol{A}^{-1}\boldsymbol{B}]$.

所以 $X = A^{-1}B = \begin{bmatrix} 2 & 2 \\ 1 & 2 \\ 0 & 1 \end{bmatrix}$.

本章小结

本章首先介绍了矩阵的基本概念、矩阵的线性运算、转置、乘法等常见计算方法，然后介绍了如何利用矩阵初等变换将矩阵化为最简形及标准形，并对矩阵进行逆运算. 这些矩阵计算和初等变换方法是理解矩阵性质的重要工具，也为后续章节的学习奠定了必要基础. 在医学影像领域，矩阵是图像最直观的数学表示形式，其线性运算是图像处理的基本工具，可实现图像对比度增强、图像降噪、不同模态医学图像的融合，以及应用于数字图像减影技术等重要领域，矩阵乘法及逆运算则为后面章节中更加复杂的医学影像成像及图像后处理等方面的应用提供了基础数学工具，具有重要意义.

（董寒晖　刘　璐）

习题

1. 设矩阵 $A = \begin{bmatrix} 1 & 0 & 0 \\ 0 & 2 & 0 \\ 0 & 0 & 3 \end{bmatrix}$，则矩阵 A 是（　　）.

A. 单位矩阵　　B. 对角矩阵　　C. 数量矩阵　　D. 三角矩阵

2. 设 $A = \begin{bmatrix} 2 & 2 \\ -3 & 5 \end{bmatrix}$、$B = \begin{bmatrix} -1 & 2 \\ 4 & 3 \end{bmatrix}$ 和 $C = \begin{bmatrix} 5 & 4 \\ 13 & -1 \end{bmatrix}$，则 $2A + B + 3C =$（　　）.

A. $\begin{bmatrix} 18 & 18 \\ 37 & 10 \end{bmatrix}$　　B. $\begin{bmatrix} 18 & 18 \\ 37 & -10 \end{bmatrix}$　　C. $\begin{bmatrix} 18 & -18 \\ 37 & 10 \end{bmatrix}$　　D. $\begin{bmatrix} -18 & 18 \\ 37 & -10 \end{bmatrix}$

3. 设 $A = \begin{bmatrix} 1 & -2 & 1 \\ 2 & -1 & 2 \\ -1 & -2 & 4 \end{bmatrix}$，$B = \begin{bmatrix} 2 & -1 & 1 \\ 3 & 1 & -4 \\ 1 & -2 & -1 \end{bmatrix}$，$C = [c_{ij}] = AB$，则 $c_{32} =$（　　）.

A. 2　　B. −11　　C. −9　　D. 4

4. 矩阵 $A = [a, b, c]$，则 $AA^{\mathrm{T}} =$（　　）.

A. $a^2 + b^2 + c^2$　　B. $[a, b, c]$　　C. $[a, b, c]^{\mathrm{T}}$　　D. $\begin{bmatrix} a^2 & ab & ac \\ ba & b^2 & bc \\ ca & cb & c^2 \end{bmatrix}$

5. 设 $\alpha = \left[\frac{1}{2}, 0, \cdots, \frac{1}{2}\right]$，矩阵 $A = E - \alpha^{\mathrm{T}}\alpha$，$B = E + 2\alpha^{\mathrm{T}}\alpha$，$E$ 为 n 阶单位矩阵，求 AB.

6. 设 A 是三阶方阵，将 A 的第 1 列与第 2 列交换得 B，再把 B 的第 2 列加到第 3 列得 C，则满足 $AQ = C$ 的可逆矩阵 Q 为（　　）.

A. $\begin{bmatrix} 0 & 1 & 0 \\ 1 & 0 & 0 \\ 1 & 0 & 1 \end{bmatrix}$　　B. $\begin{bmatrix} 0 & 1 & 0 \\ 1 & 0 & 1 \\ 0 & 0 & 1 \end{bmatrix}$　　C. $\begin{bmatrix} 0 & 1 & 0 \\ 1 & 0 & 0 \\ 0 & 1 & 1 \end{bmatrix}$　　D. $\begin{bmatrix} 0 & 1 & 1 \\ 1 & 0 & 0 \\ 0 & 0 & 1 \end{bmatrix}$

7. 设 A 为三阶方阵，将 A 的第 2 行加到第 1 行得 B，再把 B 的第 1 列的 −1 倍加到第 2 列得 C，若 $P = \begin{bmatrix} 1 & 1 & 0 \\ 0 & 1 & 0 \\ 0 & 0 & 1 \end{bmatrix}$，则（　　）.

A. $\boldsymbol{C}=\boldsymbol{P}^{-1}\boldsymbol{AP}$　　B. $\boldsymbol{C}=\boldsymbol{PAP}^{-1}$　　C. $\boldsymbol{C}=\boldsymbol{P}^{\mathrm{T}}\boldsymbol{AP}$　　D. $\boldsymbol{C}=\boldsymbol{APP}^{\mathrm{T}}$

8. 解下列矩阵方程

（1）$\boldsymbol{X}\begin{bmatrix}3 & -2\\ 5 & -4\end{bmatrix}=\begin{bmatrix}-1 & 2\\ -5 & 6\end{bmatrix}$;

（2）$\begin{bmatrix}1 & -2 & 0\\ 4 & -2 & -1\\ -3 & 1 & 2\end{bmatrix}\boldsymbol{X}=\begin{bmatrix}-1 & 4\\ 2 & 5\\ 1 & -3\end{bmatrix}$.

9. 设$\boldsymbol{A}=\begin{bmatrix}3 & 0 & 0\\ 1 & 4 & 0\\ 0 & 0 & 3\end{bmatrix}$，求$[\boldsymbol{A}-2\boldsymbol{E}]^{-1}$.

10. 判断下列矩阵是否可逆，若可逆，求逆矩阵.

（1）$\begin{bmatrix}4 & 5\\ 2 & 3\end{bmatrix}$;

（2）$\begin{bmatrix}0 & 0 & 1\\ -2 & 1 & 0\\ -3 & 2 & -5\end{bmatrix}$.

第二章 行 列 式

行列式与第一章介绍的矩阵有着紧密的联系，可以看作是对方阵的一种特殊运算，其结果是一个数，即标量. 行列式是线性代数的基本工具，在包括医学影像在内的诸多领域均有着广泛的应用. 本章将首先介绍最基本的二、三阶行列式，在此基础上归纳给出一般 n 阶行列式的定义、性质及其计算方法，并介绍如何利用行列式对矩阵进行求逆运算以及求矩阵的秩，最后简单拓展行列式在医学影像领域中的应用.

第一节 二、三阶行列式

一、二阶行列式

行列式定义了一种对方阵内各个元素的运算规则，其结果为一个数. 对于一个二阶方阵 $\boldsymbol{A}=\begin{bmatrix} a_{11} & a_{12} \\ a_{21} & a_{22} \end{bmatrix}$，可以定义一个二阶行列式（determinant）：

$$D=\begin{vmatrix} a_{11} & a_{12} \\ a_{21} & a_{22} \end{vmatrix}=a_{11}a_{22}-a_{12}a_{21}, \tag{2-1}$$

其中，$a_{ij}(i=1,2;j=1,2)$ 称为二阶行列式 D 的元素或元. 二阶行列式的运算规则可以用对角线法则来记忆（图 2-1），从左上角 a_{11} 到右下角 a_{22} 画一条实斜线（即主对角线），右上角 a_{12} 到左下角 a_{21} 画一条虚斜线（即副对角线），主对角线上两个元素的乘积减去副对角线上两个元素的乘积，即为二阶行列式的数值.

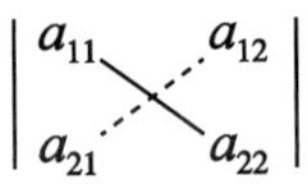

图 2-1 二阶行列式计算的对角线法则

行列式的由来与求解线性方程组有关. 对二元线性方程组

$$\begin{cases} a_{11}x_1+a_{12}x_2=b_1, \\ a_{21}x_1+a_{22}x_2=b_2, \end{cases} \tag{2-2}$$

用加减消元法求解：当 $a_{11}a_{22}-a_{12}a_{21}\neq 0$ 时，可得方程组（2-2）有唯一解：

$$x_1=\frac{a_{22}b_1-a_{12}b_2}{a_{11}a_{22}-a_{12}a_{21}},\ x_2=\frac{a_{11}b_2-a_{21}b_1}{a_{11}a_{22}-a_{12}a_{21}}. \tag{2-3}$$

若令

$$D=\begin{vmatrix} a_{11} & a_{12} \\ a_{21} & a_{22} \end{vmatrix},\ D_1=\begin{vmatrix} b_1 & a_{12} \\ b_2 & a_{22} \end{vmatrix},\ D_2=\begin{vmatrix} a_{11} & b_1 \\ a_{21} & b_2 \end{vmatrix},$$

根据二阶行列式定义式（2-1），方程式（2-2）的解式（2-3）可简单记为：

$$x_1 = \frac{D_1}{D} = \frac{\begin{vmatrix} b_1 & a_{12} \\ b_2 & a_{22} \end{vmatrix}}{\begin{vmatrix} a_{11} & a_{12} \\ a_{21} & a_{22} \end{vmatrix}}, x_2 = \frac{D_2}{D} = \frac{\begin{vmatrix} a_{11} & b_1 \\ a_{21} & b_2 \end{vmatrix}}{\begin{vmatrix} a_{11} & a_{12} \\ a_{21} & a_{22} \end{vmatrix}}.$$

容易看出，线性方程组系数矩阵对应的行列式即为解 x_1 和 x_2 的分母，将系数矩阵的第一列 $\begin{bmatrix} a_{11} \\ a_{21} \end{bmatrix}$（即 x_1 的系数）替换为 $\begin{bmatrix} b_1 \\ b_2 \end{bmatrix}$ 后所对应矩阵的行列式即为解 x_1 的分子，将系数矩阵的第二列 $\begin{bmatrix} a_{12} \\ a_{22} \end{bmatrix}$（即 x_2 的系数）替换为 $\begin{bmatrix} b_1 \\ b_2 \end{bmatrix}$ 后所对应矩阵的行列式即为解 x_2 的分子. 由此，可以很方便地对二元一次线性方程组求解. 这一规则对应于著名的克拉默法则，定理 3-13 将给出用于一般形式下的线性方程组求解的克拉默法则.

例 2-1　求解二元线性方程组

$$\begin{cases} 2x_1 + 3x_2 = 13, \\ 5x_1 - 4x_2 = -2. \end{cases}$$

解　由于系数行列式

$$D = \begin{vmatrix} 2 & 3 \\ 5 & -4 \end{vmatrix} = -8 - 15 = -23 \neq 0,$$

又

$$D_1 = \begin{vmatrix} 13 & 3 \\ -2 & -4 \end{vmatrix} = -46, D_2 = \begin{vmatrix} 2 & 13 \\ 5 & -2 \end{vmatrix} = -69,$$

因此

$$\begin{cases} x_1 = \dfrac{D_1}{D} = \dfrac{-46}{-23} = 2, \\ x_2 = \dfrac{D_2}{D} = \dfrac{-69}{-23} = 3. \end{cases}$$

例 2-2　二阶行列式 $D = \begin{vmatrix} a & b \\ c & d \end{vmatrix}$ 的列向量 $\begin{bmatrix} a \\ c \end{bmatrix}, \begin{bmatrix} b \\ d \end{bmatrix}$ 所确定的平行四边形的面积等于 D 的绝对值.

证明　若 D 为二阶对角行列式，即 $D = \begin{vmatrix} a & 0 \\ 0 & d \end{vmatrix}$，此时对应的两个列向量构成的图形为矩形，且矩形的面积为 $|ad| = \begin{vmatrix} a & 0 \\ 0 & d \end{vmatrix} = |D|$，也即本题结论成立.

若 D 不为二阶对角行列式，由第一章矩阵的初等变换可知，行列式 D 通过所对应矩阵的初等列变换能够对角化，又因为行列式的性质“交换行列式两列或一列的倍数加到另一列不改变行列式的绝对值”（性质 2-2 和性质 2-5），因此，只需证明交换行列式两列或一列的倍数加到另一列所得到新行列式对应的平行四边形的面积等于原行列式所对应的平行四边形的面积. 交换行列式的两列显然不改变对应的平行四边形，故下面只需证明一列的倍数加到另一列所得到的新行列式对应的平行四边形面积也等于原行列式所对应的平行四边形的面积，即只需要证明：

设 $\boldsymbol{\alpha} = \begin{bmatrix} a \\ c \end{bmatrix}, \boldsymbol{\beta} = \begin{bmatrix} b \\ d \end{bmatrix}$ 为非零向量，则对于任意的 k，由 $\boldsymbol{\alpha}$ 和 $\boldsymbol{\beta}$ 确定的平行四边形的面积等于由 $\boldsymbol{\alpha}$ 和 $\boldsymbol{\beta} + k\boldsymbol{\alpha}$ 确定的平行四边形的面积.

当$\boldsymbol{\beta}$是$\boldsymbol{\alpha}$的倍数时，$\boldsymbol{\alpha}$，$\boldsymbol{\beta}$平行，这时两个平行四边形均退化成面积为0.

当$\boldsymbol{\beta}$不是$\boldsymbol{\alpha}$的倍数时，$\boldsymbol{\alpha}$与$\boldsymbol{\beta}$和$\boldsymbol{\alpha}$与$\boldsymbol{\beta}+k\boldsymbol{\alpha}$所确定的两个平行四边形均是以$\boldsymbol{\alpha}$的模为底边，且两者的高相等，故而两个平行四边形面积相等（图2-2）.

综上，本题得证.

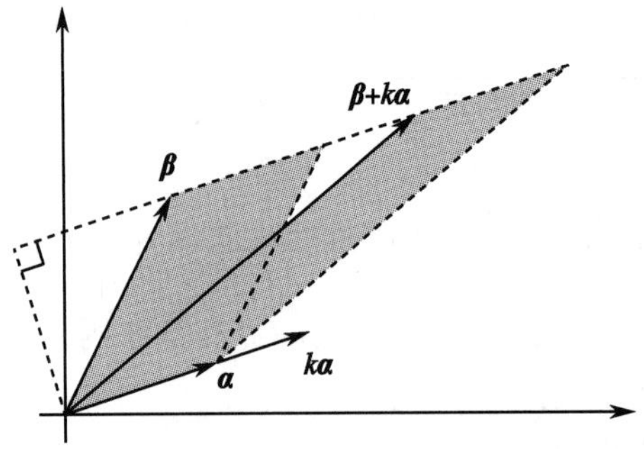

图2-2　二阶行列式对应的平行四边形面积等于行列式的绝对值

二、三阶行列式

对于一个三阶方阵$\boldsymbol{A}=\begin{bmatrix} a_{11} & a_{12} & a_{13} \\ a_{21} & a_{22} & a_{23} \\ a_{31} & a_{32} & a_{33} \end{bmatrix}$，可以定义一个三阶行列式

$$\begin{aligned} D=&\begin{vmatrix} a_{11} & a_{12} & a_{13} \\ a_{21} & a_{22} & a_{23} \\ a_{31} & a_{32} & a_{33} \end{vmatrix} \\ =&a_{11}a_{22}a_{23}+a_{12}a_{23}a_{31}+a_{13}a_{21}a_{32} \\ &-a_{11}a_{23}a_{32}-a_{12}a_{21}a_{33}-a_{13}a_{22}a_{31}. \end{aligned} \tag{2-4}$$

三阶行列式由$3!=6$项进行加减运算组成，其中每项均为D中不同行不同列的三个元素的乘积. 可以用图2-3所示的对角线法则来记忆：从左上角到右下角方向的实连线上的三个元素的乘积前取正号，从右上角到左下角方向的虚连线上的三个元素的乘积前取负号.

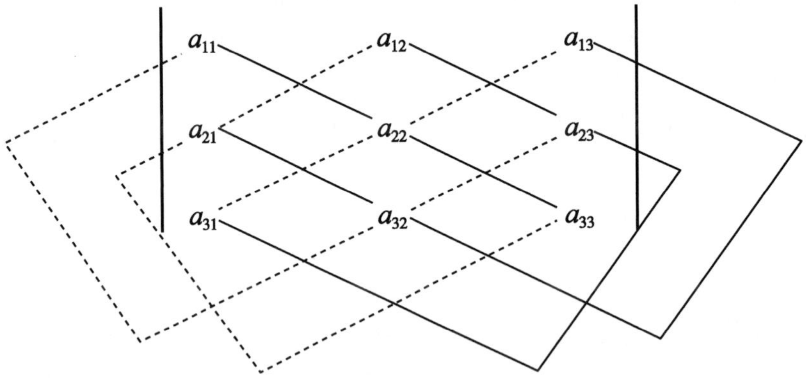

图2-3　三阶行列式计算的对角线法则

类似于二元线性方程组的求解，三元线性方程组也可以利用克拉默法则（定理3-13）很方便地通过行列式来求解. 对三元线性方程组

$$\begin{cases} a_{11}x_1+a_{12}x_2+a_{13}x_3=b_1, \\ a_{21}x_1+a_{22}x_2+a_{23}x_3=b_2, \\ a_{31}x_1+a_{32}x_2+a_{33}x_3=b_3, \end{cases} \tag{2-5}$$

令

$$D=\begin{vmatrix}a_{11}&a_{12}&a_{13}\\a_{21}&a_{22}&a_{23}\\a_{31}&a_{32}&a_{33}\end{vmatrix},D_1=\begin{vmatrix}b_1&a_{12}&a_{13}\\b_2&a_{22}&a_{23}\\b_3&a_{32}&a_{33}\end{vmatrix},D_2=\begin{vmatrix}a_{11}&b_1&a_{13}\\a_{21}&b_2&a_{23}\\a_{31}&b_3&a_{33}\end{vmatrix},D_3=\begin{vmatrix}a_{11}&a_{12}&b_1\\a_{21}&a_{22}&b_2\\a_{31}&a_{32}&b_3\end{vmatrix}.$$

根据三阶行列式的定义式(2-4)，若 $D\neq 0$，上述三元方程组的解可方便地记为：

$$x_i=\frac{D_i}{D}\quad(i=1,2,3).$$

例 2-3　解三元线性方程组：

$$\begin{cases}2x_1-4x_2+\ \ x_3=1,\\ \ \ x_1-5x_2+3x_3=2,\\ \ \ x_1-\ \ x_2+\ \ x_3=-1.\end{cases}$$

解　因系数行列式

$$D=\begin{vmatrix}2&-4&1\\1&-5&3\\1&-1&1\end{vmatrix}=2\times(-5)\times1+1\times(-1)\times1+1\times3\times(-4)$$

$$-2\times(-1)\times3-(-4)\times1\times1-1\times(-5)\times1$$

$$=-8\neq 0,$$

又

$$D_1=\begin{vmatrix}1&-4&1\\2&-5&3\\-1&-1&1\end{vmatrix}=11,\quad D_2=\begin{vmatrix}2&1&1\\1&2&3\\1&-1&1\end{vmatrix}=9,\quad D_3=\begin{vmatrix}2&-4&1\\1&-5&2\\1&-1&-1\end{vmatrix}=6,$$

因此，方程组的解为

$$x_1=\frac{D_1}{D}=-\frac{11}{8},x_2=\frac{D_2}{D}=-\frac{9}{8},x_3=\frac{D_3}{D}=-\frac{3}{4}.$$

例 2-4　设三阶行列式 $D=\begin{vmatrix}\lambda+3&1&2\\\lambda&0&1\\0&2\lambda&\lambda+3\end{vmatrix}$，问：

(1) 当 λ 为何值时，$D=0$；

(2) 当 λ 为何值时，$D\neq 0$.

解　按对角线法则，有

$$D=\begin{vmatrix}\lambda+3&1&2\\\lambda&0&1\\0&2\lambda&\lambda+3\end{vmatrix}$$

$$=(\lambda+3)\times0\times(\lambda+3)+1\times1\times0+2\times\lambda\times2\lambda$$

$$-2\times0\times0-1\times\lambda\times(\lambda+3)-(\lambda+3)\times1\times2\lambda$$

$$=\lambda(\lambda-9),$$

所以，(1) 当 $\lambda=0$ 或 $\lambda=9$ 时，$D=0$；

(2) 当 $\lambda\neq 0$ 且 $\lambda\neq 9$ 时，$D\neq 0$.

例 2-5　三阶行列式 $D=\begin{vmatrix}x_1&y_1&z_1\\x_2&y_2&z_2\\x_3&y_3&z_3\end{vmatrix}$ 的列向量 $\begin{bmatrix}x_1\\x_2\\x_3\end{bmatrix},\begin{bmatrix}y_1\\y_2\\y_3\end{bmatrix},\begin{bmatrix}z_1\\z_2\\z_3\end{bmatrix}$ 所确定的平行六面体的体积等于 D 的绝对值.

证明　若 D 为三阶对角行列式，即

$$D=\begin{vmatrix} x_1 & 0 & 0 \\ 0 & y_2 & 0 \\ 0 & 0 & z_3 \end{vmatrix},$$

此时对应的三个列向量构成的图形为长方体，且长方体的体积为

$$|x_1y_2z_3|=\begin{vmatrix} x_1 & 0 & 0 \\ 0 & y_2 & 0 \\ 0 & 0 & z_3 \end{vmatrix}=|D|,$$

也即本题结论成立.

若 D 不为三阶对角行列式，与例 2-2 的证明思路类似，也可证明将 D 进行初等列变换化为对角行列式后，变换前后行列式的列向量所构成的两个平行六面体体积相等. 再根据性质 2-2 或性质 2-5，本题即可得证.

第二节　n 阶行列式的定义

一、排列及其逆序数

为从二、三阶行列式推广至 n 阶行列式，需要了解排列的一些基本性质.

定义 2-1　由正整数 1，2，⋯，n 组成的一个有序数组 $j_1j_2\cdots j_n$ 称为一个 n 级排列，简称为全排列.

例如，4321 是一个 4 级排列，54132 是一个 5 级排列.

例 2-6　由正整数 1，2，3 可组成的 3 级排列共有 $3!=6$ 个. 它们是 123，132，213，231，312，321.

一般地，n 级排列共有 $n!$ 个. 例如 $3!=3\times2\times1=6$.

显然，1，2，⋯，n 也是 n 个数的全排列，并且元素是从小到大的自然顺序排列的，这样的全排列称为标准排列. 而其他的 n 级全排列或多或少地破坏了自然顺序，例如全排列 4312 中，4 和 3，4 和 1，4 和 2，3 和 1，3 和 2 的顺序都与自然顺序相反.

定义 2-2　在一个 n 级排列 $j_1j_2\cdots j_s\cdots j_t\cdots j_n(1\leqslant s<t\leqslant n)$ 中，如果 $j_s>j_t$（即排列中排在前面的数 j_s 比排在后面的数 j_t 大），则称 j_s 与 j_t 构成了一个逆序，记为 j_sj_t. 排列 $j_1j_2\cdots j_s\cdots j_t\cdots j_n$ 中所有逆序的总数称为该排列的逆序数，记为 $\tau(j_1j_2\cdots j_s\cdots j_t\cdots j_n)$.

逆序数为奇数的排列称为奇排列，逆序数为偶数的排列称为偶排列.

例 2-7　求排列 3241 的逆序数，并判断其奇偶性.

解　依次求排列中每一个数与其前面的数所构成的逆序数：

3 排在第一位，逆序数是 0；

2 的前面比 2 大的只有 1 个数（3），因此逆序数是 1；

4 的前面没有比 4 大的数，因此逆序数是 0；

1 的前面比 1 大的数有 3 个（3、2、4），因此逆序数是 3；

于是排列 3241 的逆序数为 $0+1+0+3=4$，

即 3241 是偶排列.

定义 2-3　在一个 n 级排列中，将某两个数位置互换，其余数位置不变，就称为这个排列的一次对换.

定理 2-1　任一个排列经过任一次对换，改变排列的奇偶性.

例如，在逆序数是奇数 7 的 5 级排列 43251 中，经过 2，4 对换得到的新的排列的逆序数是 4，且新的排列为偶排列.

定理 2-2 在所有 n 级排列中（$n \geqslant 2$），奇偶排列各占一半.

例如，在 3 级排列中，123，231，312 是偶排列；132，213，321 是奇排列.

排列和逆序数是判断行列式每一项冠以正负号的依据，也是确定行列式项数的重要工具.

二、n 阶行列式的定义

基于排列和逆序数，三阶行列式

$$D=\begin{vmatrix} a_{11} & a_{12} & a_{13} \\ a_{21} & a_{22} & a_{23} \\ a_{31} & a_{32} & a_{33} \end{vmatrix}$$
$$=a_{11}a_{22}a_{33}+a_{12}a_{23}a_{31}+a_{13}a_{21}a_{32}$$
$$-a_{11}a_{23}a_{32}-a_{12}a_{21}a_{33}-a_{13}a_{22}a_{31}$$
$$=\sum_{j_1j_2j_3}(-1)^{\tau(j_1j_2j_3)}a_{1j_1}a_{2j_2}a_{3j_3}$$

表示 $j_1j_2j_3$ 取遍所有的三级排列时，对形如 $(-1)^{\tau(j_1j_2j_3)}a_{1j_1}a_{2j_2}a_{3j_3}$ 的项求和，其中 $j_1j_2j_3$ 为 1，2，3 这三个数的任意排列.

将三阶行列式的定义推广到 n 阶，则有下面 n 阶行列式的定义.

定义 2-4 由 n^2 个数 $a_{ij}\,(i,j=1,2,3,\cdots,n)$ 构成的记号

$$D=\begin{vmatrix} a_{11} & a_{12} & \cdots & a_{1n} \\ a_{21} & a_{22} & \cdots & a_{2n} \\ \vdots & \vdots & \ddots & \vdots \\ a_{n1} & a_{n2} & \cdots & a_{nn} \end{vmatrix}=\sum_{j_1j_2\cdots j_n}(-1)^{\tau(j_1j_2\cdots j_n)}a_{1j_1}a_{2j_2}\cdots a_{nj_n} \tag{2-6}$$

称为 n 阶行列式，即 n 阶行列式表示 $j_1j_2\cdots j_n$ 取遍所有 n 级排列时，对形如 $(-1)^{\tau(j_1j_2\cdots j_n)}a_{1j_1}a_{2j_2}\cdots a_{nj_n}$ 的项求和. 其中，$j_1j_2\cdots j_n$ 为 $1,2,\cdots,n$ 的任意排列，$(-1)^{\tau(j_1j_2\cdots j_n)}a_{1j_1}a_{2j_2}\cdots a_{nj_n}$ 称为行列式的一般项，a_{ij} 称为行列式的元素. 行列式可简单记作 $\det(a_{ij})$ 或 $|a_{ij}|$.

根据 n 阶行列式的定义，容易看出 n 阶行列式的展开式具有以下特点：

（1）n 阶行列式是 $n!$ 个项的代数和；

（2）行列式的展开式中的每一项都是取自不同行、不同列的 n 个元素的乘积，并冠以正负号；

（3）各项的符号可按如下规则确定：将该项的行标按自然数顺序排列后，若列标的排列 $j_1j_2\cdots j_n$ 为偶排列，该项取正号；若列标的排列 $j_1j_2\cdots j_n$ 为奇排列，该项取负号.

特别地，当 $n=1$ 时，一阶行列式 $|a_{11}|=a_{11}$（注意此处 $|a_{11}|$ 表示 a_{11} 的行列式，而非 a_{11} 的绝对值）.

例 2-8 计算行列式 $D=\begin{vmatrix} 0 & 0 & 0 & 1 \\ 0 & 0 & 2 & 0 \\ 0 & 3 & 0 & 1 \\ 4 & 0 & 0 & 0 \end{vmatrix}$.

解 根据行列式的定义，四阶行列式的一般项为

$$(-1)^{\tau(j_1j_2j_3j_4)}a_{1j_1}a_{2j_2}a_{3j_3}a_{4j_4}.$$

由于行列式 D 中的非零元素较少，不难看出，只有当 $j_1=4,j_2=3,j_3=2,j_4=1$ 时所对应的项不为零，因此，

$$D=(-1)^{\tau(4321)}a_{14}a_{23}a_{32}a_{41}=(-1)^{\tau(4321)}1\times2\times3\times4=24.$$

例 2-9 用行列式的定义计算下列行列式展开式中 x^4 项的系数：

$$D=\begin{vmatrix}5x & 1 & 2 & 3\\ x & x & 1 & 2\\ 1 & 2 & x & 3\\ x & 1 & 2 & 2x\end{vmatrix}.$$

解 由于四阶行列式的一般项为$(-1)^{\tau(j_1j_2j_3j_4)}a_{1j_1}a_{2j_2}a_{3j_3}a_{4j_4}$，要出现$x^4$的项，则$a_{ij_i}$均要取到含$x$元素，因此含$x^4$的项为

$$(-1)^{\tau(1234)}a_{11}a_{22}a_{33}a_{44}=10x^4,$$

该项的系数为10.

例2-10 计算n阶行列式$D=\begin{vmatrix}0 & \cdots & 0 & a_{1n}\\ 0 & \cdots & a_{2,n-1} & 0\\ \vdots & ⋰ & \vdots & \vdots\\ a_{n1} & \cdots & 0 & 0\end{vmatrix}$.

解 根据行列式的定义，D的展开式中的非零一般项只有一项.

$$\begin{aligned}D&=\begin{vmatrix}0 & \cdots & 0 & a_{1n}\\ 0 & \cdots & a_{2,n-1} & 0\\ \vdots & ⋰ & \vdots & \vdots\\ a_{n1} & \cdots & 0 & 0\end{vmatrix}\\&=(-1)^{\tau(n(n-1)\cdots 21)}a_{1n}a_{2,n-1}\cdots a_{n1}\\&=(-1)^{\frac{n(n-1)}{2}}a_{1n}a_{2,n-1}\cdots a_{n1}.\end{aligned}$$

例2-11 计算n阶行列式

$$D=\begin{vmatrix}a_{11} & a_{12} & \cdots & a_{1n}\\ 0 & a_{22} & \cdots & a_{2n}\\ \vdots & \vdots & \ddots & \vdots\\ 0 & 0 & \cdots & a_{nn}\end{vmatrix}.$$

解 根据行列式的定义，

$$D=\begin{vmatrix}a_{11} & a_{12} & \cdots & a_{1n}\\ 0 & a_{22} & \cdots & a_{2n}\\ \vdots & \vdots & \ddots & \vdots\\ 0 & 0 & \cdots & a_{nn}\end{vmatrix}=\sum_{j_1j_2\cdots j_n}(-1)^{\tau(j_1j_2\cdots j_n)}a_{1j_1}a_{2j_2}\cdots a_{nj_n}.$$

上面各项之中，只有当$j_1=1,j_2=2,\cdots,j_n=n$时，乘积$a_{1j_1}a_{2j_2}\cdots a_{nj_n}$才有可能不为零. 因此，

$$D=(-1)^{\tau(12\cdots n)}a_{11}a_{22}\cdots a_{nn}=a_{11}a_{22}\cdots a_{nn}.$$

在n阶行列式中，从左上角到右下角的对角线称为主对角线，主对角线上的各元素a_{11}，a_{22}，$\cdots$，a_{nn}称为主对角元素.

主对角线以下的元素全为0的行列式称为上三角形行列式（如例2-11）；主对角线以上元素全为0的称为下三角形行列式：

$$D=\begin{vmatrix}a_{11} & 0 & \cdots & 0\\ a_{21} & a_{22} & \cdots & 0\\ \vdots & \vdots & \ddots & \vdots\\ a_{n1} & a_{n2} & \cdots & a_{nn}\end{vmatrix};\qquad(2\text{-}7)$$

主对角线以外元素全为0的行列式称为对角形行列式：

$$D=\begin{vmatrix} a_{11} & 0 & \cdots & 0 \\ 0 & a_{22} & \cdots & 0 \\ \vdots & \vdots & \ddots & \vdots \\ 0 & 0 & \cdots & a_{nn} \end{vmatrix}. \tag{2-8}$$

根据例 2-11，上三角形行列式、下三角形行列式以及对角形行列式均等于主对角线上元素的乘积.

由于数的乘法满足交换律，所以 n 阶行列式各项中的元素乘积 $a_{1j_1}a_{2j_2}\cdots a_{nj_n}$ 的顺序也可以任意调换，当列标按自然顺序排列时，得出推论 2-1.

推论 2-1　对于 n 阶行列式 $D=|a_{ij}|=\begin{vmatrix} a_{11} & a_{12} & \cdots & a_{1n} \\ a_{21} & a_{22} & \cdots & a_{2n} \\ \vdots & \vdots & \ddots & \vdots \\ a_{n1} & a_{n2} & \cdots & a_{nn} \end{vmatrix}$，有

$$D=\sum_{i_1i_2\cdots i_n}(-1)^{\tau(i_1i_2\cdots i_n)}a_{i_11}a_{i_22}\cdots a_{i_nn}.$$

当行标和列标均按任意顺序排列时，得出推论 2-2.

推论 2-2　n 阶行列式 $D=|a_{ij}|$ 的项可以写为

$$D=\sum_{i_1i_2\cdots i_n \& j_1j_2\cdots j_n}(-1)^{\tau(i_1i_2\cdots i_n)+\tau(j_1j_2\cdots j_n)}a_{i_1j_1}a_{i_2j_2}\cdots a_{i_nj_n},$$

其中，$i_1i_2\cdots i_n$ 和 $j_1j_2\cdots j_n$ 都是 n 级排列.

第三节　行列式的性质

当行列式的阶数比较高，且零元素比较少时，用行列式的定义计算行列式计算量较大. 因此，本节将讨论行列式的性质，利用这些性质帮助我们简化行列式的计算.

定义 2-5　记

$$D=\begin{vmatrix} a_{11} & a_{12} & \cdots & a_{1n} \\ a_{21} & a_{22} & \cdots & a_{2n} \\ \vdots & \vdots & \vdots & \vdots \\ a_{n1} & a_{n2} & \cdots & a_{nn} \end{vmatrix},\quad D^{\mathrm{T}}=\begin{vmatrix} a_{11} & a_{21} & \cdots & a_{n1} \\ a_{12} & a_{22} & \cdots & a_{n2} \\ \vdots & \vdots & \vdots & \vdots \\ a_{1n} & a_{2n} & \cdots & a_{nn} \end{vmatrix},$$

行列式 D^{T} 称为行列式的转置行列式（transposed determinant).

性质 2-1　行列式与它的转置行列式相等.

证明　若行列式 $D=\det(a_{ij})$，$D^{\mathrm{T}}=\det(b_{ij})$，则

$$b_{ij}=a_{ji}\quad(i,j=1,2,\cdots,n),$$

根据 n 阶行列式的定义及推论 2-1，则有

$$\begin{aligned} D^{\mathrm{T}} &= \sum_{j_1j_2\cdots j_n}(-1)^{\tau(j_1j_2\cdots j_n)}b_{1j_1}b_{2j_2}\cdots b_{nj_n} \\ &= \sum_{j_1j_2\cdots j_n}(-1)^{\tau(j_1j_2\cdots j_n)}a_{j_11}a_{j_22}\cdots a_{j_nn} \\ &= D. \end{aligned}$$

性质 2-1 说明在行列式中行和列的地位是对等的. 因此，行列式中凡是对行成立的性质对列也同样成立. 但应注意矩阵与其转置矩阵并不相等. 矩阵的转置和行列式的转置之间的关系可用推论 2-3 描述.

推论 2-3　设矩阵 $\boldsymbol{A}$ 为 n 阶方阵，则 $|\boldsymbol{A}^{\mathrm{T}}|=|\boldsymbol{A}|^{\mathrm{T}}=|\boldsymbol{A}|$.

性质 2-2　互换行列式的两行（列），行列式变号.

证明　设行列式

$$D_1=\begin{vmatrix} b_{11} & b_{12} & \cdots & b_{1n} \\ b_{21} & b_{22} & \cdots & b_{2n} \\ \vdots & \vdots & \ddots & \vdots \\ b_{n1} & b_{n2} & \cdots & b_{nn} \end{vmatrix}$$

是由行列式 $D=\det(a_{ij})$ 互换 i,j 两行得到的，即当 $k\neq i,j$ 时，$b_{kp}=a_{kp}$，当 $k=i,j$ 时，$b_{ip}=a_{jp}$，$b_{jp}=a_{ip}$，于是

$$\begin{aligned} D_1&=\sum(-1)^t b_{1p_1}\cdots b_{ip_i}\cdots b_{jp_j}\cdots b_{np_n}\\ &=\sum(-1)^t a_{1p_1}\cdots a_{jp_i}\cdots a_{ip_j}\cdots a_{np_n}\\ &=\sum(-1)^t a_{1p_1}\cdots a_{ip_j}\cdots a_{jp_i}\cdots a_{np_n}, \end{aligned}$$

其中，$1\cdots i\cdots j\cdots n$ 为标准排列，t 为排列 $p_1\cdots p_i\cdots p_j\cdots p_n$ 的逆序数. 设排列 $p_1\cdots p_j\cdots p_i\cdots p_n$ 的逆序数为 t_1，则$(-1)^t=-(-1)^{t_1}$，故

$$D_1=-\sum(-1)^{t_1}a_{1p_1}\cdots a_{ip_j}\cdots a_{jp_i}\cdots a_{np_n}=-D.$$

通常将互换 i,j 两行的操作记作 $r_i\leftrightarrow r_j$，将互换 i,j 两列的操作记作 $c_i\leftrightarrow c_j$.

例如，$D_1=\begin{vmatrix} 1 & -2 & 1 \\ 0 & 0 & 3 \\ 0 & 1 & -2 \end{vmatrix}\xlongequal{r_2\leftrightarrow r_3}-\begin{vmatrix} 1 & -2 & 1 \\ 0 & 1 & -2 \\ 0 & 0 & 3 \end{vmatrix}=-3.$

性质 2-2 与矩阵互换两行的初等变换之间的关系，可由推论 2-4 给出.

推论 2-4　对方阵 $\boldsymbol{A}$ 进行互换两行（列）的初等变换得方阵 $\boldsymbol{B}$，即 $\boldsymbol{A}\xrightarrow{r_i\leftrightarrow r_j}\boldsymbol{B}$（$\boldsymbol{A}\xrightarrow{c_i\leftrightarrow c_j}\boldsymbol{B}$），则 $|\boldsymbol{A}|=-|\boldsymbol{B}|$.

推论 2-5　如果行列式有两行（列）完全相同，则此行列式等于零. 事实上，把这两行互换，行列式没有改变，由性质 2-2 可知 $D=-D$，故 $D=0$.

性质 2-3　行列式的某一行（列）中所有的元素都乘以同一个非零数 k，等于用数 k 乘以此行列式：

$$\begin{vmatrix} a_{11} & a_{12} & \cdots & a_{1n} \\ \vdots & \vdots & & \vdots \\ ka_{i1} & ka_{i2} & \cdots & ka_{in} \\ \vdots & \vdots & & \vdots \\ a_{n1} & a_{n2} & \cdots & a_{nn} \end{vmatrix}=k\begin{vmatrix} a_{11} & a_{12} & \cdots & a_{1n} \\ \vdots & \vdots & & \vdots \\ a_{i1} & a_{i2} & \cdots & a_{in} \\ \vdots & \vdots & & \vdots \\ a_{n1} & a_{n2} & \cdots & a_{nn} \end{vmatrix}.$$

行列式第 i 行乘以 k，记作 kr_i；第 i 列乘以 k，记作 kc_i.

性质 2-3 与矩阵的某一行（列）乘以一个常数 k 的初等变换之间的关系，可由推论 2-6 给出.

推论 2-6　对方阵 $\boldsymbol{A}$ 的某一行（列）乘以数 k 的初等行（列）变换得方阵 $\boldsymbol{B}$，即 $\boldsymbol{A}\xrightarrow{r_i\times k}\boldsymbol{B}$（$\boldsymbol{A}\xrightarrow{c_i\times k}\boldsymbol{B}$），则 $|\boldsymbol{A}|=k|\boldsymbol{B}|$.

这里需注意行列式的数乘运算与矩阵的数乘运算之间的差别，且有推论 2-7.

推论 2-7　设 n 阶方阵 $\boldsymbol{A}$，$|k\boldsymbol{A}|=k^n|\boldsymbol{A}|$，$k$ 为常数.

推论 2-8　若行列式中有一行（列）元素全是零，则此行列式等于零.

推论 2-9　行列式中如果有两行（列）元素对应成比例，则此行列式等于零.

性质 2-4 若将行列式的某一行（列）的元素都拆分成两数之和，则此行列式等于两个行列式之和，即

$$\begin{vmatrix} a_{11} & a_{12} & \cdots & a_{1n} \\ \vdots & \vdots & & \vdots \\ a_{i1}+b_{i1} & a_{i2}+b_{i2} & \cdots & a_{in}+b_{in} \\ \vdots & \vdots & & \vdots \\ a_{n1} & a_{n2} & \cdots & a_{nn} \end{vmatrix}$$

$$=\begin{vmatrix} a_{11} & a_{12} & \cdots & a_{1n} \\ \vdots & \vdots & & \vdots \\ a_{i1} & a_{i2} & \cdots & a_{in} \\ \vdots & \vdots & & \vdots \\ a_{n1} & a_{n2} & \cdots & a_{nn} \end{vmatrix}+\begin{vmatrix} a_{11} & a_{12} & \cdots & a_{1n} \\ \vdots & \vdots & & \vdots \\ b_{i1} & b_{i2} & \cdots & b_{in} \\ \vdots & \vdots & & \vdots \\ a_{n1} & a_{n2} & \cdots & a_{nn} \end{vmatrix}.$$

这里需注意行列式的加法运算与矩阵的加法运算之间的差别. 一般地，对于 n 阶方阵 $\boldsymbol{A}$ 和 $\boldsymbol{B}$，$|\boldsymbol{A}+\boldsymbol{B}| \neq |\boldsymbol{A}|+|\boldsymbol{B}|$.

性质 2-5 把行列式的某一行（列）的各元素乘以同一个数，然后加到另一行（列）对应的元素上去，行列式不变，即

$$\begin{vmatrix} a_{11} & a_{12} & \cdots & a_{1n} \\ \vdots & \vdots & & \vdots \\ a_{i1}+ka_{j1} & a_{i2}+ka_{j2} & \cdots & a_{in}+ka_{jn} \\ \vdots & \vdots & & \vdots \\ a_{j1} & a_{j2} & \cdots & a_{jn} \\ \vdots & \vdots & & \vdots \\ a_{n1} & a_{n2} & \cdots & a_{nn} \end{vmatrix}$$

$$=\begin{vmatrix} a_{11} & a_{12} & \cdots & a_{1n} \\ \vdots & \vdots & & \vdots \\ a_{i1} & a_{i2} & \cdots & a_{in} \\ \vdots & \vdots & & \vdots \\ a_{j1} & a_{j2} & \cdots & a_{jn} \\ \vdots & \vdots & & \vdots \\ a_{n1} & a_{n2} & \cdots & a_{nn} \end{vmatrix}+k\begin{vmatrix} a_{11} & a_{12} & \cdots & a_{1n} \\ \vdots & \vdots & & \vdots \\ a_{j1} & a_{j2} & \cdots & a_{jn} \\ \vdots & \vdots & & \vdots \\ a_{j1} & a_{j2} & \cdots & a_{jn} \\ \vdots & \vdots & & \vdots \\ a_{n1} & a_{n2} & \cdots & a_{nn} \end{vmatrix}$$

$$=\begin{vmatrix} a_{11} & a_{12} & \cdots & a_{1n} \\ \vdots & \vdots & & \vdots \\ a_{i1} & a_{i2} & \cdots & a_{in} \\ \vdots & \vdots & & \vdots \\ a_{j1} & a_{j2} & \cdots & a_{jn} \\ \vdots & \vdots & & \vdots \\ a_{n1} & a_{n2} & \cdots & a_{nn} \end{vmatrix}.$$

第 j 行的 k 倍加到第 i 行上，记作 r_i+kr_j；第 j 列的 k 倍加到第 i 列上，记作 c_i+kc_j.

行列式的性质 2-5 与矩阵的某一行（列）乘以一个常数 k 加到另一行（列）的初等变换之间的关系，可由推论 2-10 给出.

推论 2-10 对方阵 $\boldsymbol{A}$ 进行将某一行（列）的 k 倍加到另一行（列）的初等变换后得方阵 $\boldsymbol{B}$，即

$A \xrightarrow{r_i+kr_j} B$（$A \xrightarrow{c_i+kc_j} B$），则 $|A|=|B|$.

在行列式的计算中，常用的一种方法就是利用行列式的性质 2-2、2-3、2-5 把行列式化为上（下）三角形行列式，进而计算行列式的值.

例 2-12　计算$D=\begin{vmatrix} 5 & 1 & -1 & 1 \\ -11 & 1 & 3 & -1 \\ 0 & 0 & 1 & 0 \\ -5 & -5 & 3 & 0 \end{vmatrix}$的值.

解

$$D=\begin{vmatrix} 5 & 1 & -1 & 1 \\ -11 & 1 & 3 & -1 \\ 0 & 0 & 1 & 0 \\ -5 & -5 & 3 & 0 \end{vmatrix}$$

$$\xlongequal[r_2-2r_4]{r_1+r_4}\begin{vmatrix} 0 & -4 & 2 & 1 \\ -1 & 11 & -3 & -1 \\ 0 & 0 & 1 & 0 \\ -5 & -5 & 3 & 0 \end{vmatrix}\xlongequal{r_2+3r_1}\begin{vmatrix} 0 & -4 & 2 & 1 \\ -1 & -1 & 3 & 2 \\ 0 & 0 & 1 & 0 \\ -5 & -5 & 3 & 0 \end{vmatrix}$$

$$\xlongequal{r_4-5r_2}\begin{vmatrix} 0 & -4 & 2 & 1 \\ -1 & -1 & 3 & 2 \\ 0 & 0 & 1 & 0 \\ 0 & 0 & -12 & -10 \end{vmatrix}\xlongequal[r_1\leftrightarrow r_2]{r_4+12r_3}-\begin{vmatrix} -1 & -1 & 3 & 2 \\ 0 & -4 & 2 & 1 \\ 0 & 0 & 1 & 0 \\ 0 & 0 & 0 & -10 \end{vmatrix}=40.$$

例 2-13　计算$D_n=\begin{vmatrix} x & a & \cdots & a \\ a & x & \cdots & a \\ \vdots & \vdots & \ddots & \vdots \\ a & a & \cdots & x \end{vmatrix}$.

解　$$D_n=\begin{vmatrix} x & a & \cdots & a \\ a & x & \cdots & a \\ \vdots & \vdots & & \vdots \\ a & a & \cdots & x \end{vmatrix}\xlongequal[(i=2,3,\cdots,n)]{r_1+r_i}\begin{vmatrix} x+(n-1)a & x+(n-1)a & \cdots & x+(n-1)a \\ a & x & \cdots & a \\ \vdots & \vdots & \ddots & \vdots \\ a & a & \cdots & x \end{vmatrix}$$

$$=[x+(n-1)a]\begin{vmatrix} 1 & 1 & \cdots & 1 \\ a & x & \cdots & a \\ \vdots & \vdots & \ddots & \vdots \\ a & a & \cdots & x \end{vmatrix}\xlongequal[(i=2,3,\cdots,n)]{r_i-ar_1}[x+(n-1)a]\begin{vmatrix} 1 & 1 & \cdots & 1 \\ 0 & x-a & \cdots & 0 \\ \vdots & \vdots & \ddots & \vdots \\ 0 & 0 & \cdots & x-a \end{vmatrix}$$

$$=[x+(n-1)a](x-a)^{n-1}.$$

例 2-14　计算 n 阶行列式$\begin{vmatrix} 1+a_1 & a_1 & \cdots & a_1 \\ a_2 & 1+a_2 & \cdots & a_2 \\ \vdots & \vdots & \ddots & \vdots \\ a_n & a_n & \cdots & 1+a_n \end{vmatrix}$.

解

$$\begin{vmatrix} 1+a_1 & a_1 & \cdots & a_1 \\ a_2 & 1+a_2 & \cdots & a_2 \\ \vdots & \vdots & \ddots & \vdots \\ a_n & a_n & \cdots & 1+a_n \end{vmatrix}\xlongequal[(i=2,3,\cdots,n)]{c_i-c_1}\begin{vmatrix} 1+a_1 & -1 & \cdots & -1 \\ a_2 & 1 & \cdots & 0 \\ \vdots & \vdots & \ddots & \vdots \\ a_n & 0 & \cdots & 1 \end{vmatrix}$$

$$\xlongequal[(i=2,3,\cdots,n)]{r_1+r_i}\begin{vmatrix}1+a_1+\cdots+a_n & 0 & \cdots & 0\\ a_2 & 1 & \cdots & 0\\ \vdots & \vdots & \ddots & \vdots\\ a_n & 0 & \cdots & 1\end{vmatrix}=1+\sum_{i=1}^{n}a_i.$$

例 2-15 设

$$D=\begin{vmatrix}a_{11} & \cdots & a_{1n} & & & \\ \vdots & & \vdots & & \boldsymbol{O} & \\ a_{n1} & \cdots & a_{nn} & & & \\ c_{11} & \cdots & c_{1n} & b_{11} & \cdots & b_{1m}\\ \vdots & & \vdots & \vdots & & \vdots\\ c_{m1} & \cdots & c_{mn} & b_{m1} & \cdots & b_{mm}\end{vmatrix},\ D_1=\begin{vmatrix}a_{11} & \cdots & a_{1n}\\ \vdots & & \vdots\\ a_{n1} & \cdots & a_{nn}\end{vmatrix},\ D_2=\begin{vmatrix}b_{11} & \cdots & b_{1m}\\ \vdots & & \vdots\\ b_{m1} & \cdots & b_{mm}\end{vmatrix},$$

试证明 $D=D_1D_2$.

证明 对 D_1 做适当的行运算，化成下三角形行列式

$$D_1=\begin{vmatrix}p_{11} & & 0\\ \vdots & \ddots & \\ p_{n1} & \cdots & p_{nn}\end{vmatrix},$$

同理，对 D_2 做列运算，也化为下三角形行列式

$$D_2=\begin{vmatrix}q_{11} & & 0\\ \vdots & \ddots & \\ q_{m1} & \cdots & q_{mm}\end{vmatrix},$$

于是，对 D 的前 n 行做上述与 D_1 同样的行运算，对 D 的后 m 列做上述与 D_2 同样的列运算，将把 D 化为如下形式的下三角形行列式

$$D=\begin{vmatrix}p_{11} & & & & & \\ \vdots & \ddots & & & 0 & \\ p_{n1} & \cdots & p_{nn} & & & \\ c_{11} & \cdots & c_{1n} & q_{11} & & \\ \vdots & & \vdots & \vdots & \ddots & \\ c_{m1} & \cdots & c_{mn} & q_{m1} & \cdots & q_{mm}\end{vmatrix}=D_1D_2.$$

性质 2-6 对于 n 阶方阵 $\boldsymbol{A}$ 和 $\boldsymbol{B}$，有 $|\boldsymbol{AB}|=|\boldsymbol{A}||\boldsymbol{B}|$.

证明 这里仅就 $n=2$ 的情形给出证明，$n\geqslant 3$ 的情形类似可证. 设 $\boldsymbol{A}=[a_{ij}]$，$\boldsymbol{B}=[b_{ij}]$，记为四阶行列式

$$D=\begin{vmatrix}a_{11} & a_{12} & 0 & 0\\ a_{21} & a_{22} & 0 & 0\\ -1 & 0 & b_{11} & b_{12}\\ 0 & -1 & b_{21} & b_{22}\end{vmatrix}=\begin{vmatrix}\boldsymbol{A} & \boldsymbol{O}\\ -\boldsymbol{E} & \boldsymbol{B}\end{vmatrix}.$$

由例 2-15 知 $D=|\boldsymbol{A}||\boldsymbol{B}|$，在 D 中以 b_{11} 乘第 1 列，b_{21} 乘第 2 列都加到第 3 列上；再以 b_{12} 乘第 1 列，b_{22} 乘第 2 列都加到第 4 列上，即

$$D=\begin{vmatrix}a_{11} & a_{12} & 0 & 0\\ a_{21} & a_{22} & 0 & 0\\ -1 & 0 & b_{11} & b_{12}\\ 0 & -1 & b_{21} & b_{22}\end{vmatrix}$$

$$\xlongequal{c_3+b_{11}c_1+b_{21}c_2}\begin{vmatrix} a_{11} & a_{12} & a_{11}b_{11}+a_{12}b_{21} & 0 \\ a_{21} & a_{22} & a_{21}b_{11}+a_{22}b_{21} & 0 \\ -1 & 0 & 0 & b_{12} \\ 0 & -1 & 0 & b_{22} \end{vmatrix}$$

$$\xlongequal{c_4+b_{12}c_1+b_{22}c_2}\begin{vmatrix} a_{11} & a_{12} & a_{11}b_{11}+a_{12}b_{21} & a_{11}b_{12}+a_{12}b_{22} \\ a_{21} & a_{22} & a_{21}b_{11}+a_{22}b_{21} & a_{21}b_{12}+a_{22}b_{22} \\ -1 & 0 & 0 & 0 \\ 0 & -1 & 0 & 0 \end{vmatrix}=\begin{vmatrix} \boldsymbol{A} & \boldsymbol{X} \\ -\boldsymbol{E} & \boldsymbol{O} \end{vmatrix},$$

其中，二阶矩阵 $\boldsymbol{X}=[x_{ij}]$，因 $x_{ij}=a_{i1}b_{1j}+a_{i2}b_{2j}$，故 $\boldsymbol{X}=\boldsymbol{AB}$. 再对上式最后一个行列式做两次行对换：$r_1\leftrightarrow r_3$，$r_2\leftrightarrow r_4$，得

$$D=(-1)^2\begin{vmatrix} -\boldsymbol{E} & \boldsymbol{O} \\ \boldsymbol{A} & \boldsymbol{X} \end{vmatrix}=(-1)^2|-\boldsymbol{E}||\boldsymbol{X}|=(-1)^2(-1)^2|\boldsymbol{X}|=|\boldsymbol{X}|=|\boldsymbol{AB}|,$$

于是

$$|\boldsymbol{AB}|=|\boldsymbol{A}||\boldsymbol{B}|.$$

性质 2-6 可以推广到 m 个 n 阶行列式相乘的情形，即

$$|\boldsymbol{A}_1\boldsymbol{A}_2\cdots\boldsymbol{A}_m|=|\boldsymbol{A}_1||\boldsymbol{A}_2|\cdots|\boldsymbol{A}_m|.$$

特别地，$|\boldsymbol{A}^m|=|\boldsymbol{A}|^m$（$m$ 为正整数）.

根据性质 2-6，显然有 $|\boldsymbol{AB}|=|\boldsymbol{A}||\boldsymbol{B}|=|\boldsymbol{B}||\boldsymbol{A}|=|\boldsymbol{BA}|$. 因此，虽然通常情况下矩阵不满足交换律（即 $\boldsymbol{AB}\neq\boldsymbol{BA}$），但 $|\boldsymbol{AB}|=|\boldsymbol{BA}|$.

例 2-16 设 $\boldsymbol{A}$、$\boldsymbol{B}$、$\boldsymbol{C}$ 为 3 阶方阵，$|\boldsymbol{A}|=2$，$|\boldsymbol{B}|=-1$，$|\boldsymbol{C}|=3$，求 $|2\boldsymbol{AB}|$，$|\boldsymbol{A}^{\mathrm{T}}\boldsymbol{B}|$，$|-2\boldsymbol{AB}^{\mathrm{T}}\boldsymbol{C}|$.

解 根据方阵行列式性质，可得

$$|2\boldsymbol{AB}|=2^3|\boldsymbol{A}||\boldsymbol{B}|=-16,$$

$$|\boldsymbol{A}^{\mathrm{T}}\boldsymbol{B}|=|\boldsymbol{A}^{\mathrm{T}}||\boldsymbol{B}|=|\boldsymbol{A}||\boldsymbol{B}|=-2,$$

$$|-2\boldsymbol{AB}^{\mathrm{T}}\boldsymbol{C}|=(-2)^3|\boldsymbol{A}||\boldsymbol{B}^{\mathrm{T}}||\boldsymbol{C}|=(-8)\times2\times(-1)\times3=48.$$

第四节 行列式按行(列)展开

一般地，低阶行列式的计算比高阶行列式的计算更简便，因此，本节介绍余子式和代数余子式的概念，从而可将高阶行列式用低阶行列式来表示.

定义 2-6 在 n 阶行列式中，把元素 a_{ij} 所在的第 i 行和第 j 列划去后，余下的 $n-1$ 阶行列式叫作元素 a_{ij} 的余子式(cofactor)，记作 M_{ij}；把

$$A_{ij}=(-1)^{i+j}M_{ij}$$

称为元素 a_{ij} 的代数余子式(algebraic cofactor).

例如，3 阶行列式 $\begin{vmatrix} a_{11} & a_{12} & a_{13} \\ a_{21} & a_{22} & a_{23} \\ a_{31} & a_{32} & a_{33} \end{vmatrix}$ 中元素 a_{23} 的余子式和代数余子式分别为

$$M_{23}=\begin{vmatrix} a_{11} & a_{12} \\ a_{31} & a_{32} \end{vmatrix},\ A_{23}=(-1)^{2+3}M_{23}=-M_{23}.$$

引理 2-1 若 n 阶行列式 D 第 i 行所有元素除 a_{ij} 外其余的元素都为零，那么这个行列式等于 a_{ij} 与其代数余子式的乘积，即 $D=a_{ij}A_{ij}$.

证明 先证 $i=1$，$j=1$ 的情形，有

$$D=\begin{vmatrix} a_{11} & 0 & \cdots & 0 \\ a_{21} & a_{22} & \cdots & a_{2n} \\ \vdots & \vdots & \ddots & \vdots \\ a_{n1} & a_{n2} & \cdots & a_{nn} \end{vmatrix}.$$

根据例 2-15 的结论，即有

$$D=a_{11}M_{11},$$

又有

$$A_{11}=(-1)^{1+1}M_{11}=M_{11},$$

于是，

$$D=a_{11}A_{11}.$$

再证一般情形，此时

$$D=\begin{vmatrix} a_{11} & \cdots & a_{1j} & \cdots & a_{1n} \\ \vdots & & \vdots & & \vdots \\ 0 & \cdots & a_{ij} & \cdots & 0 \\ \vdots & & \vdots & & \vdots \\ a_{n1} & \cdots & a_{nj} & \cdots & a_{nn} \end{vmatrix}.$$

首先将 D 中的第 i 行依次与第 $i-1$ 行，第 $i-2$ 行，…，第 1 行交换，将第 i 行交换到第一行的位置，这样共交换 $i-1$ 次，然后再把第 j 列依次与第 $j-1$ 列，第 $j-2$ 列，…，第 1 列交换，这样，a_{ij} 就交换到第 1 行第 1 列元素的位置上了，在整个过程中行列式总共进行了 $(i-1)+(j-1)$ 次行和列的互换，得

$$D=(-1)^{(i-1)+(j-1)}\begin{vmatrix} a_{ij} & 0 & \cdots & 0 & 0 & \cdots & 0 \\ a_{1j} & a_{11} & \cdots & a_{1,j-1} & a_{1,j+1} & \cdots & a_{1n} \\ \vdots & \vdots & & \vdots & \vdots & & \vdots \\ a_{i-1,j} & a_{i-1,1} & \cdots & a_{i-1,j-1} & a_{i-1,j+1} & \cdots & a_{i-1,n} \\ a_{i+1,j} & a_{i+1,1} & \cdots & a_{i+1,j-1} & a_{i+1,j+1} & \cdots & a_{i+1,n} \\ \vdots & \vdots & & \vdots & \vdots & & \vdots \\ a_{nj} & a_{n1} & \cdots & a_{n,j-1} & a_{n,j+1} & \cdots & a_{nn} \end{vmatrix}$$

$$=(-1)^{i+j}a_{ij}M_{ij}=a_{ij}(-1)^{i+j}M_{ij}=a_{ij}A_{ij}.$$

例 2-17 计算行列式 $D=\begin{vmatrix} -3 & -5 & 3 \\ 0 & -1 & 0 \\ 7 & 7 & 2 \end{vmatrix}$.

解 根据引理 2-1，可得

$$D=\begin{vmatrix} -3 & -5 & 3 \\ 0 & -1 & 0 \\ 7 & 7 & 2 \end{vmatrix}=-1\times(-1)^{2+2}\times\begin{vmatrix} -3 & 3 \\ 7 & 2 \end{vmatrix}=27.$$

定理 2-3 **行列式按行(列)展开法则** n 阶行列式等于它的任意一行(列)的各元素与其对应的代数余子式的乘积之和，即

$$D=a_{i1}A_{i1}+a_{i2}A_{i2}+\cdots+a_{in}A_{in} \quad (i=1,2,\cdots,n),$$

或

$$D=a_{1j}A_{1j}+a_{2j}A_{2j}+\cdots+a_{nj}A_{nj} \quad (j=1,2,\cdots,n).$$

证明 证明行列式按第 i 行展开，根据行列式的性质 2-4，

$$D=\begin{vmatrix} a_{11} & a_{12} & \cdots & a_{1n} \\ \vdots & \vdots & & \vdots \\ a_{i1}+0+\cdots+0 & 0+a_{i2}+\cdots+0 & \cdots & 0+\cdots+0+a_{in} \\ \vdots & \vdots & & \vdots \\ a_{n1} & a_{n2} & \cdots & a_{nn} \end{vmatrix}$$

$$=\begin{vmatrix} a_{11} & a_{12} & \cdots & a_{1n} \\ \vdots & \vdots & & \vdots \\ a_{i1} & 0 & \cdots & 0 \\ \vdots & \vdots & & \vdots \\ a_{n1} & a_{n2} & \cdots & a_{nn} \end{vmatrix}+\begin{vmatrix} a_{11} & a_{12} & \cdots & a_{1n} \\ \vdots & \vdots & & \vdots \\ 0 & a_{i2} & \cdots & 0 \\ \vdots & \vdots & & \vdots \\ a_{n1} & a_{n2} & \cdots & a_{nn} \end{vmatrix}+\cdots+\begin{vmatrix} a_{11} & a_{12} & \cdots & a_{1n} \\ \vdots & \vdots & & \vdots \\ 0 & 0 & \cdots & a_{in} \\ \vdots & \vdots & & \vdots \\ a_{n1} & a_{n2} & \cdots & a_{nn} \end{vmatrix}$$

$$=a_{i1}A_{i1}+a_{i2}A_{i2}+\cdots a_{in}A_{in}.$$

类似地，可证明 $D=a_{1j}A_{1j}+a_{2j}A_{2j}+\cdots a_{nj}A_{nj}$ $(j=1, 2, \cdots, n)$.

运用行列式按行（列）展开法则并结合行列式的有关性质可以适当简化行列式的计算.

例 2-18　计算行列式 $D=\begin{vmatrix} 5 & 1 & -1 & 1 \\ -11 & 1 & 3 & -1 \\ 0 & -2 & 1 & 0 \\ -5 & -5 & 3 & 0 \end{vmatrix}$.

解

$$D=\begin{vmatrix} 5 & 1 & -1 & 1 \\ -11 & 1 & 3 & -1 \\ 0 & -2 & 1 & 0 \\ -5 & -5 & 3 & 0 \end{vmatrix}\xlongequal{r_2+r_1}\begin{vmatrix} 5 & 1 & -1 & 1 \\ -6 & 2 & 2 & 0 \\ 0 & -2 & 1 & 0 \\ -5 & -5 & 3 & 0 \end{vmatrix}$$

$$\xlongequal{\text{按第四列展开}}1\times(-1)^{1+4}\begin{vmatrix} -6 & 2 & 2 \\ 0 & -2 & 1 \\ -5 & -5 & 3 \end{vmatrix}\xlongequal{c_2+2c_3}-\begin{vmatrix} -6 & 6 & 2 \\ 0 & 0 & 1 \\ -5 & 1 & 3 \end{vmatrix}$$

$$=-1\times(-1)^{2+3}\begin{vmatrix} -6 & 6 \\ -5 & 1 \end{vmatrix}=24.$$

推论 2-11　行列式某一行（列）的元素与另一行（列）的对应元素的代数余子式乘积之和等于零，即

$$a_{i1}A_{j1}+a_{i2}A_{j2}+\cdots+a_{in}A_{jn}=0,\ i\neq j$$

或

$$a_{1i}A_{1j}+a_{2i}A_{2j}+\cdots+a_{ni}A_{nj}=0,\ i\neq j.$$

证明　把行列式 $D=\det(a_{ij})$ 按第 j 行展开，有

$$a_{j1}A_{j1}+a_{j2}A_{j2}+\cdots+a_{jn}A_{jn}=\begin{vmatrix} a_{11} & a_{12} & \cdots & a_{1n} \\ \vdots & \vdots & & \vdots \\ a_{i1} & a_{i2} & \cdots & a_{in} \\ \vdots & \vdots & & \vdots \\ a_{j1} & a_{j2} & \cdots & a_{jn} \\ \vdots & \vdots & & \vdots \\ a_{n1} & a_{n2} & \cdots & a_{nn} \end{vmatrix}. \tag{2-9}$$

在上式中把 a_{jk} 替换成 a_{ik} $(k=1, \cdots, n)$,

$$a_{i1}A_{j1}+a_{i2}A_{j2}+\cdots+a_{in}A_{jn}=\begin{vmatrix} a_{11} & a_{12} & \cdots & a_{1n} \\ \vdots & \vdots & & \vdots \\ a_{i1} & a_{i2} & \cdots & a_{in} \\ \vdots & \vdots & & \vdots \\ a_{i1} & a_{i2} & \cdots & a_{in} \\ \vdots & \vdots & & \vdots \\ a_{n1} & a_{n2} & \cdots & a_{nn} \end{vmatrix}. \tag{2-10}$$

当 $i \neq j$ 时，根据推论 2-5，

$$a_{i1}A_{j1}+a_{i2}A_{j2}+\cdots+a_{in}A_{jn}=0 \quad (i \neq j).$$

同理，可得

$$a_{1i}A_{1j}+a_{2i}A_{2j}+\cdots+a_{ni}A_{nj}=0 \quad (i \neq j).$$

例 2-19　设 $D=\begin{vmatrix} 0 & 2 & 4 & 0 \\ 4 & 1 & 1 & 2 \\ 0 & 2 & 0 & 0 \\ 13 & 7 & 9 & 6 \end{vmatrix}$，记 D 的第 i 行第 j 列元素的余子式和代数余子式分别记作 M_{ij} 和 A_{ij}，求 $A_{41}+A_{42}+A_{43}+A_{44}$ 及 $M_{41}+M_{42}+M_{43}+M_{44}$.

解　根据按行(列)展开法则，可知 $A_{41}+A_{42}+A_{43}+A_{44}$ 等于用 1，1，1，1 替换 D 的第 4 行所得的行列式，即

$$\begin{aligned} A_{41}+A_{42}+A_{43}+A_{44} &= \begin{vmatrix} 0 & 2 & 4 & 0 \\ 4 & 1 & 1 & 2 \\ 0 & 2 & 0 & 0 \\ 1 & 1 & 1 & 1 \end{vmatrix} \\ &= 2\times(-1)^{3+2}\times\begin{vmatrix} 0 & 4 & 0 \\ 4 & 1 & 2 \\ 1 & 1 & 1 \end{vmatrix} \\ &= 2\times(-1)^{3+2}\times 4\times(-1)^{1+2}\times\begin{vmatrix} 4 & 2 \\ 1 & 1 \end{vmatrix}=16. \end{aligned}$$

根据余子式与代数余子式之间的关系可得

$$\begin{aligned} M_{41}+M_{42}+M_{43}+M_{44} &= -A_{41}+A_{42}-A_{43}+A_{44} \\ &= \begin{vmatrix} 0 & 2 & 4 & 0 \\ 4 & 1 & 1 & 2 \\ 0 & 2 & 0 & 0 \\ -1 & 1 & -1 & 1 \end{vmatrix} \\ &= 2\times(-1)^{3+2}\times\begin{vmatrix} 0 & 4 & 0 \\ 4 & 1 & 2 \\ -1 & -1 & 1 \end{vmatrix}=48. \end{aligned}$$

行列式在医学影像中的应用举例

行列式是线性代数的基本工具，后续章节还将详细介绍行列式在矩阵求逆(第二章第五节)和线性方程组求解(第三章第四节)方面的重要作用，因此，行列式广泛应用于医学影像领域的图像生成和图像后处理等诸多方面，尤其与图像中特定图形(如身体组织结构或病灶)的面积或体积测算有着直接的联系．从例 2-2 和例 2-5 已经看到，二阶和三阶行列式的绝对值分别对应行

列式的列向量所确定的平行四边形的面积和平行六面体的体积，而更高阶的行列式可看成是面积或体积的进一步推广，表示高维空间中超平行多面体的体积，这也是行列式的几何意义. 基于这一几何意义，行列式可以用于度量图像变换过程中图形的面积或体积缩放的比例. 下面以二维图像变换所对应的雅克比行列式(Jacobian determinant)为例做简单说明.

如图 2-4 所示，一幅定义在以(u, v)为坐标轴的二维空间中的图像经过线性变换后变换为定义在另一个以(x, y)为坐标轴的二维空间的图像(本书第四章将详细介绍线性变换)，两个空间的坐标之间具有如下关系：

$$\begin{cases} x = f_1(u, v) = a_{11}u + a_{12}v, \\ y = f_2(u, v) = a_{21}u + a_{22}v, \end{cases}$$

其对应的雅克比行列式为

$$J = \begin{vmatrix} \dfrac{\partial f_1}{\partial u} & \dfrac{\partial f_1}{\partial v} \\ \dfrac{\partial f_2}{\partial u} & \dfrac{\partial f_2}{\partial v} \end{vmatrix} = \begin{vmatrix} a_{11} & a_{12} \\ a_{21} & a_{22} \end{vmatrix},$$

即，雅克比行列式为该线性变换所对应的系数矩阵的行列式. 可以证明，(x, y)坐标系中的每一个小单元的面积 $\mathrm{d}S$ 与(u, v)坐标系中的每一个小单元的面积 $\mathrm{d}R$ 具有如下关系：

$$\mathrm{d}S = J\mathrm{d}R.$$

因此，雅克比行列式可用于度量一幅图像经线性变换后面积或体积的变化(图 2-4).

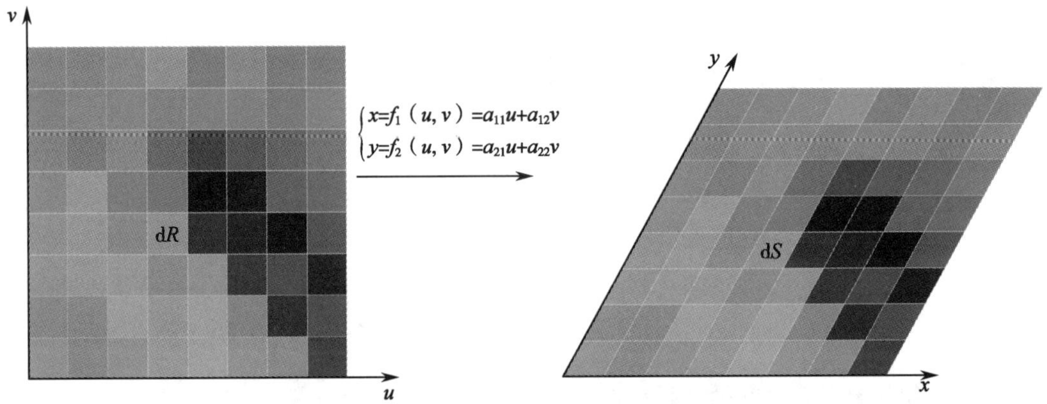

图 2-4　雅克比行列式用于表示图像经线性变换后面积缩放比例

定义在以(u, v)为坐标轴的二维空间中的图像(左图)经过线性变换后变换为定义在另一个以(x, y)为坐标轴的二维空间中的图像(右图)，变换前图像每一单元的面积 $\mathrm{d}R$ 变换后变为 $\mathrm{d}S$，其变化比例为雅克比行列式 J.

在医学图像的后处理中，经常需要对图像进行各种各样的变换以实现某些特定目的. 由于雅克比行列式的这一特性，其在度量身体特定器官或病灶区域在图像变形过程中发生的面积或体积的变化具有重要应用. 例如，在脑疾病相关研究中，我们常常需要知道某种疾病是否引起了脑结构的萎缩(表现为脑结构体积的减小)，以及这些脑萎缩发生在脑的哪些部位. 由于每个个体的脑在形状、大小及解剖结构细节方面存在个体差异，为便于进行计算机自动化统计分析，每个个体的脑图像需进行标准化，即首先设定一个标准脑，再将每个大小形状均不相同的个体脑经过变形后均变成标准脑. 在变形过程中将图像每个像素的变形信息记录下来，再计算其雅克比行列式，就可知道个体脑图像相对于标准脑图像其每个像素面积的缩放比例，进而获得原个体脑的萎缩(或膨胀)程度，这一方法被称为“基于变形场的形态学测量分析方法”(deformation-based morphometry)(图 2-5).

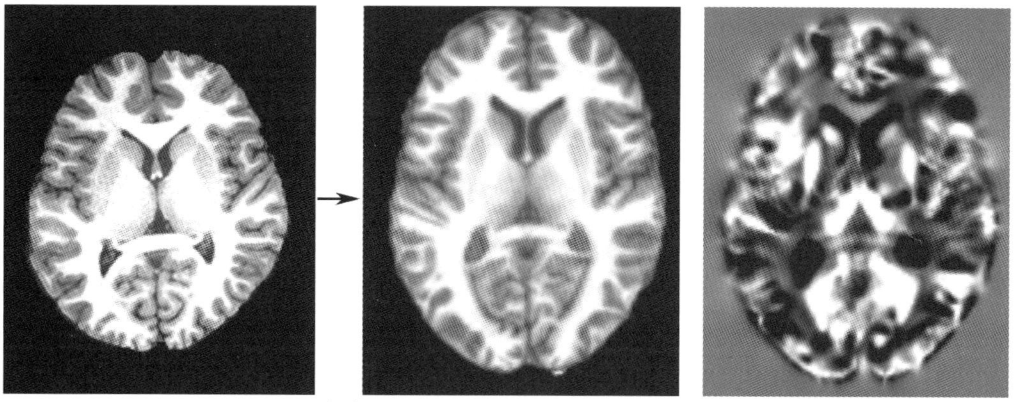

图 2-5 基于图像变形场的雅克比行列式图像用于表示图像各部位的面积或体积缩放比例

(a)表示将一幅个体脑图像经过标准化后变为标准脑图像；(b)表示从个体脑到标准脑的变形场所对应的雅克比行列式图像，其中每个像素（或体素）的变形可用其在 x, y, z 三个方向上的变化来表示，其对应的雅克比行列式的值即为该像素（或体素）的取值.

第五节 利用行列式求矩阵的逆与矩阵的秩

从行列式的定义及性质可明显看出矩阵与行列式既有差别，又有紧密联系，本节介绍如何利用行列式对矩阵进行求逆运算以及求矩阵的秩.

一、利用行列式求矩阵的逆

前面已介绍过如何利用矩阵的初等行变换进行矩阵求逆运算，这里再介绍一种基于行列式的伴随矩阵法求逆矩阵的方法.

（一）伴随矩阵

定义 2-7 设 n 阶方阵 $\boldsymbol{A}$，即 $\boldsymbol{A}=\begin{bmatrix} a_{11} & a_{12} & \cdots & a_{1n} \\ a_{21} & a_{22} & \cdots & a_{2n} \\ \vdots & \vdots & \ddots & \vdots \\ a_{n1} & a_{n2} & \cdots & a_{nn} \end{bmatrix}$，由 $|\boldsymbol{A}|$ 中的各个元素的代数余子式 A_{ij} $(i, j=1, 2, \cdots, n)$ 按下列方式排成 n 阶方阵：

$$\boldsymbol{A}^*=\begin{bmatrix} A_{11} & A_{21} & \cdots & A_{n1} \\ A_{12} & A_{22} & \cdots & A_{n2} \\ \vdots & \vdots & \ddots & \vdots \\ A_{1n} & A_{2n} & \cdots & A_{nn} \end{bmatrix},$$

称 $\boldsymbol{A}^*$ 为 $\boldsymbol{A}$ 的伴随矩阵（adjoint of a matrix），简称伴随阵.

例 2-20 求 $\boldsymbol{A}=\begin{bmatrix} a & b \\ c & d \end{bmatrix}$ $(a, b, c, d$ 为常数) 的伴随矩阵.

解 因为 $A_{11}=d, A_{12}=-c, A_{21}=-b, A_{22}=a$，因此，$\boldsymbol{A}$ 的伴随矩阵为

$$\boldsymbol{A}^*=\begin{bmatrix} d & -b \\ -c & a \end{bmatrix}.$$

伴随矩阵满足性质 2-7 和性质 2-8.

性质 2-7 $\boldsymbol{A}\boldsymbol{A}^*=\boldsymbol{A}^*\boldsymbol{A}=|\boldsymbol{A}|\boldsymbol{E}$；

性质 2-8　若 $|\boldsymbol{A}|\neq 0$，则 $|\boldsymbol{A}^*|=|\boldsymbol{A}|^{n-1}$.

下面给出性质 2-7 和性质 2-8 的证明：

证明　性质 2-7：

$$\boldsymbol{AA}^*=\begin{bmatrix} a_{11} & a_{12} & \cdots & a_{1n} \\ a_{21} & a_{22} & \cdots & a_{2n} \\ \vdots & \vdots & \ddots & \vdots \\ a_{n1} & a_{n2} & \cdots & a_{nn} \end{bmatrix}\begin{bmatrix} A_{11} & A_{21} & \cdots & A_{n1} \\ A_{12} & A_{22} & \cdots & A_{n2} \\ \vdots & \vdots & \ddots & \vdots \\ A_{1n} & A_{2n} & \cdots & A_{nn} \end{bmatrix}=\begin{bmatrix} |\boldsymbol{A}| & 0 & \cdots & 0 \\ 0 & |\boldsymbol{A}| & \cdots & 0 \\ \vdots & \vdots & \ddots & \vdots \\ 0 & 0 & \cdots & |\boldsymbol{A}| \end{bmatrix}=|\boldsymbol{A}|\boldsymbol{E}.$$

同理，

$$\boldsymbol{A}^*\boldsymbol{A}=\begin{bmatrix} A_{11} & A_{21} & \cdots & A_{n1} \\ A_{12} & A_{22} & \cdots & A_{n2} \\ \vdots & \vdots & \ddots & \vdots \\ A_{1n} & A_{2n} & \cdots & A_{nn} \end{bmatrix}\begin{bmatrix} a_{11} & a_{12} & \cdots & a_{1n} \\ a_{21} & a_{22} & \cdots & a_{2n} \\ \vdots & \vdots & \ddots & \vdots \\ a_{n1} & a_{n2} & \cdots & a_{nn} \end{bmatrix}=\begin{bmatrix} |\boldsymbol{A}| & 0 & \cdots & 0 \\ 0 & |\boldsymbol{A}| & \cdots & 0 \\ \vdots & \vdots & \ddots & \vdots \\ 0 & 0 & \cdots & |\boldsymbol{A}| \end{bmatrix}=|\boldsymbol{A}|\boldsymbol{E}.$$

性质 2-8：根据行列式的性质 2-3、性质 2-6 及性质 2-7，可得

$$|\boldsymbol{A}||\boldsymbol{A}^*|=|\boldsymbol{AA}^*|=||\boldsymbol{A}|\boldsymbol{E}|=|\boldsymbol{A}|^n,$$

因为 $|\boldsymbol{A}|\neq 0$，所以 $|\boldsymbol{A}^*|=|\boldsymbol{A}|^{n-1}$.

（二）利用行列式判断矩阵是否可逆及计算逆矩阵

利用方阵的行列式是否为零，可定义奇异矩阵和非奇异矩阵，并可在此基础上给出其逆矩阵是否存在的一个充要条件.

若 $|\boldsymbol{A}|\neq 0$，称方阵 $\boldsymbol{A}$ 为非奇异矩阵（nonsingular matrix）；否则，称方阵 $\boldsymbol{A}$ 为奇异矩阵（singular matrix）.

定理 2-4　n 阶方阵 $\boldsymbol{A}$ 可逆的充分必要条件是 $\boldsymbol{A}$ 为非奇异矩阵，即 $|\boldsymbol{A}|\neq 0$，且 $\boldsymbol{A}$ 可逆时，

$$\boldsymbol{A}^{-1}=\frac{1}{|\boldsymbol{A}|}\boldsymbol{A}^*,$$

其中 $\boldsymbol{A}^*$ 为矩阵 $\boldsymbol{A}$ 的伴随矩阵.

证明　必要性：若 $\boldsymbol{A}$ 可逆，即有 $\boldsymbol{A}^{-1}$，使 $\boldsymbol{AA}^{-1}=\boldsymbol{E}$. 故 $|\boldsymbol{A}||\boldsymbol{A}^{-1}|=|\boldsymbol{E}|=1$，所以 $|\boldsymbol{A}|\neq 0$.

充分性：若 $|\boldsymbol{A}|\neq 0$，由伴随矩阵的性质 $\boldsymbol{AA}^*=\boldsymbol{A}^*\boldsymbol{A}=|\boldsymbol{A}|\boldsymbol{E}$，得

$$\frac{1}{|\boldsymbol{A}|}\boldsymbol{AA}^*=\frac{1}{|\boldsymbol{A}|}\boldsymbol{A}^*\boldsymbol{A}=\boldsymbol{E}.$$

即

$$\boldsymbol{A}\left(\frac{1}{|\boldsymbol{A}|}\boldsymbol{A}^*\right)=\left(\frac{1}{|\boldsymbol{A}|}\boldsymbol{A}^*\right)\boldsymbol{A}=\boldsymbol{E}. \tag{2-11}$$

若令 $\boldsymbol{B}=\frac{1}{|\boldsymbol{A}|}\boldsymbol{A}^*$，则有 $\boldsymbol{AB}=\boldsymbol{BA}=\boldsymbol{E}$，由可逆矩阵定义可知 $\boldsymbol{A}$ 可逆，且

$$\boldsymbol{A}^{-1}=\boldsymbol{B}=\frac{1}{|\boldsymbol{A}|}\boldsymbol{A}^*.$$

定理 2-4 说明，判断方阵 $\boldsymbol{A}$ 是否可逆，只需判断行列式 $|\boldsymbol{A}|$ 是否为零：若 $|\boldsymbol{A}|=0$，则 $\boldsymbol{A}$ 不可逆；若 $|\boldsymbol{A}|\neq 0$，则 $\boldsymbol{A}$ 可逆. 同时该定理还提供了一种求逆矩阵的方法，称为伴随矩阵法.

从定理 2-4 的证明过程还可看出，如果方阵 $\boldsymbol{A}$ 可逆，则 $\left|\boldsymbol{A}^{-1}\right|=\frac{1}{|\boldsymbol{A}|}$.

例 2-21　判断矩阵 $\boldsymbol{A}=\begin{bmatrix} 2 & 3 \\ 4 & 5 \end{bmatrix}$ 是否可逆，若可逆，求 $\boldsymbol{A}^{-1}$.

解 因为 $|\boldsymbol{A}|=-2\neq 0$，由定理 2-4 知 $\boldsymbol{A}$ 可逆. 因为$\boldsymbol{A}^*=\begin{bmatrix}5 & -3\\ -4 & 2\end{bmatrix}$，故

$$\boldsymbol{A}^{-1}=\frac{1}{|\boldsymbol{A}|}\boldsymbol{A}^*=-\frac{1}{2}\begin{bmatrix}5 & -3\\ -4 & 2\end{bmatrix}.$$

例 2-22 已知矩阵$\boldsymbol{A}=\begin{bmatrix}1 & -3 & 7\\ 2 & 4 & -3\\ -3 & 7 & 2\end{bmatrix}$，判断 $\boldsymbol{A}$ 是否可逆，若可逆，求其逆矩阵.

解 因为 $|\boldsymbol{A}|=196\neq 0$，故 $\boldsymbol{A}$ 可逆. 经计算，

$$\boldsymbol{A}^*=\begin{bmatrix}29 & 55 & -19\\ 5 & 23 & 17\\ 26 & 2 & 10\end{bmatrix},$$

所以

$$\boldsymbol{A}^{-1}=\frac{1}{|\boldsymbol{A}|}\boldsymbol{A}^*=\frac{1}{196}\begin{bmatrix}29 & 55 & -19\\ 5 & 23 & 17\\ 26 & 2 & 10\end{bmatrix}.$$

由例 2-22 可看出，对低阶方阵，利用伴随矩阵法求 $\boldsymbol{A}^{-1}$ 比较容易. 对于高阶方阵，可使用第一章中介绍的初等变换的方法求逆.

根据定理 2-4，得到推论 2-12.

推论 2-12 如果 n 阶方阵 $\boldsymbol{A}, \boldsymbol{B}$ 满足 $\boldsymbol{AB}=\boldsymbol{E}$（或 $\boldsymbol{BA}=\boldsymbol{E}$），则 $\boldsymbol{A}$、$\boldsymbol{B}$ 都可逆，且 $\boldsymbol{A}^{-1}=\boldsymbol{B}$, $\boldsymbol{B}^{-1}=\boldsymbol{A}$.

证明 对于 $\boldsymbol{AB}=\boldsymbol{E}$ 的情形，有 $|\boldsymbol{AB}|=|\boldsymbol{A}||\boldsymbol{B}|=|\boldsymbol{E}|=1$，得 $|\boldsymbol{A}|\neq 0$, $|\boldsymbol{B}|\neq 0$，由定理 2-4 知，$\boldsymbol{A}$、$\boldsymbol{B}$ 都可逆.

在 $\boldsymbol{AB}=\boldsymbol{E}$ 两边左乘 $\boldsymbol{A}^{-1}$，有 $\boldsymbol{A}^{-1}\boldsymbol{AB}=\boldsymbol{A}^{-1}\boldsymbol{E}$，得到 $\boldsymbol{B}=\boldsymbol{A}^{-1}$；

在 $\boldsymbol{AB}=\boldsymbol{E}$ 两边右乘 $\boldsymbol{B}^{-1}$，有 $\boldsymbol{ABB}^{-1}=\boldsymbol{EB}^{-1}$，得到 $\boldsymbol{A}=\boldsymbol{B}^{-1}$.

对于 $\boldsymbol{BA}=\boldsymbol{E}$ 的情形可用同样方法证明.

推论 2-12 说明，要验证 $\boldsymbol{B}$ 是 $\boldsymbol{A}$ 的逆矩阵，只需验证 $\boldsymbol{AB}=\boldsymbol{E}$ 或 $\boldsymbol{BA}=\boldsymbol{E}$ 是否成立即可.

二、矩阵的秩

矩阵的秩是矩阵的一个重要属性，下面介绍如何利用行列式求矩阵的秩.

（一）矩阵的最高阶非零子式与秩

定义 2-8 在 $m\times n$ 矩阵 $\boldsymbol{A}$ 中，任取 k 行 k 列（$1\leqslant k\leqslant \min\{m, n\}$）交叉位置上 k^2 个元素，按原来次序组成的 k 阶行列式称为矩阵 $\boldsymbol{A}$ 的 k 阶子式.

$m\times n$ 矩阵 $\boldsymbol{A}$ 的 k 阶子式共有 $C_m^k C_n^k$ 个.

例如矩阵$\boldsymbol{A}=\begin{bmatrix}1 & 1 & 2 & 3\\ 0 & 2 & 1 & 1\\ 0 & 0 & 0 & 0\end{bmatrix}$，取矩阵 $\boldsymbol{A}$ 的第 1 行、第 2 行和第 1 列、第 2 列得到一个二阶非零子式$\begin{vmatrix}1 & 1\\ 0 & 2\end{vmatrix}=2$，而它的任一个三阶子式都因含有元素全为 0 的行而为 0，因此矩阵 $\boldsymbol{A}$ 的非零子式的最高阶数是 2.

定义 2-9 设在矩阵 $\boldsymbol{A}$ 中有一 r 阶子式 D_r 不等于零，而所有的 $r+1$ 阶子式（如果存在）全等于零，则称 D_r 为矩阵 $\boldsymbol{A}$ 的最高阶非零子式；称数 r 为矩阵 $\boldsymbol{A}$ 的秩（rank），记作 $R(\boldsymbol{A})$；规定零矩阵的秩为零.

在利用定义计算矩阵的秩时，如果找到了一个 r 阶子式不等于零，并且所有的 $r+1$ 阶子式（如果存在）全等于零，那么此时是否还需验证一下所有高于 $r+1$ 阶的子式全为零呢？根据行列式的按行（列）展开法则（定理 2-3）可知，矩阵的 $r+2$ 阶子式可以用 $r+1$ 阶子式来表示，如果 $r+1$ 阶子式全为零，那么 $r+2$ 阶子式也全为零，以此类推，矩阵 $\boldsymbol{A}$ 的所有高于 $r+1$ 阶的子式全为零.

由于 $R(\boldsymbol{A})$ 是矩阵 A 的最高阶非零子式的阶数，因此，若矩阵 $\boldsymbol{A}$ 中有某个 s 阶子式不为 0，则 $R(\boldsymbol{A})\geqslant s$，若 $\boldsymbol{A}$ 中所有 t 阶子式全为 0，则 $R(\boldsymbol{A})<t$. 显然，若 $\boldsymbol{A}$ 为 $m\times n$ 矩阵，则 $0\leqslant R(\boldsymbol{A})\leqslant \min\{m,n\}$；又有可逆矩阵对应的行列式不为零，因此，可逆矩阵的秩等于矩阵的阶数，不可逆矩阵的秩小于矩阵的阶数. 因此，可逆矩阵又称为满秩矩阵，不可逆矩阵又称为降秩矩阵.

这里再给出矩阵的秩的两个性质：

性质 2-9　$R(\boldsymbol{A}^{\mathrm{T}})=R(\boldsymbol{A})$.

性质 2-10　若 $\boldsymbol{P},\boldsymbol{Q}$ 可逆，则 $R(\boldsymbol{PAQ})=R(\boldsymbol{A})$.

（二）用初等变换求矩阵的秩

引理 2-2　设 $\boldsymbol{A}\overset{r}{\sim}\boldsymbol{B}$，则 $\boldsymbol{A}$ 与 $\boldsymbol{B}$ 中非零子式的最高阶数相等.

定理 2-5　若 $\boldsymbol{A}\sim\boldsymbol{B}$，则 $R(\boldsymbol{A})=R(\boldsymbol{B})$.

证明　由引理 2-2，只需证明 $\boldsymbol{A}$ 经初等列变换变成 $\boldsymbol{B}$ 的情形，这时 $\boldsymbol{A}^{\mathrm{T}}$ 经初等行变换变为 $\boldsymbol{B}^{\mathrm{T}}$，由引理 2-2 知 $R(\boldsymbol{A}^{\mathrm{T}})=R(\boldsymbol{B}^{\mathrm{T}})$，又 $R(\boldsymbol{A})=R(\boldsymbol{A}^{\mathrm{T}})$，$R(\boldsymbol{B})=R(\boldsymbol{B}^{\mathrm{T}})$，因此 $R(\boldsymbol{A})=R(\boldsymbol{B})$.

总而言之，若 $\boldsymbol{A}$ 经有限次初等变换变成 $\boldsymbol{B}$（即 $\boldsymbol{A}\sim\boldsymbol{B}$），则 $R(\boldsymbol{A})=R(\boldsymbol{B})$.

对于一些行数和列数较高的矩阵，根据定义求解矩阵的秩比较麻烦，然而对于行阶梯形矩阵，它的秩就等于非零行的行数，一目了然，因此根据定理 2-5 将矩阵转化为行阶梯形矩阵来求秩是方便有效的方法.

例 2-23　求矩阵 $\boldsymbol{A}=\begin{bmatrix}1&-2&-1&0&2\\-2&4&2&6&-6\\2&-1&0&2&3\\3&3&3&3&4\end{bmatrix}$ 的秩，并求 $\boldsymbol{A}$ 的一个最高阶非零子式.

解　对矩阵 $\boldsymbol{A}$ 进行初等行变换，化为行阶梯形矩阵

$$\boldsymbol{A}=\begin{bmatrix}1&-2&-1&0&2\\-2&4&2&6&-6\\2&-1&0&2&3\\3&3&3&3&4\end{bmatrix}\xrightarrow[r_4-3r_1]{\substack{r_2+2r_1\\r_3-2r_1}}\begin{bmatrix}1&-2&-1&0&2\\0&0&0&6&-2\\0&3&2&2&-1\\0&9&6&3&-2\end{bmatrix}$$

$$\xrightarrow[r_3\leftrightarrow r_4]{r_2\leftrightarrow r_3}\begin{bmatrix}1&-2&-1&0&2\\0&3&2&2&-1\\0&9&6&3&-2\\0&0&0&6&-2\end{bmatrix}\xrightarrow{r_3-3r_2}\begin{bmatrix}1&-2&-1&0&2\\0&3&2&2&-1\\0&0&0&-3&1\\0&0&0&6&-2\end{bmatrix}$$

$$\xrightarrow{r_4+2r_3}\begin{bmatrix}1&-2&-1&0&2\\0&3&2&2&-1\\0&0&0&-3&1\\0&0&0&0&0\end{bmatrix}=\boldsymbol{B}.$$

行阶梯形矩阵 $\boldsymbol{B}$ 有三个非零行，故 $\boldsymbol{B}$ 和 $\boldsymbol{A}$ 的秩均为 3，因此，$\boldsymbol{B}$ 和 $\boldsymbol{A}$ 的最高阶非零子式均为 3 阶. 不难发现 $\boldsymbol{B}$ 的第 1、2、4 列和 1、2、3 行可构成一个三阶非零子式. 下面需要确定 $\boldsymbol{B}$ 的第 1、2、4 列与 1、2、3 行和 $\boldsymbol{A}$ 的列与行之间的对应关系. 由于从 $\boldsymbol{A}$ 变换到 $\boldsymbol{B}$ 仅涉及初等行变换，因此，$\boldsymbol{B}$ 的第 1、2、4 列就对应于 $\boldsymbol{A}$ 的第 1、2、4 列. 在上述从 $\boldsymbol{A}$ 到 $\boldsymbol{B}$ 的初等行变换中涉及两次行交

换（$r_2 \leftrightarrow r_3$，$r_3 \leftrightarrow r_4$），使得 $\boldsymbol{A}$ 的第 2、3、4 行分别变换到了第 4、2、3 行（也即 $\boldsymbol{A}$ 的第 2、3、4 行分别对应于 $\boldsymbol{B}$ 的第 4、2、3 行），而 $\boldsymbol{A}$ 的第 1 行未发生位置上的变化（也即 $\boldsymbol{A}$ 的第 1 行对应于 $\boldsymbol{B}$ 的第 1 行），由此可知，$\boldsymbol{B}$ 的第 1、2、3 行对应于 $\boldsymbol{A}$ 的第 1、3、4 行. 故 $\boldsymbol{A}$ 的第 1、2、4 列和 1、3、4 行一定可构成一个最高阶非零子式，即：

$$\begin{vmatrix} 1 & -2 & 0 \\ 2 & -1 & 2 \\ 3 & 3 & 3 \end{vmatrix} \neq 0 .$$

例 2-24　设 $\boldsymbol{A}=\begin{bmatrix} 1 & 2 & -1 & 1 \\ 3 & 2 & \lambda & -1 \\ 5 & 6 & 3 & \mu \end{bmatrix}$，$R(\boldsymbol{A})=2$，求 λ，μ 的值.

解

$$\boldsymbol{A} \xrightarrow[r_3-5r_1]{r_2-3r_1} \begin{bmatrix} 1 & 2 & -1 & 1 \\ 0 & -4 & \lambda+3 & -4 \\ 0 & -4 & 8 & \mu-5 \end{bmatrix} \xrightarrow{r_3-r_2} \begin{bmatrix} 1 & 2 & -1 & 1 \\ 0 & -4 & \lambda+3 & -4 \\ 0 & 0 & 5-\lambda & \mu-1 \end{bmatrix},$$

因为 $R(\boldsymbol{A})=2$，故

$$\begin{cases} 5-\lambda=0, \\ \mu-1=0, \end{cases} \text{即} \begin{cases} \lambda=5, \\ \mu=1. \end{cases}$$

本章小结

本章介绍了行列式的概念及其性质、如何利用行列式求解线性方程组、求解逆矩阵以及求矩阵的秩. 可以看出，行列式是线性代数诸多运算中的基本工具，行列式不仅可看作是对方阵的一种特殊运算，而且从几何上也可理解为面积或体积在一般欧式空间中的推广. 行列式对医学影像领域的重要性不仅体现在一些特殊行列式在图像处理中的应用（如雅克比行列式用于度量图像变换过程中某个局部的面积或体积的变化），而且行列式在线性方程组求解、矩阵求逆等方面的作用也使其成为医学影像成像及图像处理中所涉及的基本工具.

（孙江洁　张明慧）

习题

1. 利用对角线法则计算下列三阶行列式.

（1）$\begin{vmatrix} 1 & 0 & 2 \\ 3 & 4 & 6 \\ -1 & -3 & 0 \end{vmatrix}$；

（2）$\begin{vmatrix} a & b & c \\ b & c & a \\ c & b & a \end{vmatrix}$；

（3）$\begin{vmatrix} 1 & 1 & 1 \\ a & b & c \\ a^2 & b^2 & c^2 \end{vmatrix}$；

（4）$\begin{vmatrix} x & y & x+y \\ y & x+y & x \\ x+y & x & y \end{vmatrix}$；

(5) $\begin{vmatrix} 4 & 3 & 2 & 1 \\ 3 & 2 & 1 & 4 \\ 2 & 1 & 4 & 3 \\ 1 & 4 & 3 & 2 \end{vmatrix}$;

(6) $\begin{vmatrix} 1 & 0 & -2 & 4 \\ -3 & 7 & 2 & 1 \\ 2 & 1 & -5 & -3 \\ 0 & -4 & 11 & 12 \end{vmatrix}$.

2. 按自然数从小到大为标准次序，求下列各排列的逆序数.

(1) 1234;

(2) 4123;

(3) $13\cdots(2n-1)24\cdots(2n)$.

3. 写出四阶行列式中含有因子 $a_{11}a_{23}a_{34}$ 的项.

4. 计算下列各行列式.

(1) $\begin{vmatrix} 2 & 1 & 4 & 1 \\ 3 & -1 & 2 & 1 \\ 1 & 2 & 3 & 2 \\ 5 & 0 & 6 & 2 \end{vmatrix}$;

(2) $\begin{vmatrix} 4 & 1 & 2 & 4 \\ 1 & 2 & 0 & 2 \\ 1 & 5 & 2 & 0 \\ 0 & 1 & 1 & 7 \end{vmatrix}$;

(3) $\begin{vmatrix} -ab & ac & ae \\ bd & -cd & de \\ bf & cf & -ef \end{vmatrix}$;

(4) $\begin{vmatrix} 1 & 1 & 1 \\ a & b & c \\ a+b & b+c & c+d \end{vmatrix}$;

(5) $\begin{vmatrix} 1 & 2 & 3 & 4 \\ 1 & 3 & 4 & 1 \\ 1 & 4 & 1 & 2 \\ 1 & 1 & 2 & 3 \end{vmatrix}$;

(6) $\begin{vmatrix} a & 1 & 0 & 0 \\ -1 & b & 1 & 0 \\ 0 & -1 & c & 1 \\ 0 & 0 & -1 & d \end{vmatrix}$.

5. 证明：

(1) $\begin{vmatrix} a_1+ka_{2+}la_3 & a_2+ma_3 & a_3 \\ b_1+kb_2+lb_3 & b_2+mb_3 & b_3 \\ c_1+kc_2+lc_3 & c_2+mc_3 & c_3 \end{vmatrix} = \begin{vmatrix} a_1 & a_2 & a_3 \\ b_1 & b_2 & b_3 \\ c_1 & c_2 & c_3 \end{vmatrix}$;

（2）$\begin{vmatrix} c & a & d & b \\ a & c & d & b \\ a & c & b & d \\ c & a & b & d \end{vmatrix} = 0$.

6. 求解下列方程.

（1）$\begin{vmatrix} 1 & 1 & 1 & 1 \\ x & a & b & c \\ x^2 & a^2 & b^2 & c^2 \\ x^3 & a^3 & b^3 & c^3 \end{vmatrix} = 0$, 其中 a, b, c 各不相同；

（2）$\begin{vmatrix} x+1 & 1 & -1 \\ 1 & x+1 & 1 \\ -1 & 1 & 1 \end{vmatrix} = 0$；

（3）求一个顶点在[1, 1, 1]，相邻顶点在[1, 0, 2]，[1, 3, 2]，[−2, 1, 1]的平面六面体的体积.

7. 求下列矩阵的秩.

（1）$\begin{bmatrix} 3 & 1 & 0 & 2 \\ 1 & -1 & 2 & -1 \\ 1 & 3 & -4 & 4 \end{bmatrix}$；

（2）$\begin{bmatrix} 3 & 2 & -1 & -3 & -1 \\ 2 & -1 & 3 & 1 & -3 \\ 7 & 0 & 5 & -1 & -8 \end{bmatrix}$.

第三章 向量组与线性方程组的解

第一章介绍了矩阵的概念，而向量可视为一种特殊的矩阵. 本章将从向量和向量组的概念出发，介绍向量的基本运算，并讨论向量组的线性表示、线性相关性、向量组的秩，以及线性方程组解的结构等内容.

第一节 向量组及其线性组合

一、向量的概念及运算

（一）n 维向量的概念

定义 3-1 由 n 个数 $a_1, a_2, \cdots, a_n$ 构成的有序数组称为 n 维向量（vector）. 若 n 维向量写成

$$\boldsymbol{\alpha}=\begin{bmatrix} a_1 \\ a_2 \\ \vdots \\ a_n \end{bmatrix}$$

的形式，称为 n 维列向量，列向量可视为 $n\times 1$ 矩阵；若 n 维向量写成

$$\boldsymbol{\alpha}=[a_1, a_2, \cdots, a_n]$$

的形式，称为 n 维行向量，行向量可视为 $1\times n$ 矩阵. 这 n 个数称为该向量的 n 个分量，其中 a_i 称为向量的第 i 个分量.

当向量中的所有分量都是实数时，称为实向量；当分量包含复数时，称为复向量. 本章仅讨论实向量.

若向量 $\boldsymbol{\alpha}=[a_1, a_2, \cdots, a_n]$，则称向量 $[-a_1, -a_2, \cdots, -a_n]$ 为 $\boldsymbol{\alpha}$ 的负向量，记作 $-\boldsymbol{\alpha}$.

若向量的分量全为零，则称其为零向量，记作 $\mathbf{0}$.

定义 3-2 如果 n 维向量 $\boldsymbol{\alpha}=[a_1, a_2, \cdots, a_n]$ 与 $\boldsymbol{\beta}=[b_1, b_2, \cdots, b_n]$ 对应的分量都相等，即 $a_i=b_i$ $(i=1, 2, \cdots, n)$，则称向量 $\boldsymbol{\alpha}$ 与 $\boldsymbol{\beta}$ 相等，记作 $\boldsymbol{\alpha}=\boldsymbol{\beta}$.

基于向量的上述定义，还可进一步从几何上来认识向量. 若将 n 维向量中的 n 个分量视作该向量在 n 维空间中 n 个坐标轴上的坐标，那么，n 维向量则与 n 维空间中的点一一对应. 几何上常用从坐标原点指向某个向量所对应点的有向线段来形象化地表示该向量（图 3-1）. 因此，向量（亦称矢量）既有大小又有方向，其大小即为向量所对应的点到坐标原点的距离，方向即为坐标原点指向该点的方向；与之相对应的数量（亦称标量）则只有大小，没有方向. 需要注意的是，虽然行向量与列向量的代数形式不同，但两者的几何表示是相同的.

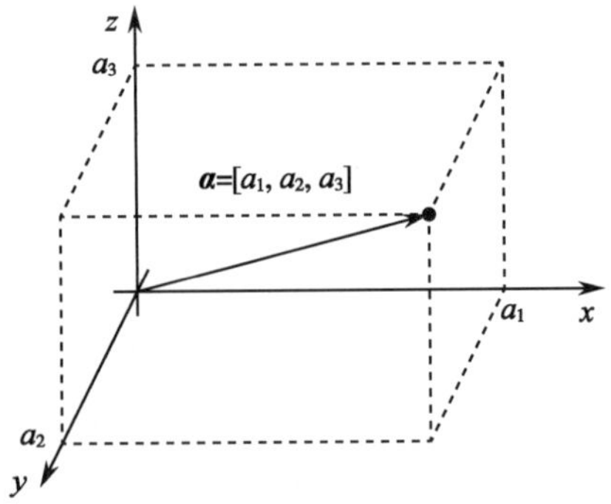

图 3-1 三维向量 $\boldsymbol{\alpha}=[a_1, a_2, a_3]$ 的几何表示

本书中的向量用 $\boldsymbol{\alpha}, \boldsymbol{\beta}, \boldsymbol{a}, \boldsymbol{b}$ 等粗斜体小写希腊或英文字母表示，数量则用 a, b, c 等斜体小写英文字母表示.

向量在医学影像中的应用举例 1

磁共振成像是当前医学影像领域对人体内部器官进行成像的最重要技术之一，以安全无辐射、高空间分辨率，良好的软组织对比度等优点著称. 磁共振成像的基本原理依赖于构成身体各组织器官的原子核置于磁场中其自身运动所发生的各种变化. 由于原子核带正电荷，其自旋运动即产生磁场，因此，每个原子核均可看作一个小磁体，其所产生的磁场既有大小又有方向（图 3-2a），恰好与向量的特性吻合. 因此，每个原子核所产生的磁场可以用向量来表示，如图 3-2b 所示. 基于向量的概念可更加直观地理解磁共振成像信号的产生原理.

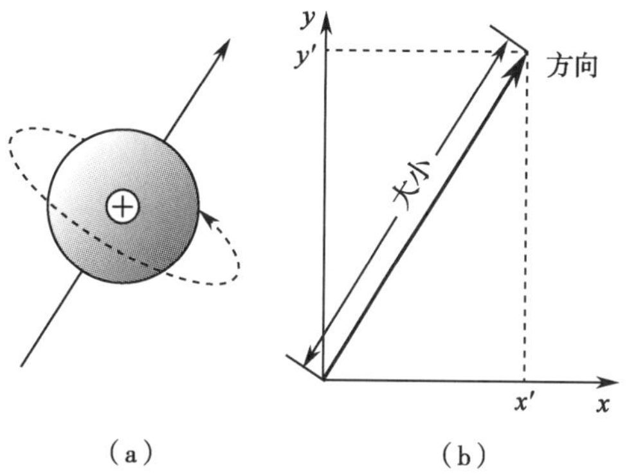

图 3-2　原子核所产生磁场的向量表示

(a) 带电原子核自旋产生磁场的示意图；(b) 磁场所对应向量的几何表示. 箭头指向代表向量的方向，线段的长度代表向量的大小，该向量的代数表示为 $[x', y']$.

向量在医学影像中的应用举例 2

虽然矩阵是图像最为直观的数学表示形式，但有时却需要用向量来表示一幅图像，具体做法可将矩阵中的所有元素按行或列拼接成一个向量，并对应于空间中的一个点（图 3-3a），从而建立起一幅图像和坐标空间中的一个点之间的对应关系（点的空间坐标即为图像中每个像素的取值）. 在基于医学图像的计算机辅助诊断中，为寻找患者的图像与正常人的图像之间的差别，人工智能机器学习技术常利用上述方式将一幅图像表示为高维空间中的一个点，机器学习算法则通过判断图像所对应的点的空间位置来判断其属于哪个类别（患者或正常人），如位于图 3-3b 二维坐标空间中斜线右上方的点所对应的图像来自正常人，而位于斜线左下方的点所对应的图像来自患者. 注意，一幅图像通常有成千上万甚至更多的像素，因此，一幅图像就对应于超高维空间中的一个点（空间的维数即为像素的个数），为便于直观显示，图 3-3b 中将高维空间中的点简化为二维空间中的点（即每个点所对应的图像仅由两个像素构成）.

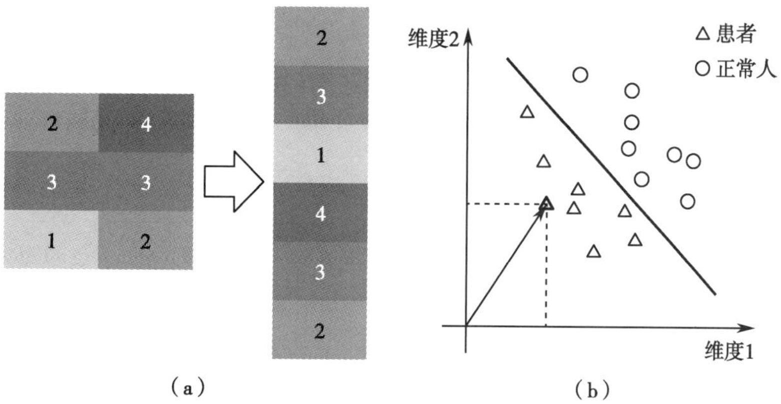

图 3-3　图像、向量与其空间位置的对应关系图

(a) 将一个大小为 3×2 的图像中的像素值按列拼接成一个 6 维列向量；(b) 以 2 维空间为例，按照向量的几何意义可将向量表示为空间中的点，每个向量即可对应坐标空间中某个具体位置的点，不同的向量则对应不同位置的点，点的坐标值即为向量中每个分量的值，也即图像的像素值，因此，可利用点的空间位置的不同来判断患者与正常人之间医学图像的差异.

（二）向量的线性运算

由于向量可看作特殊矩阵，因此矩阵的加法和数乘运算也同样适用于向量.

定义 3-3　两个 n 维向量 $\boldsymbol{\alpha}=[a_1, a_2, \cdots, a_n]$ 与 $\boldsymbol{\beta}=[b_1, b_2, \cdots, b_n]$ 的各对应分量之和组成的向量，称为向量 $\boldsymbol{\alpha}$ 与 $\boldsymbol{\beta}$ 的和，记作 $\boldsymbol{\alpha}+\boldsymbol{\beta}$，即

$$\boldsymbol{\alpha}+\boldsymbol{\beta}=[a_1+b_1, a_2+b_2, \cdots, a_n+b_n].$$

相应地，可以定义向量 $\boldsymbol{\alpha}$ 与 $\boldsymbol{\beta}$ 的减法为：

$$\boldsymbol{\alpha}-\boldsymbol{\beta}=\boldsymbol{\alpha}+(-\boldsymbol{\beta})=[a_1-b_1, a_2-b_2, \cdots, a_n-b_n].$$

由向量的加法和减法定义不难看出，只有维数相同的两个或多个向量才可进行加法及减法运算.

定义 3-4　n 维向量 $\boldsymbol{\alpha}=[a_1, a_2, \cdots, a_n]$ 的各个分量都乘以实数 k 所组成的向量，称为数 k 与向量 $\boldsymbol{\alpha}$ 的乘积，简称为 k 与向量 $\boldsymbol{\alpha}$ 的数乘，记作 $k\boldsymbol{\alpha}$，即

$$k\boldsymbol{\alpha}=[ka_1, ka_2, \cdots, ka_n].$$

向量的加法和数乘运算统称为线性运算.

根据向量的几何表示，向量的线性运算也可表示为几何形式（图 3-4）. 以 2 维向量的线性运算为例，$\boldsymbol{\alpha}$ 与 $\boldsymbol{\beta}$ 相加所得的和向量 $\boldsymbol{\alpha}+\boldsymbol{\beta}$ 对应于原来的两个向量所构成的平行四边形从原点出发的一条对角线，即从原点到与之相对的平行四边形顶点的有向线段（图 3-4a）. 而 $\boldsymbol{\alpha}$ 与 $\boldsymbol{\beta}$ 相减所得的差向量 $\boldsymbol{\alpha}-\boldsymbol{\beta}$ 对应于原来两个向量所构成的三角形的第三条边，即从 $\boldsymbol{\beta}$ 对应的点到 $\boldsymbol{\alpha}$ 对应的点之间的有向线段（图 3-4b）. 不难看出，两个向量相减所得差向量的大小反映了原来两个向量之间的距离. 从图 3-4c 可以看出，k 与一个向量数乘即是将向量的大小变为原来的 k 倍，但不改变向量的方向（当 $k>0$ 时）或变为反方向的向量（当 $k<0$ 时）.

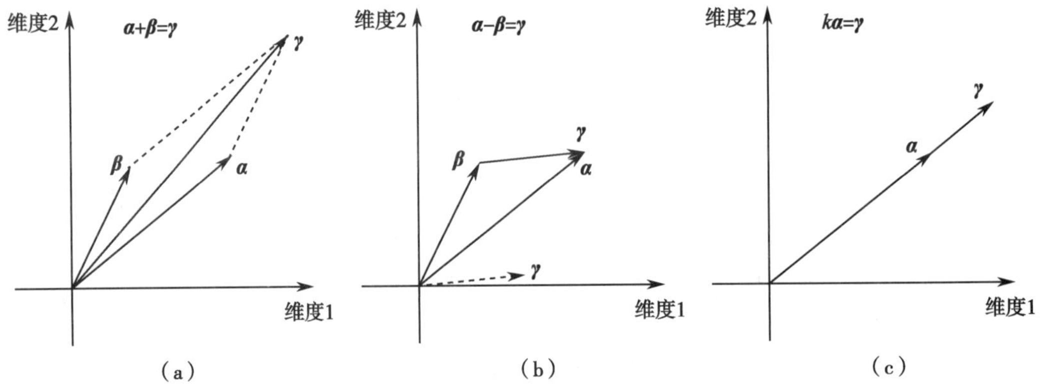

图 3-4　向量加法、减法及数乘运算的几何表示

（a）两个向量相加；（b）两个向量相减；（c）向量与数 k 相乘.

由定义 3-3 和定义 3-4 可得向量的线性运算满足以下性质：

（1）$\boldsymbol{\alpha}+\boldsymbol{\beta}=\boldsymbol{\beta}+\boldsymbol{\alpha}$;

（2）$(\boldsymbol{\alpha}+\boldsymbol{\beta})+\boldsymbol{\gamma}=\boldsymbol{\alpha}+(\boldsymbol{\beta}+\boldsymbol{\gamma})$;

（3）$\boldsymbol{\alpha}+\boldsymbol{0}=\boldsymbol{\alpha}$;

（4）$\boldsymbol{\alpha}+(-\boldsymbol{\alpha})=\boldsymbol{\alpha}-\boldsymbol{\alpha}=\boldsymbol{0}$;

（5）$1\boldsymbol{\alpha}=\boldsymbol{\alpha}$;

（6）$k(l\boldsymbol{\alpha})=l(k\boldsymbol{\alpha})=kl\boldsymbol{\alpha}$;

（7）$k(\boldsymbol{\alpha}+\boldsymbol{\beta})=k\boldsymbol{\alpha}+k\boldsymbol{\beta}$;

（8）$(k+l)\boldsymbol{\alpha}=k\boldsymbol{\alpha}+l\boldsymbol{\alpha}$,

其中，$\boldsymbol{\alpha}, \boldsymbol{\beta}, \boldsymbol{\gamma}$ 为任意 n 维向量，k, l 为常数.

例 3-1　设 $\boldsymbol{\alpha}=[1,3,-2]$，$\boldsymbol{\beta}=[0,-1,4]$，若向量 $\boldsymbol{\eta}$ 满足 $2\boldsymbol{\eta}+4(\boldsymbol{\alpha}-\boldsymbol{\beta})=\mathbf{0}$，求向量 $\boldsymbol{\eta}$.

解　因为 $2\boldsymbol{\eta}+4(\boldsymbol{\alpha}-\boldsymbol{\beta})=\mathbf{0}$，所以

$$\boldsymbol{\eta}=-2\boldsymbol{\alpha}+2\boldsymbol{\beta}=[-2,-8,12].$$

向量的减法运算在医学影像中的应用举例

在医学影像领域，经常需要判断两幅图像是否相同，或度量两幅图像有多大的差异，通过向量的减法运算即可实现这一目的. 前面已经提到一幅图像可以用一个向量来表示. 若要度量两幅图像之间的差异，可以按照同一规则（如均按列拼接或均按行拼接）将两幅图像分别表示为向量，再对两个向量进行减法运算即可度量两幅图像的差异大小. 若所得到的差向量为零向量，则两幅图像精确相同；若差向量为非零向量，则差向量的大小即可作为两幅图像之间差异大小的度量. 值得一提的是，我们已经知道一幅图像可以通过向量表示进而对应于坐标空间中的一个点，两幅图像之间的差异大小也可形象地理解为这两幅图像在同一坐标空间中的对应两点之间的距离，差异越大则距离越大. 在基于医学图像的计算机辅助诊断中，一般认为来自同一类别属性（同为患者或同为正常人）的图像更加相似，因此用于表示图像的向量所对应的点之间的距离也更近. 一种常用的机器学习算法（k 近邻法）就是首先通过向量减法度量未知类别图像与其他已知类别图像之间的距离远近来确定其“邻居”图像，再根据“邻居”图像的类别属性（患者或正常人）来判断该图像的类别，即，若该图像的“邻居”图像大多来自患者，则推测该图像也来自患者（图 3-5）.

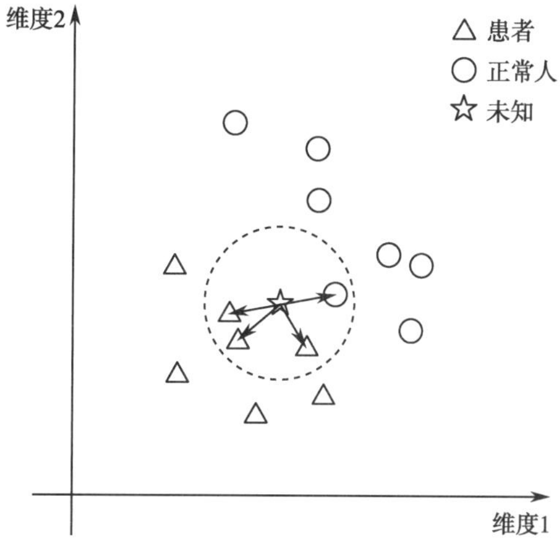

图 3-5　基于向量减法的医学图像计算机辅助诊断示意图
五角星对应的点表示未知类别属性的图像，三角形对应的点表示患者，圆形对应的点表示正常人，虚线圆圈内的点为通过向量减法度量图像间距离从而确定的“邻居”点.

二、向量组及其线性组合与线性表示

定义 3-5　由若干个维数相同的行（列）向量所组成的集合，称为向量组.

例如，向量组 $\boldsymbol{A}$：$[1,0,1]$，$[1,5,6]$，$[2,3,1]$，就是由 3 个 3 维行向量构成的向量组.

一个大小为 $m\times n$ 的矩阵

$$\boldsymbol{A}=\begin{bmatrix} a_{11} & a_{12} & \cdots & a_{1n} \\ a_{21} & a_{22} & \cdots & a_{2n} \\ \vdots & \vdots & \ddots & \vdots \\ a_{m1} & a_{m2} & \cdots & a_{mn} \end{bmatrix}$$

的每一列

$$\boldsymbol{\alpha}_j=\begin{bmatrix}a_{1j}\\a_{2j}\\\vdots\\a_{mj}\end{bmatrix}\quad(j=1,2,\cdots,n)$$

都是 m 维列向量，它们组成的向量组 $\boldsymbol{\alpha}_1,\boldsymbol{\alpha}_2,\cdots,\boldsymbol{\alpha}_n$ 称为矩阵 $\boldsymbol{A}$ 的列向量组. 矩阵 $\boldsymbol{A}$ 的每一行 $\boldsymbol{\beta}_i=[a_{i1},a_{i2},\cdots,a_{in}]$ $(i=1,2,\cdots,m)$ 都是 n 维行向量，它们组成的向量组 $\boldsymbol{\beta}_1,\boldsymbol{\beta}_2,\cdots,\boldsymbol{\beta}_m$ 称为矩阵 $\boldsymbol{A}$ 的行向量组. 矩阵的列向量组和行向量组都是含有限个向量的向量组；换言之，一个含有限个向量的向量组总可以构成一个矩阵. 因此，含有限个向量的有序向量组与矩阵之间可建立一一对应关系.

定义 3-6　给定向量组 $\boldsymbol{A}$: $\boldsymbol{\alpha}_1,\boldsymbol{\alpha}_2,\cdots,\boldsymbol{\alpha}_m$, 对于任意一组数 $k_1,k_2,\cdots,k_m$, 表达式

$$k_1\boldsymbol{\alpha}_1+k_2\boldsymbol{\alpha}_2+\cdots+k_m\boldsymbol{\alpha}_m$$

称为向量组 $\boldsymbol{A}$ 的一个线性组合（linear combination），$k_1,k_2,\cdots,k_m$ 称为这个线性组合的系数.

定义 3-7　给定向量组 $\boldsymbol{\alpha}_1,\boldsymbol{\alpha}_2,\cdots,\boldsymbol{\alpha}_m$ 和向量 $\boldsymbol{\beta}$, 如果存在一组数 $k_1,k_2,\cdots,k_m$, 使得

$$\boldsymbol{\beta}=k_1\boldsymbol{\alpha}_1+k_2\boldsymbol{\alpha}_2+\cdots+k_m\boldsymbol{\alpha}_m,$$

则称向量 $\boldsymbol{\beta}$ 能由向量组 $\boldsymbol{\alpha}_1,\boldsymbol{\alpha}_2,\cdots,\boldsymbol{\alpha}_m$ 线性表示，或者说向量 $\boldsymbol{\beta}$ 是向量组 $\boldsymbol{\alpha}_1,\boldsymbol{\alpha}_2,\cdots,\boldsymbol{\alpha}_m$ 的一个线性组合.

例 3-2　零向量可由与其同维的任意向量组线性表示.

证明　对 n 维零向量 $\mathbf{0}$ 和由 n 维向量构成的向量组 $\boldsymbol{\alpha}_1,\boldsymbol{\alpha}_2,\cdots,\boldsymbol{\alpha}_m$, 总有

$$\mathbf{0}=0\boldsymbol{\alpha}_1+0\boldsymbol{\alpha}_2+\cdots+0\boldsymbol{\alpha}_m,$$

故，结论成立.

例 3-3　试证任意一个 n 维向量 $\boldsymbol{\alpha}=[a_1,a_2,\cdots,a_n]^{\mathrm{T}}$ 都是 n 维向量组 $\boldsymbol{e}_1=[1,0,\cdots,0]^{\mathrm{T}}$, $\boldsymbol{e}_2=[0,1,\cdots,0]^{\mathrm{T}},\cdots,\boldsymbol{e}_n=[0,0,\cdots,1]^{\mathrm{T}}$ 的线性组合.

证明　因为

$$\boldsymbol{\alpha}=\begin{bmatrix}a_1\\a_2\\\vdots\\a_n\end{bmatrix}=a_1\begin{bmatrix}1\\0\\\vdots\\0\end{bmatrix}+a_2\begin{bmatrix}0\\1\\\vdots\\0\end{bmatrix}+\cdots+a_n\begin{bmatrix}0\\0\\\vdots\\1\end{bmatrix}=a_1\boldsymbol{e}_1+a_2\boldsymbol{e}_2+\cdots+a_n\boldsymbol{e}_n,$$

其中，n 维向量组 $\boldsymbol{e}_1=[1,0,\cdots,0]^{\mathrm{T}}$, $\boldsymbol{e}_2=[0,1,\cdots,0]^{\mathrm{T}},\cdots,\boldsymbol{e}_n=[0,0,\cdots,1]^{\mathrm{T}}$ 称为 n 维基本单位向量组. 显然，基本单位向量组可构成一个单位矩阵.

由上面的例子可以看出任意 n 维向量都可由基本单位向量组线性表示. 那么如何判断一个 n 维向量 $\boldsymbol{\beta}$ 能否由一个任意向量组 $\boldsymbol{\alpha}_1,\boldsymbol{\alpha}_2,\cdots,\boldsymbol{\alpha}_n$ 线性表示呢？

设 n 元线性方程组

$$\begin{cases}a_{11}x_1+a_{12}x_2+\cdots+a_{1n}x_n=b_1,\\a_{21}x_1+a_{22}x_2+\cdots+a_{2n}x_n=b_2,\\\cdots\cdots\cdots\cdots\\a_{m1}x_1+a_{m2}x_2+\cdots+a_{mn}x_n=b_m.\end{cases}\tag{3-1}$$

若方程组（3-1）用矩阵表示为 $\boldsymbol{Ax}=\boldsymbol{b}$, 则有 $\boldsymbol{A}=[\boldsymbol{\alpha}_1,\boldsymbol{\alpha}_2,\cdots,\boldsymbol{\alpha}_n]$, $\boldsymbol{b}=\boldsymbol{\beta}$. 其中，

$$\boldsymbol{x}=\begin{bmatrix}x_1\\x_2\\\vdots\\x_n\end{bmatrix},\boldsymbol{\alpha}_1=\begin{bmatrix}a_{11}\\a_{21}\\\vdots\\a_{m1}\end{bmatrix},\boldsymbol{\alpha}_2=\begin{bmatrix}a_{12}\\a_{22}\\\vdots\\a_{m2}\end{bmatrix},\cdots,\boldsymbol{\alpha}_n=\begin{bmatrix}a_{1n}\\a_{2n}\\\vdots\\a_{mn}\end{bmatrix},\boldsymbol{\beta}=\begin{bmatrix}b_1\\b_2\\\vdots\\b_m\end{bmatrix}.$$

则线性方程组（3-1）可用向量的形式表示为

$$x_1\boldsymbol{\alpha}_1+x_2\boldsymbol{\alpha}_2+\cdots+x_n\boldsymbol{\alpha}_n=\boldsymbol{\beta}. \tag{3-2}$$

根据上述分析可以看出，一个 n 维向量 $\boldsymbol{\beta}$ 能否由向量组 $\boldsymbol{\alpha}_1,\boldsymbol{\alpha}_2,\cdots,\boldsymbol{\alpha}_n$ 线性表示的问题转化成了线性方程组(3-2)的求解问题. 由此可得定理 3-1.

定理 3-1 向量 $\boldsymbol{\beta}$ 能由向量组 $\boldsymbol{\alpha}_1,\boldsymbol{\alpha}_2,\cdots,\boldsymbol{\alpha}_n$ 线性表示的充要条件为线性方程组 $x_1\boldsymbol{\alpha}_1+x_2\boldsymbol{\alpha}_2+\cdots+x_n\boldsymbol{\alpha}_n=\boldsymbol{\beta}$ 有解，且表示系数就是该方程组的解.

例 3-4 设 $\boldsymbol{\alpha}_1=\begin{bmatrix}1\\2\\3\end{bmatrix},\boldsymbol{\alpha}_2=\begin{bmatrix}2\\3\\1\end{bmatrix},\boldsymbol{\alpha}_3=\begin{bmatrix}3\\1\\2\end{bmatrix},\boldsymbol{\beta}=\begin{bmatrix}0\\4\\2\end{bmatrix}$，试问 $\boldsymbol{\beta}$ 是否可由 $\boldsymbol{\alpha}_1,\boldsymbol{\alpha}_2,\boldsymbol{\alpha}_3$ 线性表示？

解 设 $\boldsymbol{\beta}=k_1\boldsymbol{\alpha}_1+k_2\boldsymbol{\alpha}_2+k_3\boldsymbol{\alpha}_3$，则有

$$\begin{cases}k_1+2k_2+3k_3=0,\\2k_1+3k_2+k_3=4,\\3k_1+k_2+2k_3=2.\end{cases}$$

解得 $k_1=1,k_2=1,k_3=-1$，所以 $\boldsymbol{\beta}$ 可由 $\boldsymbol{\alpha}_1,\boldsymbol{\alpha}_2,\boldsymbol{\alpha}_3$ 线性表示，且

$$\boldsymbol{\beta}=\boldsymbol{\alpha}_1+\boldsymbol{\alpha}_2-\boldsymbol{\alpha}_3.$$

定义 3-8 设有两个向量组 $\boldsymbol{A}:\boldsymbol{\alpha}_1,\boldsymbol{\alpha}_2,\cdots,\boldsymbol{\alpha}_m$ 及 $\boldsymbol{B}:\boldsymbol{\beta}_1,\boldsymbol{\beta}_2,\cdots,\boldsymbol{\beta}_n$，若向量组 $\boldsymbol{B}$ 中的每个向量都能由向量组 $\boldsymbol{A}$ 线性表示，则称向量组 $\boldsymbol{B}$ 能由向量组 $\boldsymbol{A}$ 线性表示.

若向量组 $\boldsymbol{A}$ 与向量组 $\boldsymbol{B}$ 能互相线性表示，则称这两个向量组等价.

根据定义 3-8，设有向量组 $\boldsymbol{A}:\boldsymbol{\alpha}_1,\boldsymbol{\alpha}_2,\cdots,\boldsymbol{\alpha}_m$ 及 $\boldsymbol{B}:\boldsymbol{\beta}_1,\boldsymbol{\beta}_2,\cdots,\boldsymbol{\beta}_n$，若向量组 $\boldsymbol{B}$ 能由向量组 $\boldsymbol{A}$ 线性表示，即

$$\begin{cases}\boldsymbol{\beta}_1=k_{11}\boldsymbol{\alpha}_1+k_{21}\boldsymbol{\alpha}_2+\cdots+k_{m1}\boldsymbol{\alpha}_m,\\\boldsymbol{\beta}_2=k_{12}\boldsymbol{\alpha}_1+k_{22}\boldsymbol{\alpha}_2+\cdots+k_{m2}\boldsymbol{\alpha}_m,\\\qquad\cdots\cdots\cdots\\\boldsymbol{\beta}_n=k_{1n}\boldsymbol{\alpha}_1+k_{2n}\boldsymbol{\alpha}_2+\cdots+k_{mn}\boldsymbol{\alpha}_m.\end{cases}$$

也可写成

$$[\boldsymbol{\beta}_1,\boldsymbol{\beta}_2,\cdots,\boldsymbol{\beta}_n]=[\boldsymbol{\alpha}_1,\boldsymbol{\alpha}_2,\cdots,\boldsymbol{\alpha}_m]\begin{bmatrix}k_{11}&k_{12}&\cdots&k_{1n}\\k_{21}&k_{22}&\cdots&k_{2n}\\\vdots&\vdots&\ddots&\vdots\\k_{m1}&k_{m2}&\cdots&k_{mn}\end{bmatrix}, \tag{3-3}$$

其中，矩阵 $\boldsymbol{K}_{m\times n}=\begin{bmatrix}k_{11}&k_{12}&\cdots&k_{1n}\\k_{21}&k_{22}&\cdots&k_{2n}\\\vdots&\vdots&\ddots&\vdots\\k_{m1}&k_{m2}&\cdots&k_{mn}\end{bmatrix}$ 为这一线性表示的系数矩阵.

令 $\boldsymbol{B}=[\boldsymbol{\beta}_1,\boldsymbol{\beta}_2,\cdots,\boldsymbol{\beta}_n]$，$\boldsymbol{A}=[\boldsymbol{\alpha}_1,\boldsymbol{\alpha}_2,\cdots,\boldsymbol{\alpha}_m]$，则式(3-3)可以写成 $\boldsymbol{B}=\boldsymbol{AK}$.

综上，若向量组 $\boldsymbol{B}:\boldsymbol{\beta}_1,\boldsymbol{\beta}_2,\cdots,\boldsymbol{\beta}_n$ 可由 $\boldsymbol{A}:\boldsymbol{\alpha}_1,\boldsymbol{\alpha}_2,\cdots,\boldsymbol{\alpha}_m$ 线性表示，则矩阵方程 $\boldsymbol{AX}=\boldsymbol{B}$ 有解 $\boldsymbol{X}=\boldsymbol{K}_{m\times n}$.

向量组及其线性组合在医学影像中的应用举例

向量组及其线性组合在医学影像及其他各学科中都有着极为广泛的应用，最常见的应用场景是将观测到的数据看成是有用信号和无用噪声的混合，即信号向量与噪声向量的线性组合. 这里再举一个其在磁共振成像技术中的应用. 磁共振成像的物理原理较为复杂，而理解向量组及其线性组合是理解磁共振成像原理的基础. 前面已经介绍过每个带电原子核自旋运动所产生的磁场可用向量来表示，而被成像的身体组织中所包含的大量原子核（对人体磁共振成像而言主要指

氢质子)所产生的磁场即可视作一个向量组，因此，所有原子核小磁场叠加而形成的宏观磁场可表达为这一向量组的线性组合. 在一般情况下，由于任一特定时刻下每个氢质子的自旋轴指向均不同，即每个氢质子小磁场的方向排布是杂乱无章的，导致其磁化矢量的线性组合相互抵消，所生成的新向量接近零向量，即没有宏观磁化矢量的产生(图 3-6a)，也无法产生磁共振信号. 要产生磁共振信号，需首先对被成像的人体施加一个强大的外部主磁场，其强度和方向恒定不变. 此时，氢质子除了进行自旋运动外，其自旋轴还会围绕主磁场轴进行旋转运动(称为进动)，氢质子所产生的小磁场方向并非完全平行于主磁场方向，而总是与主磁场方向有一定的角度，故每个氢质子产生的小磁场可分解为两部分，即纵向磁化矢量(M_z，平行于主磁场方向)和横向磁化矢量(M_{xy}，垂直于主磁场方向)(图 3-6b)，后者是产生磁共振信号的关键. 由于主磁场的作用，所有氢质子的纵向磁化矢量相互叠加(即线性组合)后会产生一个与主磁场同向且不为零的宏观纵向磁化矢量(即 $M_z \neq 0$)，但在任一特定时刻，不同氢质子进动时所处的具体位置不同(即进动相位不同)，其横向磁化矢量的方向仍然是杂乱无章的，导致相互抵消后没有宏观横向磁化矢量的产生(即 $M_{xy}=0$). 为产生不为零的宏观横向磁化矢量，需在原有主磁场的基础上再施加一个射频脉冲磁场，使部分低能级的氢质子获得能量跃升到高能级，而处于高能级的氢质子会发生反向(即，从与主磁场同向转变为与主磁场反向，如图 3-6c). 若所施加的射频脉冲磁场恰好使处于高、低能级的氢质子数量大致相等，则纵向磁化矢量抵消(即 $M_z=0$). 由于射频脉冲磁场的作用，不同氢质子的进动相位还会发生聚合从而形成步调一致的同步旋转(即产生共振)，进而使得不同氢质子原子核的横向磁化矢量在任意时刻方向均基本一致，因此，线性组合后不再相互抵消，从而产生一个不为零的宏观横向旋转磁化矢量(即，在任意特定时刻都有 $M_{xy} \neq 0$)，而磁共振成像检测到的信号便是该旋转磁场通过切割接收线圈而产生的电流信号，这便是生成磁共振图像的基础.

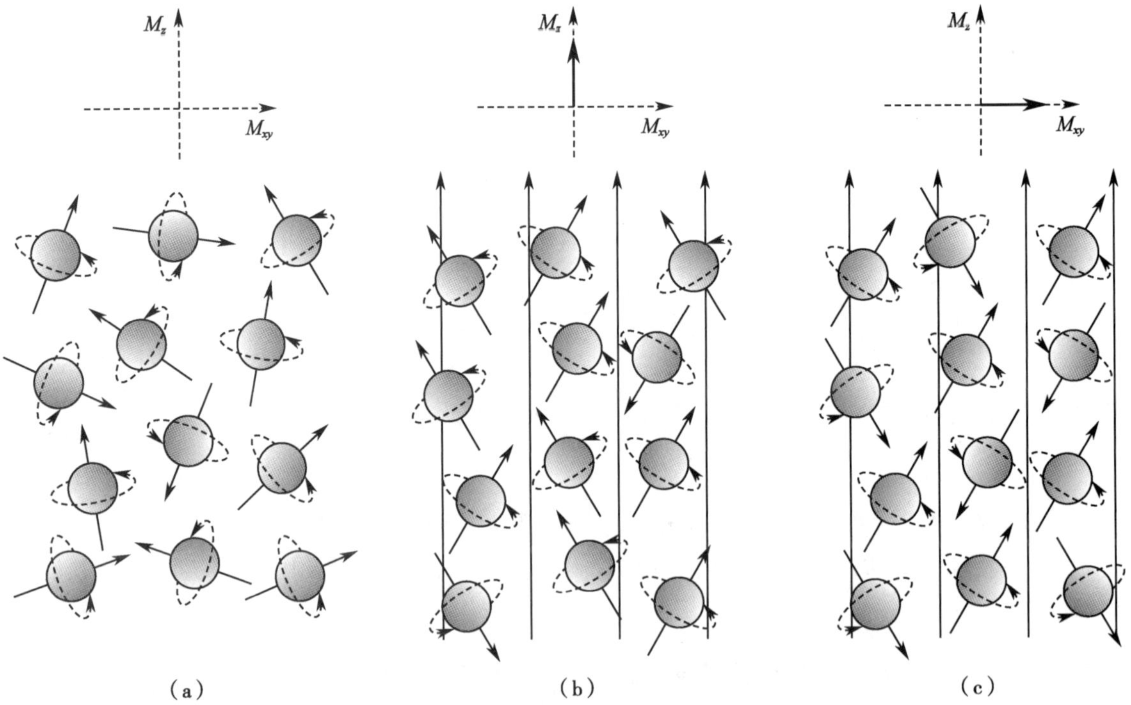

图 3-6　磁共振成像中体内原子核在强磁场内外以及在射频脉冲施加前后所形成的宏观磁场对比示意图

生物体内原子核所形成的宏观磁场可看作为每个原子核磁场所对应向量的线性组合. (a) 当体内原子核位于强磁场外时，其排列方向杂乱无章，对应向量的线性组合为 **0**. (b) 当位于强磁场内时，体内原子核有序排列，磁场指向相同，对应向量的线性组合产生不为 **0** 的宏观纵向磁场($M_{xy}=0$, $M_z \neq 0$). (c) 当在强磁场内进一步施加一定时间的射频脉冲磁场，体内原子核形成共振，对应向量的线性组合产生不为 **0** 的宏观横向磁场($M_{xy} \neq 0$, $M_z=0$).

第二节　向量组的线性相关性

一、向量组的线性相关性的概念

定义 3-9　设 $\boldsymbol{\alpha}_1, \boldsymbol{\alpha}_2, \cdots, \boldsymbol{\alpha}_m$ 为 n 维向量组，如果存在一组不全为零的数 $k_1, k_2, \cdots, k_m$，使得

$$k_1\boldsymbol{\alpha}_1+k_2\boldsymbol{\alpha}_2+\cdots+k_m\boldsymbol{\alpha}_m=\mathbf{0},$$

则称 $\boldsymbol{\alpha}_1, \boldsymbol{\alpha}_2, \cdots, \boldsymbol{\alpha}_m$ 线性相关（linear dependence），否则称 $\boldsymbol{\alpha}_1, \boldsymbol{\alpha}_2, \cdots, \boldsymbol{\alpha}_m$ 线性无关（linear independence）.

由定义 3-9 可知，若向量组 $\boldsymbol{\alpha}_1, \boldsymbol{\alpha}_2, \cdots, \boldsymbol{\alpha}_m$ 线性无关，则下式

$$k_1\boldsymbol{\alpha}_1+k_2\boldsymbol{\alpha}_2+\cdots+k_m\boldsymbol{\alpha}_m=\mathbf{0}$$

当且仅当 $k_1=k_2=\cdots=k_m=0$ 时才成立.

当讨论向量组 $\boldsymbol{\alpha}_1, \boldsymbol{\alpha}_2, \cdots, \boldsymbol{\alpha}_m$ 线性相关或线性无关时，通常指 $m\geqslant 2$ 的情形. 如果 $m=1$，向量组仅含一个向量 $\boldsymbol{\alpha}$，由定义 3-9 可知，当 $\boldsymbol{\alpha}=0$ 时是线性相关的，当 $\boldsymbol{\alpha}\neq\mathbf{0}$ 时是线性无关的.

若向量组仅含有两个向量 $\boldsymbol{\alpha}_1, \boldsymbol{\alpha}_2$，由定义 3-9 可知，$\boldsymbol{\alpha}_1$ 与 $\boldsymbol{\alpha}_2$ 线性相关的充要条件为 $\boldsymbol{\alpha}_1$ 与 $\boldsymbol{\alpha}_2$ 的分量对应成比例，其几何意义是两个向量共线（即，在同一条直线上）. 类似地，三个向量线性相关的几何意义是三个向量共面（即，在同一个平面上）.

例如向量组 $\boldsymbol{\alpha}_1=[1, 2, -1]$，$\boldsymbol{\alpha}_2=[3, 6, -3]$，$\boldsymbol{\alpha}_3=[8, 6, 0]$，容易看出 $\boldsymbol{\alpha}_2=3\boldsymbol{\alpha}_1$，于是有 $3\boldsymbol{\alpha}_1-\boldsymbol{\alpha}_2=\mathbf{0}$，所以向量组 $\boldsymbol{\alpha}_1, \boldsymbol{\alpha}_2$ 是线性相关的. 同样有 $3\boldsymbol{\alpha}_1-\boldsymbol{\alpha}_2+0\boldsymbol{\alpha}_3=\mathbf{0}$，所以向量组 $\boldsymbol{\alpha}_1, \boldsymbol{\alpha}_2, \boldsymbol{\alpha}_3$ 也是线性相关的. 由此可以看出，若向量组 $\boldsymbol{\alpha}_1, \boldsymbol{\alpha}_2$ 是线性相关的，则包含 $\boldsymbol{\alpha}_1$ 和 $\boldsymbol{\alpha}_2$ 的任意一个向量组均是线性相关的.

例 3-5　证明：包含零向量的向量组一定线性相关.

证明　考虑 n 维向量组 $\mathbf{0}, \boldsymbol{\alpha}_1, \boldsymbol{\alpha}_2, \cdots, \boldsymbol{\alpha}_m$，令

$$k\mathbf{0}+k_1\boldsymbol{\alpha}_1+k_2\boldsymbol{\alpha}_2+\cdots+k_m\boldsymbol{\alpha}_m=\mathbf{0}.$$

易看出，有下式成立

$$1\cdot\mathbf{0}+0\boldsymbol{\alpha}_1+0\boldsymbol{\alpha}_2+\cdots+0\boldsymbol{\alpha}_m=\mathbf{0},$$

其中 $k=1$，$k_1=k_2=\cdots=k_m=0$，从而向量组 $\mathbf{0}, \boldsymbol{\alpha}_1, \boldsymbol{\alpha}_2, \cdots, \boldsymbol{\alpha}_m$ 线性相关.

例 3-6　证明：n 维基本单位向量组

$$\boldsymbol{e}_1=[1, 0, \cdots, 0]^{\mathrm{T}}, \boldsymbol{e}_2=[0, 1, \cdots, 0]^{\mathrm{T}}, \cdots, \boldsymbol{e}_n=[0, 0, \cdots, 1]^{\mathrm{T}}$$

线性无关.

证明　设 $k_1\boldsymbol{e}_1+k_2\boldsymbol{e}_2+\cdots+k_n\boldsymbol{e}_n=\mathbf{0}$，即

$$k_1\begin{bmatrix}1\\0\\\vdots\\0\end{bmatrix}+k_2\begin{bmatrix}0\\1\\\vdots\\0\end{bmatrix}+\cdots+k_n\begin{bmatrix}0\\0\\\vdots\\1\end{bmatrix}=\begin{bmatrix}k_1\\k_2\\\vdots\\k_n\end{bmatrix}=\mathbf{0},$$

于是 $k_1=k_2=\cdots=k_n=0$，从而向量组 $\boldsymbol{e}_1, \boldsymbol{e}_2, \cdots, \boldsymbol{e}_n$ 线性无关.

例 3-7　试判断向量组 $\boldsymbol{\alpha}_1, \boldsymbol{\alpha}_2, \boldsymbol{\alpha}_3$ 的线性相关性，其中

$$\boldsymbol{\alpha}_1=\begin{bmatrix}-1\\3\\1\end{bmatrix},\quad \boldsymbol{\alpha}_2=\begin{bmatrix}2\\1\\0\end{bmatrix},\quad \boldsymbol{\alpha}_3=\begin{bmatrix}1\\4\\1\end{bmatrix}.$$

解　设存在系数 k_1, k_2, k_3，使得 $k_1\boldsymbol{\alpha}_1+k_2\boldsymbol{\alpha}_2+k_3\boldsymbol{\alpha}_3=\mathbf{0}$，即

$$k_1\begin{bmatrix}-1\\3\\1\end{bmatrix}+k_2\begin{bmatrix}2\\1\\0\end{bmatrix}+k_3\begin{bmatrix}1\\4\\1\end{bmatrix}=\mathbf{0},$$

则有

$$\begin{cases}-k_1+2k_2+\ \ k_3=0,\\3k_1+\ \ k_2+4k_3=0,\\k_1\qquad\quad+\ \ k_3=0.\end{cases}$$

解得 $k_1=1, k_2=1, k_3=-1$，所以向量组 $\boldsymbol{\alpha}_1, \boldsymbol{\alpha}_2, \boldsymbol{\alpha}_3$ 线性相关.

例 3-8　已知向量组 $\boldsymbol{\alpha}_1, \boldsymbol{\alpha}_2, \boldsymbol{\alpha}_3$ 线性无关，且

$$\boldsymbol{\beta}_1=\boldsymbol{\alpha}_1+\boldsymbol{\alpha}_2, \boldsymbol{\beta}_2=\boldsymbol{\alpha}_2+\boldsymbol{\alpha}_3, \boldsymbol{\beta}_3=\boldsymbol{\alpha}_3+\boldsymbol{\alpha}_1,$$

试证明向量组 $\boldsymbol{\beta}_1, \boldsymbol{\beta}_2, \boldsymbol{\beta}_3$ 线性无关.

证明　设存在系数 k_1, k_2, k_3，使得 $k_1\boldsymbol{\beta}_1+k_2\boldsymbol{\beta}_2+k_3\boldsymbol{\beta}_3=\mathbf{0}$，

因为

$$\boldsymbol{\beta}_1=\boldsymbol{\alpha}_1+\boldsymbol{\alpha}_2, \boldsymbol{\beta}_2=\boldsymbol{\alpha}_2+\boldsymbol{\alpha}_3, \boldsymbol{\beta}_3=\boldsymbol{\alpha}_3+\boldsymbol{\alpha}_1,$$

所以

$$\begin{aligned}k_1\boldsymbol{\beta}_1+k_2\boldsymbol{\beta}_2+k_3\boldsymbol{\beta}_3&=k_1(\boldsymbol{\alpha}_1+\boldsymbol{\alpha}_2)+k_2(\boldsymbol{\alpha}_2+\boldsymbol{\alpha}_3)+k_3(\boldsymbol{\alpha}_3+\boldsymbol{\alpha}_1)\\&=(k_1+k_3)\boldsymbol{\alpha}_1+(k_1+k_2)\boldsymbol{\alpha}_2+(k_2+k_3)\boldsymbol{\alpha}_3.\end{aligned}$$

由于 $\boldsymbol{\alpha}_1, \boldsymbol{\alpha}_2, \boldsymbol{\alpha}_3$ 线性无关，则有齐次线性方程组

$$\begin{cases}k_1+k_3=0,\\k_1+k_2=0,\\k_2+k_3=0.\end{cases}$$

容易看出该齐次线性方程组有唯一零解，即 $k_1=k_2=k_3=0$，从而可得向量组 $\boldsymbol{\beta}_1, \boldsymbol{\beta}_2, \boldsymbol{\beta}_3$ 线性无关.

向量组的线性相关性在医学影像中的应用举例

在实际应用中，向量组的线性相关性通常被用来判断向量组内是否有“冗余”的向量. 线性无关的向量组中的各个向量相互之间无法线性表示，说明各个向量所包含的信息互不相同，没有冗余；而线性相关的向量组中必然存在一个或多个向量可由其他向量线性表示（即该向量可由其他向量的线性组合所替代），那么该向量所包含的信息就是冗余的.“冗余”向量的存在有时会对问题的研究以及数据分析带来不利影响，而去除“冗余”向量不会导致信息损失，但会使向量组中向量的个数减少，因此往往又会使原本复杂的问题得到简化. 这里举一个向量组的线性相关性应用于磁共振成像研究中的例子. 功能磁共振成像（functional magnetic resonance imaging，fMRI）作为目前脑功能成像技术中的主流技术之一，可以通过不断扫描我们的大脑来获取人脑各个区域神经活动的变化情况. 人们可以利用这一脑功能成像技术，并结合特定的实验设计来研究人脑各个不同区域的复杂功能. 假如想通过实验来研究大脑的哪些区域负责处理视觉及听觉信息，人们可以在利用 fMRI 技术扫描大脑的同时，给被扫描者呈现视觉刺激和听觉刺激，再通过逐一检测大脑每个区域的神经活动，检测哪些区域神经活动信号的变化与相应刺激的呈现保持同步，即可判断哪些脑区与相应刺激的信息处理有关，即：假如 A 脑区的神经活动信号在视觉刺激出现时增强、消失时减弱，而与听觉刺激的呈现无关，B 脑区的神经活动信号在听觉刺激出现时增强、消失时减弱，而与视觉刺激的呈现无关，则认为 A 脑区和 B 脑区分别与视觉信息和听觉信息的处理有关. 而如何设计视觉刺激和听觉刺激的呈现时间对准确检测视觉和听觉信息处理的脑区至关重要，其中一个关键因素就是视觉刺激序列与听觉刺激序列是否线性无关. 如果把视觉刺激序列记为向量 $\boldsymbol{\alpha}$，其分量的个数等于实验期间的扫描时间点个数，

每个分量按时间序列排列，将有视觉刺激的时间点所对应的分量置为 1，其余分量置为 -1；同理，把听觉刺激序列记为向量 $\boldsymbol{\beta}$，将有听觉刺激的时间点所对应的分量置为 1，其余分量置为 -1. 当向量组 $\boldsymbol{\alpha}, \boldsymbol{\beta}$ 线性相关时，可分为两种情况：①$\boldsymbol{\alpha}=\boldsymbol{\beta}$，这意味着视觉刺激和听觉刺激同时呈现及消失，此时，若 A 脑区的神经活动信号与视觉刺激序列 $\boldsymbol{\alpha}$ 同步，其也必然与听觉刺激序列 $\boldsymbol{\beta}$ 同步，将无法判断该脑区究竟是被视觉刺激所激活还是被听觉刺激所激活（图 3-7a）；②$\boldsymbol{\alpha}=-\boldsymbol{\beta}$，即视觉刺激和听觉刺激恰好交替呈现（视觉刺激呈现时，听觉刺激消失，而听觉刺激呈现时，视觉刺激消失），此时，若 A 脑区的神经活动信号与视觉刺激序列 $\boldsymbol{\alpha}$ 同步，则视觉刺激呈现时（或听觉刺激消失后）A 脑区的神经活动信号增强，而视觉刺激消失后（或听觉刺激呈现时）A 脑区的神经活动信号减弱，那么将无法判断该脑区究竟是被视觉刺激所激活还是被听觉刺激所抑制（图 3-7b）. 因此，在向量组 $\boldsymbol{\alpha}, \boldsymbol{\beta}$ 线性相关的两种情况下，均无法判断 A 脑区究竟是与视觉信息处理有关还是与听觉信息处理有关. 只有当向量组 $\boldsymbol{\alpha}, \boldsymbol{\beta}$ 线性无关时，才能准确区分视觉信息处理脑区和听觉信息处理脑区（图 3-7c）. 该例中只有两个刺激序列，对于同时包含三个及以上刺激序列的实验设计也是同样道理，需要通过向量组线性相关性的判定来判断某种实验设计是否可以有效检测出目标脑区.

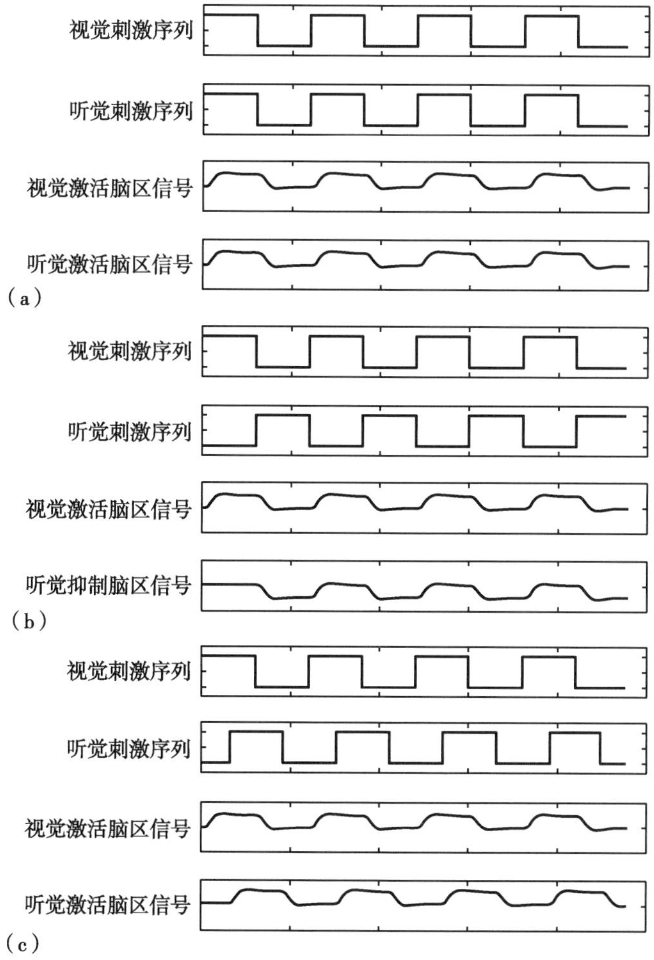

图 3-7 功能磁共振成像技术基于向量的线性相关性判断脑激活示意图

(a) 视觉刺激和听觉刺激同时呈现及消失（两个向量线性正相关），无法区分脑区的激活是与视觉有关还是与听觉有关；(b) 视觉刺激和听觉刺激恰好交替呈现（两个向量线性负相关），无法区分脑区神经活动是被视觉刺激所激活还是被听觉刺激所抑制；(c) 视觉刺激序列和听觉刺激序列线性无关，此时可区分脑区是被视觉刺激激活还是被听觉刺激激活.

二、向量组的线性相关性的判定

由例 3-5～例 3-8 可以看出，向量组的线性相关性可以根据线性相关与线性无关的定义来判定. 然而，这个判定过程经常涉及方程组求解，当向量组维数较高且向量较为复杂时，方程组求解的计算量较大. 因此，下面给出常用的一些更为简便的判定定理.

定理 3-2　m 个 n 维向量所构成的向量组 $\boldsymbol{A}$: $\boldsymbol{\alpha}_1, \boldsymbol{\alpha}_2, \cdots, \boldsymbol{\alpha}_m$ 线性相关的充要条件为齐次线性方程组 $\boldsymbol{Ax}=\boldsymbol{0}$ 有非零解；而向量组 $\boldsymbol{A}$: $\boldsymbol{\alpha}_1, \boldsymbol{\alpha}_2, \cdots, \boldsymbol{\alpha}_m$ 线性无关的充要条件则为齐次线性方程组 $\boldsymbol{Ax}=\boldsymbol{0}$ 只有零解.

由定理 3-2 可以看出，向量组的线性相关性与其对应的齐次线性方程组是否有非零解等价，而齐次线性方程组解的判定及求解将在本章第四节详细介绍. 结合齐次线性方程组解的判定定理还可通过如下推论来判定向量组的线性相关性.

推论 3-1　n 个 n 维向量组 $\boldsymbol{A}$: $\boldsymbol{\alpha}_1, \boldsymbol{\alpha}_2, \cdots, \boldsymbol{\alpha}_n$ 线性相关的充要条件为 $|\boldsymbol{A}|=0$；线性无关的充要条件为 $|\boldsymbol{A}|\neq 0$.

推论 3-2　当向量组中所含向量的个数大于向量的维数（$m>n$）时，向量组一定线性相关.

例 3-9　设向量组 $\boldsymbol{\alpha}_1=\begin{bmatrix}1\\1\\1\end{bmatrix}, \boldsymbol{\alpha}_2=\begin{bmatrix}1\\2\\3\end{bmatrix}, \boldsymbol{\alpha}_3=\begin{bmatrix}1\\3\\x\end{bmatrix}$，问

（1）x 为何值时，向量组 $\boldsymbol{\alpha}_1, \boldsymbol{\alpha}_2, \boldsymbol{\alpha}_3$ 线性相关；

（2）x 为何值时，向量组 $\boldsymbol{\alpha}_1, \boldsymbol{\alpha}_2, \boldsymbol{\alpha}_3$ 线性无关.

解　令 $\boldsymbol{A}=[\boldsymbol{\alpha}_1, \boldsymbol{\alpha}_2, \boldsymbol{\alpha}_3]$，则有

$$|\boldsymbol{A}|=\begin{vmatrix}1&1&1\\1&2&3\\1&3&x\end{vmatrix}=x-5,$$

由推论 3-1 可知，当 $x=5$ 时，向量组 $\boldsymbol{\alpha}_1, \boldsymbol{\alpha}_2, \boldsymbol{\alpha}_3$ 线性相关；当 $x\neq 5$ 时，向量组 $\boldsymbol{\alpha}_1, \boldsymbol{\alpha}_2, \boldsymbol{\alpha}_3$ 线性无关.

例 3-10　判断向量组 $\boldsymbol{\alpha}_1=\begin{bmatrix}0\\1\\2\end{bmatrix}, \boldsymbol{\alpha}_2=\begin{bmatrix}-1\\-2\\0\end{bmatrix}, \boldsymbol{\alpha}_3=\begin{bmatrix}1\\1\\7\end{bmatrix}, \boldsymbol{\alpha}_4=\begin{bmatrix}-5\\9\\3\end{bmatrix}$ 的线性相关性.

解　因为该向量组由 4 个 3 维向量构成，所以根据推论 3-2 可知，向量组 $\boldsymbol{\alpha}_1, \boldsymbol{\alpha}_2, \boldsymbol{\alpha}_3, \boldsymbol{\alpha}_4$ 线性相关.

定理 3-3　如果向量组中有一部分向量（称为部分组）线性相关，则整个向量组线性相关.

证明　设向量组 $\boldsymbol{\alpha}_1, \boldsymbol{\alpha}_2, \cdots, \boldsymbol{\alpha}_m$ 中有 r（$r\leqslant m$）个向量组成的部分组线性相关. 不妨设 $\boldsymbol{\alpha}_1, \boldsymbol{\alpha}_2, \cdots, \boldsymbol{\alpha}_r$ 线性相关，则存在不全为零的数 $k_1, k_2, \cdots, k_r$，使得

$$k_1\boldsymbol{\alpha}_1+k_2\boldsymbol{\alpha}_2+\cdots+k_r\boldsymbol{\alpha}_r=\boldsymbol{0}.$$

因而存在一组不全为零的数 $k_1, k_2, \cdots, k_r, 0, 0, \cdots, 0$，使得

$$k_1\boldsymbol{\alpha}_1+k_2\boldsymbol{\alpha}_2+\cdots+k_r\boldsymbol{\alpha}_r+0\boldsymbol{\alpha}_{r+1}+\cdots+0\boldsymbol{\alpha}_m=\boldsymbol{0},$$

即 $\boldsymbol{\alpha}_1, \boldsymbol{\alpha}_2, \cdots, \boldsymbol{\alpha}_m$ 线性相关.

定理 3-3 的逆否命题也成立，即可得推论 3-3.

推论 3-3　线性无关的向量组中任意部分组线性无关.

定理 3-3 和推论 3-3 是从向量组的整体与部分的关系来判断线性相关性，可简单总结为：部分相关则整体相关，整体无关则部分无关.

定理 3-4　向量组 $\boldsymbol{A}$: $\boldsymbol{\alpha}_1, \boldsymbol{\alpha}_2, \cdots, \boldsymbol{\alpha}_m$（$m\geqslant 2$）线性相关的充要条件为 $\boldsymbol{A}$ 中至少有一个向量可由其余 $m-1$ 个向量线性表示.

证明　必要性：根据线性相关的定义，若向量组 $\boldsymbol{A}$: $\boldsymbol{\alpha}_1, \boldsymbol{\alpha}_2, \cdots, \boldsymbol{\alpha}_m$（$m\geqslant 2$）线性相关，则存在不全为零的数 $k_1, k_2, \cdots, k_m$，使得 $k_1\boldsymbol{\alpha}_1+k_2\boldsymbol{\alpha}_2+\cdots+k_m\boldsymbol{\alpha}_m=\boldsymbol{0}$，不妨设 $k_1\neq 0$，则有

$$\boldsymbol{\alpha}_1=-\frac{1}{k_1}(k_2\boldsymbol{\alpha}_2+\cdots+k_m\boldsymbol{\alpha}_m),$$

即向量 $\boldsymbol{\alpha}_1$ 可由 $\boldsymbol{\alpha}_2, \boldsymbol{\alpha}_3, \cdots, \boldsymbol{\alpha}_m$ 线性表示.

充分性：若向量组 $\boldsymbol{A}$：$\boldsymbol{\alpha}_1, \boldsymbol{\alpha}_2, \cdots, \boldsymbol{\alpha}_m (m \geqslant 2)$ 中有一个向量可由其余 $m-1$ 个向量线性表示，不妨设该向量为 $\boldsymbol{\alpha}_m$，即存在实数 $\lambda_1, \lambda_2, \cdots, \lambda_{m-1}$，使得

$$\boldsymbol{\alpha}_m=\lambda_1\boldsymbol{\alpha}_1+\lambda_2\boldsymbol{\alpha}_2+\cdots+\lambda_{m-1}\boldsymbol{\alpha}_{m-1},$$

则有

$$\lambda_1\boldsymbol{\alpha}_1+\lambda_2\boldsymbol{\alpha}_2+\cdots+\lambda_{m-1}\boldsymbol{\alpha}_{m-1}-\boldsymbol{\alpha}_m=\mathbf{0}.$$

因为 $\lambda_1, \lambda_2, \cdots, \lambda_{m-1}, -1$ 不全为零，所以向量组 $\boldsymbol{A}$：$\boldsymbol{\alpha}_1, \boldsymbol{\alpha}_2, \cdots, \boldsymbol{\alpha}_m (m \geqslant 2)$ 线性相关.

定理 3-5　若向量组 $\boldsymbol{\alpha}_1, \boldsymbol{\alpha}_2, \cdots, \boldsymbol{\alpha}_m$ 线性无关，而向量组 $\boldsymbol{\alpha}_1, \boldsymbol{\alpha}_2, \cdots, \boldsymbol{\alpha}_m, \boldsymbol{\beta}$ 线性相关，则 $\boldsymbol{\beta}$ 可由 $\boldsymbol{\alpha}_1, \boldsymbol{\alpha}_2, \cdots, \boldsymbol{\alpha}_m$ 线性表示，且表达式唯一.

证明　因为向量组 $\boldsymbol{\alpha}_1, \boldsymbol{\alpha}_2, \cdots, \boldsymbol{\alpha}_m, \boldsymbol{\beta}$ 线性相关，所以存在不全为零的数 $k_1, k_2, \cdots, k_m, l$，使得

$$k_1\boldsymbol{\alpha}_1+k_2\boldsymbol{\alpha}_2+\cdots+k_m\boldsymbol{\alpha}_m+l\boldsymbol{\beta}=\mathbf{0} \tag{3-4}$$

成立.

若 $l=0$，那么必有 $k_1, k_2, \cdots, k_m$ 不全为零，且

$$k_1\boldsymbol{\alpha}_1+k_2\boldsymbol{\alpha}_2+\cdots+k_m\boldsymbol{\alpha}_m=\mathbf{0},$$

这与向量组 $\boldsymbol{\alpha}_1, \boldsymbol{\alpha}_2, \cdots, \boldsymbol{\alpha}_m$ 线性无关矛盾，因此 $l \neq 0$. 由式(3-4)可得，

$$\boldsymbol{\beta}=-\frac{1}{l}(k_1\boldsymbol{\alpha}_1+k_2\boldsymbol{\alpha}_2+\cdots+k_m\boldsymbol{\alpha}_m).$$

所以向量 $\boldsymbol{\beta}$ 一定能由向量组 $\boldsymbol{\alpha}_1, \boldsymbol{\alpha}_2, \cdots, \boldsymbol{\alpha}_m$ 线性表示.

下面证明表示式是唯一的：假设存在两组数 $\lambda_1, \lambda_2, \cdots, \lambda_m$ 与 $\mu_1, \mu_2, \cdots, \mu_m$，都满足

$$\boldsymbol{\beta}=\lambda_1\boldsymbol{\alpha}_1+\lambda_2\boldsymbol{\alpha}_2+\cdots+\lambda_m\boldsymbol{\alpha}_m,$$
$$\boldsymbol{\beta}=\mu_1\boldsymbol{\alpha}_1+\mu_2\boldsymbol{\alpha}_2+\cdots+\mu_m\boldsymbol{\alpha}_m,$$

将两式相减，得

$$\mathbf{0}=(\lambda_1-\mu_1)\boldsymbol{\alpha}_1+(\lambda_2-\mu_2)\boldsymbol{\alpha}_2+\cdots+(\lambda_m-\mu_m)\boldsymbol{\alpha}_m,$$

因为向量组 $\boldsymbol{\alpha}_1, \boldsymbol{\alpha}_2, \cdots, \boldsymbol{\alpha}_m$ 线性无关，所以 $\lambda_1-\mu_1=0, \lambda_2-\mu_2=0, \cdots, \lambda_m-\mu_m=0$，即 $\lambda_1=\mu_1, \lambda_2=\mu_2, \cdots, \lambda_m=\mu_m$. 因此表示式唯一.

例 3-11　设向量组 $\boldsymbol{\alpha}_1, \boldsymbol{\alpha}_2, \boldsymbol{\alpha}_3$ 线性无关，向量组 $\boldsymbol{\alpha}_2, \boldsymbol{\alpha}_3, \boldsymbol{\alpha}_4$ 线性相关. 证明：

(1) 向量 $\boldsymbol{\alpha}_4$ 可由向量组 $\boldsymbol{\alpha}_1, \boldsymbol{\alpha}_2, \boldsymbol{\alpha}_3$ 线性表示；

(2) 向量 $\boldsymbol{\alpha}_1$ 不能由向量组 $\boldsymbol{\alpha}_2, \boldsymbol{\alpha}_3, \boldsymbol{\alpha}_4$ 线性表示.

证明　(1) 对于向量组 $\boldsymbol{\alpha}_1, \boldsymbol{\alpha}_2, \boldsymbol{\alpha}_3, \boldsymbol{\alpha}_4$，因为向量组 $\boldsymbol{\alpha}_2, \boldsymbol{\alpha}_3, \boldsymbol{\alpha}_4$ 线性相关，由定理 3-3 可知，向量组 $\boldsymbol{\alpha}_1, \boldsymbol{\alpha}_2, \boldsymbol{\alpha}_3, \boldsymbol{\alpha}_4$ 线性相关. 又因为 $\boldsymbol{\alpha}_1, \boldsymbol{\alpha}_2, \boldsymbol{\alpha}_3$ 线性无关，则根据定理 3-5 可得，向量 $\boldsymbol{\alpha}_4$ 可由向量组 $\boldsymbol{\alpha}_1, \boldsymbol{\alpha}_2, \boldsymbol{\alpha}_3$ 线性表示；

(2) 反证法：假设向量 $\boldsymbol{\alpha}_1$ 可由向量组 $\boldsymbol{\alpha}_2, \boldsymbol{\alpha}_3, \boldsymbol{\alpha}_4$ 线性表示. 因为 $\boldsymbol{\alpha}_1, \boldsymbol{\alpha}_2, \boldsymbol{\alpha}_3$ 线性无关，由推论 3-3 可知 $\boldsymbol{\alpha}_2, \boldsymbol{\alpha}_3$ 线性无关. 又因为 $\boldsymbol{\alpha}_2, \boldsymbol{\alpha}_3, \boldsymbol{\alpha}_4$ 线性相关，由定理 3-5 可知，$\boldsymbol{\alpha}_4$ 可由 $\boldsymbol{\alpha}_2, \boldsymbol{\alpha}_3$ 线性表示. 利用线性表示的传递性，则 $\boldsymbol{\alpha}_1$ 可由向量组 $\boldsymbol{\alpha}_2, \boldsymbol{\alpha}_3$ 线性表示，根据定理 3-4 可得向量组 $\boldsymbol{\alpha}_1, \boldsymbol{\alpha}_2, \boldsymbol{\alpha}_3$ 线性相关，与题目矛盾. 故向量 $\boldsymbol{\alpha}_1$ 不能由向量组 $\boldsymbol{\alpha}_2, \boldsymbol{\alpha}_3, \boldsymbol{\alpha}_4$ 线性表示.

第三节　向量组的秩

一、最大无关组

定义 3-10　设有向量组 $\boldsymbol{A}$，如果在 $\boldsymbol{A}$ 中能选出 r 个向量 $\boldsymbol{\alpha}_1, \boldsymbol{\alpha}_2, \cdots, \boldsymbol{\alpha}_r$，满足

(1) 向量组 $\boldsymbol{A}_0$: $\boldsymbol{\alpha}_1, \boldsymbol{\alpha}_2, \cdots, \boldsymbol{\alpha}_r$ 线性无关;

(2) 向量组 $\boldsymbol{A}$ 中任意 $r+1$ 个向量(如果 $\boldsymbol{A}$ 中有 $r+1$ 个向量)都线性相关,那么称向量组 $\boldsymbol{A}_0$ 是向量组 $\boldsymbol{A}$ 的最大线性无关组(maximal linearly independent subset),简称最大无关组.

由定义可知向量组 $\boldsymbol{A}$ 中任意一个向量都可以由向量组 $\boldsymbol{A}$ 的最大无关组线性表示,而最大无关组作为向量组 $\boldsymbol{A}$ 的部分组,也可由向量组 $\boldsymbol{A}$ 线性表示,即向量组 $\boldsymbol{A}$ 与它的最大无关组是等价的. 向量组 $\boldsymbol{A}$ 最大无关组所含向量的个数不超过向量组 $\boldsymbol{A}$ 的向量的个数,因此,用最大无关组来代替向量组 $\boldsymbol{A}$,会给很多问题的讨论带来极大方便.

例 3-12　求向量组 $\boldsymbol{\alpha}_1=[1, 0, 0]$, $\boldsymbol{\alpha}_2=[0, 1, 0]$, $\boldsymbol{\alpha}_3=[2, 3, 0]$ 的一个最大无关组.

解　容易看出 $\boldsymbol{\alpha}_1$, $\boldsymbol{\alpha}_2$ 线性无关,且有 $\boldsymbol{\alpha}_3=2\boldsymbol{\alpha}_1+3\boldsymbol{\alpha}_2$,所以根据定义 3-10,得 $\boldsymbol{\alpha}_1$, $\boldsymbol{\alpha}_2$ 是该向量组的一个最大无关组.

也可以验证 $\boldsymbol{\alpha}_2$, $\boldsymbol{\alpha}_3$ 和 $\boldsymbol{\alpha}_1$, $\boldsymbol{\alpha}_3$ 也是该向量组的最大无关组. 由此可见,一个向量组的最大无关组不是唯一的. 只含有零向量的向量组没有最大无关组.

由等价关系的可传递性可知,一个向量组的任意两个最大无关组都等价,且等价的线性无关组所含向量个数相等. 因此,也可得到一个向量组的任意两个最大无关组所含向量个数相等. 这是向量组自身固有的属性.

矩阵中与其最高阶非零子式所对应的列(行)向量即为该矩阵列(行)向量组的最大无关组.

二、向量组秩的定义

定义 3-11　一个向量组 $\boldsymbol{A}$ 的最大无关组所含向量的个数,称为向量组 $\boldsymbol{A}$ 的秩,记为 $\boldsymbol{R}_{\boldsymbol{A}}$.

在例 3-12 中,已知向量组 $\boldsymbol{\alpha}_1=[1, 0, 0]$, $\boldsymbol{\alpha}_2=[0, 1, 0]$, $\boldsymbol{\alpha}_3=[2, 3, 0]$ 有一个最大无关组是 $\boldsymbol{\alpha}_1$, $\boldsymbol{\alpha}_2$,所以 $R(\boldsymbol{\alpha}_1, \boldsymbol{\alpha}_2, \boldsymbol{\alpha}_3)=2$.

例 3-13　全体 n 维向量构成的向量组记作 R^n,求 R^n 的一个最大无关组及 R^n 的秩.

解　n 维单位向量构成的矩阵 $\boldsymbol{E}=[\boldsymbol{e}_1, \boldsymbol{e}_2, \cdots, \boldsymbol{e}_n]$ 是 n 阶单位矩阵,由于 $|\boldsymbol{E}|=1\neq 0$,故 $\boldsymbol{e}_1, \boldsymbol{e}_2, \cdots, \boldsymbol{e}_n$ 是线性无关的. 又因为在 R^n 中任意 $n+1$ 个向量都线性相关,因此,向量组 $\boldsymbol{e}_1, \boldsymbol{e}_2, \cdots, \boldsymbol{e}_n$ 是 R^n 的一个最大无关组,由定义 3-11 知 R^n 的秩等于 n.

显然,R^n 的最大无关组很多,任何 n 个线性无关的 n 维向量都构成 R^n 的最大无关组.

三、向量组的秩和矩阵的秩的关系

一个 $m\times n$ 矩阵 $\boldsymbol{A}$ 可以看成是由 n 个 m 维列向量组成的,也可以看成是由 m 个 n 维行向量组成的:

$$\boldsymbol{A}=[a_{ij}]_{m\times n}=[\boldsymbol{\alpha}_1, \boldsymbol{\alpha}_2, \cdots, \boldsymbol{\alpha}_m]=\begin{bmatrix}\boldsymbol{\beta}_1\\ \vdots\\ \boldsymbol{\beta}_n\end{bmatrix},$$

其中 $\boldsymbol{\alpha}_1, \boldsymbol{\alpha}_2, \cdots, \boldsymbol{\alpha}_m$ 及 $\boldsymbol{\beta}_1, \boldsymbol{\beta}_2, \cdots, \boldsymbol{\beta}_n$ 分别是 $\boldsymbol{A}=[a_{ij}]_{m\times n}$ 的列向量组和行向量组.

定理 3-6 给出了矩阵 $\boldsymbol{A}$ 的秩、$\boldsymbol{A}$ 的行向量组的秩(简称为行秩)、$\boldsymbol{A}$ 的列向量组的秩(简称为列秩)之间的关系.

定理 3-6　矩阵的秩等于它的列向量组的秩,也等于它的行向量组的秩.

证明　设矩阵 $\boldsymbol{A}$ 的秩为 r,其列向量组的秩为 s,欲证 $s=r$.

因为 $R(\boldsymbol{A})=r$,则矩阵 $\boldsymbol{A}$ 中至少有一个 r 阶子式 $D_r\neq 0$,使其所在的 $\boldsymbol{A}$ 的 r 个列向量线性无关,因此 $\boldsymbol{A}$ 的列向量组的秩 $s\geqslant r$; 另一方面,由矩阵 $\boldsymbol{A}$ 的列向量组的秩为 s,知 $\boldsymbol{A}$ 有 s 个列向量 $\boldsymbol{\alpha}_1, \boldsymbol{\alpha}_2, \cdots, \boldsymbol{\alpha}_s$ 线性无关,记这 s 个列向量构成矩阵 $\boldsymbol{A}_s$,则 $\boldsymbol{A}_s$ 中至少有一个 s 阶子式 D_s 不为零,而 $\boldsymbol{A}_s$ 没有更高阶的子式,因此 $R(\boldsymbol{A}_s)=s$. 于是,有 $r=R(\boldsymbol{A})\geqslant R(\boldsymbol{A}_s)=s$. 综上所述 $s=r$. 即矩阵 $\boldsymbol{A}$ 的秩等于 $\boldsymbol{A}$ 的列秩.

再证矩阵 $\boldsymbol{A}$ 的秩等于 $\boldsymbol{A}$ 的行秩. 因为 $\boldsymbol{A}$ 的行秩即为 $\boldsymbol{A}^{\mathrm{T}}$ 的列秩. 且 $R(\boldsymbol{A})=R(\boldsymbol{A}^{\mathrm{T}})$，故有矩阵 $\boldsymbol{A}$ 的秩等于 $\boldsymbol{A}$ 的行秩.

在线性方程理论中，定理 3-6 实现了线性方程矩阵形式 $\boldsymbol{Ax}=\boldsymbol{b}$ 和向量形式 $x_1\boldsymbol{\alpha}_1+x_2\boldsymbol{\alpha}_2+\cdots+x_n\boldsymbol{\alpha}_n=\boldsymbol{b}$ 的统一，也为我们以向量为工具研究矩阵或是以矩阵为工具研究向量搭建了桥梁.

定理 3-6 提供了一个求向量组的秩，以及判别向量组线性相关性的行之有效的方法.

例 3-14　求向量组

$$\boldsymbol{\alpha}_1=[1,1,0,1]^{\mathrm{T}},\ \boldsymbol{\alpha}_2=[1,0,1,1]^{\mathrm{T}},\ \boldsymbol{\alpha}_3=[1,1,1,0]^{\mathrm{T}}$$

的秩.

解　设 $\boldsymbol{A}=[\boldsymbol{\alpha}_1,\boldsymbol{\alpha}_2,\boldsymbol{\alpha}_3]$，对 $\boldsymbol{A}$ 施行初等行变换，得

$$\boldsymbol{A}=\begin{bmatrix}1&1&1\\1&0&1\\0&1&1\\1&1&0\end{bmatrix}\xrightarrow[r_4-r_1]{r_2-r_1}\begin{bmatrix}1&1&1\\0&-1&0\\0&1&1\\0&0&-1\end{bmatrix}\xrightarrow[r_4+r_3]{r_3+r_2}\begin{bmatrix}1&1&1\\0&-1&0\\0&0&1\\0&0&0\end{bmatrix}.$$

因此，矩阵 $\boldsymbol{A}$ 的秩是 3. 故向量组的秩也为 3.

利用定理 3-6 讨论向量组的线性关系，可以得到定理 3-7.

定理 3-7　矩阵 $\boldsymbol{A}$ 经过初等行变换化成 $\boldsymbol{B}$，则以矩阵 $\boldsymbol{A}$、$\boldsymbol{B}$ 为系数矩阵的齐次线性方程组有相同的解.

证明　由于矩阵 $\boldsymbol{A}$ 经过初等行变换可化成 $\boldsymbol{B}$，则存在可逆矩阵 $\boldsymbol{P}$ 使得 $\boldsymbol{B}=\boldsymbol{PA}$. 那么，若 $\boldsymbol{Ax}=\boldsymbol{0}$，则 $\boldsymbol{Bx}=\boldsymbol{PAx}=\boldsymbol{P}(\boldsymbol{Ax})=\boldsymbol{P0}=\boldsymbol{0}$. 另一方面，由于 $\boldsymbol{A}=\boldsymbol{P}^{-1}\boldsymbol{B}$，若 $\boldsymbol{Bx}=\boldsymbol{0}$，则 $\boldsymbol{Ax}=\boldsymbol{P}^{-1}\boldsymbol{Bx}=\boldsymbol{P}^{-1}(\boldsymbol{Bx})=\boldsymbol{P}^{-1}\boldsymbol{0}=\boldsymbol{0}$.

综上可得：齐次线性方程组 $\boldsymbol{Ax}=\boldsymbol{0}$ 与 $\boldsymbol{Bx}=\boldsymbol{0}$ 同解.

由定理 3-1 可知，齐次线性方程组 $\boldsymbol{Ax}=\boldsymbol{0}$ 的解是零向量由向量组 $\boldsymbol{A}$ 线性表示的表示系数，从而矩阵 $\boldsymbol{A}$ 的列向量组与 $\boldsymbol{B}$ 的列向量组在表示零向量时具有完全相同的线性关系.

根据定理 3-7 不难求出向量组的最大无关组和秩，并可得到向量组中除最大无关组外的其他向量用最大无关组线性表示的系数. 此外，还可从向量角度研究线性方程组是否有解的问题. 线性方程组 $x_1\boldsymbol{\alpha}_1+x_2\boldsymbol{\alpha}_2+\cdots+x_s\boldsymbol{\alpha}_s=\boldsymbol{b}$ 有解 $\Leftrightarrow$ 向量 $\boldsymbol{b}$ 可由向量组 $\boldsymbol{\alpha}_1,\boldsymbol{\alpha}_2,\cdots,\boldsymbol{\alpha}_s$ 线性表示.

例 3-15　设矩阵 $\boldsymbol{A}=\begin{bmatrix}2&-1&-1&1&2\\1&1&-2&1&4\\4&-6&2&-2&4\\3&6&-9&7&9\end{bmatrix}$，求矩阵 $\boldsymbol{A}$ 的列向量组的秩，并把不属于最大无关组的列向量用最大无关组线性表示.

解　对矩阵 $\boldsymbol{A}$ 施行初等行变换化为行阶梯形矩阵

$$\boldsymbol{A}=\begin{bmatrix}2&-1&-1&1&2\\1&1&-2&1&4\\4&-6&2&-2&4\\3&6&-9&7&9\end{bmatrix}\xrightarrow[\substack{r_3-4r_1\\r_4-3r_1}]{\substack{r_1\leftrightarrow r_2\\r_2-2r_1}}\begin{bmatrix}1&1&-2&1&4\\0&-3&3&-1&-6\\0&-10&10&-6&-12\\0&3&-3&4&-3\end{bmatrix}$$

$$\xrightarrow[\substack{r_2+r_4\\r_3+6r_4}]{\substack{r_4+r_2\\r_4\times\frac{1}{3}}}\begin{bmatrix}1&1&-2&1&4\\0&-3&3&0&-9\\0&-10&10&0&-30\\0&0&0&1&-3\end{bmatrix}\xrightarrow[\substack{r_3+10r_2\\r_3\leftrightarrow r_4}]{r_2\times\left(-\frac{1}{3}\right)}\begin{bmatrix}1&1&-2&1&4\\0&1&-1&0&3\\0&0&0&1&-3\\0&0&0&0&0\end{bmatrix},$$

可知 $R(\boldsymbol{A})=3$，故列向量组的一个最大无关组含 3 个向量，而三个非零行的首个非零元在第 1，第 2，第 4 列，故 $\boldsymbol{\alpha}_1$，$\boldsymbol{\alpha}_2$，$\boldsymbol{\alpha}_4$ 为列向量组的一个最大无关组. 把 $\boldsymbol{A}$ 再变成行最简形矩阵

$$\begin{bmatrix} 1 & 0 & -1 & 0 & 4 \\ 0 & 1 & -1 & 0 & 3 \\ 0 & 0 & 0 & 1 & -3 \\ 0 & 0 & 0 & 0 & 0 \end{bmatrix} \tag{3-5}$$

将行最简形矩阵(3-5)记为 $\boldsymbol{B}=[\boldsymbol{b}_1, \boldsymbol{b}_2, \cdots, \boldsymbol{b}_5]$，由于方程 $\boldsymbol{Ax}=\boldsymbol{0}$ 与 $\boldsymbol{Bx}=\boldsymbol{0}$ 同解，由矩阵(3-5)可得，

$$\boldsymbol{b}_3=\begin{bmatrix} -1 \\ -1 \\ 0 \\ 0 \end{bmatrix}=(-1)\begin{bmatrix} 1 \\ 0 \\ 0 \\ 0 \end{bmatrix}+(-1)\begin{bmatrix} 0 \\ 1 \\ 0 \\ 0 \end{bmatrix}=-\boldsymbol{b}_1-\boldsymbol{b}_2,$$

类似地，可得 $\boldsymbol{b}_5=4\boldsymbol{b}_1+3\boldsymbol{b}_2-3\boldsymbol{b}_4$，

因此，$\boldsymbol{\alpha}_3=-\boldsymbol{\alpha}_1-\boldsymbol{\alpha}_2$，$\boldsymbol{\alpha}_5=4\boldsymbol{\alpha}_1+3\boldsymbol{\alpha}_2-3\boldsymbol{\alpha}_4$.

第四节　线性方程组的解

前面已经提到向量组的线性表示、线性相关性以及秩均与线性方程组的解存在密切关系. 本节正式给出线性方程组解的判定定理及解的结构.

一、线性方程组解的判定定理

定理 3-8　n 元线性方程组 $\boldsymbol{Ax}=\boldsymbol{b}$，

(1) 无解的充分必要条件是 $R(\boldsymbol{A})<R(\boldsymbol{A}, \boldsymbol{b})$；

(2) 有唯一解的充分必要条件是 $R(\boldsymbol{A})=R(\boldsymbol{A}, \boldsymbol{b})=n$；

(3) 有无限多解的充分必要条件是 $R(\boldsymbol{A})=R(\boldsymbol{A}, \boldsymbol{b})<n$.

证明　先证明充分性：设 $R(\boldsymbol{A})=r$，不失一般性，增广矩阵 $\boldsymbol{B}=[\boldsymbol{A}, \boldsymbol{b}]$ 的行最简形矩阵可表示为

$$\tilde{\boldsymbol{B}}=\begin{bmatrix} 1 & 0 & \cdots & 0 & b_{11} & \cdots & b_{1,n-r} & d_1 \\ 0 & 1 & \cdots & 0 & b_{21} & \cdots & b_{2,n-r} & d_2 \\ \vdots & \vdots & \ddots & \vdots & \vdots & \ddots & \vdots & \vdots \\ 0 & 0 & \cdots & 1 & b_{r1} & \cdots & b_{r,n-r} & d_r \\ 0 & 0 & \cdots & 0 & 0 & \cdots & 0 & d_{r+1} \\ 0 & 0 & \cdots & 0 & 0 & \cdots & 0 & 0 \\ \vdots & \vdots & \ddots & \vdots & \vdots & \ddots & \vdots & \vdots \\ 0 & 0 & \cdots & 0 & 0 & \cdots & 0 & 0 \end{bmatrix}.$$

(1) 若 $R(\boldsymbol{A})<R(\boldsymbol{B})$，设 $\tilde{\boldsymbol{B}}$ 中 $d_{r+1}=1$，于是 $\tilde{\boldsymbol{B}}$ 的第 $r+1$ 行对应矛盾方程 $0=1$，故方程组 $\boldsymbol{Ax}=\boldsymbol{b}$ 无解；

(2) 若 $R(\boldsymbol{A})=R(\boldsymbol{B})=n$，则增广矩阵 $\boldsymbol{B}$ 的行最简形矩阵 $\tilde{\boldsymbol{B}}$ 为

$$\tilde{\boldsymbol{B}}=\begin{bmatrix} 1 & 0 & \cdots & 0 & d_1 \\ 0 & 1 & \cdots & 0 & d_2 \\ \vdots & \vdots & \ddots & \vdots & \vdots \\ 0 & 0 & \cdots & 1 & d_n \end{bmatrix},$$

$\tilde{\boldsymbol{B}}$对应的线性方程组为

$$\begin{cases} x_1 = d_1, \\ x_2 = d_2, \\ \cdots\cdots\cdots\cdots \\ x_n = d_n. \end{cases} \tag{3-6}$$

故方程组 $\boldsymbol{Ax}=\boldsymbol{b}$ 有唯一解，式(3-6)即为 $\boldsymbol{Ax}=\boldsymbol{b}$ 的唯一解；

(3) 设 $R(\boldsymbol{A})=R(\boldsymbol{B})=r<n$，则 $d_{r+1}=0$，$\tilde{\boldsymbol{B}}$对应的线性方程组为

$$\begin{cases} x_1 \quad\quad +b_{11}x_{r+1}+b_{12}x_{r+2}+\cdots+b_{1,\,n-r}x_n=d_1, \\ \quad x_2 \quad +b_{21}x_{r+1}+b_{22}x_{r+2}+\cdots+b_{2,\,n-r}x_n=d_2, \\ \quad\quad \cdots\cdots\cdots\cdots \\ \quad\quad x_r+b_{r1}x_{r+1}+b_{r2}x_{r+2}+\cdots+b_{r,\,n-r}x_n=d_r. \end{cases}$$

可进一步化为

$$\begin{cases} x_1=-b_{11}x_{r+1}-b_{12}x_{r+2}-\cdots-b_{1,\,n-r}x_n+d_1, \\ x_2=-b_{21}x_{r+1}-b_{22}x_{r+2}-\cdots-b_{2,\,n-r}x_n+d_2, \\ \cdots\cdots\cdots\cdots \\ x_r=-b_{r1}x_{r+1}-b_{r2}x_{r+2}-\cdots-b_{r,\,n-r}x_n+d_r. \end{cases}$$

令 $x_{r+1}, x_{r+2}, \cdots, x_n$ 为 $n-r$ 个自由未知量，取值为

$$\begin{bmatrix} x_{r+1} \\ x_{r+2} \\ \vdots \\ x_n \end{bmatrix}=\begin{bmatrix} c_1 \\ c_2 \\ \vdots \\ c_{n-r} \end{bmatrix},$$

则方程组 $\boldsymbol{Ax}=\boldsymbol{b}$ 的解为

$$\begin{bmatrix} x_1 \\ \vdots \\ x_r \\ x_{r+1} \\ \vdots \\ x_n \end{bmatrix}=\begin{bmatrix} -b_{11}c_1-b_{12}c_2-\cdots-b_{1n-r}c_{n-r}+d_1 \\ \vdots \\ -b_{r1}c_1-b_{r2}c_2-\cdots-b_{rn-r}c_{n-r}+d_r \\ c_1 \\ \vdots \\ c_{n-r} \end{bmatrix}=c_1\begin{bmatrix} -b_{11} \\ \vdots \\ -b_{r1} \\ 1 \\ \vdots \\ 0 \end{bmatrix}+\cdots+c_{n-r}\begin{bmatrix} -b_{1n-r} \\ \vdots \\ -b_{rn-r} \\ 0 \\ \vdots \\ 1 \end{bmatrix}+\begin{bmatrix} d_1 \\ \vdots \\ d_r \\ 0 \\ \vdots \\ 0 \end{bmatrix}. \tag{3-7}$$

故方程组 $\boldsymbol{Ax}=\boldsymbol{b}$ 有无限多解. 式(3-7)称为 n 元线性方程组 $\boldsymbol{Ax}=\boldsymbol{b}$ 的通解.

再证明必要性：结论(1)中条件的必要性对应结论(2)和(3)中条件充分性的逆否命题，类似地，结论(2)中条件的必要性对应结论(1)和(3)中条件充分性的逆否命题，结论(3)中条件的必要性对应结论(1)和(2)中条件充分性的逆否命题，因此，三个结论中条件的必要性也得证.

定理 3-8 对于齐次和非齐次线性方程组都适用，但该定理具体应用于齐次和非齐次线性方程组时有所差别，下面分别对非齐次线性方程组和齐次线性方程组两种情况介绍方程组解的判定定理的应用.

(一) 线性方程组解的判定定理在非齐次线性方程组中的应用

1. 非齐次线性方程组求解

例 3-16　求解非齐次线性方程组

$$\begin{cases} x_1-2x_2+3x_3-x_4=1, \\ 3x_1-x_2+5x_3-3x_4=2, \\ 2x_1+x_2+2x_3-2x_4=3. \end{cases}$$

解　对增广矩阵 $\boldsymbol{B}$ 实行初等行变换

$$\boldsymbol{B}=\begin{bmatrix}1&-2&3&-1&1\\3&-1&5&-3&2\\2&1&2&-2&3\end{bmatrix}\xrightarrow[r_3-2r_1]{r_2-3r_1}\begin{bmatrix}1&-2&3&-1&1\\0&5&-4&0&-1\\0&5&-4&0&1\end{bmatrix}$$

$$\xrightarrow{r_3-r_2}\begin{bmatrix}1&-2&3&-1&1\\0&5&-4&0&-1\\0&0&0&0&2\end{bmatrix},$$

可见 $R(\boldsymbol{A})=2$，$R(\boldsymbol{B})=3$，故方程组无解.

例 3-17　当 p，t 取何值时，非齐次线性方程组

$$\begin{cases}x_1+x_2+2x_3+3x_4=1,\\x_1+3x_2+6x_3+x_4=3,\\3x_1-x_2-px_3+15x_4=3,\\x_1-5x_2-10x_3+12x_4=t,\end{cases}$$

有唯一解、无解或有无穷多解？若有解求出所有的解.

解　对增广矩阵 $\boldsymbol{B}$ 实行初等行变换

$$\boldsymbol{B}=\begin{bmatrix}1&1&2&3&1\\1&3&6&1&3\\3&-1&-p&15&3\\1&-5&-10&12&t\end{bmatrix}\xrightarrow[\substack{r_3-3r_1\\r_4-r_1}]{r_2-r_1}\begin{bmatrix}1&1&2&3&1\\0&2&4&-2&2\\0&-4&-p-6&6&0\\0&-6&-12&9&t-1\end{bmatrix}\xrightarrow[\substack{r_4+3r_2\\r_2\times\frac{1}{2}}]{r_3+2r_2}\begin{bmatrix}1&1&2&3&1\\0&1&2&-1&1\\0&0&-p+2&2&4\\0&0&0&3&t+5\end{bmatrix}.$$

（1）当 $p\neq 2$ 时，$R(A)=R(B)=4$，方程组有唯一解. 依次回代可解得

$$x_1=-\frac{4t+20}{3},\ x_2=\frac{t+8}{3}+\frac{4-4t}{3(p-2)},\ x_3=\frac{2t-2}{3(p-2)},\ x_4=\frac{t+5}{3};$$

（2）当 $p=2$ 时，有

$$\boldsymbol{B}=\begin{bmatrix}1&1&2&3&1\\0&1&2&-1&1\\0&0&0&2&4\\0&0&0&3&t+5\end{bmatrix}\xrightarrow[r_4-3r_3]{\frac{1}{2}r_3}\begin{bmatrix}1&1&2&3&1\\0&1&2&-1&1\\0&0&0&1&2\\0&0&0&0&t-1\end{bmatrix}.$$

当 $t\neq 1$ 时，$R(A)=3<R(\boldsymbol{B})=4$，方程组无解；

当 $t=1$ 时，$R(A)=R(\boldsymbol{B})=3<4$，方程组有无穷多解.

$$\boldsymbol{B}=\begin{bmatrix}1&1&2&3&1\\0&1&2&-1&1\\0&0&0&1&2\\0&0&0&0&0\end{bmatrix}\xrightarrow{r_1-r_2}\begin{bmatrix}1&0&0&4&0\\0&1&2&-1&1\\0&0&0&1&2\\0&0&0&0&0\end{bmatrix}\xrightarrow[r_2+r_3]{r_1-4r_3}\begin{bmatrix}1&0&0&0&-8\\0&1&2&0&3\\0&0&0&1&2\\0&0&0&0&0\end{bmatrix},$$

从而得到同解的方程组

$$\begin{cases}x_1=-8,\\x_2=-2x_3+3,\\x_4=2.\end{cases}$$

令 $x_3=c$，得方程组的解

$$\begin{bmatrix}x_1\\x_2\\x_3\\x_4\end{bmatrix}=c\begin{bmatrix}0\\-2\\1\\0\end{bmatrix}+\begin{bmatrix}-8\\3\\0\\2\end{bmatrix}\ (c\in R).$$

2. 向量的线性表示的判定　前面已经提到判断向量$\boldsymbol{\beta}$能否由向量组$\boldsymbol{A}$: $\boldsymbol{\alpha}_1, \boldsymbol{\alpha}_2, \cdots, \boldsymbol{\alpha}_n$线性表示的问题可以转化为判断方程组$\boldsymbol{Ax}=\boldsymbol{\beta}$是否有解的问题. 根据定理 3-8，还可得向量$\boldsymbol{\beta}$能否由向量组$\boldsymbol{\alpha}_1, \boldsymbol{\alpha}_2, \cdots, \boldsymbol{\alpha}_n$线性表示的判定定理.

定理 3-9　向量$\boldsymbol{\beta}$能由向量组$\boldsymbol{A}$: $\boldsymbol{\alpha}_1, \boldsymbol{\alpha}_2, \cdots, \boldsymbol{\alpha}_n$线性表示的充要条件是向量组$\boldsymbol{A}$: $\boldsymbol{\alpha}_1, \boldsymbol{\alpha}_2, \cdots, \boldsymbol{\alpha}_n$(或矩阵$[\boldsymbol{\alpha}_1, \boldsymbol{\alpha}_2, \cdots, \boldsymbol{\alpha}_n]$)的秩等于向量组$\boldsymbol{B}$: $\boldsymbol{\alpha}_1, \boldsymbol{\alpha}_2, \cdots, \boldsymbol{\alpha}_n, \boldsymbol{\beta}$(或矩阵$[\boldsymbol{\alpha}_1, \boldsymbol{\alpha}_2, \cdots, \boldsymbol{\alpha}_n, \boldsymbol{\beta}]$)秩.

定理 3-10　向量组$\boldsymbol{B}$: $\boldsymbol{\beta}_1, \boldsymbol{\beta}_2, \cdots, \boldsymbol{\beta}_n$能由向量组$\boldsymbol{A}$: $\boldsymbol{\alpha}_1, \boldsymbol{\alpha}_2, \cdots, \boldsymbol{\alpha}_m$线性表示的充要条件为$R(\boldsymbol{A})=R(\boldsymbol{A}, \boldsymbol{B})$，其中，$[\boldsymbol{A}, \boldsymbol{B}]$是向量组$\boldsymbol{A}$和$\boldsymbol{B}$构成的矩阵.

证明　必要性：向量组$\boldsymbol{B}$: $\boldsymbol{\beta}_1, \boldsymbol{\beta}_2, \cdots, \boldsymbol{\beta}_n$能由向量组$\boldsymbol{A}$: $\boldsymbol{\alpha}_1, \boldsymbol{\alpha}_2, \cdots, \boldsymbol{\alpha}_m$线性表示，即存在矩阵$\boldsymbol{K}_{m\times n}$，使$[\boldsymbol{\beta}_1, \boldsymbol{\beta}_2, \cdots, \boldsymbol{\beta}_n]=[\boldsymbol{\alpha}_1, \boldsymbol{\alpha}_2, \cdots, \boldsymbol{\alpha}_m]\boldsymbol{K}_{m\times n}$，也就是矩阵方程$[\boldsymbol{\alpha}_1, \boldsymbol{\alpha}_2, \cdots, \boldsymbol{\alpha}_m]\boldsymbol{X}=[\boldsymbol{\beta}_1, \boldsymbol{\beta}_2, \cdots, \boldsymbol{\beta}_n]$有解，运用非齐次线性方程组有解的充要条件就是系数矩阵和增广矩阵的秩相同，即$R(\boldsymbol{A})=R(\boldsymbol{A}, \boldsymbol{B})$.

充分性：如果$R(\boldsymbol{A})=R(\boldsymbol{A}, \boldsymbol{B})$，则矩阵方程$[\boldsymbol{\alpha}_1, \boldsymbol{\alpha}_2, \cdots, \boldsymbol{\alpha}_m]\boldsymbol{X}=[\boldsymbol{\beta}_1, \boldsymbol{\beta}_2, \cdots, \boldsymbol{\beta}_n]$有解，即向量组$\boldsymbol{B}$: $\boldsymbol{\beta}_1, \boldsymbol{\beta}_2, \cdots, \boldsymbol{\beta}_n$能由向量组$\boldsymbol{A}$: $\boldsymbol{\alpha}_1, \boldsymbol{\alpha}_2, \cdots, \boldsymbol{\alpha}_m$线性表示.

由定理 3-10 易知，若向量组$\boldsymbol{B}$: $\boldsymbol{\beta}_1, \boldsymbol{\beta}_2, \cdots, \boldsymbol{\beta}_n$能由向量组$\boldsymbol{A}$: $\boldsymbol{\alpha}_1, \boldsymbol{\alpha}_2, \cdots, \boldsymbol{\alpha}_m$线性表示，则$R(\boldsymbol{A})=R(\boldsymbol{A}, \boldsymbol{B})$，而$R(\boldsymbol{B})\leqslant R(\boldsymbol{A}, \boldsymbol{B})$，因此又有$R(\boldsymbol{B})\leqslant R(\boldsymbol{A})$.

例 3-18　设向量组

$$\boldsymbol{\alpha}_1=\begin{bmatrix}1\\1\\1\end{bmatrix}, \boldsymbol{\alpha}_2=\begin{bmatrix}1\\2\\0\end{bmatrix}, \boldsymbol{\alpha}_3=\begin{bmatrix}1\\0\\1\end{bmatrix}, \boldsymbol{\beta}_1=\begin{bmatrix}1\\-1\\2\end{bmatrix}, \boldsymbol{\beta}_2=\begin{bmatrix}2\\0\\1\end{bmatrix}.$$

试问向量组$\boldsymbol{\beta}_1, \boldsymbol{\beta}_2$是否可由向量组$\boldsymbol{\alpha}_1, \boldsymbol{\alpha}_2, \boldsymbol{\alpha}_3$线性表示？

解　令$\boldsymbol{A}=[\boldsymbol{\alpha}_1, \boldsymbol{\alpha}_2, \boldsymbol{\alpha}_3]$，$\boldsymbol{B}=[\boldsymbol{\beta}_1, \boldsymbol{\beta}_2]$，将矩阵$[\boldsymbol{A}, \boldsymbol{B}]$化成行阶梯型，即

$$[\boldsymbol{A}, \boldsymbol{B}]=\begin{bmatrix}1&1&1&1&2\\1&2&0&-1&0\\1&0&1&2&1\end{bmatrix}\xrightarrow[r_3+r_2]{\substack{r_2-r_1\\r_3-r_1}}\begin{bmatrix}1&1&1&1&2\\0&1&-1&-2&-2\\0&0&-1&-1&-3\end{bmatrix},$$

可见$R(\boldsymbol{A})=R(\boldsymbol{A}, \boldsymbol{B})$，根据定理 3-10 可知向量组$\boldsymbol{\beta}_1, \boldsymbol{\beta}_2$可由向量组$\boldsymbol{\alpha}_1, \boldsymbol{\alpha}_2, \boldsymbol{\alpha}_3$线性表示.

3. 向量组等价的判定　根据定理 3-10 还可方便地判定两个向量组是否等价.

定理 3-11　向量组$\boldsymbol{A}$: $\boldsymbol{\alpha}_1, \boldsymbol{\alpha}_2, \cdots, \boldsymbol{\alpha}_m$与向量组$\boldsymbol{B}$: $\boldsymbol{\beta}_1, \boldsymbol{\beta}_2, \cdots, \boldsymbol{\beta}_n$等价的充要条件是$R(\boldsymbol{A})=R(\boldsymbol{B})=R(\boldsymbol{A}, \boldsymbol{B})$，其中$[\boldsymbol{A}, \boldsymbol{B}]$是向量组$\boldsymbol{A}$和$\boldsymbol{B}$构成的矩阵.

证明　因为向量组$\boldsymbol{A}$与向量组$\boldsymbol{B}$等价就是它们之间可以互相线性表示，所以根据定理 3-10，若向量组$\boldsymbol{A}$能够由向量组$\boldsymbol{B}$线性表示，则有$R(\boldsymbol{B})=R(\boldsymbol{A}, \boldsymbol{B})$. 若向量组$\boldsymbol{B}$也可由向量组$\boldsymbol{A}$线性表示，则有$R(\boldsymbol{A})=R(\boldsymbol{A}, \boldsymbol{B})$，进而得到$R(\boldsymbol{A})=R(\boldsymbol{B})=R(\boldsymbol{A}, \boldsymbol{B})$.

例 3-19　设$\boldsymbol{\alpha}_1=\begin{bmatrix}1\\-1\\1\\-1\end{bmatrix}, \boldsymbol{\alpha}_2=\begin{bmatrix}3\\1\\1\\3\end{bmatrix}, \boldsymbol{\beta}_1=\begin{bmatrix}2\\0\\1\\1\end{bmatrix}, \boldsymbol{\beta}_2=\begin{bmatrix}1\\1\\0\\2\end{bmatrix}, \boldsymbol{\beta}_3=\begin{bmatrix}3\\-1\\2\\0\end{bmatrix}$，证明向量组$\boldsymbol{A}$: $\boldsymbol{\alpha}_1, \boldsymbol{\alpha}_2$与向量组$\boldsymbol{B}$: $\boldsymbol{\beta}_1, \boldsymbol{\beta}_2, \boldsymbol{\beta}_3$等价.

证明　根据定理 3-11 可知，要证明向量组$\boldsymbol{A}$与向量组$\boldsymbol{B}$等价，只需证明$R(\boldsymbol{A})=R(\boldsymbol{B})=R(\boldsymbol{A}, \boldsymbol{B})$.

对矩阵$[\boldsymbol{A}, \boldsymbol{B}]$做初等行变换化为行阶梯型矩阵：

$$[\boldsymbol{A},\boldsymbol{B}]=\begin{bmatrix}1&3&2&1&3\\-1&1&0&1&-1\\1&1&1&0&2\\-1&3&1&2&0\end{bmatrix}\xrightarrow[r_2\times\frac{1}{2}]{\substack{r_2+r_1\\r_3-r_1\\r_4+r_1\\r_3+\frac{1}{2}r_2\\r_4-\frac{3}{2}r_2}}\begin{bmatrix}1&3&2&1&3\\0&2&1&1&1\\0&0&0&0&0\\0&0&0&0&0\end{bmatrix},$$

可见 $R(\boldsymbol{A})=R(\boldsymbol{A},\boldsymbol{B})=2$. 容易看出，矩阵 $\boldsymbol{B}$ 中有不等于 0 的 2 阶子式，故根据矩阵的秩的定义可知 $R(\boldsymbol{B})\geqslant 2$，又因为 $R(\boldsymbol{B})\leqslant R(\boldsymbol{A},\boldsymbol{B})=2$，故 $R(\boldsymbol{B})=2$. 因此，$R(\boldsymbol{A})=R(\boldsymbol{B})=R(\boldsymbol{A},\boldsymbol{B})=2$，即向量组 $\boldsymbol{A}$: $\boldsymbol{\alpha}_1,\boldsymbol{\alpha}_2$ 与向量组 $\boldsymbol{B}$: $\boldsymbol{\beta}_1,\boldsymbol{\beta}_2,\boldsymbol{\beta}_3$ 等价.

（二）线性方程组解的判定定理在齐次线性方程组中的应用

齐次线性方程组一定有解（至少有一个零解），线性方程组解的判定定理应用到齐次线性方程组解的判定情况简单，根据定理 3-8，对齐次线性方程组，有如下推论.

推论 3-4　n 元齐次线性方程组 $\boldsymbol{Ax}=\boldsymbol{0}$ 有非零解的充要条件是 $R(\boldsymbol{A})<n$，只有零解的充要条件是系数矩阵 $R(\boldsymbol{A})=n$.

齐次线性方程组解的判定定理既可以用于计算线性方程组的解，又可以用于判定向量组的线性相关性.

1. 齐次线性方程组求解　求解齐次线性方程组 $\boldsymbol{Ax}=\boldsymbol{0}$ 时，只要对系数矩阵 $\boldsymbol{A}$ 施以初等行变换转化为行阶梯矩阵，即可判断齐次线性方程组解的情况.

例 3-20　求解齐次线性方程组

$$\begin{cases}2x_1-4x_2+5x_3+3x_4=0,\\3x_1-6x_2+4x_3+2x_4=0,\\4x_1-8x_2+17x_3+11x_4=0.\end{cases}$$

解　对系数矩阵 $\boldsymbol{A}$ 施以初等行变换，可得

$$\boldsymbol{A}=\begin{bmatrix}2&-4&5&3\\3&-6&4&2\\4&-8&17&11\end{bmatrix}\xrightarrow[r_3-2r_1]{\substack{r_2-\frac{3}{2}r_1\\r_2\times 2}}\begin{bmatrix}2&-4&5&3\\0&0&-7&-5\\0&0&7&5\end{bmatrix}\xrightarrow[r_1\times\frac{1}{2}]{\substack{r_3+r_2\\r_2\times\left(-\frac{1}{7}\right)\\r_1\pm 5r_2}}\begin{bmatrix}1&-2&0&-\frac{2}{7}\\0&0&1&\frac{5}{7}\\0&0&0&0\end{bmatrix}.$$

因为 $R(\boldsymbol{A})=2<4$，所以齐次线性方程组有无穷多个解. 它的同解线性方程组为

$$\begin{cases}x_1-2x_2-\dfrac{2}{7}x_4=0,\\x_3+\dfrac{5}{7}x_4=0.\end{cases}$$

选取 x_2,x_4 为自由未知量，令 $x_2=k_1,x_4=7k_2$，得

$$\begin{cases}x_1=2k_1+2k_2,\\x_2=k_1,\\x_3=-5k_2,\\x_4=7k_2.\end{cases}$$

从而得到通解

$$\begin{bmatrix} x_1 \\ x_2 \\ x_3 \\ x_4 \end{bmatrix} = k_1 \begin{bmatrix} 2 \\ 1 \\ 0 \\ 0 \end{bmatrix} + k_2 \begin{bmatrix} 2 \\ 0 \\ -5 \\ 7 \end{bmatrix} (k_1, k_2 \in R).$$

推论 3-5　如果齐次线性方程组 $\boldsymbol{Ax}=\boldsymbol{0}$ 的方程个数小于未知数个数，则它必有非零解.

推论 3-6　含有 n 个方程 n 个未知数的齐次线性方程组有非零解的充要条件是 $|\boldsymbol{A}|=0$，而它只有零解的充要条件是 $|\boldsymbol{A}|\neq 0$.

2. 向量组线性相关性的判定　向量组 $\boldsymbol{A}$: $\boldsymbol{\alpha}_1, \boldsymbol{\alpha}_2, \cdots, \boldsymbol{\alpha}_n$ 构成矩阵 $\boldsymbol{A}=[\boldsymbol{\alpha}_1, \boldsymbol{\alpha}_2, \cdots, \boldsymbol{\alpha}_n]$，向量组 $\boldsymbol{A}$ 线性相关就是齐次线性方程组

$$x_1\boldsymbol{\alpha}_1 + x_2\boldsymbol{\alpha}_2 + \cdots + x_n\boldsymbol{\alpha}_n = \boldsymbol{0},$$

也即 $\boldsymbol{Ax}=\boldsymbol{0}$，有非零解.

基于向量组的线性相关性与齐次线性方程组的解之间的关系，以及齐次线性方程组解的存在性定理，可以得出判定向量组线性相关性的定理，即定理 3-12.

定理 3-12　向量组 $\boldsymbol{A}$: $\boldsymbol{\alpha}_1, \boldsymbol{\alpha}_2, \cdots, \boldsymbol{\alpha}_n$ 线性相关的充要条件是它所构成的矩阵 $\boldsymbol{A}=[\boldsymbol{\alpha}_1, \boldsymbol{\alpha}_2, \cdots, \boldsymbol{\alpha}_n]$ 的秩小于向量个数 n，即 $R(\boldsymbol{A})<n$；向量组线性无关的充要条件是 $R(\boldsymbol{A})=n$.

例 3-21　判定下列向量组是线性相关还是线性无关：

（1）$\begin{bmatrix} -1 \\ 3 \\ 1 \end{bmatrix}, \begin{bmatrix} 2 \\ 1 \\ 0 \end{bmatrix}, \begin{bmatrix} 1 \\ 4 \\ 1 \end{bmatrix}$；

（2）$\begin{bmatrix} 2 \\ 3 \\ 0 \end{bmatrix}, \begin{bmatrix} -1 \\ 4 \\ 0 \end{bmatrix}, \begin{bmatrix} 0 \\ 0 \\ 2 \end{bmatrix}$.

解　（1）设

$$\boldsymbol{A} = \begin{bmatrix} -1 & 2 & 1 \\ 3 & 1 & 4 \\ 1 & 0 & 1 \end{bmatrix} \xrightarrow[r_3+r_1]{r_2+3r_1} \begin{bmatrix} -1 & 2 & 1 \\ 0 & 7 & 7 \\ 0 & 2 & 2 \end{bmatrix} \xrightarrow[r_2\times\frac{1}{7}]{r_3+\left(-\frac{2}{7}\right)r_2} \begin{bmatrix} -1 & 2 & 1 \\ 0 & 1 & 1 \\ 0 & 0 & 0 \end{bmatrix},$$

得 $R(\boldsymbol{A})=2<3$，故原向量组线性相关；

（2）设

$$\boldsymbol{B} = \begin{bmatrix} 2 & -1 & 0 \\ 3 & 4 & 0 \\ 0 & 0 & 2 \end{bmatrix} \xrightarrow{r_2-\frac{3}{2}r_1} \begin{bmatrix} 2 & -1 & 0 \\ 0 & \frac{11}{2} & 0 \\ 0 & 0 & 2 \end{bmatrix},$$

得 $R(\boldsymbol{B})=3$，故原向量组线性无关.

二、克拉默法则

当线性方程组有唯一解时，除采用消元法求解外，还可以通过克拉默法则进行求解.

定理 3-13　**克拉默法则**　若线性方程组 $\boldsymbol{Ax}=\boldsymbol{b}$，即

$$\begin{cases} a_{11}x_1 + a_{12}x_2 + \cdots + a_{1n}x_n = b_1, \\ a_{21}x_1 + a_{22}x_2 + \cdots + a_{2n}x_n = b_2, \\ \cdots\cdots\cdots\cdots \\ a_{n1}x_1 + a_{n2}x_2 + \cdots + a_{nn}x_n = b_n, \end{cases} \tag{3-8}$$

的系数矩阵

$$A=\begin{bmatrix} a_{11} & a_{12} & \cdots & a_{1n} \\ a_{21} & a_{22} & \cdots & a_{2n} \\ \vdots & \vdots & \ddots & \vdots \\ a_{n1} & a_{n2} & \cdots & a_{nn} \end{bmatrix}$$

的行列式不等于零，即

$$|A|=\begin{vmatrix} a_{11} & a_{12} & \cdots & a_{1n} \\ a_{21} & a_{22} & \cdots & a_{2n} \\ \vdots & \vdots & \ddots & \vdots \\ a_{n1} & a_{n2} & \cdots & a_{nn} \end{vmatrix}\neq 0,$$

则式3-8有唯一解，即

$$x_1=\frac{|A_1|}{|A|},\ x_2=\frac{|A_2|}{|A|},\cdots,x_n=\frac{|A_n|}{|A|},$$

其中 A_j $(j=1,2,\cdots,n)$ 是把系数矩阵 A 的第 j 列用方程组右侧的常数向量 b 替换后所得到的 n 阶矩阵，即

$$A_j=\begin{bmatrix} a_{11} & \cdots & a_{1j-1} & b_1 & a_{1j+1} & \cdots & a_{1n} \\ \vdots & \ddots & \vdots & \vdots & \vdots & \ddots & \vdots \\ a_{n1} & \cdots & a_{nj-1} & b_n & a_{nj+1} & \cdots & a_{nn} \end{bmatrix}.$$

证明　方程组（3-8）的矩阵方程为

$$Ax=b,$$

这里 $A=(a_{ij})_{n\times n}$ 为 n 阶矩阵，因 $|A|\neq 0$，故 A^{-1} 存在.

令 $x=A^{-1}b$，有

$$Ax=AA^{-1}b=b,$$

表明 $x=A^{-1}b$ 是方程组（3-8）的解向量.

由 $Ax=b$，有 $A^{-1}Ax=A^{-1}b$，即 $x=A^{-1}b$，根据逆矩阵的唯一性，知

$$x=A^{-1}b$$

是方程组（3-8）的唯一解向量.

由逆矩阵公式 $A^{-1}=\frac{1}{|A|}A^*$，有 $x=A^{-1}b=\frac{1}{|A|}A^*b$，即

$$\begin{bmatrix} x_1 \\ x_2 \\ \vdots \\ x_n \end{bmatrix}=\frac{1}{|A|}\begin{bmatrix} A_{11} & A_{12} & \cdots & A_{n1} \\ A_{21} & A_{22} & \cdots & A_{n2} \\ \vdots & \vdots & & \vdots \\ A_{1n} & A_{2n} & \cdots & A_{nn} \end{bmatrix}\begin{bmatrix} b_1 \\ b_2 \\ \vdots \\ b_n \end{bmatrix}=\frac{1}{|A|}\begin{bmatrix} b_1A_{11}+b_2A_{21}+\cdots+b_nA_{n1} \\ b_1A_{12}+b_2A_{22}+\cdots+b_nA_{n2} \\ \vdots \\ b_1A_{1n}+b_2A_{2n}+\cdots+b_nA_{nn} \end{bmatrix},$$

亦即

$$x_j=\frac{1}{|A|}(b_1A_{1j}+b_2A_{2j}+\cdots+b_nA_{nj})=\frac{1}{|A|}|A_j|\ (j=1,2\cdots,n).$$

从而定理得证.

例 3-22　用克拉默法则求解线性方程组

$$\begin{cases} x_1+2x_2+3x_3=1, \\ 2x_1+2x_2+5x_3=2, \\ 3x_1+5x_2+\ \ x_3=3. \end{cases}$$

解　因方程组的系数矩阵的行列式

$$|A|=\begin{vmatrix}1&2&3\\2&2&5\\3&5&1\end{vmatrix}=15\neq 0,$$

由克拉默法则可知，方程组有唯一解，即为

$$x_1=\frac{1}{|A|}\begin{vmatrix}1&2&3\\2&2&5\\3&5&1\end{vmatrix}=1,x_2=\frac{1}{|A|}\begin{vmatrix}1&1&3\\2&2&5\\3&3&1\end{vmatrix}=0,x_3=\frac{1}{|A|}\begin{vmatrix}1&2&1\\2&2&2\\3&5&3\end{vmatrix}=0.$$

三、齐次线性方程组解的结构

由例 3-17 和例 3-20 可以看出，当线性方程组有无限多解时，通过对系数矩阵或增广矩阵进行初等行变换化成行最简形，然后经过简单的计算就可以求得线性方程组的通解. 这里正式给出线性方程组通解的定义. 首先从齐次线性方程组的解的结构开始介绍.

性质 3-1　若 ξ_1,ξ_2 是齐次线性方程组的解，则 $\xi_1+\xi_2$ 也是齐次线性方程组的解.

证明　令 ξ_1,ξ_2 是齐次线性方程组 $\boldsymbol{Ax}=\boldsymbol{0}$ 的解，则

$$\boldsymbol{A}(\xi_1+\xi_2)=\boldsymbol{A}\xi_1+\boldsymbol{A}\xi_2=\boldsymbol{0}+\boldsymbol{0}=\boldsymbol{0},$$

故，$\xi_1+\xi_2$ 也是齐次线性方程组 $\boldsymbol{Ax}=\boldsymbol{0}$ 的解.

性质 3-2　如果 ξ_1 是齐次线性方程组的解，λ 是常数，则 $\lambda\xi_1$ 也是齐次线性方程组的解.

证明　令 ξ_1 是齐次线性方程组 $\boldsymbol{Ax}=\boldsymbol{0}$ 的解，则

$$\boldsymbol{A}(\lambda\xi_1)=\lambda(\boldsymbol{A}\xi_1)=\lambda\boldsymbol{0}=\boldsymbol{0},$$

故，$\lambda\xi_1$ 也是齐次线性方程组 $\boldsymbol{Ax}=\boldsymbol{0}$ 的解.

性质 3-1 和性质 3-2 说明，如果 $\xi_1,\xi_2,\cdots,\xi_r$ 是齐次线性方程组的解，则它的线性组合

$$\lambda_1\xi_1+\lambda_2\xi_2+\cdots+\lambda_r\xi_r\quad(\lambda_1,\lambda_2,\cdots,\lambda_r\in R)$$

也是齐次线性方程组的解.

定义 3-12　设 $\xi_1,\xi_2,\cdots,\xi_r$ 是齐次线性方程组 $\boldsymbol{Ax}=\boldsymbol{0}$ 的 r 个解，如果

(1) $\xi_1,\xi_2,\cdots,\xi_r$ 线性无关；

(2) 齐次线性方程组的任一解 ξ 都可由 $\xi_1,\xi_2,\cdots,\xi_r$ 线性表示，

则称 $\xi_1,\xi_2,\cdots,\xi_r$ 是齐次线性方程组的一个基础解系（fundamental system of solutions）.

齐次线性方程组全体解向量组成的集合记作 $\boldsymbol{S}=\{\boldsymbol{x}|\boldsymbol{Ax}=\boldsymbol{0}\}$. 由定义 3-12 可知，齐次线性方程组的基础解系就是解集合 $\boldsymbol{S}$ 的一个最大无关组，基础解系所含向量个数就是解集合 $\boldsymbol{S}$ 的秩 r，齐次线性方程组的任一解都可以由基础解系表示为：$\boldsymbol{x}=k_1\xi_1+k_2\xi_2+\cdots+k_r\xi_r(k_1,k_2,\cdots,k_r\in R)$，即它包含齐次线性方程组的全部解，为齐次线性方程组的通解.

定理 3-14　设 n 元齐次线性方程组 $\boldsymbol{Ax}=\boldsymbol{0}$ 系数矩阵的秩 $R(\boldsymbol{A})=r$，若 $r<n$，则齐次线性方程组存在基础解系，且基础解系中含有 $n-r$ 个线性无关的解向量；若 $r=n$，则齐次线性方程组只有零解，没有基础解系.

证明　若 $r<n$，不妨设 $\boldsymbol{A}$ 的前 r 个列向量线性无关，对 $\boldsymbol{A}$ 施以初等行变换化成行最简形矩阵

$$\tilde{\boldsymbol{B}}=\begin{bmatrix}1&0&\cdots&0&b_{11}&b_{12}&\cdots&b_{1n-r}\\0&1&\cdots&0&b_{21}&b_{22}&\cdots&b_{2n-r}\\\vdots&\vdots&\ddots&\vdots&\vdots&\vdots&\ddots&\vdots\\0&0&\cdots&1&b_{r1}&b_{r2}&\cdots&b_{rn-r}\\0&0&\cdots&0&0&0&\cdots&0\\\vdots&\vdots&\ddots&\vdots&\vdots&\vdots&\ddots&\vdots\\0&0&\cdots&0&0&0&\cdots&0\end{bmatrix},$$

$\tilde{\boldsymbol{B}}$ 对应的线性方程组为

$$\begin{cases} x_1 + b_{11}x_{r+1} + b_{12}x_{r+2} + \cdots + b_{1n-r}x_n = 0, \\ x_2 + b_{21}x_{r+1} + b_{22}x_{r+2} + \cdots + b_{2n-r}x_n = 0, \\ \cdots\cdots\cdots\cdots \\ x_r + b_{r1}x_{r+1} + b_{r2}x_{r+2} + \cdots + b_{rn-r}x_n = 0, \end{cases}$$

其中，$x_{r+1}, x_{r+2}, \cdots, x_n$ 是 $n-r$ 个自由未知量，特别地，取

$$\begin{bmatrix} x_{r+1} \\ x_{r+2} \\ \vdots \\ x_n \end{bmatrix} = \begin{bmatrix} c_1 \\ c_2 \\ \vdots \\ c_{n-r} \end{bmatrix},$$

则方程组 $\boldsymbol{Ax}=\boldsymbol{0}$ 的解为

$$\begin{bmatrix} x_1 \\ \vdots \\ x_r \\ x_{r+1} \\ \vdots \\ x_n \end{bmatrix} = \begin{bmatrix} -b_{11}c_1 - b_{12}c_2 - \cdots - b_{1n-r}c_{n-r} \\ \vdots \\ -b_{r1}c_1 - b_{r2}c_2 - \cdots - b_{rn-r}c_{n-r} \\ c_1 \\ \vdots \\ c_{n-r} \end{bmatrix} = c_1 \begin{bmatrix} -b_{11} \\ \vdots \\ -b_{r1} \\ 1 \\ \vdots \\ 0 \end{bmatrix} + \cdots + c_{n-r} \begin{bmatrix} -b_{1n-r} \\ \vdots \\ -b_{rn-r} \\ 0 \\ \vdots \\ 1 \end{bmatrix}.$$

把上式记作

$$\boldsymbol{x} = c_1\xi_1 + \cdots + c_{n-r}\xi_{n-r},$$

可知方程组 $\boldsymbol{Ax}=\boldsymbol{0}$ 的任一解向量 $\boldsymbol{x}$ 能由 $\xi_1, \xi_2, \cdots, \xi_{n-r}$ 线性表示，又因为矩阵 $[\xi_1, \xi_2, \cdots, \xi_{n-r}]$ 中有 $n-r$ 阶子式 $|\boldsymbol{E}_{n-r}| \neq 0$，故 $R(\xi_1, \xi_2, \cdots, \xi_{n-r}) = n-r$，所以 $\xi_1, \xi_2, \cdots, \xi_{n-r}$ 线性无关．根据最大无关组的等价定义，即知 $\xi_1, \xi_2, \cdots, \xi_{n-r}$ 是 $\boldsymbol{Ax}=\boldsymbol{0}$ 的解集 $\boldsymbol{S}$ 的最大无关组，即 $\xi_1, \xi_2, \cdots, \xi_{n-r}$ 是方程组 $\boldsymbol{Ax}=\boldsymbol{0}$ 的基础解系．

若 $r=n$，对 $\boldsymbol{A}$ 施以初等行变换化成行最简形矩阵

$$\tilde{\boldsymbol{B}} = \begin{bmatrix} 1 & 0 & \cdots & 0 \\ 0 & 1 & \cdots & 0 \\ \vdots & \vdots & \ddots & \vdots \\ 0 & 0 & \cdots & 1 \end{bmatrix},$$

$\tilde{\boldsymbol{B}}$ 对应的线性方程组为

$$\begin{cases} x_1 = 0, \\ x_2 = 0, \\ \cdots\cdots\cdots\cdots \\ x_r = 0. \end{cases}$$

此时，齐次线性方程组只有零解，没有基础解系．

例 3-23　求齐次线性方程组

$$\begin{cases} x_1 + x_2 - x_3 - x_4 = 0, \\ 2x_1 - 5x_2 + 3x_3 + 2x_4 = 0, \\ 7x_1 - 7x_2 + 3x_3 + x_4 = 0, \end{cases}$$

的基础解系与通解．

解　对系数矩阵 $\boldsymbol{A}$ 作初等行变换化成行最简形矩阵，

$$\boldsymbol{A} = \begin{bmatrix} 1 & 1 & -1 & -1 \\ 2 & -5 & 3 & 2 \\ 7 & -7 & 3 & 1 \end{bmatrix} \xrightarrow[r_3-7r_1]{r_2-2r_1} \begin{bmatrix} 1 & 1 & -1 & -1 \\ 0 & -7 & 5 & 4 \\ 0 & -14 & 10 & 8 \end{bmatrix}$$

$$\xrightarrow{r_3-2r_2}\begin{bmatrix}1&1&-1&-1\\0&-7&5&4\\0&0&0&0\end{bmatrix}\xrightarrow[r_2\times\left(-\frac{1}{7}\right)]{r_1+\frac{1}{7}r_2}\begin{bmatrix}1&0&-\frac{2}{7}&-\frac{3}{7}\\0&1&-\frac{5}{7}&-\frac{4}{7}\\0&0&0&0\end{bmatrix},$$

故

$$\begin{cases}x_1=\dfrac{2}{7}x_3+\dfrac{3}{7}x_4,\\x_2=\dfrac{5}{7}x_3+\dfrac{4}{7}x_4.\end{cases}$$

令自由未知量为$\begin{bmatrix}x_3\\x_4\end{bmatrix}=\begin{bmatrix}1\\0\end{bmatrix},\begin{bmatrix}0\\1\end{bmatrix}$，可得对应$\begin{bmatrix}x_1\\x_2\end{bmatrix}=\begin{bmatrix}\frac{2}{7}\\\frac{5}{7}\end{bmatrix},\begin{bmatrix}\frac{3}{7}\\\frac{4}{7}\end{bmatrix}$，

即得到基础解系

$$\xi_1=\begin{bmatrix}\frac{2}{7}\\\frac{5}{7}\\1\\0\end{bmatrix},\xi_2=\begin{bmatrix}\frac{3}{7}\\\frac{4}{7}\\0\\1\end{bmatrix},$$

并由此写出通解

$$\begin{bmatrix}x_1\\x_2\\x_3\\x_4\end{bmatrix}=c_1\begin{bmatrix}\frac{2}{7}\\\frac{5}{7}\\1\\0\end{bmatrix}+c_2\begin{bmatrix}\frac{3}{7}\\\frac{4}{7}\\0\\1\end{bmatrix}(c_1,c_2\in R).$$

自由未知量也可以选取为其他数值（但必须保证自由未知量所构成的每个向量之间是线性无关的）或是选用其他变量，仍可以得到基础解系和方程组的通解.

由定理 3-14 又可得定理 3-15.

定理 3-15　设 $m\times n$ 矩阵 $\boldsymbol{A}$ 的秩 $R(\boldsymbol{A})=r$，则 n 元齐次线性方程组 $\boldsymbol{Ax}=\boldsymbol{0}$ 的解集 $\boldsymbol{S}$ 的秩 $R(\boldsymbol{S})=n-r$.

综上可知，当 $R(\boldsymbol{A})=n$ 时，齐次线性方程组只有零解，没有基础解系；当 $R(\boldsymbol{A})=r<n$ 时，齐次线性方程组的基础解系含 $n-r$ 个向量，也就是线性方程组的任何 $n-r$ 个线性无关的解都可构成它的基础解系，并由此可知齐次线性方程组的基础解系并不是唯一的，它的通解形式也不是唯一的.

四、非齐次线性方程组解的结构

在非齐次线性方程组 $\boldsymbol{Ax}=\boldsymbol{b}$ 中取 $\boldsymbol{b}=\boldsymbol{0}$，所得到的齐次线性方程组 $\boldsymbol{Ax}=\boldsymbol{0}$ 称为 $\boldsymbol{Ax}=\boldsymbol{b}$ 的导出组. 非齐次线性方程组的解有性质 3-3 和性质 3-4.

性质 3-3　设 $\boldsymbol{x}=\boldsymbol{\eta}_1$ 和 $\boldsymbol{x}=\boldsymbol{\eta}_2$ 都是线性方程组 $\boldsymbol{Ax}=\boldsymbol{b}$ 的解，则 $\boldsymbol{x}=\boldsymbol{\eta}_1-\boldsymbol{\eta}_2$ 为导出组 $\boldsymbol{Ax}=\boldsymbol{0}$ 的解.

证明　因为 $\boldsymbol{x}=\boldsymbol{\eta}_1$ 和 $\boldsymbol{x}=\boldsymbol{\eta}_2$ 是线性方程组 $\boldsymbol{Ax}=\boldsymbol{b}$ 的两个解向量，所以

$$\boldsymbol{A}(\boldsymbol{\eta}_1-\boldsymbol{\eta}_2)=\boldsymbol{A\eta}_1-\boldsymbol{A\eta}_2=\boldsymbol{b}-\boldsymbol{b}=0,$$

故，$\boldsymbol{\eta}_1-\boldsymbol{\eta}_2$ 是导出组的解向量.

性质 3-4　设 $\boldsymbol{x}=\boldsymbol{\eta}$ 是非齐次线性方程组 $\boldsymbol{Ax}=\boldsymbol{b}$ 的解，$\boldsymbol{x}=\boldsymbol{\xi}$ 是其导出组 $\boldsymbol{Ax}=\boldsymbol{0}$ 的解，则 $\boldsymbol{x}=\boldsymbol{\xi}+\boldsymbol{\eta}$ 为非齐次线性方程组 $\boldsymbol{Ax}=\boldsymbol{b}$ 的解.

证明　因为 $\boldsymbol{x}=\boldsymbol{\eta}$ 是方程组 $\boldsymbol{Ax}=\boldsymbol{b}$ 的解，$\boldsymbol{x}=\boldsymbol{\xi}$ 是导出组 $\boldsymbol{Ax}=\boldsymbol{0}$ 的解，则

$$\boldsymbol{A}(\boldsymbol{\eta}+\boldsymbol{\xi})=\boldsymbol{A\eta}+\boldsymbol{A\xi}=\boldsymbol{b}+\boldsymbol{0}=\boldsymbol{b},$$

故，$\boldsymbol{\eta}+\boldsymbol{\xi}$ 是方程组 $\boldsymbol{Ax}=\boldsymbol{b}$ 的解.

由性质 3-4 可知，若 $\boldsymbol{\eta}^*$ 是 $\boldsymbol{Ax}=\boldsymbol{b}$ 的一个解，而其导出组 $\boldsymbol{Ax}=\boldsymbol{0}$ 的通解为

$$\boldsymbol{x}=c_1\boldsymbol{\xi}_1+c_2\boldsymbol{\xi}_2+\cdots+c_{n-r}\boldsymbol{\xi}_{n-r}\,(c_1,\ c_2,\ \cdots,\ c_{n-r}\in R),$$

则线性方程组 $\boldsymbol{Ax}=\boldsymbol{b}$ 的解可以表示为

$$\boldsymbol{x}=c_1\boldsymbol{\xi}_1+c_2\boldsymbol{\xi}_2+\cdots+c_{n-r}\boldsymbol{\xi}_{n-r}+\boldsymbol{\eta}^*\,(c_1,\ c_2,\ \cdots,\ c_{n-r}\in R).$$

由性质 3-3 和性质 3-4，可以得到非齐次线性方程解的结构：非齐次线性方程组的通解等于对应齐次线性方程组的通解加上非齐次线性方程组的特解.

例 3-24　已知非齐次线性方程组 $\boldsymbol{Ax}=\boldsymbol{b}$ 的三个解 ξ_1, ξ_2, ξ_3，且

$$\xi_1=[1,2,3,4]^{\mathrm{T}},\ \xi_2+\xi_3=[3,5,7,9]^{\mathrm{T}},\ R(\boldsymbol{A})=3,$$

求方程组的通解.

解　根据非齐次线性方程组解的性质，可知

$$\boldsymbol{\eta}=\xi_2+\xi_3-2\xi_1=[1,1,1,1]^{\mathrm{T}}$$

是导出组 $\boldsymbol{Ax}=\boldsymbol{0}$ 的解，又 $n-R(\boldsymbol{A})=4-3=1$，即 $\boldsymbol{Ax}=\boldsymbol{0}$ 的基础解系只含一个解向量，因此 $\boldsymbol{\eta}=[1,1,1,1]^{\mathrm{T}}$ 就是导出组 $\boldsymbol{Ax}=\boldsymbol{0}$ 的基础解系，从而原方程组的通解为

$$\boldsymbol{x}=[1,2,3,4]^{\mathrm{T}}+k[1,1,1,1]^{\mathrm{T}}\,(k\in R).$$

例 3-25　求解非齐次线性方程组 $\begin{cases}x_1+x_2-3x_3-x_4=1,\\3x_1-x_2-3x_3+4x_4=4,\\x_1+5x_2-9x_3-8x_4=0.\end{cases}$

解　对增广矩阵 $\boldsymbol{B}$ 施行初等行变换

$$\boldsymbol{B}=\begin{bmatrix}1&1&-3&-1&1\\3&-1&-3&4&4\\1&5&-9&-8&0\end{bmatrix}\xrightarrow[r_3-r_1]{r_2-3r_1}\begin{bmatrix}1&1&-3&-1&1\\0&-4&6&7&1\\0&4&-6&-7&-1\end{bmatrix}\xrightarrow[r_1-r_2]{\substack{r_3+r_2\\r_2\times\left(-\frac{1}{4}\right)}}\begin{bmatrix}1&0&-\frac{3}{2}&\frac{3}{4}&\frac{5}{4}\\0&1&-\frac{3}{2}&-\frac{7}{4}&-\frac{1}{4}\\0&0&0&0&0\end{bmatrix},$$

可得

$$\begin{cases}x_1=\dfrac{3}{2}x_3-\dfrac{3}{4}x_4+\dfrac{5}{4},\\[2mm]x_2=\dfrac{3}{2}x_3+\dfrac{7}{4}x_4-\dfrac{1}{4}.\end{cases}$$

取 $x_3=x_4=0$，则 $x_1=\dfrac{5}{4}$，$x_2=-\dfrac{1}{4}$，即得非齐次线性方程组的一个特解

$$\eta^*=\begin{bmatrix}\dfrac{5}{4}&-\dfrac{1}{4}&0&0\end{bmatrix}^{\mathrm{T}},$$

在对应的齐次线性方程组

$$\begin{cases}x_1=\dfrac{3}{2}x_3-\dfrac{3}{4}x_4,\\[2mm]x_2=\dfrac{3}{2}x_3+\dfrac{7}{4}x_4\end{cases}$$

中取$\begin{bmatrix}x_3\\x_4\end{bmatrix}=\begin{bmatrix}1\\0\end{bmatrix}$及$\begin{bmatrix}0\\1\end{bmatrix}$，则$\begin{bmatrix}x_1\\x_2\end{bmatrix}=\begin{bmatrix}\frac{3}{2}\\\frac{3}{2}\end{bmatrix}$及$\begin{bmatrix}-\frac{3}{4}\\\frac{7}{4}\end{bmatrix}$，

于是原方程组的通解为

$$\begin{bmatrix}x_1\\x_2\\x_3\\x_4\end{bmatrix}=c_1\begin{bmatrix}\frac{3}{2}\\\frac{3}{2}\\1\\0\end{bmatrix}+c_2\begin{bmatrix}-\frac{3}{4}\\\frac{7}{4}\\0\\1\end{bmatrix}+\begin{bmatrix}\frac{5}{4}\\-\frac{1}{4}\\0\\0\end{bmatrix}(c_1,c_2\in R).$$

例 3-26　设有线性方程组

$$\begin{cases}(1+\lambda)x_1+x_2+x_3=0,\\x_1+(1+\lambda)x_2+x_3=3,\\x_1+x_2+(1+\lambda)x_3=\lambda,\end{cases}$$

问λ分别取何值时，此方程组有唯一解、无解、无穷多解？

解　对增广矩阵$\boldsymbol{B}$施以初等行变换化为行阶梯形矩阵，得

$$\boldsymbol{B}=\begin{bmatrix}1+\lambda&1&1&0\\1&1+\lambda&1&3\\1&1&1+\lambda&\lambda\end{bmatrix}\xrightarrow{r_1\leftrightarrow r_3}\begin{bmatrix}1&1&1+\lambda&\lambda\\1&1+\lambda&1&3\\1+\lambda&1&1&0\end{bmatrix}$$

$$\xrightarrow[r_3-(1+\lambda)r_1+r_2]{r_2-r_1}\begin{bmatrix}1&1&1+\lambda&\lambda\\0&\lambda&-\lambda&3-\lambda\\0&0&-\lambda(3+\lambda)&(1-\lambda)(3+\lambda)\end{bmatrix}.$$

当$\lambda\neq0$且$\lambda\neq-3$时，$R(\boldsymbol{A})=R(\boldsymbol{B})=3$，方程组有唯一解；

当$\lambda=0$时，$R(\boldsymbol{A})=1$，$R(\boldsymbol{B})=3$，方程组无解；

当$\lambda=-3$时，$R(\boldsymbol{A})=R(\boldsymbol{B})=2$，方程组有无穷多解.

本章小结

本章介绍了向量及向量组的概念、向量之间的线性表示、线性相关与无关等重要性质，以及如何在此基础上判断线性方程组解的结构. 通过本章学习容易看出，向量与向量组可以看成是矩阵的特殊形式，但其又具有独立存在的重要价值. 了解向量组的性质对理解线性方程组解的结构与性质具有重要意义，也是理解第四章线性空间与线性变换的重要基础，在医学影像领域不论是对于多种模态的图像生成过程的物理原理理解还是图像后处理中各种图像变换、不同图像之间的关系度量均具有重要价值.

（梁　猛　宋运娜）

习题

1. 当k取何值时，下列向量组线性相关？

$$\boldsymbol{\alpha}_1=\begin{bmatrix}k\\1\\1\end{bmatrix},\boldsymbol{\alpha}_2=\begin{bmatrix}1\\k\\-1\end{bmatrix},\boldsymbol{\alpha}_3=\begin{bmatrix}1\\-1\\k\end{bmatrix}.$$

2. 设$\boldsymbol{\beta}_1=\boldsymbol{\alpha}_1$，$\boldsymbol{\beta}_2=\boldsymbol{\alpha}_1+\boldsymbol{\alpha}_2$，$\cdots$，$\boldsymbol{\beta}_r=\boldsymbol{\alpha}_1+\boldsymbol{\alpha}_2+\cdots+\boldsymbol{\alpha}_r$，且向量组$\boldsymbol{\alpha}_1,\boldsymbol{\alpha}_2,\cdots,\boldsymbol{\alpha}_r$线性无关，试证明向量组$\boldsymbol{\beta}_1,\boldsymbol{\beta}_2,\cdots,\boldsymbol{\beta}_r$线性无关.

3. 求向量组 $\boldsymbol{\alpha}_1=[1,1,2]^{\mathrm{T}}$, $\boldsymbol{\alpha}_2=[-3,3,6]^{\mathrm{T}}$, $\boldsymbol{\alpha}_3=[2,4,k+2]^{\mathrm{T}}$ 的秩和一个极大线性无关组，并将其余向量用极大线性无关组线性表示.

4. 证明非齐次线性方程组 $\begin{cases} x_1-x_2=a_1, \\ x_2-x_3=a_2, \\ x_3-x_1=a_3 \end{cases}$ 有解的充要条件是 $\sum_{i=1}^{3} a_i=0$.

5. 设 $\boldsymbol{A}$ 是 4×3 矩阵，且 $R(\boldsymbol{A})=2$，已知矩阵 $\boldsymbol{B}=\begin{bmatrix} 1 & 2 & 0 & 0 \\ 3 & 4 & 0 & 0 \\ 0 & 0 & 2 & 3 \\ 0 & 0 & 5 & 6 \end{bmatrix}$，则 $R(\boldsymbol{A},\boldsymbol{B})=$（　　）.

A. 1　　B. 2　　C. 3　　D. 4

6. 向量组 $\boldsymbol{\alpha}_1=\begin{bmatrix}1\\2\\3\end{bmatrix}$, $\boldsymbol{\alpha}_2=\begin{bmatrix}1\\0\\-1\end{bmatrix}$, $\boldsymbol{\alpha}_3=\begin{bmatrix}2\\2\\1\end{bmatrix}$, $\boldsymbol{\alpha}_4=\begin{bmatrix}2\\2\\4\end{bmatrix}$ 的秩为（　　）.

A. 1　　B. 2　　C. 3　　D. 4

7. 设 $\boldsymbol{A}$ 为 $m\times n$ 矩阵，$\boldsymbol{Ax}=\boldsymbol{0}$ 是非齐次线性方程组 $\boldsymbol{Ax}=\boldsymbol{b}$ 所对应的齐次线性方程组，则下列结论正确的是（　　）.

A. 若 $\boldsymbol{Ax}=\boldsymbol{0}$ 仅有零解，则 $\boldsymbol{Ax}=\boldsymbol{b}$ 有唯一解

B. 若 $\boldsymbol{Ax}=\boldsymbol{0}$ 有非零解，则 $\boldsymbol{Ax}=\boldsymbol{b}$ 有无穷多解

C. 若 $\boldsymbol{Ax}=\boldsymbol{b}$ 有无穷多个解，则 $\boldsymbol{Ax}=\boldsymbol{0}$ 仅有零解

D. 若 $\boldsymbol{Ax}=\boldsymbol{b}$ 有无穷多个解，则 $\boldsymbol{Ax}=\boldsymbol{0}$ 有非零解

8. 齐次线性方程组 $\boldsymbol{Ax}=\boldsymbol{0}$ 有非零解的充分必要条件是（　　）.

A. $\boldsymbol{A}$ 的列向量组线性无关　　B. $\boldsymbol{A}$ 的行向量组线性无关

C. $\boldsymbol{A}$ 的列向量组线性相关　　D. $\boldsymbol{A}$ 的行向量组线性相关

9. 设 n 阶矩阵 $\boldsymbol{A}$ 的伴随矩阵 $\boldsymbol{A}^*\neq0$，若 ξ_1, ξ_2, ξ_3, ξ_4 是非齐次线性方程组 $\boldsymbol{Ax}=\boldsymbol{b}$ 的互不相等的解，则对应的齐次线性方程组 $\boldsymbol{Ax}=\boldsymbol{0}$ 的基础解系（　　）.

A. 不存在　　B. 仅含一个非零解向量

C. 含有两个线性无关的解向量　　D. 含有三个线性无关的解向量

第四章　向量空间与线性变换

在第三章介绍的向量组与线性方程组解的基础上，第四章将进一步拓展到向量空间、欧式空间和线性空间，以及定义在线性空间上的线性变换. 在这些概念的基础上，我们可以更好地理解向量和矩阵及其线性运算的性质和几何意义，以及如何在几何空间内理解线性变换.

第一节　向 量 空 间

一、向量空间的概念

定义 4-1　设 V 是 n 维向量构成的非空集合，且对于向量的加法和数乘两种运算封闭：

（1）对任意 $\boldsymbol{\alpha}, \boldsymbol{\beta} \in V$，有 $\boldsymbol{\alpha}+\boldsymbol{\beta} \in V$；

（2）对任意 $\boldsymbol{\alpha} \in V$ 及任意数 k，有 $k\boldsymbol{\alpha} \in V$，

则称集合 V 为向量空间（vector space）. 即有，一个非空 n 维向量的集合 V 要构成一个向量空间，必须满足加法和数乘运算的封闭性.

例如，全体 n 维实向量的集合

$$R^n=\{\boldsymbol{\alpha}=[a_1, a_2, \cdots, a_n] \mid a_i \in R, i=1, 2, \cdots, n\}$$

构成一个向量空间，称为 n 维向量空间.

例如，假设

$$V=\{\boldsymbol{\alpha}=[a_1, a_2, \cdots, a_{n-1}, 0] \mid a_i \in R, i=1, 2, \cdots, n-1\},$$

若

$$\boldsymbol{\alpha}_1=[a_1, a_2, \cdots, a_{n-1}, 0] \in V, \boldsymbol{\beta}_1=[b_1, b_2, \cdots, b_{n-1}, 0] \in V,$$

则有

$$\boldsymbol{\alpha}_1+\boldsymbol{\beta}_1=[a_1+b_1, a_2+b_2, \cdots, a_{n-1}+b_{n-1}, 0] \in V,$$
$$k\boldsymbol{\alpha}_1=[ka_1, ka_2, \cdots, ka_{n-1}, 0] \in V.$$

因此，V 是一个向量空间.

定义 4-2　如果向量空间 V 的一个非空子集合 W 是向量空间，就称 W 是 V 的一个向量子空间（vector subspace），简称子空间（subspace）.

二、向量空间的基、维数与坐标

定义 4-3　假设 V 是一个向量空间，如果 V 中有 n 个向量 $\boldsymbol{\alpha}_1, \boldsymbol{\alpha}_2, \cdots, \boldsymbol{\alpha}_n$，满足：

（1）向量 $\boldsymbol{\alpha}_1, \boldsymbol{\alpha}_2, \cdots, \boldsymbol{\alpha}_n$ 线性无关；

（2）V 中的任一向量 $\boldsymbol{\alpha}$ 都可以由向量 $\boldsymbol{\alpha}_1, \boldsymbol{\alpha}_2, \cdots, \boldsymbol{\alpha}_n$ 线性表示，

则称向量组 $\boldsymbol{\alpha}_1, \boldsymbol{\alpha}_2, \cdots, \boldsymbol{\alpha}_n$ 为向量空间 V 的一组基（basis），向量 $\boldsymbol{\alpha}_1, \boldsymbol{\alpha}_2, \cdots, \boldsymbol{\alpha}_n$ 分别称为基向量（basis vector）. 基向量的个数 n 称为向量空间 V 的维数（dimension），或称 V 为 n 维向量空间.

如果一个向量空间 V 没有基，则规定该向量空间 V 的维数为 0.

例如，在 R^n 中，基本单位向量组

$$\boldsymbol{e}_1=\begin{bmatrix}1\\0\\\vdots\\0\end{bmatrix},\boldsymbol{e}_2=\begin{bmatrix}0\\1\\\vdots\\0\end{bmatrix},\cdots,\boldsymbol{e}_n=\begin{bmatrix}0\\0\\\vdots\\1\end{bmatrix}$$

和 n 维向量组

$$\boldsymbol{x}_1=\begin{bmatrix}1\\1\\\vdots\\1\\1\end{bmatrix},\boldsymbol{x}_2=\begin{bmatrix}0\\1\\\vdots\\1\\1\end{bmatrix},\cdots,\boldsymbol{x}_n=\begin{bmatrix}0\\0\\\vdots\\0\\1\end{bmatrix}$$

都是线性无关的，且对任意向量 $\boldsymbol{v}=[v_1, v_2, \cdots, v_n]\in R^n$，分别有

$$\boldsymbol{v}=v_1\boldsymbol{e}_1+v_2\boldsymbol{e}_2+\cdots+v_n\boldsymbol{e}_n, \tag{4-1}$$

$$\boldsymbol{v}=v_1\boldsymbol{x}_1+(v_2-v_1)\boldsymbol{x}_2+\cdots+(v_n-v_{n-1})\boldsymbol{x}_n. \tag{4-2}$$

因此，n 维向量组 $\boldsymbol{e}_1, \boldsymbol{e}_2, \cdots, \boldsymbol{e}_n$ 与 $\boldsymbol{x}_1, \boldsymbol{x}_2, \cdots, \boldsymbol{x}_n$ 均为向量空间 R^n 的基.

一个基向量可以看作是向量空间中的一个坐标轴，一组基就构成了该向量空间的一个坐标系，因此，还可定义一个向量空间的任一向量在一组基下的坐标.

定义 4-4 在 n 维向量空间 V 中，$\boldsymbol{\alpha}_1, \boldsymbol{\alpha}_2, \cdots, \boldsymbol{\alpha}_n$ 是一组基. 对于任意 $\boldsymbol{\alpha}\in V$，$\boldsymbol{\alpha}_1, \boldsymbol{\alpha}_2, \cdots, \boldsymbol{\alpha}_n, \boldsymbol{\alpha}$ 是线性相关的，即有，$\boldsymbol{\alpha}$ 可以由 $\boldsymbol{\alpha}_1, \boldsymbol{\alpha}_2, \cdots, \boldsymbol{\alpha}_n$ 线性表示，且表示法唯一. 假设 $\boldsymbol{\alpha}=k_1\boldsymbol{\alpha}_1+k_2\boldsymbol{\alpha}_2+\cdots+k_n\boldsymbol{\alpha}_n$，则称有序数组 $k_1, k_2, \cdots, k_n$ 为向量 $\boldsymbol{\alpha}$ 在基 $\boldsymbol{\alpha}_1, \boldsymbol{\alpha}_2, \cdots, \boldsymbol{\alpha}_n$ 下的坐标（coordinate），记作 $[k_1, k_2, \cdots, k_n]$，即

$$\boldsymbol{\alpha}=[\boldsymbol{\alpha}_1, \boldsymbol{\alpha}_2, \cdots, \boldsymbol{\alpha}_n]\begin{bmatrix}k_1\\k_2\\\vdots\\k_n\end{bmatrix}. \tag{4-3}$$

需要指出的是，同一向量在不同基下的坐标一般是不同的. 但对于一组基，任意向量 $\boldsymbol{\alpha}$ 在这组基下的坐标是唯一的. 这一性质可以借助三维坐标空间来理解，当坐标系固定时，空间中任一点的坐标也是固定的，但当坐标系发生变化时，该点的坐标也会发生相应的变化.

例 4-1 假设

$$\boldsymbol{A}=[\boldsymbol{\alpha}_1, \boldsymbol{\alpha}_2, \boldsymbol{\alpha}_3]=\begin{bmatrix}2&2&-1\\2&-1&2\\-1&2&2\end{bmatrix},\boldsymbol{B}=[\boldsymbol{\beta}_1, \boldsymbol{\beta}_2]=\begin{bmatrix}1&4\\0&3\\-4&2\end{bmatrix},$$

验证 $\boldsymbol{\alpha}_1, \boldsymbol{\alpha}_2, \boldsymbol{\alpha}_3$ 是 R^3 的一个基，并求出 $\boldsymbol{\beta}_1, \boldsymbol{\beta}_2$ 在这个基下的坐标.

分析 若 $\boldsymbol{\alpha}_1, \boldsymbol{\alpha}_2, \boldsymbol{\alpha}_3$ 是 R^3 的一个基，则 $\boldsymbol{\alpha}_1, \boldsymbol{\alpha}_2, \boldsymbol{\alpha}_3$ 应线性无关，且它们构成的矩阵与单位阵 $\boldsymbol{E}$ 等价. 要求 $\boldsymbol{\beta}_1, \boldsymbol{\beta}_2$ 在基 $\boldsymbol{\alpha}_1, \boldsymbol{\alpha}_2, \boldsymbol{\alpha}_3$ 下的坐标，可建立如下矩阵方程：

$$[\boldsymbol{\beta}_1, \boldsymbol{\beta}_2]=[\boldsymbol{\alpha}_1, \boldsymbol{\alpha}_2, \boldsymbol{\alpha}_3]\begin{bmatrix}x_{11}&x_{12}\\x_{21}&x_{22}\\x_{31}&x_{32}\end{bmatrix}=\boldsymbol{AX}.$$

利用第一章第四节介绍的通过矩阵初等行变换求解矩阵方程的方法，对矩阵 $[\boldsymbol{A}\vdots\boldsymbol{B}]$ 施行初等行变换，将 $\boldsymbol{A}$ 变为 $\boldsymbol{E}$ 的同时，$\boldsymbol{B}$ 可变为 $\boldsymbol{X}=\boldsymbol{A}^{-1}\boldsymbol{B}$.

解 对矩阵 $[\boldsymbol{A}\vdots\boldsymbol{B}]$ 施行初等行变换，有

$$[\boldsymbol{A}\vdots\boldsymbol{B}]=\begin{bmatrix}2&2&-1&1&4\\2&-1&2&0&3\\-1&2&2&-4&2\end{bmatrix}\xrightarrow[r_1\times(-1)]{\substack{r_1+2r_3\\r_2+2r_3\\r_1\leftrightarrow r_3}}\begin{bmatrix}1&-2&-2&4&-2\\0&3&6&-8&7\\0&6&3&-7&8\end{bmatrix}$$

$$\xrightarrow{\substack{r_3-2r_2\\r_3\times\left(-\frac{1}{9}\right)}}\begin{bmatrix}1&-2&-2&4&-2\\0&3&6&-8&7\\0&0&1&-1&\frac{2}{3}\end{bmatrix}\xrightarrow{\substack{r_1+2r_3\\r_2-6r_3}}\begin{bmatrix}1&-2&0&2&-\frac{2}{3}\\0&3&0&-2&3\\0&0&1&-1&\frac{2}{3}\end{bmatrix}$$

$$\xrightarrow{\substack{r_2\times\frac{1}{3}\\r_1+2r_2}}\begin{bmatrix}1&0&0&\frac{2}{3}&\frac{4}{3}\\0&1&0&-\frac{2}{3}&1\\0&0&1&-1&\frac{2}{3}\end{bmatrix}.$$

因为 $\boldsymbol{A}\sim\boldsymbol{E}$，所以 $\boldsymbol{\alpha}_1, \boldsymbol{\alpha}_2, \boldsymbol{\alpha}_3$ 是 R^3 的一个基，且

$$[\boldsymbol{\beta}_1, \boldsymbol{\beta}_2]=[\boldsymbol{\alpha}_1, \boldsymbol{\alpha}_2, \boldsymbol{\alpha}_3]\begin{bmatrix}x_{11}&x_{12}\\x_{21}&x_{22}\\x_{31}&x_{32}\end{bmatrix}=[\boldsymbol{\alpha}_1, \boldsymbol{\alpha}_2, \boldsymbol{\alpha}_3]\begin{bmatrix}\frac{2}{3}&\frac{4}{3}\\-\frac{2}{3}&1\\-1&\frac{2}{3}\end{bmatrix},$$

因此，$\boldsymbol{\beta}_1$ 在基 $\boldsymbol{\alpha}_1, \boldsymbol{\alpha}_2, \boldsymbol{\alpha}_3$ 下的坐标为 $\left[\frac{2}{3}, -\frac{2}{3}, -1\right]$；$\boldsymbol{\beta}_2$ 在基 $\boldsymbol{\alpha}_1, \boldsymbol{\alpha}_2, \boldsymbol{\alpha}_3$ 下的坐标为 $\left[\frac{4}{3}, 1, \frac{2}{3}\right]$.

第二节　欧 式 空 间

一、向量的内积

（一）内积的基本概念

在向量空间中引入内积的概念，可以获得向量空间更多的几何内容，如向量的长度、夹角等，这在原有的线性运算中是不能度量的.

定义 4-5　假设向量 $\boldsymbol{\alpha}, \boldsymbol{\beta}\in R^n$，

$$\boldsymbol{\alpha}=[a_1, a_2, \cdots, a_n], \boldsymbol{\beta}=[b_1, b_2, \cdots, b_n],$$

则 $\boldsymbol{\alpha}$ 与 $\boldsymbol{\beta}$ 的内积（inner product）定义为

$$\boldsymbol{\alpha}\cdot\boldsymbol{\beta}=a_1b_1+a_2b_2+\cdots+a_nb_n. \tag{4-4}$$

内积通常也称为点积（dot product），记作 $\boldsymbol{\alpha}\cdot\boldsymbol{\beta}$ 或 $(\boldsymbol{\alpha}, \boldsymbol{\beta})$. 向量的内积也可表示为行矩阵与列矩阵相乘的形式：若 $\boldsymbol{\alpha}, \boldsymbol{\beta}$ 均为列向量，则

$$\boldsymbol{\alpha}\cdot\boldsymbol{\beta}=\boldsymbol{\alpha}^{\mathrm{T}}\boldsymbol{\beta}=\boldsymbol{\beta}^{\mathrm{T}}\boldsymbol{\alpha}; \tag{4-5}$$

若 $\boldsymbol{\alpha}, \boldsymbol{\beta}$ 均为行向量，则

$$\boldsymbol{\alpha}\cdot\boldsymbol{\beta}=\boldsymbol{\alpha}\boldsymbol{\beta}^{\mathrm{T}}=\boldsymbol{\beta}\boldsymbol{\alpha}^{\mathrm{T}}. \tag{4-6}$$

由定义 4-5 可知，向量的内积运算具有性质 4-1.

性质 4-1　对任意 $\boldsymbol{\alpha}, \boldsymbol{\beta}, \boldsymbol{\gamma}\in R^n$ 及 $k\in R$，均有

（1）$\boldsymbol{\alpha}\cdot\boldsymbol{\beta}=\boldsymbol{\beta}\cdot\boldsymbol{\alpha}$；（4-7）

（2）$(\boldsymbol{\alpha}+\boldsymbol{\beta})\cdot\boldsymbol{\gamma}=\boldsymbol{\alpha}\cdot\boldsymbol{\gamma}+\boldsymbol{\beta}\cdot\boldsymbol{\gamma}$；（4-8）

（3）$(k\boldsymbol{\alpha})\cdot\boldsymbol{\beta}=k(\boldsymbol{\alpha}\cdot\boldsymbol{\beta})$；（4-9）

（4）$(\boldsymbol{\alpha}\cdot\boldsymbol{\alpha})\geqslant 0$，当且仅当 $\boldsymbol{\alpha}=\mathbf{0}$ 时等号成立.（4-10）

在向量空间和内积运算的基础上，可进一步引入欧式空间.

定义 4-6　定义了内积运算的实向量空间称为欧几里得空间（Euclidean space），简称为欧式空间.

（二）向量的长度与角度

第三章已经提到向量的几何表示，即向量可看作是既有大小又有方向的量. 借助内积的概念与性质，正式引入向量的长度和夹角等度量概念.

定义 4-7　向量 $\boldsymbol{\alpha}$ 的长度记为 $|\boldsymbol{\alpha}|$，定义为

$$|\boldsymbol{\alpha}|=\sqrt{(\boldsymbol{\alpha},\boldsymbol{\alpha})}=\sqrt{\boldsymbol{\alpha}\cdot\boldsymbol{\alpha}}\,.\qquad(4\text{-}11)$$

若$\boldsymbol{\alpha}=\begin{bmatrix}a\\b\end{bmatrix}$，则$|\boldsymbol{\alpha}|=\sqrt{a^2+b^2}$. 如果我们将 $\boldsymbol{\alpha}$ 看作直角坐标系中的坐标$[a,b]$，根据三角形的勾股定理可知，长度 $|\boldsymbol{\alpha}|$ 即为直角坐标系内原点$[0,0]$到$[a,b]$的线段的长度，与第三章向量的几何意义中对向量大小的定义一致. 类似地，在 n 维空间中向量 $\boldsymbol{\alpha}$ 的长度和通常意义下的长度概念是一致的.

定义 4-8　长度为 1 的向量称为单位向量（unit vector），即，若 $\boldsymbol{\alpha}$ 为单位向量，则 $|\boldsymbol{\alpha}|=1$.

若 $\boldsymbol{\alpha}\neq\mathbf{0}$，且 $|\boldsymbol{\alpha}|>0$，则 $\frac{1}{|\boldsymbol{\alpha}|}\boldsymbol{\alpha}$ 是单位向量，该计算过程被称为“将向量 $\boldsymbol{\alpha}$ 单位化”，此时单位化的向量与原向量方向一致.

例 4-2　令 $\boldsymbol{v}=[1,2]$，找出和 $\boldsymbol{v}$ 方向一致的单位向量 $\boldsymbol{\upsilon}$.

解　首先计算向量 $\boldsymbol{v}$ 的长度

$$|\boldsymbol{v}|=\sqrt{1^2+2^2}=\sqrt{5},$$

将 $\boldsymbol{v}$ 乘以 $\frac{1}{|\boldsymbol{v}|}$ 即可得到单位向量 $\boldsymbol{\upsilon}$

$$\boldsymbol{\upsilon}=\frac{1}{|\boldsymbol{v}|}\boldsymbol{v}=\frac{1}{\sqrt{5}}[1,2]=\left[\frac{1}{\sqrt{5}},\frac{2}{\sqrt{5}}\right].$$

定义 4-9　假设向量 $\boldsymbol{\alpha},\boldsymbol{\beta}\in R^n$ 且 $\boldsymbol{\alpha},\boldsymbol{\beta}$ 均不是零向量，则 $\boldsymbol{\alpha}$ 与 $\boldsymbol{\beta}$ 的夹角 θ 满足

$$\cos\theta=\frac{\boldsymbol{\alpha}\cdot\boldsymbol{\beta}}{|\boldsymbol{\alpha}||\boldsymbol{\beta}|},\qquad(4\text{-}12)$$

即

$$\theta=\arccos\frac{\boldsymbol{\alpha}\cdot\boldsymbol{\beta}}{|\boldsymbol{\alpha}||\boldsymbol{\beta}|}\in[0,\pi].$$

若非零向量 $\boldsymbol{\alpha}$ 与 $\boldsymbol{\beta}$ 的夹角为$\frac{\pi}{2}$，则 $\cos\theta=0$，可知 $\boldsymbol{\alpha}\cdot\boldsymbol{\beta}=0$，则两个向量 $\boldsymbol{\alpha}$ 与 $\boldsymbol{\beta}$ 是相互正交的，记为 $\boldsymbol{\alpha}\perp\boldsymbol{\beta}$.

（三）向量范数

从向量长度的定义可以看出，这样定义的长度具有几何距离的基本性质，下面将向量长度的概念进一步推广，引出范数的概念.

定义 4-10　假设 V 是一个向量空间，如果对于 R^n 中任意一个向量 $\boldsymbol{x}$，都有一个实数 $\|\boldsymbol{x}\|$ 与之对应，且满足：

（1）正定性：$\|\boldsymbol{x}\|\geqslant 0$，当且仅当 $\boldsymbol{x}=\mathbf{0}$ 时，$\|\boldsymbol{x}\|=0$；

（2）齐次性：对任意 $k\in R$，有 $\|k\boldsymbol{x}\|=|k|\,\|\boldsymbol{x}\|$；

（3）三角不等式：对任意 $\boldsymbol{x},\boldsymbol{y}\in V$，有 $\|\boldsymbol{x}+\boldsymbol{y}\|\leqslant\|\boldsymbol{x}\|+\|\boldsymbol{y}\|$，

则称 $\|\boldsymbol{x}\|$ 为向量空间 V 的范数，简称向量范数（vector norm）.

注意：上述定义中并未给出范数的计算方法，只是规定了向量范数应满足的三条公理. 向量范数是一种抽象意义下的“长度”，具有如下基本性质：

（1）$\|\boldsymbol{0}\|=0$；

（2）当 $\boldsymbol{x}\neq\boldsymbol{0}$ 时，$\left\|\dfrac{1}{\|\boldsymbol{x}\|}\boldsymbol{x}\right\|=1$；

（3）对任意 $\boldsymbol{x}\in R^n$，有 $\|\boldsymbol{x}\|=\|-\boldsymbol{x}\|$；

（4）对任意 $\boldsymbol{x},\boldsymbol{y}\in R^n$，有 $|\,\|\boldsymbol{x}\|-\|\boldsymbol{y}\|\,|\leqslant\|\boldsymbol{x}-\boldsymbol{y}\|$.

例 4-3～例 4-6 给出常用范数的定义（以下定义中，$|x_i|$ 均为 x_i 的绝对值）.

例 4-3　设 $\boldsymbol{x}=[x_1,x_2,\cdots,x_n]^{\mathrm{T}}$ 是向量空间 R^n 中的任一向量，定义

$$\|\boldsymbol{x}\|_1=\sum_{i=1}^{n}|x_i|=|x_1|+|x_2|+\cdots+|x_n|,$$

为向量 $\boldsymbol{x}$ 的 1- 范数，记为 $\|\boldsymbol{x}\|_1$.

例 4-4　设 $\boldsymbol{x}=[x_1,x_2,\cdots,x_n]^{\mathrm{T}}$ 是向量空间 R^n 中的任一向量，定义

$$\|\boldsymbol{x}\|_2=\left(\sum_{i=1}^{n}|x_i|^2\right)^{\frac{1}{2}}=\sqrt{|x_1|^2+|x_2|^2+\cdots+|x_n|^2}$$

为向量 $\boldsymbol{x}$ 的 2- 范数，记为 $\|\boldsymbol{x}\|_2$. 可以看出，向量的 2- 范数即为向量的长度，也称为欧式范数.

例 4-5　设 $\boldsymbol{x}=[x_1,x_2,\cdots,x_n]^{\mathrm{T}}$ 是向量空间 R^n 中的任一向量，定义

$$\|\boldsymbol{x}\|_p=\left(\sum_{i=1}^{n}|x_i|^p\right)^{\frac{1}{p}}\quad(p\geqslant 1),$$

为向量 $\boldsymbol{x}$ 的 p- 范数，记为 $\|\boldsymbol{x}\|_p$.

例 4-6　设 $\boldsymbol{x}=[x_1,x_2,\cdots,x_n]^{\mathrm{T}}$ 是向量空间 R^n 中的任一向量，定义

$$\|\boldsymbol{x}\|_\infty=\max_{1\leqslant i\leqslant n}|x_i|,$$

为向量 $\boldsymbol{x}$ 的∞- 范数，记为 $\|\boldsymbol{x}\|_\infty$.

需要指出的是，对于 $\|\boldsymbol{x}\|_p$，若 $p=1$ 或 $p=2$，则它分别对应了向量的 1- 范数和 2- 范数，且由于

$$\max_{1\leqslant i\leqslant n}|x_i|\leqslant\left(\sum_{i=1}^{n}|x_i|^p\right)^{\frac{1}{p}}\leqslant\left(n\max_{1\leqslant i\leqslant n}|x_i|^p\right)^{\frac{1}{p}},\tag{4-13}$$

所以有

$$\lim_{p\to+\infty}\left(\sum_{i=1}^{n}|x_i|^p\right)^{\frac{1}{p}}=\max_{1\leqslant i\leqslant n}|x_i|.\tag{4-14}$$

因此，∞- 范数也是 $p\to+\infty$ 时的特殊情况.

在同一向量空间中，定义不同的范数，实际上就是采用不同的度量方式定义向量的长度. 在未特殊指明的情况下，向量的长度等于其 2- 范数.

范数在医学影像中的应用举例

医学影像的智能化是当前医学影像学发展的新趋势，包括医学影像设备成像参数的智能化调整、医学图像的智能化处理以及基于医学影像的智能化辅助诊断等，这些新的发展方向使医学影像学越来越多地融入了包括人工智能在内的多种信息科学技术. 在上述医学影像智能化的具体实现过程中，常常会涉及极为复杂的模型拟合问题，例如，基于医学图像利用机器学习技术进

行疾病的智能化辅助诊断时往往会用到下面的预测模型：

$$y=w_1x_1+w_2x_2+w_3x_3+\cdots+w_nx_n+b,$$

其中，$\boldsymbol{x}=[x_1, x_2, x_3, \cdots, x_n]$代表图像上所有 n 个像素所组成的向量，$\boldsymbol{w}=[w_1, w_2, w_3, \cdots, w_n]$表示像素的权重向量，$b$ 为常数项，y 表示诊断结果，可以是“患病”(用 1 表示)或“正常”(用 −1 表示)，也可以表示希望从图像预测出的某个临床评价指标的值(如疾病严重程度等). 模型拟合的目标是找到每个像素 x_i 合适的权重值 w_i，使得通过该模型计算得到的预测值$\hat{y}$与患者的真实值 y 尽可能相等，即两者差值的绝对值$|y-\hat{y}|$尽可能小. 由于一个患者扫描出的图像往往有成千上万个像素，也就有成千上万个权重值可以进行调整以最小化$|y-\hat{y}|$. 由于实际观测的数据总是含有噪声的，如果可以调整的权重参数过多，总是可以找到一组合适的权重系数使$|y-\hat{y}|$几乎为零，此时的模型虽然对观测数据拟合得很好，但由于噪声的影响导致其并不反映 y 与 $\boldsymbol{x}$ 的真实关系，这就是模型拟合中常见的过拟合问题. 为防止模型过拟合，需要减少模型中的参数，在上例中就是所利用的图像像素的个数. 但图像中哪些像素对该问题的预测起到重要作用需要保留，而哪些像素不重要可以从模型中去掉，往往是难以确定的. 一种常见思路是寻找一个尽可能简单的模型(表现为模型中的参数尽可能少，即让尽可能多的 w_i 为零)去尽可能好地拟合 y(即使$|y-\hat{y}|$尽可能小)，即在这两个最优目标间寻找一个最优平衡，可用下式来实现：

$$\min_{\boldsymbol{w}}(|y-\hat{y}|+\gamma\|\boldsymbol{w}\|_1).$$

其中，第一个优化目标$|y-\hat{y}|$代表模型拟合度，第二个优化目标 $\|\boldsymbol{w}\|_1$ 为向量 $\boldsymbol{w}$ 的 1- 范数，代表模型复杂度，而参数 γ 用来调整模型简化的程度(也即对复杂模型的惩罚力度). 这里选用 1- 范数来简化模型的原因是由于当同时优化这两个目标时，采用 1- 范数会使向量中尽可能多的分量变为零，从而达到简化模型的目的. 不同阶的范数具有不同的特点，在实际应用中需要进行恰当的选择.

二、标准正交基

定义 4-11 假设 V 是欧式空间，$\boldsymbol{\alpha}_1, \boldsymbol{\alpha}_2, \cdots, \boldsymbol{\alpha}_m$ 是 V 中的 m 个非零向量. 若其中任意两个向量都正交，即 $1\leqslant i\neq j\leqslant m$ 时，有 $\boldsymbol{\alpha}_i\cdot\boldsymbol{\alpha}_j=0$，则称 $\boldsymbol{\alpha}_1, \boldsymbol{\alpha}_2, \cdots, \boldsymbol{\alpha}_m$ 是正交向量组(orthogonal vectors). 由单位向量构成的正交向量组称为标准正交向量组.

由于对向量的单位化不改变向量的方向，因此正交向量组单位化即得标准正交向量组，即构造正交向量组是寻找标准正交向量组的关键.

定理 4-1 假设 $\boldsymbol{\alpha}_1, \boldsymbol{\alpha}_2, \cdots, \boldsymbol{\alpha}_m$ 是欧式空间 V 的一个正交向量组，则 $\boldsymbol{\alpha}_1, \boldsymbol{\alpha}_2, \cdots, \boldsymbol{\alpha}_m$ 线性无关.

证明 假设实数 $k_1, k_2, \cdots, k_m$，有

$$k_1\boldsymbol{\alpha}_1+k_2\boldsymbol{\alpha}_2+\cdots+k_m\boldsymbol{\alpha}_m=\boldsymbol{0}, \tag{4-15}$$

则两端与 $\boldsymbol{\alpha}_1$ 做内积有

$$\boldsymbol{\alpha}_1\cdot(k_1\boldsymbol{\alpha}_1+k_2\boldsymbol{\alpha}_2+\cdots+k_m\boldsymbol{\alpha}_m)=\boldsymbol{\alpha}_1\cdot\boldsymbol{0}=0,$$

展开括号有

$$k_1(\boldsymbol{\alpha}_1\cdot\boldsymbol{\alpha}_1)+k_2(\boldsymbol{\alpha}_1\cdot\boldsymbol{\alpha}_2)+\cdots+k_m(\boldsymbol{\alpha}_1\cdot\boldsymbol{\alpha}_m)=0,$$

因为 $\boldsymbol{\alpha}_1, \boldsymbol{\alpha}_2, \cdots, \boldsymbol{\alpha}_m$ 是欧式空间 V 的一个正交向量组，则 $\boldsymbol{\alpha}_1$ 与 $\boldsymbol{\alpha}_2, \boldsymbol{\alpha}_3, \cdots, \boldsymbol{\alpha}_m$ 均正交，即 $\boldsymbol{\alpha}_1\cdot\boldsymbol{\alpha}_2=0$，$\boldsymbol{\alpha}_1\cdot\boldsymbol{\alpha}_3=0, \cdots, \boldsymbol{\alpha}_1\cdot\boldsymbol{\alpha}_m=0$，则上式可写成

$$k_1(\boldsymbol{\alpha}_1\cdot\boldsymbol{\alpha}_1)=0.$$

又因为 $\boldsymbol{\alpha}_1\cdot\boldsymbol{\alpha}_1>0$，则

$$k_1=0.$$

类似地，将式(4-15)依次与 $\boldsymbol{\alpha}_2, \boldsymbol{\alpha}_3, \cdots, \boldsymbol{\alpha}_m$ 做内积，亦可得

$$k_2=k_3=\cdots=k_m=0,$$

由线性无关的定义可知，$\boldsymbol{\alpha}_1, \boldsymbol{\alpha}_2, \cdots, \boldsymbol{\alpha}_m$ 线性无关.

由定理 4-1 可知，正交向量组一定线性无关. 但线性无关的向量组不一定是正交向量组，那么，能否在线性无关向量组的基础上，构造出一个正交向量组呢？下面介绍的 Gram-Schmidt 正交化方法即可实现这一目的.

定理 4-2　**Gram-Schmidt 正交化方法**　令 $\boldsymbol{\alpha}_1, \boldsymbol{\alpha}_2, \cdots, \boldsymbol{\alpha}_m$ 是欧式空间 V 的一组线性无关的非零向量，令

$$\boldsymbol{\beta}_1 = \boldsymbol{\alpha}_1,$$

$$\boldsymbol{\beta}_2 = \boldsymbol{\alpha}_2 - \frac{(\boldsymbol{\alpha}_2, \boldsymbol{\beta}_1)}{(\boldsymbol{\beta}_1, \boldsymbol{\beta}_1)}\boldsymbol{\beta}_1,$$

$$\boldsymbol{\beta}_3 = \boldsymbol{\alpha}_3 - \frac{(\boldsymbol{\alpha}_3, \boldsymbol{\beta}_1)}{(\boldsymbol{\beta}_1, \boldsymbol{\beta}_1)}\boldsymbol{\beta}_1 - \frac{(\boldsymbol{\alpha}_3, \boldsymbol{\beta}_2)}{(\boldsymbol{\beta}_2, \boldsymbol{\beta}_2)}\boldsymbol{\beta}_2,$$

$$\cdots\cdots\cdots\cdots$$

$$\boldsymbol{\beta}_m = \boldsymbol{\alpha}_m - \frac{(\boldsymbol{\alpha}_m, \boldsymbol{\beta}_1)}{(\boldsymbol{\beta}_1, \boldsymbol{\beta}_1)}\boldsymbol{\beta}_1 - \frac{(\boldsymbol{\alpha}_m, \boldsymbol{\beta}_2)}{(\boldsymbol{\beta}_2, \boldsymbol{\beta}_2)}\boldsymbol{\beta}_2 - \cdots - \frac{(\boldsymbol{\alpha}_m, \boldsymbol{\beta}_{m-1})}{(\boldsymbol{\beta}_{m-1}, \boldsymbol{\beta}_{m-1})}\boldsymbol{\beta}_{m-1},$$

则 $\boldsymbol{\beta}_1, \boldsymbol{\beta}_2, \cdots, \boldsymbol{\beta}_m$ 均为非零向量，且构成一个正交向量组. 进一步，令

$$\boldsymbol{\gamma}_i = \frac{1}{|\boldsymbol{\beta}_i|}\boldsymbol{\beta}_i \quad (i = 1, 2, \cdots, m),$$

则 $\boldsymbol{\gamma}_1, \boldsymbol{\gamma}_2, \cdots, \boldsymbol{\gamma}_m$ 为一个标准正交向量组.

定义 4-12　对方阵 $\boldsymbol{A} \in R^{n\times n}$，若 $\boldsymbol{A}\boldsymbol{A}^{\mathrm{T}} = \boldsymbol{E}$，则称 $\boldsymbol{A}$ 是正交矩阵（orthogonal matrix）.

由该定义看出，若 $\boldsymbol{A}$ 是正交矩阵，则 $\boldsymbol{A}$ 是可逆的，且 $\boldsymbol{A}^{-1} = \boldsymbol{A}^{\mathrm{T}}$. 显然，单位矩阵是正交矩阵.

定理 4-3　方阵 $\boldsymbol{A}$ 为正交矩阵的充要条件是 $\boldsymbol{A}$ 的列（行）向量组为标准正交向量组.

证明　必要性：因为 n 阶方阵 $\boldsymbol{A}$ 为正交矩阵，所以有 $\boldsymbol{A}^{\mathrm{T}}\boldsymbol{A} = \boldsymbol{E}$，令

$$\boldsymbol{A} = [\boldsymbol{\alpha}_1, \boldsymbol{\alpha}_2, \cdots, \boldsymbol{\alpha}_n],$$

则

$$\boldsymbol{A}^{\mathrm{T}}\boldsymbol{A} = \begin{bmatrix} \boldsymbol{\alpha}_1^{\mathrm{T}} \\ \boldsymbol{\alpha}_2^{\mathrm{T}} \\ \vdots \\ \boldsymbol{\alpha}_n^{\mathrm{T}} \end{bmatrix} [\boldsymbol{\alpha}_1, \boldsymbol{\alpha}_2, \cdots, \boldsymbol{\alpha}_n] = \begin{bmatrix} \boldsymbol{\alpha}_1^{\mathrm{T}}\boldsymbol{\alpha}_1 & \boldsymbol{\alpha}_1^{\mathrm{T}}\boldsymbol{\alpha}_2 & \cdots & \boldsymbol{\alpha}_1^{\mathrm{T}}\boldsymbol{\alpha}_n \\ \boldsymbol{\alpha}_2^{\mathrm{T}}\boldsymbol{\alpha}_1 & \boldsymbol{\alpha}_2^{\mathrm{T}}\boldsymbol{\alpha}_2 & \cdots & \boldsymbol{\alpha}_2^{\mathrm{T}}\boldsymbol{\alpha}_n \\ \vdots & \vdots & \ddots & \vdots \\ \boldsymbol{\alpha}_n^{\mathrm{T}}\boldsymbol{\alpha}_1 & \boldsymbol{\alpha}_n^{\mathrm{T}}\boldsymbol{\alpha}_2 & \cdots & \boldsymbol{\alpha}_n^{\mathrm{T}}\boldsymbol{\alpha}_n \end{bmatrix} = \boldsymbol{E},$$

根据矩阵相等可得

$$\boldsymbol{\alpha}_i^{\mathrm{T}}\boldsymbol{\alpha}_j = \begin{cases} 1, i = j, \\ 0, i \neq j, \end{cases} \quad (i, j = 1, 2, \cdots, n),$$

故 $\boldsymbol{A}$ 的列向量组为标准的正交向量组. 同理可证 $\boldsymbol{A}$ 的行向量组也为标准正交向量组.

充分性：令方阵 $\boldsymbol{A} = [\boldsymbol{\alpha}_1, \boldsymbol{\alpha}_2, \cdots, \boldsymbol{\alpha}_n]$，由于其列向量组两两正交，因此有

$$\boldsymbol{\alpha}_i^{\mathrm{T}}\boldsymbol{\alpha}_j = \begin{cases} 1, i = j, \\ 0, i \neq j, \end{cases} \quad (i, j = 1, 2, \cdots, n).$$

进一步有

$$\boldsymbol{A}^{\mathrm{T}}\boldsymbol{A} = \begin{bmatrix} \boldsymbol{\alpha}_1^{\mathrm{T}}\boldsymbol{\alpha}_1 & \boldsymbol{\alpha}_1^{\mathrm{T}}\boldsymbol{\alpha}_2 & \cdots & \boldsymbol{\alpha}_1^{\mathrm{T}}\boldsymbol{\alpha}_n \\ \boldsymbol{\alpha}_2^{\mathrm{T}}\boldsymbol{\alpha}_1 & \boldsymbol{\alpha}_2^{\mathrm{T}}\boldsymbol{\alpha}_2 & \cdots & \boldsymbol{\alpha}_2^{\mathrm{T}}\boldsymbol{\alpha}_n \\ \vdots & \vdots & \ddots & \vdots \\ \boldsymbol{\alpha}_n^{\mathrm{T}}\boldsymbol{\alpha}_1 & \boldsymbol{\alpha}_n^{\mathrm{T}}\boldsymbol{\alpha}_2 & \cdots & \boldsymbol{\alpha}_n^{\mathrm{T}}\boldsymbol{\alpha}_n \end{bmatrix} = \boldsymbol{E},$$

故方阵 $\boldsymbol{A}$ 为正交矩阵. 同理可证当 $\boldsymbol{A}$ 的行向量组为标准正交向量组时，$\boldsymbol{A}$ 也为正交矩阵.

第三节　线 性 变 换

一、线性变换的概念与性质

本章第一节已经介绍了以向量为元素构成的空间，即向量空间（满足加法和数乘运算封闭性的向量集合），本节将向量空间中的元素向量进一步拓展到任何形式的元素，即可得到线性空间，在线性空间的基础上可进一步定义线性变换. 下面首先正式引入线性空间的定义，再给出线性变换的概念与性质.

（一）线性变换的基本概念

定义 4-13　设 V 是一个非空集合，P 是一个数域，在集合 V 上定义一种加法的代数运算，即对于 V 中任意两个元素 $\boldsymbol{\alpha}, \boldsymbol{\beta}$，在 V 中都有唯一的一个元素 $\boldsymbol{\gamma}$ 与它们对应，记为 $\boldsymbol{\gamma}=\boldsymbol{\alpha}+\boldsymbol{\beta}$；在数域 P 和集合 V 之间再定义一种数量乘法的代数运算，即对数域 P 中任一数 k 和集合 V 中任意一个元素 $\boldsymbol{\alpha}$，在集合 V 中都有唯一的一个元素 $\boldsymbol{\delta}$ 与它们对应，记为 $\boldsymbol{\delta}=k\boldsymbol{\alpha}$. 其中，

加法满足以下四条规则：

（1）$\boldsymbol{\alpha}+\boldsymbol{\beta}=\boldsymbol{\beta}+\boldsymbol{\alpha}$；　（4-16）

（2）$(\boldsymbol{\alpha}+\boldsymbol{\beta})+\boldsymbol{\gamma}=\boldsymbol{\alpha}+(\boldsymbol{\beta}+\boldsymbol{\gamma})$；　（4-17）

（3）在 V 中有一元素 $\mathbf{0}$（零元素），对于 V 中的任一元素 $\boldsymbol{\alpha}$，都有：$\mathbf{0}+\boldsymbol{\alpha}=\boldsymbol{\alpha}$；

（4）对于 V 中每一元素 $\boldsymbol{\alpha}$，都有 V 中另一元素 $\boldsymbol{\beta}$（称为 $\boldsymbol{\alpha}$ 的负元素），使得：$\boldsymbol{\alpha}+\boldsymbol{\beta}=\mathbf{0}$.

数量乘法满足以下两条规则：

（1）$1\boldsymbol{\alpha}=\boldsymbol{\alpha}$；　（4-18）

（2）$k(l\boldsymbol{\alpha})=(kl)\boldsymbol{\alpha}$.　（4-19）

加法和数量乘法同时满足以下两条规则：

（1）$k\boldsymbol{\alpha}+l\boldsymbol{\alpha}=(k+l)\boldsymbol{\alpha}$；　（4-20）

（2）$k(\boldsymbol{\alpha}+\boldsymbol{\beta})=k\boldsymbol{\alpha}+k\boldsymbol{\beta}$.　（4-21）

如果加法和数量乘法满足以上所有规则，那么 V 称为数域 P 上的线性空间（linear space）.

定义 4-14　设 U 与 V 是数域 P 上的两个线性空间，φ: $U \rightarrow V$ 是一个映射. 如果映射 φ 满足加法运算和数量乘法运算，即：

$$\varphi(\boldsymbol{\alpha}+\boldsymbol{\beta})=\varphi(\boldsymbol{\alpha})+\varphi(\boldsymbol{\beta}),\ \forall \boldsymbol{\alpha}, \boldsymbol{\beta} \in U, \tag{4-22}$$

$$\varphi(k\boldsymbol{\alpha})=k\varphi(\boldsymbol{\alpha}),\ \forall k \in P, \boldsymbol{\alpha} \in U. \tag{4-23}$$

那么，称 φ 是从 U 到 V 的一个线性映射（linear mapping）或线性变换（linear transformation）.

显然，线性变换保持了线性组合与线性关系式不变.

定义 4-13 和定义 4-14 中的数域 P 可以是实数域也可以是复数域，本书中对数域如无特殊说明，均指实数域.

例 4-7　设 U 是数域 P 上的线性空间，k 是数域 P 中的一个常数，定义变换 φ，其中 $\varphi(\boldsymbol{\alpha})=k\boldsymbol{\alpha}$，$\forall \boldsymbol{\alpha} \in U$，容易验证，$\varphi$ 是一个线性变换，称之为数乘变换（scalar multiplication）.

特别地，当 $k=1$ 时，称 φ 为恒等变换（identity transformation），通常记做 I，有：$I(\boldsymbol{\alpha})=\boldsymbol{\alpha}$，$\forall \boldsymbol{\alpha} \in U$.

当 $k=0$ 时，称 φ 为零变换（null transformation），通常记做 O，有：$O(\boldsymbol{\alpha})=\mathbf{0}$，$\forall \boldsymbol{\alpha} \in U$.

例 4-8　定义在闭区间 $[a, b]$ 上的全体连续函数组成一个实线性空间 V，在 V 中定义一个变换 φ，对 V 中的任意连续函数 $f(x)$，有 $\varphi(f(x))=\int_a^x f(t)\,\mathrm{d}t$，则称变换 φ 为积分变换（integral transformation). 由积分法则可知，积分变换是一个线性变换.

例 4-9　设 V 是实数域上的全体一元实系数多项式组成的实线性空间，在空间 V 中定义一个变换 φ，对 V 中的任意多项式 $p(x)$，有 $\varphi(p(x))=\dfrac{\mathrm{d}p(x)}{\mathrm{d}x}$，则称变换 φ 为微分变换(differential transformation). 由求导法则可知，微分变换是一个线性变换.

(二) 线性变换的基本性质

若 φ 是数域 P 上的线性空间 U 中的一个线性变换，则有以下几个基本性质：

(1) $\varphi(\mathbf{0})=\mathbf{0}$; $\varphi(-\boldsymbol{\alpha})=-\varphi(\boldsymbol{\alpha})$, $\forall\boldsymbol{\alpha}\in U$;

(2) 若 $\boldsymbol{\beta}=k_1\boldsymbol{\alpha}_1+\cdots+k_m\boldsymbol{\alpha}_m$，则 $\varphi(\boldsymbol{\beta})=k_1\varphi(\boldsymbol{\alpha}_1)+\cdots+k_m\varphi(\boldsymbol{\alpha}_m)$;

(3) 若 $\boldsymbol{\alpha}_1,\boldsymbol{\alpha}_2,\cdots,\boldsymbol{\alpha}_m$ 线性相关，则 $\varphi(\boldsymbol{\alpha}_1),\varphi(\boldsymbol{\alpha}_2),\cdots,\varphi(\boldsymbol{\alpha}_m)$ 也线性相关；

(4) 若 $\varphi(\boldsymbol{\alpha}_1),\varphi(\boldsymbol{\alpha}_2),\cdots,\varphi(\boldsymbol{\alpha}_m)$ 线性无关，则 $\boldsymbol{\alpha}_1,\boldsymbol{\alpha}_2,\cdots,\boldsymbol{\alpha}_m$ 也线性无关.

证明　(1) 由线性变换的定义 4-14 可知：$\varphi(\mathbf{0})=\varphi(0\boldsymbol{\alpha})=0\varphi(\boldsymbol{\alpha})=\mathbf{0}$; $\varphi(-\boldsymbol{\alpha})=\varphi(-1\boldsymbol{\alpha})=-1\varphi(\boldsymbol{\alpha})=-\varphi(\boldsymbol{\alpha})$，原式得证；

(2) 利用数学归纳法来证明：当 $m=1$ 时，由线性变换的定义 4-14 即可得证，即：若 $\boldsymbol{\beta}=k_1\boldsymbol{\alpha}_1$，则 $\varphi(\boldsymbol{\beta})=\varphi(k_1\boldsymbol{\alpha}_1)=k_1\varphi(\boldsymbol{\alpha}_1)$；不妨设 $m=p$ 时，原式成立，即

$$\varphi(k_1\boldsymbol{\alpha}_1+\cdots+k_p\boldsymbol{\alpha}_p)=k_1\varphi(\boldsymbol{\alpha}_1)+\cdots+k_p\varphi(\boldsymbol{\alpha}_p).$$

现在考虑 $m=p+1$ 的情况：

$$\begin{aligned}&\varphi(k_1\boldsymbol{\alpha}_1+\cdots+k_p\boldsymbol{\alpha}_p+k_{p+1}\boldsymbol{\alpha}_{p+1})\\=&\varphi(k_1\boldsymbol{\alpha}_1+\cdots+k_p\boldsymbol{\alpha}_p)+\varphi(k_{p+1}\boldsymbol{\alpha}_{p+1})\\=&k_1\varphi(\boldsymbol{\alpha}_1)+\cdots+k_p\varphi(\boldsymbol{\alpha}_p)+k_{p+1}\varphi(\boldsymbol{\alpha}_{p+1}).\end{aligned}$$

综上所述，原式得证；

(3) 因为 $\boldsymbol{\alpha}_1,\boldsymbol{\alpha}_2,\cdots,\boldsymbol{\alpha}_m$ 线性相关，则存在一组不全为 0 的实数 $k_1,k_2,\cdots,k_m$，使得：$k_1\boldsymbol{\alpha}_1+k_2\boldsymbol{\alpha}_2+\cdots+k_m\boldsymbol{\alpha}_m=\mathbf{0}$. 对等式两侧同时取线性变换 φ，则有

$$\varphi(k_1\boldsymbol{\alpha}_1+k_2\boldsymbol{\alpha}_2+\cdots+k_m\boldsymbol{\alpha}_m)=\varphi(\mathbf{0}).$$

由上述性质(2)，又有

$$k_1\varphi(\boldsymbol{\alpha}_1)+k_2\varphi(\boldsymbol{\alpha}_2)+\cdots+k_m\varphi(\boldsymbol{\alpha}_m)=\mathbf{0},$$

即存在一组不全为 0 的实数 $k_1,k_2,\cdots,k_m$，使得：$k_1\varphi(\boldsymbol{\alpha}_1)+k_2\varphi(\boldsymbol{\alpha}_2)+\cdots+k_m\varphi(\boldsymbol{\alpha}_m)=\mathbf{0}$，因此，$\varphi(\boldsymbol{\alpha}_1),\varphi(\boldsymbol{\alpha}_2),\cdots,\varphi(\boldsymbol{\alpha}_m)$ 线性相关，原式得证.

需要注意的是，该命题的逆命题是不成立的，即：$\varphi(\boldsymbol{\alpha}_1),\varphi(\boldsymbol{\alpha}_2),\cdots,\varphi(\boldsymbol{\alpha}_m)$ 线性相关无法推导出 $\boldsymbol{\alpha}_1,\boldsymbol{\alpha}_2,\cdots,\boldsymbol{\alpha}_m$ 也线性相关；

(4) 因为性质(3)与性质(4)互为逆否命题，它们的真伪性保持一致，因此，性质(4)也成立. 此外，性质(4)还可用反证法得证.

二、线性变换的坐标与矩阵表示

(一) 基变换、坐标变换、过渡矩阵

定义 4-15　设 $\boldsymbol{\alpha}_1,\boldsymbol{\alpha}_2,\cdots,\boldsymbol{\alpha}_n$ 和 $\boldsymbol{\beta}_1,\boldsymbol{\beta}_2,\cdots,\boldsymbol{\beta}_n$ 是线性空间 U_n 的两组基，对于基 $\boldsymbol{\beta}_1,\boldsymbol{\beta}_2,\cdots,\boldsymbol{\beta}_n$ 中的每一个基向量都可用基 $\boldsymbol{\alpha}_1,\boldsymbol{\alpha}_2,\cdots,\boldsymbol{\alpha}_n$ 来表示，即

$$\begin{cases}\boldsymbol{\beta}_1=p_{11}\boldsymbol{\alpha}_1+p_{21}\boldsymbol{\alpha}_2+\cdots+p_{n1}\boldsymbol{\alpha}_n,\\\boldsymbol{\beta}_2=p_{12}\boldsymbol{\alpha}_1+p_{22}\boldsymbol{\alpha}_2+\cdots+p_{n2}\boldsymbol{\alpha}_n,\\\qquad\cdots\cdots\cdots\cdots\\\boldsymbol{\beta}_n=p_{1n}\boldsymbol{\alpha}_1+p_{2n}\boldsymbol{\alpha}_2+\cdots+p_{nn}\boldsymbol{\alpha}_n.\end{cases}$$

用向量和矩阵的形式表示为

$$[\boldsymbol{\beta}_1,\boldsymbol{\beta}_2,\cdots,\boldsymbol{\beta}_n]=[\boldsymbol{\alpha}_1,\boldsymbol{\alpha}_2,\cdots,\boldsymbol{\alpha}_n]\boldsymbol{P}$$

其中，

$$\boldsymbol{P}=\begin{bmatrix} p_{11} & \cdots & p_{1n} \\ \vdots & \ddots & \vdots \\ p_{n1} & \cdots & p_{nn} \end{bmatrix},$$

这个公式称为基坐标变换公式，矩阵 $\boldsymbol{P}$ 称为由基 $\boldsymbol{\alpha}_1, \boldsymbol{\alpha}_2, \cdots, \boldsymbol{\alpha}_n$ 到基 $\boldsymbol{\beta}_1, \boldsymbol{\beta}_2, \cdots, \boldsymbol{\beta}_n$ 的过渡矩阵（transition matrix）.

由于 $\boldsymbol{\beta}_1, \boldsymbol{\beta}_2, \cdots, \boldsymbol{\beta}_n$ 是线性无关的，则 $\boldsymbol{P}$ 的列向量组线性无关，$\boldsymbol{P}$ 列满秩，故过渡矩阵 $\boldsymbol{P}$ 是可逆的.

由于 $\boldsymbol{P}$ 是可逆的，则有 $[\boldsymbol{\alpha}_1, \boldsymbol{\alpha}_2, \cdots, \boldsymbol{\alpha}_n]=[\boldsymbol{\beta}_1, \boldsymbol{\beta}_2, \cdots, \boldsymbol{\beta}_n]\boldsymbol{P}^{-1}$，即从基 $\boldsymbol{\alpha}_1, \boldsymbol{\alpha}_2, \cdots, \boldsymbol{\alpha}_n$ 到基 $\boldsymbol{\beta}_1, \boldsymbol{\beta}_2, \cdots, \boldsymbol{\beta}_n$ 的过渡矩阵和从基 $\boldsymbol{\beta}_1, \boldsymbol{\beta}_2, \cdots, \boldsymbol{\beta}_n$ 到基 $\boldsymbol{\alpha}_1, \boldsymbol{\alpha}_2, \cdots, \boldsymbol{\alpha}_n$ 的过渡矩阵互为逆矩阵.

定理 4-4　设 U_n 中的向量 $\boldsymbol{\gamma}$ 在基 $\boldsymbol{\alpha}_1, \boldsymbol{\alpha}_2, \cdots, \boldsymbol{\alpha}_n$ 下的坐标为 $[x_1, x_2, \cdots, x_n]^{\mathrm{T}}$，在基 $\boldsymbol{\beta}_1, \boldsymbol{\beta}_2, \cdots, \boldsymbol{\beta}_n$ 下的坐标为 $[x_1', x_2', \cdots, x_n']^{\mathrm{T}}$，从基 $\boldsymbol{\alpha}_1, \boldsymbol{\alpha}_2, \cdots, \boldsymbol{\alpha}_n$ 到基 $\boldsymbol{\beta}_1, \boldsymbol{\beta}_2, \cdots, \boldsymbol{\beta}_n$ 的过渡矩阵为 $\boldsymbol{P}$，则有以下的坐标变换公式：

$$\begin{bmatrix} x_1 \\ x_2 \\ \vdots \\ x_n \end{bmatrix}=\boldsymbol{P}\begin{bmatrix} x_1' \\ x_2' \\ \vdots \\ x_n' \end{bmatrix} \text{或} \begin{bmatrix} x_1' \\ x_2' \\ \vdots \\ x_n' \end{bmatrix}=\boldsymbol{P}^{-1}\begin{bmatrix} x_1 \\ x_2 \\ \vdots \\ x_n \end{bmatrix}. \tag{4-24}$$

证明　由题可知：

$$\boldsymbol{\gamma}=[\boldsymbol{\alpha}_1, \boldsymbol{\alpha}_2, \cdots, \boldsymbol{\alpha}_n]\begin{bmatrix} x_1 \\ x_2 \\ \vdots \\ x_n \end{bmatrix}=[\boldsymbol{\beta}_1, \boldsymbol{\beta}_2, \cdots, \boldsymbol{\beta}_n]\begin{bmatrix} x_1' \\ x_2' \\ \vdots \\ x_n' \end{bmatrix}=[\boldsymbol{\alpha}_1, \boldsymbol{\alpha}_2, \cdots, \boldsymbol{\alpha}_n]\boldsymbol{P}\begin{bmatrix} x_1' \\ x_2' \\ \vdots \\ x_n' \end{bmatrix}.$$

又因为 $\boldsymbol{\alpha}_1, \boldsymbol{\alpha}_2, \cdots, \boldsymbol{\alpha}_n$ 是线性无关的，因此，$[\boldsymbol{\alpha}_1, \boldsymbol{\alpha}_2, \cdots, \boldsymbol{\alpha}_n]$ 可逆，则有 $\begin{bmatrix} x_1 \\ x_2 \\ \vdots \\ x_n \end{bmatrix}=\boldsymbol{P}\begin{bmatrix} x_1' \\ x_2' \\ \vdots \\ x_n' \end{bmatrix}$，又因为过渡矩阵 $\boldsymbol{P}$ 是可逆的，则有 $\begin{bmatrix} x_1' \\ x_2' \\ \vdots \\ x_n' \end{bmatrix}=\boldsymbol{P}^{-1}\begin{bmatrix} x_1 \\ x_2 \\ \vdots \\ x_n \end{bmatrix}$，定理得证.

例 4-10　给定二维实空间 R^2 的两组基：

$$\boldsymbol{\alpha}_1=[1, 0]^{\mathrm{T}}, \boldsymbol{\alpha}_2=[0, 1]^{\mathrm{T}} \text{和} \boldsymbol{\beta}_1=[1, 1]^{\mathrm{T}}, \boldsymbol{\beta}_2=[3, 4]^{\mathrm{T}},$$

（1）求从基 $\boldsymbol{\alpha}_1, \boldsymbol{\alpha}_2$ 到基 $\boldsymbol{\beta}_1, \boldsymbol{\beta}_2$ 的过渡矩阵 $\boldsymbol{P}$；

（2）向量 $\boldsymbol{\alpha}$ 在基 $\boldsymbol{\beta}_1, \boldsymbol{\beta}_2$ 下的坐标为 $[2, 4]^{\mathrm{T}}$，求它在基 $\boldsymbol{\alpha}_1, \boldsymbol{\alpha}_2$ 下的坐标.

解　（1）由题可知，$[\boldsymbol{\beta}_1, \boldsymbol{\beta}_2]=[\boldsymbol{\alpha}_1, \boldsymbol{\alpha}_2]\boldsymbol{P}$，因此，

$$\boldsymbol{P}=[\boldsymbol{\alpha}_1, \boldsymbol{\alpha}_2]^{-1}[\boldsymbol{\beta}_1, \boldsymbol{\beta}_2]=\begin{bmatrix} 1 & 0 \\ 0 & 1 \end{bmatrix}^{-1}\begin{bmatrix} 1 & 3 \\ 1 & 4 \end{bmatrix}=\begin{bmatrix} 1 & 3 \\ 1 & 4 \end{bmatrix};$$

（2）不妨设向量 $\boldsymbol{\alpha}$ 在基 $\boldsymbol{\alpha}_1, \boldsymbol{\alpha}_2$ 下的坐标为 $[x, y]^{\mathrm{T}}$，由定理 4-4 中的坐标变换公式，有

$$\begin{bmatrix} x \\ y \end{bmatrix}=\boldsymbol{P}\begin{bmatrix} 2 \\ 4 \end{bmatrix}=\begin{bmatrix} 1 & 3 \\ 1 & 4 \end{bmatrix}\begin{bmatrix} 2 \\ 4 \end{bmatrix}=\begin{bmatrix} 14 \\ 18 \end{bmatrix},$$

即向量 $\boldsymbol{\alpha}$ 在基 $\boldsymbol{\alpha}_1, \boldsymbol{\alpha}_2$ 下的坐标为 $[14, 18]^{\mathrm{T}}$.

例 4-11　给定三维实空间 R^3 的两组基：

$$\boldsymbol{\alpha}_1=\begin{bmatrix}1\\1\\2\end{bmatrix},\boldsymbol{\alpha}_2=\begin{bmatrix}1\\2\\2\end{bmatrix},\boldsymbol{\alpha}_3=\begin{bmatrix}1\\2\\3\end{bmatrix}\text{和}\boldsymbol{\beta}_1=\begin{bmatrix}1\\2\\4\end{bmatrix},\boldsymbol{\beta}_2=\begin{bmatrix}2\\1\\4\end{bmatrix},\boldsymbol{\beta}_3=\begin{bmatrix}3\\2\\1\end{bmatrix}.$$

（1）已知向量 $\boldsymbol{\alpha}$ 在基 $\boldsymbol{\alpha}_1,\boldsymbol{\alpha}_2,\boldsymbol{\alpha}_3$ 下的坐标为 $[1,2,3]^{\mathrm{T}}$，求 $\boldsymbol{\alpha}$ 在基 $\boldsymbol{\beta}_1,\boldsymbol{\beta}_2,\boldsymbol{\beta}_3$ 下的坐标；

（2）已知向量 $\boldsymbol{\alpha}$ 在基 $\boldsymbol{\beta}_1,\boldsymbol{\beta}_2,\boldsymbol{\beta}_3$ 下的坐标为 $[1,2,3]^{\mathrm{T}}$，求 $\boldsymbol{\alpha}$ 在基 $\boldsymbol{\alpha}_1,\boldsymbol{\alpha}_2,\boldsymbol{\alpha}_3$ 下的坐标.

解　（1）设从基 $\boldsymbol{\alpha}_1,\boldsymbol{\alpha}_2,\boldsymbol{\alpha}_3$ 到基 $\boldsymbol{\beta}_1,\boldsymbol{\beta}_2,\boldsymbol{\beta}_3$ 的过渡矩阵为 $\boldsymbol{P}$，$\boldsymbol{\alpha}$ 在基 $\boldsymbol{\beta}_1,\boldsymbol{\beta}_2,\boldsymbol{\beta}_3$ 下的坐标为 $[x',y',z']^{\mathrm{T}}$，则有

$$[\boldsymbol{\beta}_1,\boldsymbol{\beta}_2,\boldsymbol{\beta}_3]=[\boldsymbol{\alpha}_1,\boldsymbol{\alpha}_2,\boldsymbol{\alpha}_3]\boldsymbol{P}.$$

因此，

$$\boldsymbol{P}=[\boldsymbol{\alpha}_1,\boldsymbol{\alpha}_2,\boldsymbol{\alpha}_3]^{-1}[\boldsymbol{\beta}_1,\boldsymbol{\beta}_2,\boldsymbol{\beta}_3]=\begin{bmatrix}0&3&4\\-1&-1&4\\2&0&-5\end{bmatrix},$$

由坐标变换公式，$\boldsymbol{\alpha}$ 在基 $\boldsymbol{\beta}_1,\boldsymbol{\beta}_2,\boldsymbol{\beta}_3$ 下的坐标为：

$$\begin{bmatrix}x'\\y'\\z'\end{bmatrix}=\boldsymbol{P}^{-1}\begin{bmatrix}1\\2\\3\end{bmatrix}=\begin{bmatrix}0&3&4\\-1&-1&4\\2&0&-5\end{bmatrix}^{-1}\begin{bmatrix}1\\2\\3\end{bmatrix}=\begin{bmatrix}\frac{5}{17}&\frac{15}{17}&\frac{16}{17}\\\frac{3}{17}&-\frac{8}{17}&-\frac{4}{17}\\\frac{2}{17}&\frac{6}{17}&\frac{3}{17}\end{bmatrix}\begin{bmatrix}1\\2\\3\end{bmatrix}=\begin{bmatrix}\frac{83}{17}\\-\frac{25}{17}\\\frac{23}{17}\end{bmatrix};$$

（2）设 $\boldsymbol{\alpha}$ 在基 $\boldsymbol{\alpha}_1,\boldsymbol{\alpha}_2,\boldsymbol{\alpha}_3$ 下的坐标为 $[x,y,z]^{\mathrm{T}}$，由坐标变换公式，有

$$\begin{bmatrix}x\\y\\z\end{bmatrix}=\boldsymbol{P}\begin{bmatrix}1\\2\\3\end{bmatrix}=\begin{bmatrix}0&3&4\\-1&-1&4\\2&0&-5\end{bmatrix}\begin{bmatrix}1\\2\\3\end{bmatrix}=\begin{bmatrix}18\\9\\-13\end{bmatrix}.$$

例 4-12　已知三维实空间 R^3 的两个基为

$$\boldsymbol{\alpha}_1=\begin{bmatrix}1\\0\\-1\end{bmatrix},\boldsymbol{\alpha}_2=\begin{bmatrix}2\\1\\1\end{bmatrix},\boldsymbol{\alpha}_3=\begin{bmatrix}1\\1\\1\end{bmatrix}\text{和}\boldsymbol{\beta}_1=\begin{bmatrix}0\\1\\1\end{bmatrix},\boldsymbol{\beta}_2=\begin{bmatrix}-1\\1\\0\end{bmatrix},\boldsymbol{\beta}_3=\begin{bmatrix}1\\2\\1\end{bmatrix},$$

求向量 $\boldsymbol{\alpha}=\boldsymbol{\alpha}_1-3\boldsymbol{\alpha}_2+2\boldsymbol{\alpha}_3$ 在基 $\boldsymbol{\beta}_1,\boldsymbol{\beta}_2,\boldsymbol{\beta}_3$ 下的坐标.

解　假设向量 $\boldsymbol{\alpha}$ 在基 $\boldsymbol{\beta}_1,\boldsymbol{\beta}_2,\boldsymbol{\beta}_3$ 下的坐标为 $\begin{bmatrix}b_1\\b_2\\b_3\end{bmatrix}$，由基 $\boldsymbol{\alpha}_1,\boldsymbol{\alpha}_2,\boldsymbol{\alpha}_3$ 到基 $\boldsymbol{\beta}_1,\boldsymbol{\beta}_2,\boldsymbol{\beta}_3$ 的过渡矩阵为 $\boldsymbol{P}$，则有

$$[\boldsymbol{\beta}_1,\boldsymbol{\beta}_2,\boldsymbol{\beta}_3]=[\boldsymbol{\alpha}_1,\boldsymbol{\alpha}_2,\boldsymbol{\alpha}_3]\boldsymbol{P}.$$

因此，

$$\begin{aligned}\boldsymbol{P}&=[\boldsymbol{\alpha}_1,\boldsymbol{\alpha}_2,\boldsymbol{\alpha}_3]^{-1}[\boldsymbol{\beta}_1,\boldsymbol{\beta}_2,\boldsymbol{\beta}_3]\\&=\begin{bmatrix}1&2&1\\0&1&1\\-1&1&1\end{bmatrix}^{-1}\begin{bmatrix}0&-1&1\\1&1&2\\1&0&1\end{bmatrix}=\begin{bmatrix}0&1&1\\-1&-3&-2\\2&4&4\end{bmatrix}.\end{aligned}$$

又因为向量 $\boldsymbol{\alpha}=\boldsymbol{\alpha}_1-3\boldsymbol{\alpha}_2+2\boldsymbol{\alpha}_3$，可知向量 $\boldsymbol{\alpha}$ 在基 $\boldsymbol{\alpha}_1,\boldsymbol{\alpha}_2,\boldsymbol{\alpha}_3$ 下的坐标为 $\begin{bmatrix}1\\-3\\2\end{bmatrix}$，由定理 4-4 中的坐标变换公式知，向量 $\boldsymbol{\alpha}$ 在基 $\boldsymbol{\beta}_1,\boldsymbol{\beta}_2,\boldsymbol{\beta}_3$ 下的坐标为

$$\begin{bmatrix} b_1 \\ b_2 \\ b_3 \end{bmatrix} = \boldsymbol{P}^{-1}\begin{bmatrix} 1 \\ -3 \\ 2 \end{bmatrix} = \begin{bmatrix} -2 & 0 & 0.5 \\ 0 & -1 & -0.5 \\ 1 & 1 & 0.5 \end{bmatrix}\begin{bmatrix} 1 \\ -3 \\ 2 \end{bmatrix} = \begin{bmatrix} -1 \\ 2 \\ -1 \end{bmatrix}.$$

（二）线性变换的矩阵表示

定义 4-16　设 φ 是数域 P 上的 n 维线性空间 U_n 到 m 维线性空间 V_m 中的一个线性变换，$\boldsymbol{\alpha}_1$，$\boldsymbol{\alpha}_2, \cdots, \boldsymbol{\alpha}_n$ 是 U_n 的一组基，$\boldsymbol{\beta}_1, \boldsymbol{\beta}_2, \cdots, \boldsymbol{\beta}_m$ 是 V_m 的一组基，若 $\varphi(\boldsymbol{\alpha}_1), \varphi(\boldsymbol{\alpha}_2), \cdots, \varphi(\boldsymbol{\alpha}_n)$ 在 $\boldsymbol{\beta}_1, \boldsymbol{\beta}_2, \cdots$，$\boldsymbol{\beta}_m$ 这组基下可以表示为：

$$\begin{cases} \varphi(\boldsymbol{\alpha}_1) = a_{11}\boldsymbol{\beta}_1 + a_{21}\boldsymbol{\beta}_2 + \cdots + a_{m1}\boldsymbol{\beta}_m, \\ \varphi(\boldsymbol{\alpha}_2) = a_{12}\boldsymbol{\beta}_1 + a_{22}\boldsymbol{\beta}_2 + \cdots + a_{m2}\boldsymbol{\beta}_m, \\ \qquad\cdots\cdots\cdots\cdots \\ \varphi(\boldsymbol{\alpha}_n) = a_{1n}\boldsymbol{\beta}_1 + a_{2n}\boldsymbol{\beta}_2 + \cdots + a_{mn}\boldsymbol{\beta}_m. \end{cases} \tag{4-25}$$

即

$$[\varphi(\boldsymbol{\alpha}_1), \varphi(\boldsymbol{\alpha}_2), \cdots, \varphi(\boldsymbol{\alpha}_n)] = [\boldsymbol{\beta}_1, \boldsymbol{\beta}_2, \cdots, \boldsymbol{\beta}_m]\boldsymbol{A}, \tag{4-26}$$

其中，

$$\boldsymbol{A} = \begin{bmatrix} a_{11} & a_{12} & \cdots & a_{1n} \\ a_{21} & a_{22} & \cdots & a_{2n} \\ \vdots & \vdots & \ddots & \vdots \\ a_{m1} & a_{m2} & \cdots & a_{mn} \end{bmatrix},$$

则称 $\boldsymbol{A}$ 为线性变换 φ 的矩阵. 当 $\boldsymbol{A}$ 可逆时，该线性变换称为可逆线性变换，且有

$$[\boldsymbol{\beta}_1, \boldsymbol{\beta}_2, \cdots, \boldsymbol{\beta}_m] = [\varphi(\boldsymbol{\alpha}_1), \varphi(\boldsymbol{\alpha}_2), \cdots, \varphi(\boldsymbol{\alpha}_n)]\boldsymbol{A}^{-1}.$$

根据定义 4-16 可得以下结论：

（1）假设 U_n 中任一向量 $\boldsymbol{v}$ 在基 $\boldsymbol{\alpha}_1, \boldsymbol{\alpha}_2, \cdots, \boldsymbol{\alpha}_n$ 下的坐标为 $[k_1, k_2, \cdots, k_n]$，即

$$\boldsymbol{v} = k_1\boldsymbol{\alpha}_1 + k_2\boldsymbol{\alpha}_2 + \cdots + k_n\boldsymbol{\alpha}_n,$$

从而

$$\varphi(\boldsymbol{v}) = k_1\varphi(\boldsymbol{\alpha}_1) + k_2\varphi(\boldsymbol{\alpha}_2) + \cdots + k_n\varphi(\boldsymbol{\alpha}_n).$$

结合式（4-25）可得：

$$\varphi(\boldsymbol{v}) = \sum_{j=1}^{n}\sum_{i=1}^{m} k_j a_{ij}\boldsymbol{\beta}_i = \sum_{i=1}^{m}\sum_{j=1}^{n} a_{ij}k_j\boldsymbol{\beta}_i.$$

则 $\varphi(\boldsymbol{v})$ 在基 $\boldsymbol{\beta}_1, \boldsymbol{\beta}_2, \cdots, \boldsymbol{\beta}_m$ 下的坐标为：

$$\left[\sum_{j=1}^{n} a_{1j}k_j, \sum_{j=1}^{n} a_{2j}k_j, \cdots, \sum_{j=1}^{n} a_{mj}k_j\right]^{\mathrm{T}} = \boldsymbol{A}[k_1, k_2, \cdots, k_n]^{\mathrm{T}};$$

（2）特别地，当 $V_m = U_n$ 时，设 φ 是定义在数域 P 上的 n 维线性空间 U_n 中的一个线性变换，$\boldsymbol{\alpha}_1, \boldsymbol{\alpha}_2, \cdots, \boldsymbol{\alpha}_n$ 是 U_n 的一组基，则式（4-26）变为：

$$[\varphi(\boldsymbol{\alpha}_1), \varphi(\boldsymbol{\alpha}_2), \cdots, \varphi(\boldsymbol{\alpha}_n)] = [\boldsymbol{\alpha}_1, \boldsymbol{\alpha}_2, \cdots, \boldsymbol{\alpha}_n]\boldsymbol{A},$$

其中，$n \times n$ 矩阵 $\boldsymbol{A}$ 称为线性变换 φ 在基 $\boldsymbol{\alpha}_1, \boldsymbol{\alpha}_2, \cdots, \boldsymbol{\alpha}_n$ 下的矩阵.

例 4-13　设 $\boldsymbol{e}_1 = [1, 0, 0]^{\mathrm{T}}$，$\boldsymbol{e}_2 = [0, 1, 0]^{\mathrm{T}}$，$\boldsymbol{e}_3 = [0, 0, 1]^{\mathrm{T}}$ 是三维实空间 R^3 的一组基，φ 表示将 R^3 中任一向量 $\boldsymbol{v} = [x, y, z]$ 投影到 xOz 平面的线性变换，即：$\varphi(x\boldsymbol{e}_1 + y\boldsymbol{e}_2 + z\boldsymbol{e}_3) = x\boldsymbol{e}_1 + z\boldsymbol{e}_3$.

（1）求线性变换 φ 在基 $\boldsymbol{e}_1, \boldsymbol{e}_2, \boldsymbol{e}_3$ 下的矩阵；

（2）取 $\boldsymbol{\alpha} = \boldsymbol{e}_1$，$\boldsymbol{\beta} = \boldsymbol{e}_1 + \boldsymbol{e}_2$，$\boldsymbol{\gamma} = \boldsymbol{e}_1 + \boldsymbol{e}_2 + \boldsymbol{e}_3$ 为 R^3 的基，求 φ 在基 $\boldsymbol{\alpha}, \boldsymbol{\beta}, \boldsymbol{\gamma}$ 下的矩阵.

解　（1）由题可知，

$$\begin{cases} \varphi(\boldsymbol{e}_1) = \boldsymbol{e}_1, \\ \varphi(\boldsymbol{e}_2) = \boldsymbol{0}, \\ \varphi(\boldsymbol{e}_3) = \boldsymbol{e}_3, \end{cases}$$

即：

$$[\varphi(\boldsymbol{e}_1),\varphi(\boldsymbol{e}_2),\varphi(\boldsymbol{e}_3)]=[\boldsymbol{e}_1,\boldsymbol{e}_2,\boldsymbol{e}_3]\begin{bmatrix}1&0&0\\0&0&0\\0&0&1\end{bmatrix}.$$

因此，线性变换 φ 在基 $\boldsymbol{e}_1$, $\boldsymbol{e}_2$, $\boldsymbol{e}_3$ 下的矩阵为

$$\boldsymbol{A}=\begin{bmatrix}1&0&0\\0&0&0\\0&0&1\end{bmatrix};$$

（2）由题可知，

$$\begin{cases}\varphi(\boldsymbol{\alpha})=\varphi(\boldsymbol{e}_1),\\\varphi(\boldsymbol{\beta})=\varphi(\boldsymbol{e}_1+\boldsymbol{e}_2),\\\varphi(\boldsymbol{\gamma})=\varphi(\boldsymbol{e}_1+\boldsymbol{e}_2+\boldsymbol{e}_3),\end{cases}$$

因为 $\boldsymbol{\alpha}=\boldsymbol{e}_1$, $\boldsymbol{\beta}=\boldsymbol{e}_1+\boldsymbol{e}_2$, $\boldsymbol{\gamma}=\boldsymbol{e}_1+\boldsymbol{e}_2+\boldsymbol{e}_3$, 且

$$\begin{cases}\varphi(\boldsymbol{e}_1)=\boldsymbol{e}_1,\\\varphi(\boldsymbol{e}_2)=\boldsymbol{0},\\\varphi(\boldsymbol{e}_3)=\boldsymbol{e}_3,\end{cases}$$

所以

$$\begin{cases}\varphi(\boldsymbol{\alpha})=\boldsymbol{\alpha},\\\varphi(\boldsymbol{\beta})=\boldsymbol{\alpha},\\\varphi(\boldsymbol{\gamma})=\boldsymbol{\alpha}-\boldsymbol{\beta}+\boldsymbol{\gamma},\end{cases}$$

即

$$[\varphi(\boldsymbol{\alpha}),\varphi(\boldsymbol{\beta}),\varphi(\boldsymbol{\gamma})]=[\boldsymbol{\alpha},\boldsymbol{\beta},\boldsymbol{\gamma}]\begin{bmatrix}1&1&1\\0&0&-1\\0&0&1\end{bmatrix}.$$

因此，线性变换 φ 在基 $\boldsymbol{\alpha}$, $\boldsymbol{\beta}$, $\boldsymbol{\gamma}$ 下的矩阵为

$$\boldsymbol{A}'=\begin{bmatrix}1&1&1\\0&0&-1\\0&0&1\end{bmatrix}.$$

定理 4-5　设 $\boldsymbol{\alpha}_1,\boldsymbol{\alpha}_2,\cdots,\boldsymbol{\alpha}_n$ 和 $\boldsymbol{\beta}_1,\boldsymbol{\beta}_2,\cdots,\boldsymbol{\beta}_n$ 是线性空间 U_n 的两组基，从基 $\boldsymbol{\alpha}_1,\boldsymbol{\alpha}_2,\cdots,\boldsymbol{\alpha}_n$ 到基 $\boldsymbol{\beta}_1,\boldsymbol{\beta}_2,\cdots,\boldsymbol{\beta}_n$ 的过渡矩阵为 $\boldsymbol{P}$，线性变换 φ 在这两组基下的矩阵依次为 $\boldsymbol{A}$, $\boldsymbol{B}$，则有：

$$\boldsymbol{B}=\boldsymbol{P}^{-1}\boldsymbol{A}\boldsymbol{P}.\tag{4-27}$$

证明　由题可知，

$$[\boldsymbol{\beta}_1,\boldsymbol{\beta}_2,\cdots,\boldsymbol{\beta}_n]=[\boldsymbol{\alpha}_1,\boldsymbol{\alpha}_2,\cdots,\boldsymbol{\alpha}_n]\boldsymbol{P},$$

且 $\boldsymbol{P}$ 可逆，及

$$[\varphi(\boldsymbol{\alpha}_1),\varphi(\boldsymbol{\alpha}_2),\cdots,\varphi(\boldsymbol{\alpha}_n)]=[\boldsymbol{\alpha}_1,\boldsymbol{\alpha}_2,\cdots,\boldsymbol{\alpha}_n]\boldsymbol{A},$$
$$[\varphi(\boldsymbol{\beta}_1),\varphi(\boldsymbol{\beta}_2),\cdots,\varphi(\boldsymbol{\beta}_n)]=[\boldsymbol{\beta}_1,\boldsymbol{\beta}_2,\cdots,\boldsymbol{\beta}_n]\boldsymbol{B},$$

于是

$$\begin{aligned}[\boldsymbol{\beta}_1,\boldsymbol{\beta}_2,\cdots,\boldsymbol{\beta}_n]\boldsymbol{B}&=[\varphi(\boldsymbol{\beta}_1),\varphi(\boldsymbol{\beta}_2),\cdots,\varphi(\boldsymbol{\beta}_n)]\\&=\varphi([\boldsymbol{\beta}_1,\boldsymbol{\beta}_2,\cdots,\boldsymbol{\beta}_n])=\varphi([\boldsymbol{\alpha}_1,\boldsymbol{\alpha}_2,\cdots,\boldsymbol{\alpha}_n]\boldsymbol{P})\\&=\varphi([\boldsymbol{\alpha}_1,\boldsymbol{\alpha}_2,\cdots,\boldsymbol{\alpha}_n])\boldsymbol{P}=[\varphi(\boldsymbol{\alpha}_1),\varphi(\boldsymbol{\alpha}_2),\cdots,\varphi(\boldsymbol{\alpha}_n)]\boldsymbol{P}\\&=[\boldsymbol{\alpha}_1,\boldsymbol{\alpha}_2,\cdots,\boldsymbol{\alpha}_n]\boldsymbol{A}\boldsymbol{P}=[\boldsymbol{\beta}_1,\boldsymbol{\beta}_2,\cdots,\boldsymbol{\beta}_n]\boldsymbol{P}^{-1}\boldsymbol{A}\boldsymbol{P},\end{aligned}$$

因为 $\boldsymbol{\beta}_1,\boldsymbol{\beta}_2,\cdots,\boldsymbol{\beta}_n$ 线性无关，所以，

$$B=P^{-1}AP.$$

原式得证.

例 4-14　设线性空间 U_3 中的线性变换 φ 在基 $e_1=[1,0,0]^T$, $e_2=[0,1,0]^T$, $e_3=[0,0,1]^T$ 下的矩阵为 $A=\begin{bmatrix}1&2&3\\4&5&6\\7&8&9\end{bmatrix}$，求线性变换 φ 在基 e_1, e_1+e_2, $e_1+e_2+e_3$ 下的矩阵.

解　设线性变换 φ 在基 e_1, e_1+e_2, $e_1+e_2+e_3$ 下的矩阵为 B，从基 e_1, e_2, e_3 到基 e_1, e_1+e_2, $e_1+e_2+e_3$ 的过渡矩阵为 P，那么，

$$P=[e_1,e_2,e_3]^{-1}[e_1,e_1+e_2,e_1+e_2+e_3]$$

$$=\begin{bmatrix}1&0&0\\0&1&0\\0&0&1\end{bmatrix}^{-1}\begin{bmatrix}1&1&1\\0&1&1\\0&0&1\end{bmatrix}=\begin{bmatrix}1&1&1\\0&1&1\\0&0&1\end{bmatrix},$$

则线性变换 φ 在基 e_1, e_1+e_2, $e_1+e_2+e_3$ 下的矩阵 B 为

$$B=P^{-1}AP=\begin{bmatrix}1&1&1\\0&1&1\\0&0&1\end{bmatrix}^{-1}\begin{bmatrix}1&2&3\\4&5&6\\7&8&9\end{bmatrix}\begin{bmatrix}1&1&1\\0&1&1\\0&0&1\end{bmatrix}=\begin{bmatrix}-3&-6&-9\\-3&-6&-9\\7&15&24\end{bmatrix}.$$

三、线性变换的几何性质

由于线性变换反映的是线性空间内的元素（如向量）在空间内所发生的变化，对定义在几何空间中的一个图形施加线性变换后会发生一定的变化，因此，线性变换的性质还可从几何空间的角度来理解. 下面通过一个例子来说明线性变换的几何性质.

以二维笛卡尔坐标为例，取矩阵 $A=\begin{bmatrix}1.2&0.5\\0.4&0.8\end{bmatrix}$ 决定的线性变换 φ: $\alpha\to A\alpha$，画出直线 $x=a$, $y=a$ $(a=0, \pm1, \pm2, \cdots)$ 所组成的网格，曲线 $y=3x^2+4x$ 以及经过线性变换后的曲线，认真对比变换前后的图形，观察经过线性变换后，图形的哪些性质仍然保持下来？

如图 4-1 所示，经过线性变换后，图形的形状、大小都发生了改变. 例如，正方形网格经过线性变换后不再是正方形，直角也不再是直角了. 然而，经过线性变换后图形的某些性质还是能够得以保持，例如，经过线性变换后，直线仍然是直线，平行直线还是平行直线，同一个方向上长度相等的线段经过线性变换后长度仍然保持相等.

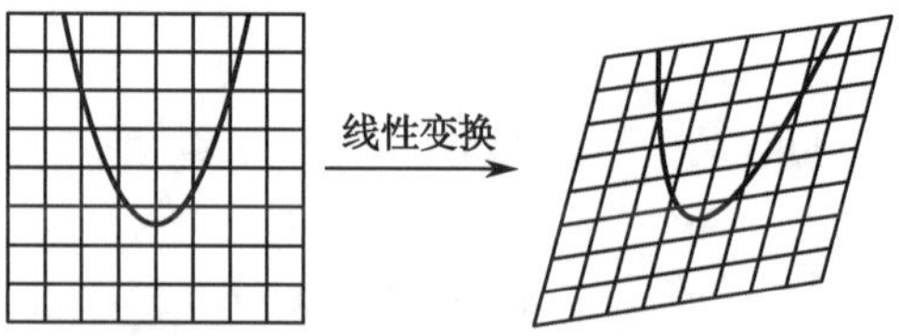

图 4-1　图形线性变换前后示意图

线性变换在医学影像中的应用举例

临床上为方便医生进行疾病诊断，常常需要对扫描获得的医学图像进行缩放、平移、旋转等空间位置上的变换（即图像所包含的内容本身并未发生变化，只是空间相对位置发生了变化），使得不同图像之间在空间上具有对应性，以方便医生进行比较. 在空间上对齐两幅医学图像就是要

使人体上的同一解剖点在两幅图像上具有相同的空间位置，对齐的结果应使两幅图像上所有的解剖点，或至少是将所有具有医学诊断价值或手术感兴趣的解剖点都对齐. 例如，为评估疾病的进展，临床上常常需要对同一患者不同时期（例如治疗前、治疗后一个月、治疗后半年等）采集的多幅医学图像进行对比，或者对同一患者同一时期采集的多种不同模态的医学图像（例如反映肿瘤组织的 PET 图像与反映人体解剖结构的 CT 图像；反映脑解剖结构空间位置的磁共振结构像与反映脑神经活动激活状态的磁共振功能像）进行融合. 由于患者在每次扫描时身体可能处于扫描空间的不同位置，从而导致不同时期采集的图像或不同模态成像方式采集的图像之间存在空间位置上的不对应性. 因此，为便于不同图像间的比较或融合，需将多幅图像进行空间位置的对齐，这就需要对图像进行缩放、镜像、平移、旋转等操作，这些操作就是通过对图像所在的坐标空间进行线性变换来实现的. 下面简单介绍如何通过线性变换来进行上述图像空间位置的变换操作. 以二维图像为例，首先令图像变换前某一像素的坐标为 $\boldsymbol{\alpha}=[x, y]^{\mathrm{T}}$，图像变换后该像素对应的坐标为 $\boldsymbol{\beta}=[x', y']^{\mathrm{T}}$，则

（1）若要对图像进行缩放（图 4-2a），其对应的线性变换为

$$\begin{cases} x'=kx, \\ y'=ky, \end{cases} \text{也即} \begin{bmatrix} x' \\ y' \end{bmatrix}=\begin{bmatrix} k & 0 \\ 0 & k \end{bmatrix}\begin{bmatrix} x \\ y \end{bmatrix},$$

其中，k 为缩放比例，当 $k>1$ 时，该线性变换对应图像放大；当 $0<k<1$ 时，该线性变换为图像缩小（图 4-2b）. 当然，也可在不同方向上对图像进行不同比例的缩放，此时 x 坐标与 y 坐标将具有不同的系数；

（2）若要对图像进行 x 方向上的镜像翻转操作，其对应的线性变换为

$$\begin{cases} x'=-x, \\ y'=y, \end{cases} \text{也即} \begin{bmatrix} x' \\ y' \end{bmatrix}=\begin{bmatrix} -1 & 0 \\ 0 & 1 \end{bmatrix}\begin{bmatrix} x \\ y \end{bmatrix};$$

类似地，若要对图像进行 y 方向上的镜像翻转操作（图 4-2c），其对应的线性变换为

$$\begin{cases} x'=x, \\ y'=-y, \end{cases} \text{也即} \begin{bmatrix} x' \\ y' \end{bmatrix}=\begin{bmatrix} 1 & 0 \\ 0 & -1 \end{bmatrix}\begin{bmatrix} x \\ y \end{bmatrix};$$

（3）若要对图像逆时针旋转角度 θ（图 4-2d），其对应的线性变换为

$$\begin{cases} x'=x\cos\theta+y\sin\theta, \\ y'=-x\sin\theta+y\cos\theta, \end{cases} \text{也即} \begin{bmatrix} x' \\ y' \end{bmatrix}=\begin{bmatrix} \cos\theta & \sin\theta \\ -\sin\theta & \cos\theta \end{bmatrix}\begin{bmatrix} x \\ y \end{bmatrix};$$

（4）若要对图像向右平移 a_x 并向上平移 a_y（图 4-2e），其相应的坐标变换为

$$\begin{cases} x'=x+a_x, \\ y'=y+a_y. \end{cases}$$

由于该变换无法表示为线性变换形式，将其改写为

$$\begin{cases} x'=1x+0y+a_x, \\ y'=0x+1y+a_y, \\ 1=0x+0y+1, \end{cases} \text{也即} \begin{bmatrix} x' \\ y' \\ 1 \end{bmatrix}=\begin{bmatrix} 1 & 0 & a_x \\ 0 & 1 & a_y \\ 0 & 0 & 1 \end{bmatrix}\begin{bmatrix} x \\ y \\ 1 \end{bmatrix}.$$

由此可见，若在原坐标基础上增加一个常数维（增加了常数维的坐标系称之为齐次坐标系），即可将平移操作表示成线性变换的形式. 在齐次坐标系内进行了线性变换操作后，再将增加的常数维去掉即可.

事实上，上述所有坐标变换或多种坐标变换的组合均可在齐次坐标系下统一表示为如下线性变换形式：

$$\begin{bmatrix} x' \\ y' \\ 1 \end{bmatrix}=\begin{bmatrix} a_{11} & a_{12} & a_{13} \\ a_{21} & a_{22} & a_{23} \\ 0 & 0 & 1 \end{bmatrix}\begin{bmatrix} x \\ y \\ 1 \end{bmatrix}.$$

例如，若要对图像同时进行平移和旋转操作，其对应的线性变换形式为

$$\begin{bmatrix} x' \\ y' \\ 1 \end{bmatrix} = \begin{bmatrix} \cos\theta & \sin\theta & a_x \\ -\sin\theta & \cos\theta & a_y \\ 0 & 0 & 1 \end{bmatrix} \begin{bmatrix} x \\ y \\ 1 \end{bmatrix}.$$

由此可见，通过对图像像素的坐标进行线性变换可方便地实现图像空间位置的变换，从而完成不同图像之间在空间上的对齐，这一操作在图像处理中常称为图像配准.

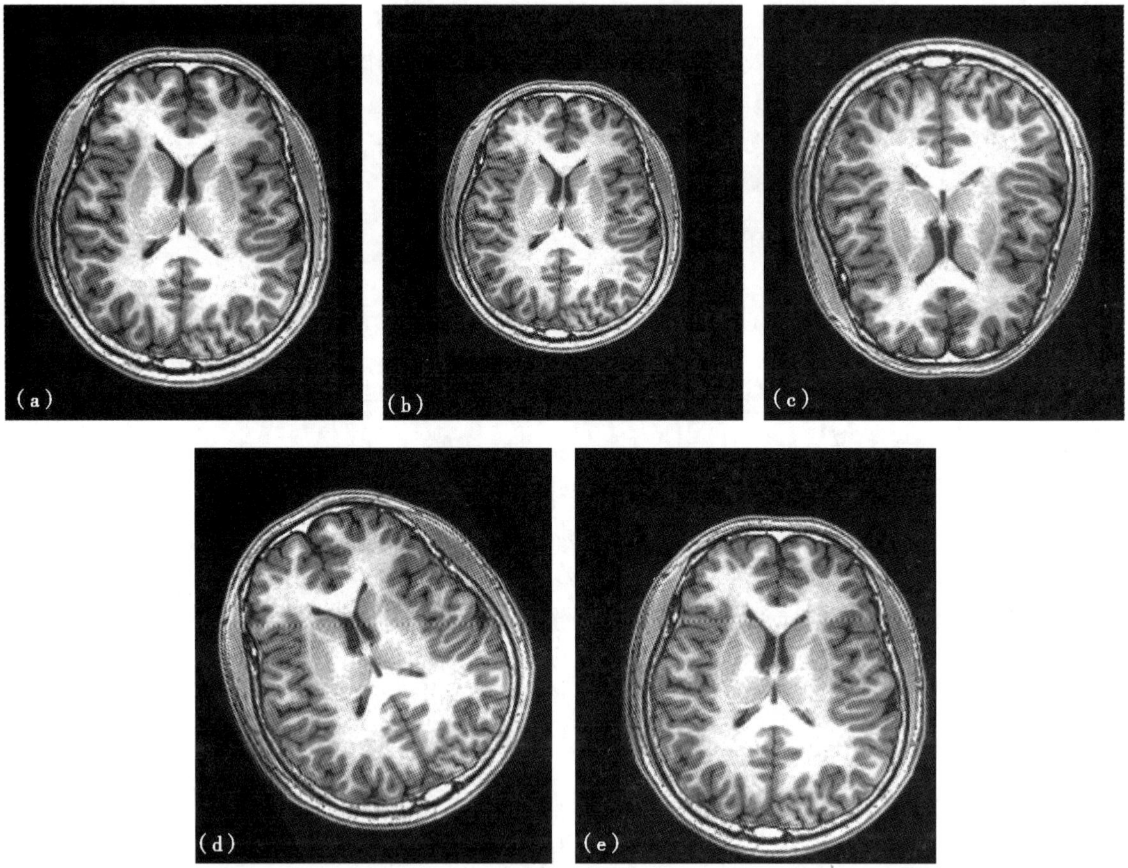

图 4-2　利用线性变换实现图像的坐标变换

(a) 原图像；(b) 图像缩小；(c) 图像在 y 方向镜像翻转；(d) 图像逆时针旋转；(e) 图像向右下方平移.

本章小结

本章首先引入了向量空间及其参考坐标系以及基与正交基的概念，从而使我们能够更灵活地表示一个向量以及刻画不同向量之间的关系. 为更好地理解向量的几何意义，本章又引入了向量内积的概念，在此基础上给出了欧式空间的定义，从而将向量的长度概念推广至更具一般性的向量范数，并介绍了其在机器学习建模过程中对降低模型复杂度从而避免模型过拟合问题的重要作用. 本章最后又将向量空间进一步拓展到线性空间，并介绍了同一线性空间内或两个不同线性空间之间的线性映射，即线性变换. 一个线性变换还描述了一个线性系统的特性，是刻画该系统的输入和输出之间关系的重要数学工具，在各个学科均有广泛应用，例如，利用线性变换可对图像进行相应的处理，实现不同图像之间的配准，是医学图像后处理中的关键技术，对辅助临床诊断具有重要价值.

（刘继欣　刘　勇）

习题

1. 实数域 R^3 中的投影变换 φ 定义为：

$$\varphi\left(\begin{bmatrix} x \\ y \\ z \end{bmatrix}\right)=\begin{bmatrix} x \\ y \\ 0 \end{bmatrix}, \text{其中}, \begin{bmatrix} x \\ y \\ z \end{bmatrix} \in R^3.$$

试证：φ 是 R^3 中的线性变换.

2. 设 V 是 n 阶对称矩阵的集合，可证 V 对于对称矩阵的线性运算构成了一个线性空间，$\boldsymbol{P}$ 是一个 n 阶可逆矩阵，$\boldsymbol{A}$ 表示 V 中的任一矩阵，试证下列变换

$$\varphi(\boldsymbol{A})=\boldsymbol{P}^{\mathrm{T}}\boldsymbol{AP}$$

是实数域 R 上 V 中的线性变换.

3. 在 R^3 中求向量 $\boldsymbol{\alpha}=[4, 3, 2]^{\mathrm{T}}$ 在基

$$\boldsymbol{\alpha}_1=[1, 2, 3]^{\mathrm{T}}, \boldsymbol{\alpha}_2=[1, 2, 4]^{\mathrm{T}}, \boldsymbol{\alpha}_3=[2, 3, 5]^{\mathrm{T}}$$

下的坐标.

4. 定义在实数域 R 上次数不超过 3 的多项式构成的集合，记作 $P[x]_3$，可证 $P[x]_3$ 是一个线性空间，$x+3, x^2-2x+1, 2x^2+x+2$ 是 $P[x]_3$ 的一组基，求微分变换 φ 在这组基下的矩阵.

5. 在 R^3 中，任取两组基

$$\boldsymbol{\alpha}_1=[1, 2, 3]^{\mathrm{T}}, \boldsymbol{\alpha}_2=[1, 2, 4]^{\mathrm{T}}, \boldsymbol{\alpha}_3=[-1, 3, -2]^{\mathrm{T}};$$
$$\boldsymbol{\beta}_1=[-2, 4, 1]^{\mathrm{T}}, \boldsymbol{\beta}_2=[5, -3, 1]^{\mathrm{T}}, \boldsymbol{\beta}_3=[1, 1, 5]^{\mathrm{T}},$$

求坐标变换公式.

6. R^3 中的线性变换 φ 在基 $\boldsymbol{\alpha}_1, \boldsymbol{\alpha}_2, \boldsymbol{\alpha}_3$ 下的矩阵为：

$$\boldsymbol{A}=\begin{bmatrix} a_{11} & a_{12} & a_{13} \\ a_{21} & a_{22} & a_{23} \\ a_{31} & a_{32} & a_{33} \end{bmatrix}.$$

试求：(1) φ 在基 $2\boldsymbol{\alpha}_3, \boldsymbol{\alpha}_2, \boldsymbol{\alpha}_1$ 下的矩阵；

(2) φ 在基 $3\boldsymbol{\alpha}_3, 2\boldsymbol{\alpha}_2, \boldsymbol{\alpha}_1$ 下的矩阵；

(3) φ 在基 $\boldsymbol{\alpha}_3, \boldsymbol{\alpha}_2+\boldsymbol{\alpha}_1, \boldsymbol{\alpha}_1$ 下的矩阵.

7. 说明以下 xOy 平面上的变换 $\varphi\begin{bmatrix} x \\ y \end{bmatrix}=\boldsymbol{A}\begin{bmatrix} x \\ y \end{bmatrix}$ 的几何意义？其中，

(1) $\boldsymbol{A}=\begin{bmatrix} 1 & 0 \\ 0 & 0 \end{bmatrix}$;

(2) $\boldsymbol{A}=\begin{bmatrix} 0 & 1 \\ 1 & 0 \end{bmatrix}$;

(3) $\boldsymbol{A}=\begin{bmatrix} 0 & 1 \\ -1 & 0 \end{bmatrix}$;

(4) $\boldsymbol{A}=\begin{bmatrix} 0 & -1 \\ 1 & 0 \end{bmatrix}$.

第五章　相似矩阵及二次型

从第四章中已经知道，在有限维线性空间中，取了一组基之后，线性变换就可以用矩阵来表示. 为了利用矩阵来研究线性变换，对于每个给定的线性变换，希望找到一组基使得它的矩阵(即对应的线性变换)具有最简单明了的形式，从而更直观地理解该线性变换. 为此，本章先介绍方阵的特征值分解及相似矩阵的概念，再介绍对称矩阵的特征值分解所具有的特殊性质及其在二次型中的应用，最后过渡到非方阵的奇异值分解，这些内容对于线性变换的研究具有重要作用.

第一节　方阵的特征值分解和特征向量

一、方阵的特征值和特征向量

定义 5-1　设 $\boldsymbol{A}$ 是实数域 R 上的 n 阶方阵，即 $\boldsymbol{A}\in R^{n\times n}$，若存在 $\lambda\in R$ 及 n 维非零列向量 $\boldsymbol{\alpha}$，满足

$$\boldsymbol{A\alpha}=\lambda\boldsymbol{\alpha} \tag{5-1}$$

则称 λ 是方阵 $\boldsymbol{A}$ 的一个特征值(eigenvaluc)，$\boldsymbol{\alpha}$ 为 $\boldsymbol{A}$ 关丁特征值 λ 的特征向量(eigenvector).

定理 5-1　一个方阵的不同特征值所对应的特征向量一定线性无关.

证明　设 λ 和 η 为方阵 $\boldsymbol{A}$ 的两个特征值，且 $\lambda\neq\eta$，$\boldsymbol{\alpha}$，$\boldsymbol{\beta}$ 分别为 λ 和 η 对应的特征向量，则有 $\boldsymbol{A\alpha}=\lambda\boldsymbol{\alpha}$，$\boldsymbol{A\beta}=\eta\boldsymbol{\beta}$. 下面使用反证法.

假设 $\boldsymbol{\alpha}$ 和 $\boldsymbol{\beta}$ 线性相关，则一定存在两个不全为 0 的数 s 和 t，使得 $s\boldsymbol{\alpha}+t\boldsymbol{\beta}=\boldsymbol{0}$. 不妨设 $s\neq0$，则有 $\boldsymbol{\alpha}=-\dfrac{t}{s}\boldsymbol{\beta}$，且

$$\boldsymbol{A}(s\boldsymbol{\alpha}+t\boldsymbol{\beta})=s\boldsymbol{A\alpha}+t\boldsymbol{A\beta}=s\lambda\boldsymbol{\alpha}+t\eta\boldsymbol{\beta}=t(\eta-\lambda)\boldsymbol{\beta}=\boldsymbol{0}.$$

由于 $\boldsymbol{\beta}\neq\boldsymbol{0}$，$\lambda\neq\eta$，则必有 $t=0$，此时又有 $\boldsymbol{\alpha}=\boldsymbol{0}$，这与 $\boldsymbol{\alpha}$ 是方阵 $\boldsymbol{A}$ 的一个特征向量矛盾. 因此，$\boldsymbol{\alpha}$ 和 $\boldsymbol{\beta}$ 一定线性无关.

由第四章已知，线性变换和矩阵之间具有一一对应的关系，因此，方阵 $\boldsymbol{A}$ 也可看作是一个线性变换，对任意向量 $\boldsymbol{\beta}$ 做线性变换 $\boldsymbol{A}$ 通常会改变原向量 $\boldsymbol{\beta}$ 的方向和大小. 但由式(5-1)知，对向量 $\boldsymbol{\alpha}$ 做线性变换 $\boldsymbol{A}$，得到的新向量为 $\lambda\boldsymbol{\alpha}$，它与原向量 $\boldsymbol{\alpha}$ 相比没有改变方向(当 $\lambda>0$ 时)或使其反向(当 $\lambda<0$ 时)，而只是改变了长度，长度缩放的比例就是特征值的大小 $|\lambda|$；事实上，当 $\lambda<0$ 时，也可看作向量的方向没有改变，但被缩放的比例为一个负数. 因此，对方阵 $\boldsymbol{A}$ 做特征值分解，即要寻找对应于 $\boldsymbol{A}$ 的一组特征值 λ 和特征向量 $\boldsymbol{\alpha}$，使线性变换 $\boldsymbol{A}$ 作用在这些特征向量方向上时不改变向量方向而仅改变向量大小. 进一步地，若方阵 $\boldsymbol{A}$ 有两个不同的特征值 λ_1 和 λ_2，对应两个线性无关的特征向量 $\boldsymbol{\alpha}_1$ 和 $\boldsymbol{\alpha}_2$，若向量 $\boldsymbol{\beta}$ 可表示为 $\boldsymbol{\alpha}_1$ 和 $\boldsymbol{\alpha}_2$ 的线性组合，即 $\boldsymbol{\beta}=a_1\boldsymbol{\alpha}_1+a_2\boldsymbol{\alpha}_2$，则对 $\boldsymbol{\beta}$ 施加线性变换 $\boldsymbol{A}$ 得到一个新的向量 $\boldsymbol{\gamma}$，有

$$\boldsymbol{A\beta}=\boldsymbol{A}(a_1\boldsymbol{\alpha}_1+a_2\boldsymbol{\alpha}_2)=a_1\boldsymbol{A\alpha}_1+a_2\boldsymbol{A\alpha}_2=a_1\lambda_1\boldsymbol{\alpha}_1+a_2\lambda_2\boldsymbol{\alpha}_2=\boldsymbol{\gamma}.$$

由此不难看出，对任意向量施加线性变换 $\boldsymbol{A}$，该向量所发生的变化可表示为在该线性变换 $\boldsymbol{A}$ 的若干个线性无关的特征向量 $\boldsymbol{\alpha}_i$ 方向上缩放不同的倍数 λ_i(图 5-1). 这就是特征值分解的几何意义.

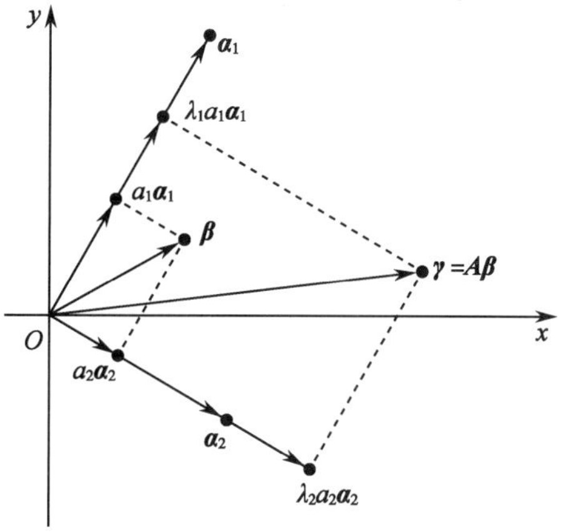

图 5-1　特征值分解的几何意义

二、特征值和特征向量的求法

定义了特征值和特征向量之后，下面的问题是如何求解一个方阵的特征值和特征向量. 将式(5-1)改写为

$$(\lambda \boldsymbol{E}-\boldsymbol{A})\boldsymbol{\alpha}=\mathbf{0}, \tag{5-2}$$

不难看出，方阵 $\boldsymbol{A}$ 关于特征值 λ 的所有特征向量所构成的线性空间即为齐次线性方程组 $(\lambda \boldsymbol{E}-\boldsymbol{A})\boldsymbol{x}=\mathbf{0}$ 的解空间，称为方阵 $\boldsymbol{A}$ 关于特征值 λ 的特征子空间，记为 V_λ. 由定理 3-9 和推论 3-8 可知，齐次线性方程组(5-2)有非零解 $\boldsymbol{\alpha}$ 的充要条件是 $|\lambda \boldsymbol{E}-\boldsymbol{A}|=0$，也即，只有当 $|\lambda \boldsymbol{E}-\boldsymbol{A}|=0$ 时，式(5-2)才有非零解 $\boldsymbol{\alpha}$. 因此，方阵 $\boldsymbol{A}$ 的特征值就是以 λ 为未知数的方程 $|\lambda \boldsymbol{E}-\boldsymbol{A}|=0$ 的根，而关于 λ 的特征向量就是齐次线性方程组(5-2)的解. 由此可以看出，行列式 $|\lambda \boldsymbol{E}-\boldsymbol{A}|$ 在求解方阵 $\boldsymbol{A}$ 的特征值和特征向量的过程中具有重要地位.

定义 5-2　设 $\boldsymbol{A}$ 是 n 阶方阵，称 $|\lambda \boldsymbol{E}-\boldsymbol{A}|$ 为 $\boldsymbol{A}$ 的特征多项式.

经过上面的分析，下面给出寻找矩阵 $\boldsymbol{A}$ 的特征值和特征向量的具体方法：

(1) 求出方阵 $\boldsymbol{A}$ 的特征多项式 $|\lambda \boldsymbol{E}-\boldsymbol{A}|$ 的全部根，即为 $\boldsymbol{A}$ 的全部特征值，而 λ 作为特征多项式的根的重数称为特征值 λ 的代数重数；

(2) 把所求的特征值逐个地代入方程组(5-2)，对每个特征值解方程组(5-2)，求出一组基础解系，即为属于这个特征值 λ 的一组线性无关的特征向量，其通解即为关于特征值 λ 的特征子空间，该特征子空间的维数称为特征值 λ 的几何重数.

例 5-1　设 $\boldsymbol{A}$ 是一个上三角阵：$\boldsymbol{A}=\begin{bmatrix} a_{11} & a_{12} & \cdots & a_{1n} \\ 0 & a_{22} & \cdots & a_{2n} \\ \vdots & \vdots & \ddots & \vdots \\ 0 & 0 & \cdots & a_{nn} \end{bmatrix}$，求 $\boldsymbol{A}$ 的特征值.

解　因为特征多项式

$$|\lambda \boldsymbol{E}-\boldsymbol{A}|=\begin{bmatrix} \lambda-a_{11} & -a_{12} & \cdots & -a_{1n} \\ 0 & \lambda-a_{22} & \cdots & -a_{2n} \\ \vdots & \vdots & \ddots & \vdots \\ 0 & 0 & \cdots & \lambda-a_{nn} \end{bmatrix}$$

是一个上三角行列式，因此

$$|\lambda \boldsymbol{E}-\boldsymbol{A}|=(\lambda-a_{11})(\lambda-a_{22})\cdots(\lambda-a_{nn}),$$

即 $\boldsymbol{A}$ 的特征值等于 $\boldsymbol{A}$ 主对角线上的元素 $a_{11}, a_{22}, \cdots, a_{nn}$.

例 5-2　求矩阵 $A=\begin{bmatrix}3&1&-1\\2&2&-1\\2&2&0\end{bmatrix}$ 的特征值和特征向量.

解　A 的特征多项式为

$$\begin{vmatrix}\lambda-3&-1&1\\-2&\lambda-2&1\\-2&-2&\lambda\end{vmatrix}=\lambda^3-5\lambda^2+8\lambda-4=(\lambda-1)(\lambda-2)^2,$$

因此，A 的特征值为 $\lambda_1=1$，$\lambda_2=\lambda_3=2$.

当 $\lambda_1=1$ 时，解方程组 $(E-A)x=0$. 由

$$E-A=\begin{bmatrix}-2&-1&1\\-2&-1&1\\-2&-2&1\end{bmatrix}\xrightarrow{r}\begin{bmatrix}1&0&-\frac{1}{2}\\0&1&0\\0&0&0\end{bmatrix},$$

可得基础解系

$$\xi_1=\begin{bmatrix}1\\0\\2\end{bmatrix},$$

所以 $c_1\xi_1(c_1\neq0)$ 是对应于 $\lambda_1=1$ 的全部特征向量.

当 $\lambda_2=\lambda_3=2$ 时，解方程 $(2E-A)x=0$. 由

$$2E-A=\begin{bmatrix}-1&-1&1\\-2&0&1\\-2&-2&2\end{bmatrix}\xrightarrow{r}\begin{bmatrix}1&0&-\frac{1}{2}\\0&1&-\frac{1}{2}\\0&0&0\end{bmatrix},$$

可得基础解系

$$\xi_2=\begin{bmatrix}1\\1\\2\end{bmatrix},$$

所以 $c_2\xi_2(c_2\neq0)$ 是对应于 $\lambda_2=\lambda_3=2$ 的全部特征向量.

例 5-3　求下列矩阵的特征值和特征向量：$A=\begin{bmatrix}0&-1\\1&0\end{bmatrix}$.

解　A 的特征多项式为

$$\begin{vmatrix}\lambda&1\\-1&\lambda\end{vmatrix}=\lambda^2+1,$$

所以 A 的特征值为 $\lambda_1=\mathrm{i}$，$\lambda_2=-\mathrm{i}$.

当 $\lambda_1=\mathrm{i}$ 时，解方程组

$$\begin{cases}\mathrm{i}x_1+x_2=0,\\-x_1+\mathrm{i}x_2=0.\end{cases}$$

由

$$\mathrm{i}E-A=\begin{bmatrix}\mathrm{i}&1\\-1&\mathrm{i}\end{bmatrix}\xrightarrow{r}\begin{bmatrix}1&-\mathrm{i}\\0&0\end{bmatrix},$$

可得基础解系

$$\xi_1=\begin{bmatrix}1\\-\mathrm{i}\end{bmatrix},$$

所以 $c_1\xi_1$（$c_1\neq 0$）是对应于 $\lambda_1=\mathrm{i}$ 的全部特征向量.

当 $\lambda_1=-\mathrm{i}$ 时，解方程组

$$\begin{cases}-\mathrm{i}x_1+x_2=0,\\-x_1-\mathrm{i}x_2=0.\end{cases}$$

由

$$-\mathrm{i}\boldsymbol{E}-\boldsymbol{A}=\begin{bmatrix}-\mathrm{i}&1\\-1&-\mathrm{i}\end{bmatrix}\xrightarrow{r}\begin{bmatrix}1&\mathrm{i}\\0&0\end{bmatrix},$$

可得基础解系

$$\xi_2=\begin{bmatrix}1\\\mathrm{i}\end{bmatrix},$$

所以 $c_2\xi_2$（$c_2\neq 0$）是对应于 $\lambda_2=-\mathrm{i}$ 的全部特征向量.

例 5-3 表明，即使是实数域上的矩阵，其特征值也有可能是虚数.

三、特征多项式的性质

性质 5-1　设 n 阶方阵 $\boldsymbol{A}=(a_{ij})$ 的特征值为 $\lambda_1,\lambda_2,\cdots,\lambda_n$，则

（1）$\lambda_1+\lambda_2+\cdots+\lambda_n=a_{11}+a_{22}+\cdots+a_{nn}$；

（2）$\lambda_1\lambda_2\cdots\lambda_n=|\boldsymbol{A}|$.

证明　令方阵 $\boldsymbol{A}=(a_{ij})$，则矩阵 $\boldsymbol{A}$ 的特征值就是其特征方程的根，其中 $\boldsymbol{A}$ 的特征多项式为

$$f(\lambda)=|\lambda\boldsymbol{E}-\boldsymbol{A}|=\begin{vmatrix}\lambda-a_{11}&-a_{12}&\cdots&-a_{1n}\\-a_{21}&\lambda-a_{22}&\cdots&-a_{2n}\\\vdots&\vdots&\ddots&\vdots\\-a_{n1}&-a_{n2}&\cdots&\lambda-a_{nn}\end{vmatrix},$$

由行列式的计算法则易知，特征多项式是一个以 λ 为未知数的 n 次首一多项式，且最高次项对应主对角线上元素的连乘积

$$(\lambda-a_{11})(\lambda-a_{22})\cdots(\lambda-a_{nn}),$$

而其余各项中至多包含 $n-2$ 个主对角线上的元素，它对 λ 的次数最多是 $n-2$. 因此，特征多项式中含 λ 的 n 次与 $n-1$ 次的项只能在主对角线上元素的连乘积中出现，它们是

$$\lambda^n-(a_{11}+a_{22}+\cdots+a_{nn})\lambda^{n-1},$$

在特征多项式中令 $\lambda=0$，即得常数项 $|-\boldsymbol{A}|=(-1)^n|\boldsymbol{A}|$.

因此，如果只写出特征多项式的前两项与常数项，就有

$$f(\lambda)=|\lambda\boldsymbol{E}-\boldsymbol{A}|=\lambda^n-(a_{11}+a_{22}+\cdots+a_{nn})\lambda^{n-1}+\cdots+(-1)^n|\boldsymbol{A}|.$$

由根与系数的关系可知特征方程 $f(\lambda)=0$ 的所有根之和为 $n-1$ 次项系数与 n 次项系数之比的相反数，所有根之积为常数项与 n 次项系数之积再乘以 $(-1)^n$. 即

$$\lambda_1+\lambda_2+\cdots+\lambda_n=a_{11}+a_{22}+\cdots+a_{nn},\ \lambda_1\lambda_2\cdots\lambda_n=|\boldsymbol{A}|$$

其中，$a_{11}+a_{22}+\cdots+a_{nn}$ 称为矩阵 $\boldsymbol{A}$ 的迹，记作 $tr(\boldsymbol{A})$.

第二节　相似矩阵与矩阵的对角化

假设 $\boldsymbol{A}$ 为一个 n 阶方阵，若经特征值分解后得到 n 个特征值 $\lambda_1,\lambda_2,\cdots,\lambda_n$，而 $\boldsymbol{\alpha}_1,\boldsymbol{\alpha}_2,\cdots,\boldsymbol{\alpha}_n$ 分

别是这 n 个特征值所对应的特征向量，则有

$$\boldsymbol{A}\boldsymbol{\alpha}_1=\lambda_1\boldsymbol{\alpha}_1,\ \boldsymbol{A}\boldsymbol{\alpha}_2=\lambda_2\boldsymbol{\alpha}_2,\ \cdots,\ \boldsymbol{A}\boldsymbol{\alpha}_n=\lambda_n\boldsymbol{\alpha}_n,$$

因此有

$$[\boldsymbol{A}\boldsymbol{\alpha}_1,\ \boldsymbol{A}\boldsymbol{\alpha}_2,\ \cdots,\ \boldsymbol{A}\boldsymbol{\alpha}_n]=[\lambda_1\boldsymbol{\alpha}_1,\ \lambda_2\boldsymbol{\alpha}_2,\ \cdots,\ \lambda_n\boldsymbol{\alpha}_n],$$

$$\boldsymbol{A}[\boldsymbol{\alpha}_1,\ \boldsymbol{\alpha}_2,\cdots,\ \boldsymbol{\alpha}_n]=[\boldsymbol{\alpha}_1,\ \boldsymbol{\alpha}_2,\cdots,\ \boldsymbol{\alpha}_n]\begin{bmatrix}\lambda_1 & 0 & \cdots & 0\\ 0 & \lambda_2 & \cdots & 0\\ \vdots & \vdots & \ddots & \vdots\\ 0 & 0 & \cdots & \lambda_n\end{bmatrix},$$

令

$$\boldsymbol{P}=[\boldsymbol{\alpha}_1,\ \boldsymbol{\alpha}_2,\cdots,\ \boldsymbol{\alpha}_n],\ \boldsymbol{\Lambda}=\begin{bmatrix}\lambda_1 & 0 & \cdots & 0\\ 0 & \lambda_2 & \cdots & 0\\ \vdots & \vdots & \ddots & \vdots\\ 0 & 0 & \cdots & \lambda_n\end{bmatrix},$$

若 $\boldsymbol{\alpha}_1,\ \boldsymbol{\alpha}_2,\cdots,\ \boldsymbol{\alpha}_n$ 线性无关，则 $\boldsymbol{P}$ 可逆，还可得

$$\boldsymbol{P}^{-1}\boldsymbol{A}\boldsymbol{P}=\boldsymbol{\Lambda}.$$

由此可看出，对于满足一定条件的方阵，利用特征值分解可将其变为具有最简洁形式的对角矩阵，且变换矩阵 $\boldsymbol{P}$ 和对角矩阵 $\boldsymbol{\Lambda}$ 分别刻画了该方阵所对应的线性变换的主要伸缩方向和伸缩比例，这一特点使方阵的特征值分解在很多场景下具有重要应用价值. 本节将介绍方阵需满足何种条件才可变换为对角矩阵，为此先引入相似变换的概念和性质.

一、相似变换的概念

定义 5-3　若存在可逆矩阵 $\boldsymbol{P}$，使得方阵 $\boldsymbol{A}$ 经下式可变换为 $\boldsymbol{A}'$：

$$\boldsymbol{A}'=\boldsymbol{P}^{-1}\boldsymbol{A}\boldsymbol{P},$$

则称 $\boldsymbol{A}$ 与 $\boldsymbol{A}'$ 相似，从 $\boldsymbol{A}$ 变换成 $\boldsymbol{A}'$ 的过程就称为相似变换（similarity transformation）.

从第四章中还可知，定义在线性空间 V 中的一个线性变换 T 的矩阵表示 $\boldsymbol{A}$ 与线性空间中的基有关，设矩阵表示 $\boldsymbol{A}$ 对应的基为 $\boldsymbol{B}$，若通过变换矩阵 $\boldsymbol{P}$ 将原来的基 $\boldsymbol{B}$ 变换为另一组基 $\boldsymbol{B}'$，则该线性变换 T 所对应的矩阵表示 $\boldsymbol{A}$ 也会发生变化. 而定义 5-3 中的相似变换还描述了当线性空间中的基发生变化时，线性变换所对应的矩阵表示会发生何种变化. 有定理 5-2.

定理 5-2　设 T 是线性空间 V 中的一个线性变换，$\boldsymbol{B}$ 是 V 的一组基，$\boldsymbol{A}$ 为 T 在基 $\boldsymbol{B}$ 下的矩阵表示，若 $\boldsymbol{B}'$ 为 V 的一组新基，且有 $\boldsymbol{B}'=\boldsymbol{B}\boldsymbol{P}$，则 T 在新基 $\boldsymbol{B}'$ 下的矩阵表示为

$$\boldsymbol{A}'=\boldsymbol{P}^{-1}\boldsymbol{A}\boldsymbol{P}.$$

证明　因为 T 在基 $\boldsymbol{B}$ 下的矩阵表示为 $\boldsymbol{A}$，根据定义 4-16，有 $T(\boldsymbol{B})=\boldsymbol{B}\boldsymbol{A}$，因此，

$$T(\boldsymbol{B}')=T(\boldsymbol{B}\boldsymbol{P})=T(\boldsymbol{B})\boldsymbol{P}=\boldsymbol{B}\boldsymbol{A}\boldsymbol{P};$$

又因为 T 在基 $\boldsymbol{B}'$ 下的矩阵表示为 $\boldsymbol{A}'$，因此又有

$$T(\boldsymbol{B}')=\boldsymbol{B}'\boldsymbol{A}'=\boldsymbol{B}\boldsymbol{P}\boldsymbol{A}'.$$

对比两式可知，$\boldsymbol{B}\boldsymbol{P}\boldsymbol{A}'=\boldsymbol{B}\boldsymbol{A}\boldsymbol{P}$，即 $\boldsymbol{P}\boldsymbol{A}'=\boldsymbol{A}\boldsymbol{P}$，因此可得 $\boldsymbol{A}'=\boldsymbol{P}^{-1}\boldsymbol{A}\boldsymbol{P}$.

定理 5-2 说明，一个线性空间内的同一线性变换在两组不同的基下所对应的矩阵为相似矩阵. 相反的，若 $\boldsymbol{P}$ 为任意 n 阶可逆矩阵，它都定义了 V 上的一个基变换，从而 $\boldsymbol{P}^{-1}\boldsymbol{A}\boldsymbol{P}$ 为 T 在这个基变换后的矩阵表示，即任何相似的矩阵都为同一个线性变换的矩阵表示.

由定理 5-2 易知，当线性变换为数乘运算时，即当 $\boldsymbol{A}=\lambda\boldsymbol{E}$ 时，

$$\boldsymbol{A}'=\boldsymbol{P}^{-1}\boldsymbol{A}\boldsymbol{P}=\lambda\boldsymbol{P}^{-1}\boldsymbol{E}\boldsymbol{P}=\lambda\boldsymbol{E},$$

因此，方阵 $\lambda\boldsymbol{E}$ 进行相似变换后保持不变，也即数乘运算这一线性变换在任意一组基下的矩阵表示均为 $\lambda\boldsymbol{E}$. 事实上 $\lambda\boldsymbol{E}$ 是唯一在相似变换下不变的一类方阵.

更一般地，若将线性变换 T 推广至两个不同的线性空间之间的一个线性变换，则有定理 5-3.

定理 5-3　设 T 为从 n 维线性空间 V 到 m 维线性空间 W 的一个线性变换，$\boldsymbol{B}$ 和 $\boldsymbol{C}$ 分别是 V 和 W 的两组基，T 在这两组基下具有矩阵表示 $\boldsymbol{A}$. 若 $\boldsymbol{B}'$ 和 $\boldsymbol{C}'$ 分别是 V 和 W 的两组新基，且 $\boldsymbol{B}'=\boldsymbol{BP}$, $\boldsymbol{C}'=\boldsymbol{CQ}$, 则 T 在这两组新基下的矩阵表示为

$$\boldsymbol{A}'=\boldsymbol{Q}^{-1}\boldsymbol{AP}.$$

证明　由定义 4-16 知，

$$T(\boldsymbol{B})=\boldsymbol{CA},\ T(\boldsymbol{B}')=\boldsymbol{C}'\boldsymbol{A}',$$

则

$$\boldsymbol{C}'\boldsymbol{A}'=T(\boldsymbol{B}')=T(\boldsymbol{BP})=T(\boldsymbol{B})\boldsymbol{P}=\boldsymbol{CAP}=\boldsymbol{C}'\boldsymbol{Q}^{-1}\boldsymbol{AP},$$

因此可得

$$\boldsymbol{A}'=\boldsymbol{Q}^{-1}\boldsymbol{AP}.$$

例 5-4　考虑 $V=R^3$ 以 x, y, z 轴为基，$W=R^2$ 为 x, y 轴张成的子空间，T 为 V 到 W 的投影变换，在这组标准的基下，T 的矩阵表示为 $\boldsymbol{A}=\begin{bmatrix}1&0&0\\0&1&0\end{bmatrix}$. 那么若 V 以 z, y, x 轴即 $\boldsymbol{e}_1=[0, 0, 1]$, $\boldsymbol{e}_2=[0, 1, 0]$, $\boldsymbol{e}_3=[1, 0, 0]$ 为基，W 以 $-x, y$ 轴即 $\boldsymbol{u}_1=[-1, 0]$, $\boldsymbol{u}_2=[0, 1]$ 为基，求变换 T 在这两组新基下的矩阵表示.

解　根据题意及定理 5-3 可知

$$\boldsymbol{B}=\begin{bmatrix}1&0&0\\0&1&0\\0&0&1\end{bmatrix}, \boldsymbol{B}'=\begin{bmatrix}0&0&1\\0&1&0\\1&0&0\end{bmatrix}, \boldsymbol{C}=\begin{bmatrix}1&0\\0&1\end{bmatrix}, \boldsymbol{C}'=\begin{bmatrix}-1&0\\0&1\end{bmatrix},$$

因为 $\boldsymbol{B}'=\boldsymbol{BP}$, $\boldsymbol{C}'=\boldsymbol{CQ}$, 所以 $\boldsymbol{P}=\begin{bmatrix}0&0&1\\0&1&0\\1&0&0\end{bmatrix}$, $\boldsymbol{Q}=\begin{bmatrix}-1&0\\0&1\end{bmatrix}$, 又因为

$$\boldsymbol{A}=\begin{bmatrix}1&0&0\\0&1&0\end{bmatrix},$$

则根据 $\boldsymbol{A}'=\boldsymbol{Q}^{-1}\boldsymbol{AP}$, 可得

$$\boldsymbol{A}'=\begin{bmatrix}0&0&-1\\0&1&0\end{bmatrix}.$$

二、相似变换的基本性质

下面介绍相似变换的一些基本性质.

定理 5-4　相似矩阵具有相同的特征值.

证明　若两个方阵 $\boldsymbol{A}$ 与 $\boldsymbol{A}'$ 彼此相似，则存在可逆矩阵 $\boldsymbol{P}$, 使得 $\boldsymbol{A}'=\boldsymbol{P}^{-1}\boldsymbol{AP}$. 设 λ 为 $\boldsymbol{A}$ 的任意一个特征值，则存在一个特征向量 $\boldsymbol{\alpha}\neq\boldsymbol{0}$, 使得 $\boldsymbol{A\alpha}=\lambda\boldsymbol{\alpha}$.

若令 $\boldsymbol{\beta}=\boldsymbol{P}^{-1}\boldsymbol{\alpha}$, 则有

$$\boldsymbol{A}'\boldsymbol{\beta}=\boldsymbol{A}'\boldsymbol{P}^{-1}\boldsymbol{\alpha}=\boldsymbol{P}^{-1}\boldsymbol{APP}^{-1}\boldsymbol{\alpha}=\boldsymbol{P}^{-1}\boldsymbol{A\alpha}=\lambda\boldsymbol{P}^{-1}\boldsymbol{\alpha}=\lambda\boldsymbol{\beta},$$

因此，λ 也是 $\boldsymbol{A}'$ 的一个特征值，$\boldsymbol{P}^{-1}\boldsymbol{\alpha}$ 为 $\boldsymbol{A}'$ 属于 λ 的一个特征向量. 从而定理得证.

定理 5-5　相似矩阵具有相同的特征多项式.

证明　设 λ 为方阵 $\boldsymbol{A}$ 的特征值，则 $\boldsymbol{A}$ 的特征多项式为 $|\lambda\boldsymbol{E}-\boldsymbol{A}|$. 若 $\boldsymbol{A}$ 与 $\boldsymbol{A}'$ 是一对相似矩阵，

则存在可逆矩阵 $\boldsymbol{P}$，使得 $\boldsymbol{A}'=\boldsymbol{P}^{-1}\boldsymbol{A}\boldsymbol{P}$. 则 $\boldsymbol{A}'$ 的特征多项式为

$$|\lambda\boldsymbol{E}-\boldsymbol{A}'|=|\lambda\boldsymbol{P}^{-1}\boldsymbol{P}-\boldsymbol{P}^{-1}\boldsymbol{A}\boldsymbol{P}|=|\boldsymbol{P}^{-1}||\lambda\boldsymbol{E}-\boldsymbol{A}||\boldsymbol{P}|=|\lambda\boldsymbol{E}-\boldsymbol{A}|,$$

因此，$\boldsymbol{A}'$ 的特征多项式等于 $\boldsymbol{A}$ 的特征多项式，从而定理得证.

关于特征值的几何重数和代数重数，还有以下基本性质.

定理 5-6 相似矩阵的同一个特征值具有相同的几何重数和代数重数.

证明 设 $\boldsymbol{A}$ 与 $\boldsymbol{A}'$ 为一对相似矩阵，由定理 5-5 可知，它们具有相同的特征多项式，因此，它们必然也具有相同的代数重数.

因为 $\boldsymbol{A}$ 与 $\boldsymbol{A}'$ 相似，则存在可逆矩阵 $\boldsymbol{P}$，使得 $\boldsymbol{A}'=\boldsymbol{P}^{-1}\boldsymbol{A}\boldsymbol{P}$. 若 λ 为 $\boldsymbol{A}$ 的一个特征值，其几何重数为 m，由几何重数的定义知属于 λ 的一组线性无关的特征向量应包含 m 个向量，设为 $\boldsymbol{\alpha}_1,\boldsymbol{\alpha}_2,\cdots,\boldsymbol{\alpha}_m$. 由定理 5-4 的证明过程又可知，$\boldsymbol{P}^{-1}\boldsymbol{\alpha}_1,\boldsymbol{P}^{-1}\boldsymbol{\alpha}_2,\cdots,\boldsymbol{P}^{-1}\boldsymbol{\alpha}_m$ 均为 $\boldsymbol{A}'$ 属于 λ 的特征向量，由于 $\boldsymbol{P}$ 可逆，因此 $\boldsymbol{P}^{-1}\boldsymbol{\alpha}_1,\boldsymbol{P}^{-1}\boldsymbol{\alpha}_2,\cdots,\boldsymbol{P}^{-1}\boldsymbol{\alpha}_m$ 也线性无关. 因此，若 $\boldsymbol{A}'$ 关于特征值 λ 的几何重数为 m'，则必有 $m'\geqslant m$. 由于相似矩阵 $\boldsymbol{A}$ 和 $\boldsymbol{A}'$ 的地位相同，同理可得 $m\geqslant m'$，从而有 $m'=m$. 因此，$\boldsymbol{A}$ 与 $\boldsymbol{A}'$ 也有相同的几何重数.

定理 5-7 设 $\boldsymbol{A}$ 为一个 n 阶方阵，λ 为 $\boldsymbol{A}$ 的一个特征值，则 $\boldsymbol{A}$ 的几何重数小于等于它的代数重数.

证明 设 λ 的几何重数为 m，V_λ 为对应的特征子空间，则 V_λ 的维数为 m. 设 $\boldsymbol{\alpha}_1,\boldsymbol{\alpha}_2,\cdots,\boldsymbol{\alpha}_m$ 为 V_λ 的一组基，则有

$$\boldsymbol{A}\boldsymbol{\alpha}_i=\lambda\boldsymbol{\alpha}_i.$$

由于 $\boldsymbol{A}$ 为一个 n 阶方阵，因此，$\boldsymbol{\alpha}_i$ 的维数为 n 维，且 $m\leqslant n$. 将 $\boldsymbol{\alpha}_1,\boldsymbol{\alpha}_2,\cdots,\boldsymbol{\alpha}_m$ 扩充为 n 维空间 V 的一组基

$$\boldsymbol{\alpha}_1,\boldsymbol{\alpha}_2,\cdots,\boldsymbol{\alpha}_m,\boldsymbol{\alpha}_{m+1},\cdots,\boldsymbol{\alpha}_n,$$

设 T 为 $\boldsymbol{A}$ 所对应的 n 维线性空间 V 上的一个线性变换，则在这组基下有

$$\begin{cases}T(\boldsymbol{\alpha}_1)=\lambda\boldsymbol{\alpha}_1+\cdots+0\boldsymbol{\alpha}_m+0\boldsymbol{\alpha}_{m+1}+0\boldsymbol{\alpha}_{m+2}+\cdots+0\boldsymbol{\alpha}_n,\\ \qquad\cdots\cdots\cdots\cdots\\ T(\boldsymbol{\alpha}_m)=0\boldsymbol{\alpha}_1+\cdots+\lambda\boldsymbol{\alpha}_m+0\boldsymbol{\alpha}_{m+1}+0\boldsymbol{\alpha}_{m+2}+\cdots+0\boldsymbol{\alpha}_n,\\ T(\boldsymbol{\alpha}_{m+1})=a_{m+1,1}\boldsymbol{\alpha}_1+\cdots+a_{m+1,m}\boldsymbol{\alpha}_m+a_{m+1,m+1}\boldsymbol{\alpha}_{m+1}+\cdots+a_{m+1,n}\boldsymbol{\alpha}_n,\\ \qquad\cdots\cdots\cdots\cdots\\ T(\boldsymbol{\alpha}_n)=a_{n,1}\boldsymbol{\alpha}_1+\cdots+a_{n,m}\boldsymbol{\alpha}_m+a_{n,m+1}\boldsymbol{\alpha}_{m+1}+\cdots+a_{n,n}\boldsymbol{\alpha}_n.\end{cases}$$

由定义 4-16 知，线性变换 T 在基 $\boldsymbol{\alpha}_1,\boldsymbol{\alpha}_2,\cdots,\boldsymbol{\alpha}_m,\boldsymbol{\alpha}_{m+1},\cdots,\boldsymbol{\alpha}_n$ 下的矩阵为

$$\boldsymbol{A}'=\begin{bmatrix}\lambda & \cdots & 0 & a_{m+1,1} & \cdots & a_{n,1}\\ \vdots & \ddots & \vdots & \vdots & \ddots & \vdots\\ 0 & \cdots & \lambda & a_{m+1,m} & \cdots & a_{n,m}\\ & & & a_{m+1,m+1} & \cdots & a_{n,m+1}\\ & \boldsymbol{O} & & \vdots & \ddots & \vdots\\ & & & a_{m+1,n} & \cdots & a_{n,n}\end{bmatrix}=\begin{bmatrix}\lambda\boldsymbol{E} & \boldsymbol{C}\\ \boldsymbol{O} & \boldsymbol{B}\end{bmatrix},$$

由于 $\boldsymbol{A}$ 和 $\boldsymbol{A}'$ 是线性变换在两组基下的矩阵表示，因此，$\boldsymbol{A}$ 相似于 $\boldsymbol{A}'$，故它们具有相同的特征多项式：

$$|t\boldsymbol{E}_n-\boldsymbol{A}'|=\begin{vmatrix}t\boldsymbol{E}_m-\lambda\boldsymbol{E}_m & -\boldsymbol{C}\\ \boldsymbol{O} & t\boldsymbol{E}_m-\boldsymbol{B}\end{vmatrix}=|(t-\lambda)\boldsymbol{E}_m||t\boldsymbol{E}_m-\boldsymbol{B}|=(t-\lambda)^m|t\boldsymbol{E}_m-\boldsymbol{B}|,$$

由此式容易看出，λ 的代数重数至少为 m，即 $\boldsymbol{A}$ 的代数重数一定大于等于它的几何重数，从而定理得证.

三、相似变换与对角化

了解了相似变换的概念和性质，下面介绍在哪些条件下方阵可以相似变换为对角阵. 首先从一个简单的例子说明并不是所有的方阵都相似于一个对角矩阵.

例 5-5　$\boldsymbol{A}=\begin{bmatrix}1&1\\0&1\end{bmatrix}$不能相似对角化.

证明　采用反证法：若 $\boldsymbol{A}$ 可相似对角化，则存在可逆矩阵使得 $\boldsymbol{P}^{-1}\boldsymbol{AP}=\boldsymbol{\Lambda}$，其中 $\boldsymbol{\Lambda}$ 为对角矩阵. 不妨设可逆矩阵$\boldsymbol{P}=\begin{bmatrix}a&b\\c&d\end{bmatrix}$，由定理 2-4 知，

$$\boldsymbol{P}^{-1}=\frac{1}{ad-bc}\begin{bmatrix}d&-b\\-c&a\end{bmatrix},$$

则

$$\boldsymbol{P}^{-1}\boldsymbol{AP}=\frac{1}{ad-bc}\begin{bmatrix}ad+cd-bc&d^2\\-c^2&-bc-cd+ad\end{bmatrix}=\boldsymbol{\Lambda}.$$

由于 $\boldsymbol{\Lambda}$ 为对角矩阵，则有 $c=d=0$，显然与 $\boldsymbol{P}$ 可逆矛盾. 因此，方阵 $\boldsymbol{A}$ 不能相似对角化.

定理 5-8　一个 n 阶方阵可相似对角化的充要条件是存在一组特征向量可构成 n 维空间的一组基.

证明　必要性：若 n 阶方阵 $\boldsymbol{A}$ 可以相似对角化，即存在可逆矩阵 $\boldsymbol{P}$ 使得

$$\boldsymbol{P}^{-1}\boldsymbol{AP}=\begin{bmatrix}\lambda_1&0&\cdots&0\\0&\lambda_2&\cdots&0\\\vdots&\vdots&\ddots&\vdots\\0&0&\cdots&\lambda_n\end{bmatrix},$$

进一步有

$$\boldsymbol{AP}=\boldsymbol{P}\begin{bmatrix}\lambda_1&0&\cdots&0\\0&\lambda_2&\cdots&0\\\vdots&\vdots&\ddots&\vdots\\0&0&\cdots&\lambda_n\end{bmatrix},$$

设 $\boldsymbol{P}$ 的列向量为 $\boldsymbol{\alpha}_1, \boldsymbol{\alpha}_2, \cdots, \boldsymbol{\alpha}_n$，则

$$\boldsymbol{A}[\boldsymbol{\alpha}_1, \boldsymbol{\alpha}_2, \cdots, \boldsymbol{\alpha}_n]=[\boldsymbol{\alpha}_1, \boldsymbol{\alpha}_2, \cdots, \boldsymbol{\alpha}_n]\begin{bmatrix}\lambda_1&0&\cdots&0\\0&\lambda_2&\cdots&0\\\vdots&\vdots&\ddots&\vdots\\0&0&\cdots&\lambda_n\end{bmatrix},$$

因此有 $\boldsymbol{A\alpha}_i=\lambda_i\boldsymbol{\alpha}_i$（$i=1, 2, \cdots, n$）. 故 $\boldsymbol{\alpha}_i$ 均为 $\boldsymbol{A}$ 的特征向量，又由于 $\boldsymbol{P}$ 可逆，所以 $\boldsymbol{\alpha}_1, \boldsymbol{\alpha}_2, \cdots, \boldsymbol{\alpha}_n$ 线性无关，从而构成了 n 维空间的一组基.

充分性：由于 n 阶方阵 $\boldsymbol{A}$ 存在一组特征向量可构成 n 维空间的一组基，不妨设这组特征向量为 $\boldsymbol{\alpha}_1, \boldsymbol{\alpha}_2, \cdots, \boldsymbol{\alpha}_n$，所对应的特征值为 $\lambda_1, \lambda_2, \cdots, \lambda_n$，则有 $\boldsymbol{A\alpha}_i=\lambda_i\boldsymbol{\alpha}_i$（$i=1, 2, \cdots, n$），进一步有

$$[\boldsymbol{\alpha}_1, \boldsymbol{\alpha}_2, \cdots, \boldsymbol{\alpha}_n]^{-1}\boldsymbol{A}[\boldsymbol{\alpha}_1, \boldsymbol{\alpha}_2, \cdots, \boldsymbol{\alpha}_n]=\begin{bmatrix}\lambda_1&0&\cdots&0\\0&\lambda_2&\cdots&0\\\vdots&\vdots&\ddots&\vdots\\0&0&\cdots&\lambda_n\end{bmatrix},$$

因此，$\boldsymbol{A}$ 可相似对角化.

定理 5-9 方阵可相似对角化当且仅当其所有的特征值的代数重数都等于几何重数.

证明 设 $\lambda_1 \neq \lambda_2 \neq \cdots \neq \lambda_k (k \leqslant n)$ 为 n 阶方阵 $\boldsymbol{A}$ 的所有不同特征值, λ_i 所对应的特征子空间、几何重数和代数重数分别记为 V_i, m_i, n_i $(i=1,2,\cdots,k)$. 由定理 5-7 有 $\sum_{i=1}^{k} n_i = n, m_i \leqslant n_i$ $(i=1,2,\cdots,k)$.

充分性: 因为对任意的 i 有 $m_i = n_i$, 则 V_i 的基包含 n_i 个线性无关的特征向量, 记为 $\boldsymbol{\alpha}_{i1}, \boldsymbol{\alpha}_{i2}, \cdots, \boldsymbol{\alpha}_{in_i}$. 再由定理 5-1 以及 $\sum_{i=1}^{k} n_i = n$ 易得所有特征值所对应的特征子空间的基所共同构成的一组向量

$$\boldsymbol{\alpha}_{11}, \boldsymbol{\alpha}_{12}, \cdots, \boldsymbol{\alpha}_{1n_1}, \boldsymbol{\alpha}_{21}, \boldsymbol{\alpha}_{22}, \cdots, \boldsymbol{\alpha}_{2n_2}, \cdots, \boldsymbol{\alpha}_{k1}, \boldsymbol{\alpha}_{k2}, \cdots, \boldsymbol{\alpha}_{kn_k}$$

就构成了 n 维线性空间 V 的一组基. 由定理 5-8 即得此时 $\boldsymbol{A}$ 可相似变换为对角阵.

必要性: 因为 $\boldsymbol{A}$ 可以相似对角化, 由定理 5-8 知存在一组由 n 个特征向量组成的 n 维空间的一组基. 不妨设其前 m_1 个为 λ_1 的特征向量, 接下来 m_2 个为 λ_2 的特征向量, $\cdots$, 最后 m_k 个为 λ_k 的特征向量. 此时有 $m_1 + \cdots + m_k = n$, 又有 $n_1 + \cdots + n_k = n$, 且任意的 i 有 $m_i \leqslant n_i$, 即任意的 i 有 $m_i = n_i$. 因此, 对任意特征值, 均有其几何重数等于其代数重数.

定理 5-10 若 n 阶方阵 $\boldsymbol{A}$ 具有 n 个不同的特征值, 则其可以相似对角化.

证明 设 $\boldsymbol{A}$ 的 n 个不同特征值的代数重数分别为 $n_1, n_2, \cdots, n_n$. 因为任何特征值的几何重数和代数重数都必然大于等于 1, 且 $n_1 + n_2 + \cdots + n_n = n$, 因此, $n_i = 1$ $(i=1,2,\cdots,n)$, 即所有特征值的代数重数都为 1, 再由定理 5-7 知, 所有特征值的几何重数也为 1. 根据定理 5-9 即得到此时 $\boldsymbol{A}$ 可相似对角化.

第三节 对称矩阵的对角化

当方阵 $\boldsymbol{A}$ 为对称矩阵时, 其特征值分解及相似对角化具有更加特殊的性质, 因此本节专门介绍对称矩阵的对角化.

一、对称矩阵的性质

定理 5-11 对称矩阵 $\boldsymbol{A}$ 的属于不同特征值的特征向量正交.

证明 设 λ_1 和 λ_2 是对称矩阵 $\boldsymbol{A}$ 的两个不相同的特征值, $\boldsymbol{\alpha}_1$ 和 $\boldsymbol{\alpha}_2$ 分别是它们对应的特征向量, 即

$$\boldsymbol{A}\boldsymbol{\alpha}_1 = \lambda_1 \boldsymbol{\alpha}_1, \boldsymbol{A}\boldsymbol{\alpha}_2 = \lambda_2 \boldsymbol{\alpha}_2,$$

于是

$$\lambda_1 \boldsymbol{\alpha}_1^{\mathrm{T}} \boldsymbol{\alpha}_2 = (\lambda_1 \boldsymbol{\alpha}_1)^{\mathrm{T}} \boldsymbol{\alpha}_2 = (\boldsymbol{A}\boldsymbol{\alpha}_1)^{\mathrm{T}} \boldsymbol{\alpha}_2 = \boldsymbol{\alpha}_1^{\mathrm{T}} \boldsymbol{A}^{\mathrm{T}} \boldsymbol{\alpha}_2 = \boldsymbol{\alpha}_1^{\mathrm{T}} \boldsymbol{A} \boldsymbol{\alpha}_2 = \lambda_2 \boldsymbol{\alpha}_1^{\mathrm{T}} \boldsymbol{\alpha}_2,$$

则 $(\lambda_1 - \lambda_2) \boldsymbol{\alpha}_1^{\mathrm{T}} \boldsymbol{\alpha}_2 = 0$, 因为 $\lambda_1 \neq \lambda_2$, 所以 $\boldsymbol{\alpha}_1^{\mathrm{T}} \boldsymbol{\alpha}_2 = 0$, 即 $\boldsymbol{\alpha}_1$ 和 $\boldsymbol{\alpha}_2$ 相互正交.

定理 5-12 实对称矩阵 $\boldsymbol{A}$ 的特征值都是实数.

证明 本定理的证明在复数域内进行考虑, 设 λ 是对称矩阵 $\boldsymbol{A}$ 的一个特征值, $\boldsymbol{\alpha}$ 是 λ 对应的一个特征向量, 即有 $\boldsymbol{A}\boldsymbol{\alpha} = \lambda \boldsymbol{\alpha}$, 两边取复数共轭有 $\overline{\boldsymbol{A}\boldsymbol{\alpha}} = \bar{\lambda} \bar{\boldsymbol{\alpha}}$, 进一步有

$$\lambda \bar{\boldsymbol{\alpha}}^{\mathrm{T}} \boldsymbol{\alpha} = \bar{\boldsymbol{\alpha}}^{\mathrm{T}} \boldsymbol{A} \boldsymbol{\alpha} = \bar{\boldsymbol{\alpha}}^{\mathrm{T}} \bar{\boldsymbol{A}}^{\mathrm{T}} \boldsymbol{\alpha} = (\overline{\boldsymbol{A}\boldsymbol{\alpha}})^{\mathrm{T}} \boldsymbol{\alpha} = \bar{\lambda} \bar{\boldsymbol{\alpha}}^{\mathrm{T}} \boldsymbol{\alpha},$$

因为 $\boldsymbol{\alpha} \neq \boldsymbol{0}$, 所以 $\bar{\boldsymbol{\alpha}}^{\mathrm{T}} \boldsymbol{\alpha} \neq \boldsymbol{0}$, 因此 $\lambda = \bar{\lambda}$, 即 λ 是实数.

定理 5-13 对于任意一个 n 阶对称矩阵 $\boldsymbol{A}$, 都存在一个 n 阶正交矩阵 $\boldsymbol{P}$, 使得 $\boldsymbol{\Lambda} = \boldsymbol{P}^{\mathrm{T}} \boldsymbol{A} \boldsymbol{P}$ 是一个对角阵, 其中 $\boldsymbol{\Lambda}$ 的对角线上的元素是 $\boldsymbol{A}$ 的 n 个特征值.

证明 对对称矩阵 $\boldsymbol{A}$ 的阶数 n 用数学归纳法. 当 $n=1$ 时, 取 $\boldsymbol{P}$ 为 1 阶单位阵, 结论显然成立. 假设 $n=k-1$ 时结论成立, $n=k$ 时, 设 λ_1 是 $\boldsymbol{A}$ 的一个特征值, 向量 $\boldsymbol{\alpha}_1$ 是属于 λ_1 的单位特征向量.

通过 Schmidt 正交化将 $\boldsymbol{\alpha}_1$ 扩充成为一组单位正交基 $\boldsymbol{\alpha}_1, \boldsymbol{\alpha}_2, \cdots, \boldsymbol{\alpha}_k$.

令 $\boldsymbol{P}_k=[\boldsymbol{\alpha}_1, \boldsymbol{\alpha}_2, \cdots, \boldsymbol{\alpha}_k]$，则 $\boldsymbol{P}_k$ 是一个正交矩阵，且 $\boldsymbol{P}_k^{\mathrm{T}}\boldsymbol{A}\boldsymbol{P}_k$ 是一个对称矩阵. 由 $\boldsymbol{A}\boldsymbol{\alpha}_1=\lambda_1\boldsymbol{\alpha}_1$ 以及 $\boldsymbol{\alpha}_1$ 与 $\boldsymbol{\alpha}_2, \cdots, \boldsymbol{\alpha}_k$ 正交得到

$$\boldsymbol{P}_k^{\mathrm{T}}\boldsymbol{A}\boldsymbol{P}_k=[\boldsymbol{\alpha}_1, \boldsymbol{\alpha}_2, \cdots, \boldsymbol{\alpha}_k]^{\mathrm{T}}\boldsymbol{A}[\boldsymbol{\alpha}_1, \boldsymbol{\alpha}_2, \cdots, \boldsymbol{\alpha}_k]=\begin{bmatrix}\lambda_1 & \boldsymbol{O}\\ \boldsymbol{O} & \boldsymbol{A}_{k-1}\end{bmatrix}.$$

其中 $\boldsymbol{A}_{k-1}$ 是 $k-1$ 阶对称矩阵，由归纳假设，存在 $k-1$ 阶正交矩阵 $\boldsymbol{P}_{k-1}$，使得

$$\boldsymbol{P}_{k-1}^{\mathrm{T}}\boldsymbol{A}_{k-1}\boldsymbol{P}_{k-1}=\operatorname{diag}(\lambda_2, \cdots, \lambda_k).$$

令

$$\boldsymbol{P}=\boldsymbol{P}_k\begin{bmatrix}1 & \boldsymbol{O}\\ \boldsymbol{O} & \boldsymbol{P}_{k-1}\end{bmatrix},$$

显然 $\boldsymbol{P}$ 是 k 阶正交矩阵，且

$$\begin{aligned}\boldsymbol{P}^{\mathrm{T}}\boldsymbol{A}\boldsymbol{P}&=\begin{bmatrix}1 & \boldsymbol{O}\\ \boldsymbol{O} & \boldsymbol{P}_{k-1}^{\mathrm{T}}\end{bmatrix}\boldsymbol{P}_k^{\mathrm{T}}\boldsymbol{A}\boldsymbol{P}_k\begin{bmatrix}1 & \boldsymbol{O}\\ \boldsymbol{O} & \boldsymbol{P}_{k-1}\end{bmatrix}\\&=\begin{bmatrix}1 & \boldsymbol{O}\\ \boldsymbol{O} & \boldsymbol{P}_{k-1}^{\mathrm{T}}\end{bmatrix}\begin{bmatrix}\lambda_1 & \boldsymbol{O}\\ \boldsymbol{O} & \boldsymbol{A}_{k-1}\end{bmatrix}\begin{bmatrix}1 & \boldsymbol{O}\\ \boldsymbol{O} & \boldsymbol{P}_{k-1}\end{bmatrix}\\&=\begin{bmatrix}\lambda_1 & 0 & \cdots & 0\\ 0 & \lambda_2 & \cdots & 0\\ \vdots & \vdots & \ddots & \vdots\\ 0 & 0 & \cdots & \lambda_k\end{bmatrix},\end{aligned}$$

从而定理得证.

由定理 5-13 知，任意一个 n 阶对称矩阵 $\boldsymbol{A}$ 都可以写成正交矩阵和对角矩阵的乘积，即：若 $\lambda_1, \lambda_2, \cdots, \lambda_n$ 为 $\boldsymbol{A}$ 的特征值，令

$$\boldsymbol{\Lambda}=\begin{bmatrix}\lambda_1 & 0 & \cdots & 0\\ 0 & \lambda_2 & \cdots & 0\\ \vdots & \vdots & \ddots & \vdots\\ 0 & 0 & \cdots & \lambda_k\end{bmatrix},$$

则存在正交矩阵 $\boldsymbol{P}$，使得 $\boldsymbol{A}=\boldsymbol{P}\boldsymbol{\Lambda}\boldsymbol{P}^{\mathrm{T}}$.

二、利用正交矩阵将对称矩阵对角化的方法

下面给出利用正交矩阵将 n 阶对称矩阵 $\boldsymbol{A}$ 对角化的具体方法：

（1）求出 n 阶对称矩阵 $\boldsymbol{A}$ 的特征值，设 $\lambda_1\neq\lambda_2\neq\cdots\neq\lambda_r\,(r\leqslant n)$ 是 $\boldsymbol{A}$ 的所有 r 个不同的特征值；

（2）对于每个特征值 $\lambda_i\,(1\leqslant i\leqslant r)$，解齐次线性方程组 $(\lambda_i\boldsymbol{E}-\boldsymbol{A})\boldsymbol{x}=\boldsymbol{0}$，得到一组基础解系 $\boldsymbol{x}_{i1}, \cdots, \boldsymbol{x}_{ik_i}$，并通过 Schmidt 正交化得到单位正交向量 $\boldsymbol{\alpha}_{i1}, \cdots, \boldsymbol{\alpha}_{ik_i}$；

（3）由于 $\lambda_1\neq\lambda_2\neq\cdots\neq\lambda_r$，所以由定理 5-11 知，$\lambda_1, \cdots, \lambda_r$ 所对应正交单位特征向量共同构成的 $\boldsymbol{\alpha}_{11}, \cdots, \boldsymbol{\alpha}_{1k_1}, \cdots, \boldsymbol{\alpha}_{r1}, \cdots, \boldsymbol{\alpha}_{rk_r}$ 还是两两正交的，则 $\boldsymbol{P}=[\boldsymbol{\alpha}_{11}, \cdots, \boldsymbol{\alpha}_{1k_1}, \cdots, \boldsymbol{\alpha}_{r1}, \cdots, \boldsymbol{\alpha}_{rk_r}]$ 即为满足条件的 n 阶正交矩阵，使得 $\boldsymbol{P}^{\mathrm{T}}\boldsymbol{A}\boldsymbol{P}$ 为对角矩阵.

例 5-6　求正交矩阵 $\boldsymbol{P}$，使得 $\boldsymbol{P}^{\mathrm{T}}\boldsymbol{A}\boldsymbol{P}$ 为对角矩阵，其中，

$$\boldsymbol{A}=\begin{bmatrix}4 & 2 & 2\\ 2 & 4 & 2\\ 2 & 2 & 4\end{bmatrix}.$$

解　$\boldsymbol{A}$ 的特征值为 $\lambda_1=8, \lambda_2=\lambda_3=2$.

当 $\lambda=8$ 时，$(\lambda\boldsymbol{E}-\boldsymbol{A})\boldsymbol{x}=\boldsymbol{0}$ 的基础解系为

$$\boldsymbol{x}_1=[1,1,1]^{\mathrm{T}},$$

将其单位化为

$$\boldsymbol{\alpha}_1=\left[\frac{1}{\sqrt{3}},\frac{1}{\sqrt{3}},\frac{1}{\sqrt{3}}\right]^{\mathrm{T}}.$$

当 $\lambda=2$ 时，$(\lambda\boldsymbol{E}-\boldsymbol{A})\boldsymbol{x}=\boldsymbol{0}$ 的基础解系为

$$\boldsymbol{x}_2=[-1,1,0]^{\mathrm{T}},\boldsymbol{x}_3=[-1,0,1]^{\mathrm{T}},$$

通过 Schmidt 正交化并单位化得到单位正交向量

$$\boldsymbol{\alpha}_2=\left[\frac{-1}{\sqrt{2}},\frac{1}{\sqrt{2}},0\right]^{\mathrm{T}},\boldsymbol{\alpha}_3=\left[\frac{-1}{\sqrt{6}},\frac{-1}{\sqrt{6}},\frac{2}{\sqrt{6}}\right]^{\mathrm{T}},$$

令

$$\boldsymbol{P}=[\boldsymbol{\alpha}_1,\boldsymbol{\alpha}_2,\boldsymbol{\alpha}_3]=\begin{bmatrix}\frac{1}{\sqrt{3}} & \frac{-1}{\sqrt{2}} & \frac{-1}{\sqrt{6}}\\ \frac{1}{\sqrt{3}} & \frac{1}{\sqrt{2}} & \frac{-1}{\sqrt{6}}\\ \frac{1}{\sqrt{3}} & 0 & \frac{2}{\sqrt{6}}\end{bmatrix},$$

有

$$\boldsymbol{P}^{\mathrm{T}}\boldsymbol{A}\boldsymbol{P}=\begin{bmatrix}8 & 0 & 0\\ 0 & 2 & 0\\ 0 & 0 & 2\end{bmatrix}.$$

定理 5-13 说明，任意一个对称矩阵都可以对角化，即分解为正交矩阵和对角矩阵的乘积. 事实上，任意一个对称矩阵还可以上三角化，即分解为正交矩阵和上三角矩阵的乘积，称为矩阵的 QR 分解（QR decomposition）. 下面介绍一种利用 Householder 变换矩阵进行 QR 分解的方法.

定义 5-4 设非零列向量 $\boldsymbol{w}\in R^n$ 且满足条件 $\|\boldsymbol{w}\|=1$，则称形如 $\boldsymbol{H}=\boldsymbol{E}-\boldsymbol{w}\boldsymbol{w}^{\mathrm{T}}$ 的 n 阶方阵为 Householder 变换矩阵.

从定义 5-4 易知，Householder 变换矩阵是对称矩阵，也是正交矩阵.

定理 5-14 给定任意两个向量 $\boldsymbol{x}\in R^n$ 和 $\boldsymbol{y}\in R^n$ 满足 $\|\boldsymbol{x}\|=\|\boldsymbol{y}\|$，总可以找到一个 Householder 变换矩阵 $\boldsymbol{H}$，使得 $\boldsymbol{y}=\boldsymbol{H}\boldsymbol{x}$.

事实上，令 $\boldsymbol{w}=\dfrac{\boldsymbol{x}-\boldsymbol{y}}{\|\boldsymbol{x}-\boldsymbol{y}\|}$，$\boldsymbol{H}=\boldsymbol{E}-\boldsymbol{w}\boldsymbol{w}^{\mathrm{T}}$ 即可满足要求.

下面给出利用 Householder 变换矩阵将 n 阶对称矩阵 $\boldsymbol{A}$ 上三角化的具体方法：

（1）设 n 阶对称矩阵 $\boldsymbol{A}=[\boldsymbol{a}_1^0,\boldsymbol{a}_2^0,\cdots,\boldsymbol{a}_n^0]$，其中 $\boldsymbol{a}_1^0,\cdots,\boldsymbol{a}_n^0\in R^n$，利用定理 5-14 的证明方法找到 Householder 变换矩阵 $\boldsymbol{H}_1$，使得 $\boldsymbol{H}_1\boldsymbol{a}_1^0=\|\boldsymbol{a}_1^0\|\boldsymbol{e}_1$，其中 $\boldsymbol{e}_1\in R^n$ 是第一个元素为 1，其余元素为 0 的列向量；

（2）对于 $\boldsymbol{H}_1\boldsymbol{A}$ 的第二列 $\boldsymbol{a}_2^1=[\boldsymbol{a}_{21}^1,\boldsymbol{a}_{22}^1,\cdots,\boldsymbol{a}_{2n}^1]^{\mathrm{T}}$，利用 $n-1$ 阶的 Householder 变换矩阵 $\tilde{\boldsymbol{H}}_2$ 将 $\tilde{\boldsymbol{a}}_2^1=[\boldsymbol{a}_{22}^1,\cdots,\boldsymbol{a}_{2n}^1]^{\mathrm{T}}\in R^{n-1}$ 变换为 $\|\tilde{\boldsymbol{a}}_2^1\|\boldsymbol{e}_2$，其中 $\boldsymbol{e}_2\in R^{n-1}$ 是第一个元素为 1，其余元素为 0 的列向量，令 $\boldsymbol{H}_2=diag(\boldsymbol{E},\tilde{\boldsymbol{H}}_2)$；

（3）重复（2）的操作，直至矩阵变换为 $\boldsymbol{R}=\boldsymbol{H}_{n-1}\cdots\boldsymbol{H}_1\boldsymbol{A}$ 为上三角矩阵，令 $\boldsymbol{Q}=\boldsymbol{H}_1^{\mathrm{T}}\cdots\boldsymbol{H}_{n-1}^{\mathrm{T}}$ 为正交矩阵，则有 $\boldsymbol{A}=\boldsymbol{Q}\boldsymbol{R}$.

第四节　二次型及其标准形

在很多实际问题中经常遇到二次齐次多项式，即二次型，利用第三节介绍的对称矩阵的对角化可对二次型进行简化，从而起到简化计算的目的. 本节将介绍如何利用对称矩阵的对角化来化简二次型，以及正定矩阵的概念和性质.

一、二次型的定义

定义 5-5　下面的多项式函数

$$\begin{aligned} f(x_1, x_2, \cdots, x_n) = & a_{11}x_1^2 + 2a_{12}x_1x_2 + 2a_{13}x_1x_3 + \cdots + 2a_{1n}x_1x_n \\ & + a_{22}x_2^2 + 2a_{23}x_2x_3 + \cdots + 2a_{2n}x_2x_n + \\ & \cdots\cdots\cdots\cdots \\ & + a_{nn}x_n^2 \end{aligned} \tag{5-3}$$

称为 $x_1, x_2, \cdots, x_n$ 的 n 元二次齐次多项式，简称 n 元二次型.

令

$$a_{ij} = a_{ji},\ i < j.$$

因为

$$x_ix_j = x_jx_i,$$

所以二次型(5-3)可以写成

$$\begin{aligned} f(x_1, x_2, \cdots, x_n) = & a_{11}x_1^2 + a_{12}x_1x_2 + \cdots + a_{1n}x_1x_n \\ & + a_{21}x_2x_1 + a_{22}x_2^2 + \cdots + a_{2n}x_2x_n + \\ & \cdots\cdots\cdots\cdots \\ & + a_{n1}x_nx_1 + + a_{n2}x_nx_2 + \cdots + a_{nn}x_n^2, \end{aligned} \tag{5-4}$$

把式(5-4)的系数排成一个 $n \times n$ 矩阵

$$\boldsymbol{A} = \begin{bmatrix} a_{11} & a_{12} & \cdots & a_{1n} \\ a_{21} & a_{22} & \cdots & a_{2n} \\ \vdots & \vdots & \ddots & \vdots \\ a_{n1} & a_{n2} & \cdots & a_{nn} \end{bmatrix},$$

令

$$\boldsymbol{x} = \begin{bmatrix} x_1 \\ x_2 \\ \vdots \\ x_n \end{bmatrix},$$

则式(5-4)可写成

$$f = \boldsymbol{x}^{\mathrm{T}}\boldsymbol{A}\boldsymbol{x},$$

其中，$\boldsymbol{A}$ 称为二次型 f 的矩阵，f 为 $\boldsymbol{A}$ 对应的二次型.

二次型对应的矩阵不是唯一的，但二次型对应的对称矩阵是唯一的. 如无特殊说明，本书中二次型对应的矩阵都是指对称矩阵，即，$\boldsymbol{A}^{\mathrm{T}} = \boldsymbol{A}$.

定义 5-6　二次型 f 的秩定义为其对应的矩阵 $\boldsymbol{A}$ 的秩.

例 5-7　写出二次型 $2x_1^2 + 3x_1x_2 + 6x_1x_3 + x_3^2 - x_2x_3$ 对应的矩阵.

解　$2x_1^2 + 3x_1x_2 + 6x_1x_3 + x_3^2 - x_2x_3 = 2x_1^2 + 2 \times \dfrac{3}{2}x_1x_2 + 2 \times 3x_1x_3$

$$+0\times x_2^2+2\times(-\frac{1}{2})x_2x_3$$
$$+x_3^2,$$

故该二次型对应的矩阵为

$$\begin{bmatrix} 2 & \frac{3}{2} & 3 \\ \frac{3}{2} & 0 & -\frac{1}{2} \\ 3 & -\frac{1}{2} & 1 \end{bmatrix}.$$

例 5-8　求二次型 $x_1^2+4x_1x_2+6x_1x_4+x_3^2-2x_2x_3+4x_2x_4-8x_3x_4-x_4^2$ 的秩.

解　首先求二次型对应的矩阵：

$$\begin{aligned} &x_1^2+4x_1x_2+6x_1x_4+x_3^2-2x_2x_3+4x_2x_4-8x_3x_4-x_4^2 \\ &=x_1^2+2\times 2x_1x_2+0\times x_1x_3+2\times 3x_1x_4 \\ &\quad+0\times x_2^2+2\times(-1)x_2x_3+2\times 2x_2x_4 \\ &\quad+x_3^2+2\times(-4)x_3x_4 \\ &\quad-x_4^2, \end{aligned}$$

故该二次型对应的矩阵为

$$A=\begin{bmatrix} 1 & 2 & 0 & 3 \\ 2 & 0 & -1 & 2 \\ 0 & -1 & 1 & -4 \\ 3 & 2 & -4 & -1 \end{bmatrix}.$$

对 A 做初等行变换化为行阶梯型矩阵：

$$A\xrightarrow{r}\begin{bmatrix} 1 & 2 & 0 & 3 \\ 0 & -1 & 1 & -4 \\ 0 & 0 & -5 & 12 \\ 0 & 0 & 0 & -\frac{66}{5} \end{bmatrix},$$

因此，A 的秩为 4，故该二次型的秩为 4.

二、二次型的标准形

定义 5-7　若 f 为关于 $x=[x_1, x_2, \cdots, x_n]^T$ 的一个 n 元二次型，对 x 做可逆线性变换得 $y=[y_1, y_2, \cdots, y_n]^T$，使得 f 化为只含平方项的二次型，即

$$d_1y_1^2+d_2y_2^2+\cdots+d_ny_n^2, \tag{5-5}$$

则称式（5-5）为二次型 f 对应的标准形.

二次型的标准形中正平方项的个数称为二次型或对应矩阵的正惯性指数；负平方项的个数称为二次型或对应矩阵的负惯性指数；正负惯性指数之差称为符号差. 一般来说，二次型的标准形是不唯一的，不同的可逆线性变换得到的标准形是不同的. 但可以证明，同一个二次型的不同标准形具有相同的正惯性指数和相同的负惯性指数.

下面给出如何利用对称矩阵的对角化将二次型化简为标准形.

因为 A 为对称矩阵，由定理 5-13 知，存在正交矩阵 P，使得 $P^TAP=\Lambda$ 是一个对角阵：

$$P^{T}AP=\begin{bmatrix} d_1 & 0 & \cdots & 0 \\ 0 & d_2 & \cdots & 0 \\ \vdots & \vdots & \ddots & \vdots \\ 0 & 0 & \cdots & d_n \end{bmatrix}=\Lambda.$$

令 $\boldsymbol{y}=\boldsymbol{P}^{T}\boldsymbol{x}$，也即 $\boldsymbol{x}=\boldsymbol{P}\boldsymbol{y}$，则有

$$\begin{aligned} f=\boldsymbol{x}^{T}\boldsymbol{A}\boldsymbol{x}&=(\boldsymbol{P}\boldsymbol{y})^{T}\boldsymbol{A}(\boldsymbol{P}\boldsymbol{y})=\boldsymbol{y}^{T}\boldsymbol{P}^{T}\boldsymbol{A}\boldsymbol{P}\boldsymbol{y}=\boldsymbol{y}^{T}\boldsymbol{\Lambda}\boldsymbol{y} \\ &=[y_1, y_2, \cdots, y_n]\begin{bmatrix} d_1 & 0 & \cdots & 0 \\ 0 & d_2 & \cdots & 0 \\ \vdots & \vdots & \ddots & \vdots \\ 0 & 0 & \cdots & d_n \end{bmatrix}\begin{bmatrix} y_1 \\ y_2 \\ \vdots \\ y_n \end{bmatrix} \\ &=d_1y_1^2+d_2y_2^2+\cdots+d_ny_n^2. \end{aligned}$$

由上述过程可知，只需将二次型 f 对应的矩阵 $\boldsymbol{A}$ 对角化，即可实现将二次型 f 化成标准形.

例 5-9　将二次型 $f(x_1, x_2, x_3)=4x_1^2+4x_1x_2+4x_1x_3+4x_2^2+4x_2x_3+4x_3^2$ 化为标准形.

解　二次型矩阵为

$$\boldsymbol{A}=\begin{bmatrix} 4 & 2 & 2 \\ 2 & 4 & 2 \\ 2 & 2 & 4 \end{bmatrix},$$

矩阵 $\boldsymbol{A}$ 与例 5-6 所给的矩阵相同，按照例 5-6 的结果，有正交矩阵

$$\boldsymbol{P}=\begin{bmatrix} \frac{1}{\sqrt{3}} & \frac{-1}{\sqrt{2}} & \frac{-1}{\sqrt{6}} \\ \frac{1}{\sqrt{3}} & \frac{1}{\sqrt{2}} & \frac{-1}{\sqrt{6}} \\ \frac{1}{\sqrt{3}} & 0 & \frac{2}{\sqrt{6}} \end{bmatrix},$$

使得

$$\boldsymbol{P}^{T}\boldsymbol{A}\boldsymbol{P}=\begin{bmatrix} 8 & 0 & 0 \\ 0 & 2 & 0 \\ 0 & 0 & 2 \end{bmatrix},$$

于是，有正交变换

$$\begin{bmatrix} x_1 \\ x_2 \\ x_3 \end{bmatrix}=\begin{bmatrix} \frac{1}{\sqrt{3}} & \frac{-1}{\sqrt{2}} & \frac{-1}{\sqrt{6}} \\ \frac{1}{\sqrt{3}} & \frac{1}{\sqrt{2}} & \frac{-1}{\sqrt{6}} \\ \frac{1}{\sqrt{3}} & 0 & \frac{2}{\sqrt{6}} \end{bmatrix}\begin{bmatrix} y_1 \\ y_2 \\ y_3 \end{bmatrix},$$

把二次型 f 化成标准形 $f=8y_1^2+2y_2^2+2y_3^2$.

例 5-10　将二次型 $f(x_1, x_2, x_3)=x_1x_2-x_1x_3-x_2x_3$ 化为标准形.

解　矩阵对角化法：二次型的矩阵为

$$\boldsymbol{A}=\begin{bmatrix} 0 & \frac{1}{2} & -\frac{1}{2} \\ \frac{1}{2} & 0 & -\frac{1}{2} \\ -\frac{1}{2} & -\frac{1}{2} & 0 \end{bmatrix},$$

对 $\boldsymbol{A}$ 进行特征值分解可得其特征值为 $\lambda_1=1$，$\lambda_2=\lambda_3=-\frac{1}{2}$.

当 $\lambda=1$ 时，$(\lambda\boldsymbol{E}-\boldsymbol{A})\boldsymbol{x}=\boldsymbol{0}$ 的基础解系为 $\boldsymbol{x}_1=[-1,-1,1]^{\mathrm{T}}$，将其单位化为 $\boldsymbol{\alpha}_1=\left[\frac{-1}{\sqrt{3}},\frac{-1}{\sqrt{3}},\frac{1}{\sqrt{3}}\right]^{\mathrm{T}}$.

当 $\lambda=-\frac{1}{2}$ 时，$(\lambda\boldsymbol{E}-\boldsymbol{A})\boldsymbol{x}=\boldsymbol{0}$ 的基础解系为 $\boldsymbol{x}_2=[-1,1,0]^{\mathrm{T}}$，$\boldsymbol{x}_3=[1,0,1]^{\mathrm{T}}$，通过 Schmidt 正交化并单位化得到单位正交向量

$$\boldsymbol{\alpha}_2=\left[\frac{-1}{\sqrt{2}},\frac{1}{\sqrt{2}},0\right]^{\mathrm{T}},\boldsymbol{\alpha}_3=\left[\frac{1}{\sqrt{6}},\frac{1}{\sqrt{6}},\frac{2}{\sqrt{6}}\right]^{\mathrm{T}}.$$

因此，有正交阵

$$\boldsymbol{P}=[\boldsymbol{\alpha}_1,\boldsymbol{\alpha}_2,\boldsymbol{\alpha}_3]=\begin{bmatrix}\frac{-1}{\sqrt{3}} & \frac{-1}{\sqrt{2}} & \frac{1}{\sqrt{6}}\\ \frac{-1}{\sqrt{3}} & \frac{1}{\sqrt{2}} & \frac{1}{\sqrt{6}}\\ \frac{1}{\sqrt{3}} & 0 & \frac{2}{\sqrt{6}}\end{bmatrix},$$

使得

$$\boldsymbol{P}^{\mathrm{T}}\boldsymbol{A}\boldsymbol{P}=\boldsymbol{\Lambda}=\begin{bmatrix}1 & 0 & 0\\ 0 & -\frac{1}{2} & 0\\ 0 & 0 & -\frac{1}{2}\end{bmatrix},$$

从而得到二次型的标准形为 $f=y_1^2-\frac{1}{2}y_2^2-\frac{1}{2}y_3^2$.

还可使用配方法化二次型为标准形：由于此二次型中缺少平方项，因此不能直接进行配方，可先作一可逆线性变换得到平方项再配方.

令

$$\begin{cases}x_1=y_1+y_2,\\ x_2=y_1-y_2,\\ x_3=y_3,\end{cases}$$

则原二次型变为

$$\begin{aligned}f&=y_1^2-y_2^2-y_1y_3-y_2y_3-y_1y_3+y_2y_3\\&=y_1^2-y_2^2-2y_1y_3\\&=y_1^2-2y_1y_3+y_3^2-y_2^2-y_3^2\\&=(y_1-y_3)^2-y_2^2-y_3^2,\end{aligned}$$

再令

$$\begin{cases}t_1=y_1-y_3,\\ t_2=y_2,\\ t_3=y_3,\end{cases}$$

可得原二次型的标准形为：$f=t_1^2-t_2^2-t_3^2$.

由此可见，二次型的标准形并不唯一.

三、正定二次型的定义及矩阵正定的判定定理

定义 5-8 若二次型 $f=\boldsymbol{x}^{\mathrm{T}}\boldsymbol{A}\boldsymbol{x}$ 对任意非零向量 $\boldsymbol{x}$ 都有：

(1) $\boldsymbol{x}^{\mathrm{T}}\boldsymbol{A}\boldsymbol{x}>0$，则称 $f=\boldsymbol{x}^{\mathrm{T}}\boldsymbol{A}\boldsymbol{x}$ 为正定二次型(positive definite quadratic form)；

(2) $\boldsymbol{x}^{\mathrm{T}}\boldsymbol{A}\boldsymbol{x}\geqslant 0$，则称 $f=\boldsymbol{x}^{\mathrm{T}}\boldsymbol{A}\boldsymbol{x}$ 为半正定二次型(positive semi-definite quadratic form)；

(3) $\boldsymbol{x}^{\mathrm{T}}\boldsymbol{A}\boldsymbol{x}<0$，则称 $f=\boldsymbol{x}^{\mathrm{T}}\boldsymbol{A}\boldsymbol{x}$ 为负定二次型(negative definite quadratic form)；

(4) 若 $\boldsymbol{x}^{\mathrm{T}}\boldsymbol{A}\boldsymbol{x}\leqslant 0$，则称 $f=\boldsymbol{x}^{\mathrm{T}}\boldsymbol{A}\boldsymbol{x}$ 为半负定二次型(negative semi-definite quadratic form)；

(5) 否则，称 $f=\boldsymbol{x}^{\mathrm{T}}\boldsymbol{A}\boldsymbol{x}$ 为不定二次型(indefinite quadratic form).

例 5-11 $f(x_1,x_2)=x_1^2+2x_2^2$ 是正定二次型；

$f(x_1,x_2)=-x_1^2-3x_2^2$ 是负定二次型；

$f(x_1,x_2,x_3)=x_1^2+x_2^2-x_3^2$ 是不定二次型.

定理 5-15 n 元二次型 $f=\boldsymbol{x}^{\mathrm{T}}\boldsymbol{A}\boldsymbol{x}$ 正定的充要条件是 f 的负惯性指数为 0，即 f 有如下标准形

$$f=d_1y_1^2+d_2y_2^2+\cdots+d_ny_n^2,\text{ 其中 } d_i>0\quad(i=1,2,\cdots,n).$$

证明 按照定义 5-8，充分性是显然的. 下面用反证法证明必要性：

不妨设 $d_m\leqslant 0$，取对应的 $y_m=1$，其他的 $y_i\,(i\neq m)$ 均为 0，则

$$d_1y_1^2+d_2y_2^2+\cdots+d_ny_n^2=d_m\leqslant 0,$$

这与该二次型正定相矛盾. 从而定理得证.

定理 5-16 可逆线性变换 $\boldsymbol{x}=\boldsymbol{Q}\boldsymbol{y}$ 不改变二次型 $\boldsymbol{x}^{\mathrm{T}}\boldsymbol{A}\boldsymbol{x}$ 的正定性.

证明 二次型 $\boldsymbol{x}^{\mathrm{T}}\boldsymbol{A}\boldsymbol{x}$ 经过可逆线性变换 $\boldsymbol{x}=\boldsymbol{Q}\boldsymbol{y}$ 可得新的二次型

$$\boldsymbol{y}^{\mathrm{T}}\boldsymbol{B}\boldsymbol{y},\text{ 其中，}\boldsymbol{B}=\boldsymbol{Q}^{\mathrm{T}}\boldsymbol{A}\boldsymbol{Q},$$

对于任意的 $\boldsymbol{y}\neq\boldsymbol{0}$，由可逆线性变换 $\boldsymbol{x}=\boldsymbol{Q}\boldsymbol{y}$ 知与之对应的 $\boldsymbol{x}\neq\boldsymbol{0}$，又因为 $\boldsymbol{x}^{\mathrm{T}}\boldsymbol{A}\boldsymbol{x}$ 正定，所以 $\boldsymbol{y}^{\mathrm{T}}\boldsymbol{B}\boldsymbol{y}$ 正定.

反之二次型 $\boldsymbol{y}^{\mathrm{T}}\boldsymbol{B}\boldsymbol{y}$ 可以经过可逆线性变换 $\boldsymbol{y}=\boldsymbol{Q}^{-1}\boldsymbol{x}$，变成二次型 $\boldsymbol{x}^{\mathrm{T}}\boldsymbol{A}\boldsymbol{x}$，所以按同样理由，当 $\boldsymbol{y}^{\mathrm{T}}\boldsymbol{B}\boldsymbol{y}$ 正定时也有 $\boldsymbol{x}^{\mathrm{T}}\boldsymbol{A}\boldsymbol{x}$ 正定.

综上，可逆线性变换不改变二次型的正定性.

定理 5-17 n 元二次型 $\boldsymbol{x}^{\mathrm{T}}\boldsymbol{A}\boldsymbol{x}$ 正定的充要条件是矩阵 $\boldsymbol{A}$ 的 n 个特征值全大于 0.

证明 必要性：由于 $\boldsymbol{A}$ 是实对称矩阵，故存在正交矩阵 $\boldsymbol{P}$，使得

$$\boldsymbol{P}^{\mathrm{T}}\boldsymbol{A}\boldsymbol{P}=diag\quad(\lambda_1,\lambda_2,\cdots,\lambda_n),$$

其中，$\lambda_i\ (i=1,2,\cdots,n)$ 是 $\boldsymbol{A}$ 的特征值. 因为二次型 $\boldsymbol{x}^{\mathrm{T}}\boldsymbol{A}\boldsymbol{x}$ 正定，所以由定理 5-15 可得矩阵 $\boldsymbol{A}$ 的 n 个特征值全大于 0.

充分性：因为二次型矩阵 $\boldsymbol{A}$ 的 n 个特征值全大于 0，所以二次型可化为标准形 $f=\lambda_1y_1^2+\lambda_2y_2^2+\cdots+\lambda_ny_n{}^2$，其中 $\lambda_i>0\ (i=1,2,\cdots,n)$，根据定理 5-15 可知 n 元二次型 $\boldsymbol{x}^{\mathrm{T}}\boldsymbol{A}\boldsymbol{x}$ 是正定的.

推论 5-1 若 n 元二次型 $\boldsymbol{x}^{\mathrm{T}}\boldsymbol{A}\boldsymbol{x}$ 正定，则 $|\boldsymbol{A}|>0$.

证明 设二次型矩阵 $\boldsymbol{A}$ 的所有特征值为 $\lambda_1,\lambda_2,\cdots,\lambda_n$，因为 n 元二次型 $\boldsymbol{x}^{\mathrm{T}}\boldsymbol{A}\boldsymbol{x}$ 正定，所以根据定理 5-17 可知 $\lambda_1,\lambda_2,\cdots,\lambda_n$ 均大于 0，又因为 $|\boldsymbol{A}|=\lambda_1\lambda_2\cdots\lambda_n$，所以 $|\boldsymbol{A}|>0$.

例 5-12 判断二次型 $f(x_1,x_2,x_3)=x_1^2+2x_1x_2+2x_2^2+2x_1x_3+6x_3^2-2x_2x_3$ 的正定性.

解 采用配方法将二次型化为标准形：

$$\begin{aligned}f&=x_1^2+2x_1(x_2+x_3)+(x_2+x_3)^2-(x_2+x_3)^2+2x_2^2+6x_3^2-2x_2x_3\\&=x_1^2+2x_1(x_2+x_3)+(x_2+x_3)^2+x_2^2+5x_3^2-4x_2x_3\\&=(x_1+x_2+x_3)^2+(x_2-2x_3)^2+x_3^2\geqslant 0,\end{aligned}$$

令

$$\begin{cases}y_1=x_1+x_2+x_3,\\y_2=x_2-2x_3,\\y_3=x_3,\end{cases}$$

可得原二次型的标准形为$f=y_1^2+y_2^2+y_3^2$，由定理 5-15 可知原二次型是正定的.

例 5-13　判断二次型$f(x_1,x_2,x_3)=2x_1^2+2x_2^2+2x_1x_3+x_3^2$的正定性.

解　二次型对应的矩阵为

$$\boldsymbol{A}=\begin{bmatrix}2&0&1\\0&2&0\\1&0&1\end{bmatrix},$$

$\boldsymbol{A}$的特征值为$2,\dfrac{3+\sqrt{5}}{2},\dfrac{3-\sqrt{5}}{2}$，根据定理 5-17，因为$\boldsymbol{A}$的特征值全部大于零，故二次型是正定的.

定义 5-9　将

$$\boldsymbol{A}=\begin{bmatrix}a_{11}&a_{12}&\cdots&a_{1n}\\a_{21}&a_{22}&\cdots&a_{2n}\\\vdots&\vdots&\ddots&\vdots\\a_{n1}&a_{n2}&\cdots&a_{nn}\end{bmatrix}$$

的子式

$$|\boldsymbol{A}_k|=\begin{vmatrix}a_{11}&a_{12}&\cdots&a_{1k}\\a_{21}&a_{22}&\cdots&a_{2k}\\\vdots&\vdots&\ddots&\vdots\\a_{k1}&a_{k2}&\cdots&a_{kk}\end{vmatrix}$$

称为矩阵$\boldsymbol{A}$的$k\ (1\leqslant k\leqslant n)$阶顺序主子式.

例如，当$n=3$时，矩阵$\boldsymbol{A}$的三个顺序主子式为

$$|\boldsymbol{A}_1|=|a_{11}|,|\boldsymbol{A}_2|=\begin{vmatrix}a_{11}&a_{12}\\a_{21}&a_{22}\end{vmatrix},|\boldsymbol{A}_3|=\begin{vmatrix}a_{11}&a_{12}&a_{13}\\a_{21}&a_{22}&a_{23}\\a_{31}&a_{32}&a_{33}\end{vmatrix}.$$

定理 5-18　n元二次型$\boldsymbol{x}^{\mathrm{T}}\boldsymbol{A}\boldsymbol{x}$正定的充要条件是矩阵$\boldsymbol{A}$的$n$个顺序主子式全大于 0.

例 5-14　判断二次型$f(x_1,x_2,x_3)=2x_1^2+3x_2^2+2x_1x_3+x_3^2$的正定性.

解　二次型对应的矩阵为

$$\boldsymbol{A}=\begin{bmatrix}2&0&1\\0&3&0\\1&0&1\end{bmatrix},$$

$\boldsymbol{A}$的所有顺序主子式为

$$|\boldsymbol{A}_1|=2>0,|\boldsymbol{A}_2|=\begin{vmatrix}2&0\\0&3\end{vmatrix}=6>0,|\boldsymbol{A}_3|=\begin{vmatrix}2&0&1\\0&3&0\\1&0&1\end{vmatrix}=3>0.$$

由定理 5-18 知，该二次型是正定的.

第五节　矩阵的奇异值分解

前面介绍了方阵的特征值分解，本节将其拓展至非方阵的情形，即奇异值分解.

一、矩阵奇异值的定义

性质 5-2　设$\boldsymbol{A}$为$m\times n$矩阵，则$\boldsymbol{A}^{\mathrm{T}}\boldsymbol{A}$为对称矩阵，$\boldsymbol{A}^{\mathrm{T}}\boldsymbol{A}$的特征值均为非负实数，且$\boldsymbol{A}^{\mathrm{T}}\boldsymbol{A}$的秩

与 $\boldsymbol{A}$ 的秩相同.

定义 5-10　设 $\boldsymbol{A}$ 是秩为 r 的 $m\times n$ 矩阵, $\boldsymbol{A}^{\mathrm{T}}\boldsymbol{A}$ 的特征值满足

$$\lambda_1 \geqslant \lambda_2 \geqslant \cdots \geqslant \lambda_r > \lambda_{r+1} = \cdots = \lambda_n = 0,$$

则称 $\sigma_i = \sqrt{\lambda_i}\ (i=1, 2, \cdots, r)$ 是矩阵 $\boldsymbol{A}$ 的正奇异值, 简称奇异值(singular value). 规定零矩阵的奇异值都是 0.

定理 5-19　设 $\boldsymbol{A}, \boldsymbol{B}$ 是秩为 r 的 $m\times n$ 矩阵, 如存在 m 阶正交矩阵 $\boldsymbol{U}$ 和 n 阶正交矩阵 $\boldsymbol{V}$, 使得 $\boldsymbol{U}^{\mathrm{T}}\boldsymbol{B}\boldsymbol{V}=\boldsymbol{A}$, 则 $\boldsymbol{A}$ 和 $\boldsymbol{B}$ 有相同的奇异值.

证明　因为 $\boldsymbol{A}^{\mathrm{T}}\boldsymbol{A} = (\boldsymbol{U}^{\mathrm{T}}\boldsymbol{B}\boldsymbol{V})^{\mathrm{T}}(\boldsymbol{U}^{\mathrm{T}}\boldsymbol{B}\boldsymbol{V}) = \boldsymbol{V}^{\mathrm{T}}(\boldsymbol{B}^{\mathrm{T}}\boldsymbol{B})\boldsymbol{V}$, 因此, $\boldsymbol{A}^{\mathrm{T}}\boldsymbol{A}$ 和 $\boldsymbol{B}^{\mathrm{T}}\boldsymbol{B}$ 相似, 由定理 5-4 知, $\boldsymbol{A}^{\mathrm{T}}\boldsymbol{A}$ 和 $\boldsymbol{B}^{\mathrm{T}}\boldsymbol{B}$ 具有相同的特征值, 故 $\boldsymbol{A}$ 和 $\boldsymbol{B}$ 有相同的奇异值.

二、矩阵的奇异值分解定理

定理 5-20　**奇异值分解定理**　设 $\boldsymbol{A}$ 是秩为 r 的 $m\times n$ 矩阵, $\sigma_1, \sigma_2, \cdots, \sigma_r$ 是 $\boldsymbol{A}$ 的正奇异值, 则存在正交矩阵 $\boldsymbol{U}\in R^{m\times m}$ 以及正交矩阵 $\boldsymbol{V}\in R^{n\times n}$, 使得

$$\boldsymbol{U}^{\mathrm{T}}\boldsymbol{A}\boldsymbol{V} = \begin{bmatrix} \boldsymbol{\Lambda} & \boldsymbol{O} \\ \boldsymbol{O} & \boldsymbol{O} \end{bmatrix} \text{或} \boldsymbol{A} = \boldsymbol{U}\begin{bmatrix} \boldsymbol{\Lambda} & \boldsymbol{O} \\ \boldsymbol{O} & \boldsymbol{O} \end{bmatrix}\boldsymbol{V}^{\mathrm{T}}, \tag{5-6}$$

其中, $\boldsymbol{\Lambda} = diag\ (\sigma_1, \sigma_2, \cdots, \sigma_r)$. 则称式(5-6)为矩阵 $\boldsymbol{A}$ 的奇异值分解(singular value decomposition).

证明　根据定理 5-13, 因为 $\boldsymbol{A}^{\mathrm{T}}\boldsymbol{A}$ 是对称矩阵, 因此存在一个 n 阶正交矩阵 $\boldsymbol{V}$, 使得

$$\boldsymbol{V}^{\mathrm{T}}(\boldsymbol{A}^{\mathrm{T}}\boldsymbol{A})\boldsymbol{V} = \begin{bmatrix} \boldsymbol{\Lambda}^2 & \boldsymbol{O} \\ \boldsymbol{O} & \boldsymbol{O} \end{bmatrix},$$

其中, $\boldsymbol{\Lambda}^2 = diag(\sigma_1^2, \sigma_2^2, \cdots, \sigma_r^2)$, $\sigma_i^2\ (i=1, 2, \cdots, r)$ 为 $\boldsymbol{A}^{\mathrm{T}}\boldsymbol{A}$ 的非零特征值. 将正交矩阵 $\boldsymbol{V}$ 进行下列分块

$$\boldsymbol{V} = [\boldsymbol{V}_1 \quad \boldsymbol{V}_2], \text{其中}, \boldsymbol{V}_1 \in R^{n\times r}, \boldsymbol{V}_2 \in R^{n\times(n-r)},$$

则

$$\begin{bmatrix} \boldsymbol{\Lambda}^2 & \boldsymbol{O} \\ \boldsymbol{O} & \boldsymbol{O} \end{bmatrix} = [\boldsymbol{V}_1 \quad \boldsymbol{V}_2]^{\mathrm{T}}(\boldsymbol{A}^{\mathrm{T}}\boldsymbol{A})[\boldsymbol{V}_1 \quad \boldsymbol{V}_2] = \begin{bmatrix} \boldsymbol{V}_1^{\mathrm{T}}\boldsymbol{A}^{\mathrm{T}}\boldsymbol{A}\boldsymbol{V}_1 & \boldsymbol{V}_1^{\mathrm{T}}\boldsymbol{A}^{\mathrm{T}}\boldsymbol{A}\boldsymbol{V}_2 \\ \boldsymbol{V}_2^{\mathrm{T}}\boldsymbol{A}^{\mathrm{T}}\boldsymbol{A}\boldsymbol{V}_1 & \boldsymbol{V}_2^{\mathrm{T}}\boldsymbol{A}^{\mathrm{T}}\boldsymbol{A}\boldsymbol{V}_2 \end{bmatrix},$$

从而

$$\boldsymbol{V}_1^{\mathrm{T}}\boldsymbol{A}^{\mathrm{T}}\boldsymbol{A}\boldsymbol{V}_1 = (\boldsymbol{A}\boldsymbol{V}_1)^{\mathrm{T}}\boldsymbol{A}\boldsymbol{V}_1 = \boldsymbol{\Lambda}^2,$$
$$\boldsymbol{V}_2^{\mathrm{T}}\boldsymbol{A}^{\mathrm{T}}\boldsymbol{A}\boldsymbol{V}_2 = (\boldsymbol{A}\boldsymbol{V}_2)^{\mathrm{T}}\boldsymbol{A}\boldsymbol{V}_2 = \boldsymbol{O}.$$

可得 $\boldsymbol{A}\boldsymbol{V}_2 = \boldsymbol{O}$. 不妨设 $\boldsymbol{U}_1 = \boldsymbol{A}\boldsymbol{V}_1\boldsymbol{\Lambda}^{-1} \in R^{m\times r}$, 可得

$$\boldsymbol{U}_1^{\mathrm{T}}\boldsymbol{U}_1 = \boldsymbol{\Lambda}^{-1}\boldsymbol{V}_1^{\mathrm{T}}\boldsymbol{A}^{\mathrm{T}}\boldsymbol{A}\boldsymbol{V}_1\boldsymbol{\Lambda}^{-1} = \boldsymbol{E}_r,$$

则存在 $\boldsymbol{U}_2 \in R^{m\times(m-r)}$, 使得 $\boldsymbol{U} = [\boldsymbol{U}_1 \quad \boldsymbol{U}_2]$ 为正交矩阵且

$$\boldsymbol{U}_2^{\mathrm{T}}\boldsymbol{U}_1 = \boldsymbol{U}_2^{\mathrm{T}}\boldsymbol{A}\boldsymbol{V}_1\boldsymbol{\Lambda}^{-1} = \boldsymbol{O},\ \boldsymbol{U}_2^{\mathrm{T}}\boldsymbol{U}_2 = \boldsymbol{E}_{m-r},$$

故

$$\boldsymbol{U}^{\mathrm{T}}\boldsymbol{A}\boldsymbol{V} = [\boldsymbol{U}_1 \quad \boldsymbol{U}_2]^{\mathrm{T}}\boldsymbol{A}[\boldsymbol{V}_1 \quad \boldsymbol{V}_2] = \begin{bmatrix} \boldsymbol{U}_1^{\mathrm{T}}\boldsymbol{A}\boldsymbol{V}_1 & \boldsymbol{U}_1^{\mathrm{T}}\boldsymbol{A}\boldsymbol{V}_2 \\ \boldsymbol{U}_2^{\mathrm{T}}\boldsymbol{A}\boldsymbol{V}_1 & \boldsymbol{U}_2^{\mathrm{T}}\boldsymbol{A}\boldsymbol{V}_2 \end{bmatrix} = \begin{bmatrix} \boldsymbol{U}_1^{\mathrm{T}}\boldsymbol{U}_1\boldsymbol{\Lambda} & \boldsymbol{O} \\ \boldsymbol{U}_2^{\mathrm{T}}\boldsymbol{U}_1\boldsymbol{\Lambda} & \boldsymbol{O} \end{bmatrix} = \begin{bmatrix} \boldsymbol{\Lambda} & \boldsymbol{O} \\ \boldsymbol{O} & \boldsymbol{O} \end{bmatrix},$$

从而定理得证.

从以上证明可知, $\boldsymbol{A}$ 的奇异值由 $\boldsymbol{A}$ 唯一确定. 但正交矩阵 $\boldsymbol{U}$ 和 $\boldsymbol{V}$ 可以不唯一, 因此奇异值分解式(5-6)是不唯一的.

从定理 5-20 推导过程可得出对任意矩阵 $\boldsymbol{A}$ 进行奇异值分解的具体步骤:

(1) 首先对对称矩阵 $\boldsymbol{A}^{\mathrm{T}}\boldsymbol{A}$ 进行特征值分解, 用不同特征值对应的一组相互正交的单位特征向量构成正交矩阵 $\boldsymbol{V}$, 使得

$$V^{T}(A^{T}A)V=\begin{bmatrix}\Lambda^{2} & O\\ O & O\end{bmatrix};$$

(2) 记 $V=[V_1 \quad V_2]$，其中，$V_1\in R^{n\times r}$，$V_2\in R^{n\times(n-r)}$.

(3) 令 $U_1=AV_1\Lambda^{-1}$，则 $U_1\in R^{m\times r}$，将 U_1 扩充为正交矩阵 $U=[U_1 \quad U_2]$；

(4) 从而可得任意矩阵 A 的奇异值分解 $A=U\begin{bmatrix}\Lambda & O\\ O & O\end{bmatrix}V^{T}$.

例 5-15　求矩阵 $A=\begin{bmatrix}2&3\\0&0\\0&0\end{bmatrix}$ 的奇异值分解.

解　$A^{T}A=\begin{bmatrix}2&0&0\\3&0&0\end{bmatrix}\begin{bmatrix}2&3\\0&0\\0&0\end{bmatrix}=\begin{bmatrix}4&6\\6&9\end{bmatrix}$，

可得特征值为 $\lambda_1=13$，$\lambda_2=0$，取相应的特征向量为

$$x_1=[2 \quad 3]^{T},\ x_2=[3 \quad -2]^{T},$$

可得

$$R(A)=R(A^{T}A)=1,\ \Lambda=[\sqrt{13}].$$

令 $V=[V_1 \quad V_2]=\begin{bmatrix}\frac{2}{\sqrt{13}}&\frac{3}{\sqrt{13}}\\ \frac{3}{\sqrt{13}}&\frac{-2}{\sqrt{13}}\end{bmatrix}$，其中，$V_1=\frac{1}{\sqrt{13}}x_1$，$V_2=\frac{1}{\sqrt{13}}x_2$，

可得

$$U_1=AV_1\Lambda^{-1}=\begin{bmatrix}2&3\\0&0\\0&0\end{bmatrix}\begin{bmatrix}\frac{2}{\sqrt{13}}\\ \frac{3}{\sqrt{13}}\end{bmatrix}\begin{bmatrix}\frac{1}{\sqrt{13}}\end{bmatrix}=\begin{bmatrix}1\\0\\0\end{bmatrix},$$

构造 $U_2=\begin{bmatrix}0&0\\1&0\\0&1\end{bmatrix}$，则

$$U=\begin{bmatrix}1&0&0\\0&1&0\\0&0&1\end{bmatrix},$$

于是可得矩阵 A 的奇异值分解为

$$A=\begin{bmatrix}1&0&0\\0&1&0\\0&0&1\end{bmatrix}\begin{bmatrix}\sqrt{13}&0\\0&0\\0&0\end{bmatrix}\begin{bmatrix}\frac{2}{\sqrt{13}}&\frac{3}{\sqrt{13}}\\ \frac{3}{\sqrt{13}}&\frac{-2}{\sqrt{13}}\end{bmatrix}.$$

例 5-16　求矩阵 $A=\begin{bmatrix}1&0&1\\1&1&0\\0&0&0\end{bmatrix}$ 的奇异值分解.

解　$A^{T}A=\begin{bmatrix}1&1&0\\0&1&0\\1&0&0\end{bmatrix}\begin{bmatrix}1&0&1\\1&1&0\\0&0&0\end{bmatrix}=\begin{bmatrix}2&1&1\\1&1&0\\1&0&1\end{bmatrix}$，

可得特征值为$\lambda_1=3$，$\lambda_2=1$，$\lambda_3=0$，相应的特征向量为

$$\boldsymbol{x}_1=[2\quad 1\quad 1]^{\mathrm{T}},\ \boldsymbol{x}_2=[0\quad 1\quad -1]^{\mathrm{T}},\ \boldsymbol{x}_3=[-1\quad 1\quad 1]^{\mathrm{T}},$$

可得

$$R(\boldsymbol{A})=R(\boldsymbol{A}^{\mathrm{T}}\boldsymbol{A})=2,\ \boldsymbol{\Lambda}=\begin{bmatrix}\sqrt{3} & 0\\ 0 & 1\end{bmatrix}.$$

令

$$\boldsymbol{V}_1=\begin{bmatrix}\frac{1}{\sqrt{6}}\boldsymbol{x}_1 & \frac{1}{\sqrt{2}}\boldsymbol{x}_2\end{bmatrix},\ \boldsymbol{V}_2=\frac{1}{\sqrt{3}}\boldsymbol{x}_3,\ \boldsymbol{V}=[\boldsymbol{V}_1\quad \boldsymbol{V}_2]=\begin{bmatrix}\frac{2}{\sqrt{6}} & 0 & \frac{-1}{\sqrt{3}}\\ \frac{1}{\sqrt{6}} & \frac{1}{\sqrt{2}} & \frac{1}{\sqrt{3}}\\ \frac{1}{\sqrt{6}} & \frac{-1}{\sqrt{2}} & \frac{1}{\sqrt{3}}\end{bmatrix},$$

可得

$$\boldsymbol{U}_1=\boldsymbol{A}\boldsymbol{V}_1\boldsymbol{\Lambda}^{-1}=\begin{bmatrix}1 & 0 & 1\\ 1 & 1 & 0\\ 0 & 0 & 0\end{bmatrix}\begin{bmatrix}\frac{2}{\sqrt{6}} & 0\\ \frac{1}{\sqrt{6}} & \frac{1}{\sqrt{2}}\\ \frac{1}{\sqrt{6}} & \frac{-1}{\sqrt{2}}\end{bmatrix}\begin{bmatrix}\frac{1}{\sqrt{3}} & 0\\ 0 & 1\end{bmatrix}=\begin{bmatrix}\frac{1}{\sqrt{2}} & \frac{-1}{\sqrt{2}}\\ \frac{1}{\sqrt{2}} & \frac{1}{\sqrt{2}}\\ 0 & 0\end{bmatrix},$$

构造$\boldsymbol{U}_2=[0\quad 0\quad 1]^{\mathrm{T}}$，则

$$\boldsymbol{U}=\begin{bmatrix}\frac{1}{\sqrt{2}} & \frac{-1}{\sqrt{2}} & 0\\ \frac{1}{\sqrt{2}} & \frac{1}{\sqrt{2}} & 0\\ 0 & 0 & 1\end{bmatrix},$$

于是可得矩阵$\boldsymbol{A}$的奇异值分解为

$$\boldsymbol{A}=\begin{bmatrix}\frac{1}{\sqrt{2}} & \frac{-1}{\sqrt{2}} & 0\\ \frac{1}{\sqrt{2}} & \frac{1}{\sqrt{2}} & 0\\ 0 & 0 & 1\end{bmatrix}\begin{bmatrix}\sqrt{3} & 0 & 0\\ 0 & 1 & 0\\ 0 & 0 & 0\end{bmatrix}\begin{bmatrix}\frac{2}{\sqrt{6}} & \frac{1}{\sqrt{6}} & \frac{1}{\sqrt{6}}\\ 0 & \frac{1}{\sqrt{2}} & \frac{-1}{\sqrt{2}}\\ \frac{-1}{\sqrt{3}} & \frac{1}{\sqrt{3}} & \frac{1}{\sqrt{3}}\end{bmatrix}.$$

奇异值分解在医学影像中的应用举例

由矩阵的奇异值分解定理可知，任何非零矩阵$\boldsymbol{A}$均可通过两个正交变换转换为一个左上角为对角矩阵、其余部分全为零的一个矩阵$\begin{bmatrix}\boldsymbol{\Lambda}^2 & \boldsymbol{O}\\ \boldsymbol{O} & \boldsymbol{O}\end{bmatrix}$. 一方面，这样的对角矩阵所包含的非零元素个数最少，形式最为简洁，在实际应用中可以大大简化计算；另一方面，每个奇异值所对应的奇异向量两两正交，也即将原矩阵中可能存在线性相关性的列向量变换为一组相互正交的向量（即矩阵$\boldsymbol{V}$中的向量，也称右奇异向量）或将线性相关的行向量变换为一组相互正交的向量（即矩阵$\boldsymbol{U}$中的向量，也称左奇异向量），因此，去除了变量之间的相关性，也使模型中的参数估计更加方便. 奇异值分解的这一特点使其成为各个学科领域数据处理中的一项关键技术.

下面先举一个奇异值分解在图像压缩中的例子. 随着医学影像成像技术以及成像设备的快速发展，扫描获得的图像分辨率显著提高，一方面大大提升了图像质量进而提高了医生的诊断准确度，另一方面也使医学影像领域步入海量数据时代，使医学影像数据在存储、传输、质量控制、有效信息提取等方面均面临巨大挑战. 因此，如何能够在海量影像数据的背景下，既能最大限度地保留有用信息，又能有效降低数据量，是实现医疗行业高度信息化必须解决的问题，而对图像进行奇异值分解就可以实现图像的数据压缩. 若一幅大小为 $m\times n$ 的图像用矩阵 $\boldsymbol{A}_{m\times n}$ 表示，通过奇异值分解，$\boldsymbol{A}_{m\times n}$ 可以表示为三个矩阵 $\boldsymbol{U}_{m\times n}$，$\boldsymbol{\Lambda}_{n\times n}$，$\boldsymbol{V}_{n\times n}$ 的乘积. 经过数学推导可知，对角矩阵 $\boldsymbol{\Lambda}_{n\times n}$ 中 n 个奇异值的大小即可反映原始数据在 $\boldsymbol{V}_{n\times n}$ 的列向量（即 n 个奇异向量）所在方向上的离散程度（代表了图像在该方向上所包含的信息量多少），因此，如果将奇异值按照从大到小的顺序排列，最大的奇异值所对应的奇异向量就对应了图像中像素值变化最大的方向，而除去该方向上的变化后，图像在第二个奇异向量所在方向上像素值变化最大；以此类推，图像像素值的变化在越靠后的奇异向量的方向上变化越小. 在大多数现实情况下，数据在各个奇异向量方向上的离散程度并不均匀，排在后面的奇异向量能够解释的图像原始方差就会很小，因此，可以从图像坐标空间中删除，而仅用排在最前面的 r 个较大的奇异值及其奇异向量即可很好地近似原图像. 这一过程可以表示为

$$\boldsymbol{A}_{m\times n}\approx\boldsymbol{U}_{m\times r}\boldsymbol{\Lambda}_{r\times r}\boldsymbol{V}_{r\times n}.$$

由此式可以看出，原图像的数据存储量为 $m\times n$ 个像素值，而要获得其近似图像，需要存储 $\boldsymbol{U}_{m\times r}$，$\boldsymbol{\Lambda}_{r\times r}$，$\boldsymbol{V}_{r\times n}$ 这三个矩阵的值，而对于对角矩阵 $\boldsymbol{\Lambda}_{r\times r}$，只需存储 r 个非零值即可，因此，总存储量为 $m\times r+r+r\times n$. 可以证明，当 $r\ll n$ 时，上述三个矩阵的存储量 $m\times r+r+r\times n$ 显著小于原图像的存储量 $m\times n$，从而达到减小数据存储量的目的. 通常情况下，奇异值下降的速度很快，r 取较小值即可使压缩后的图像能够保留原图像绝大部分信息. 以图 5-2a 所示的头部磁共振 T_1 图像为例，原图像大小为 256×224，需存储 57 344 个像素的数据. 经奇异值分解并对奇异值进行从大到小的排序后，当保留前 $r=7, 15, 26, 46, 62$ 个奇异向量时，所得到的近似图像（图 5-2b～f）即可解释原图像总方差的 81.08%，90.23%，95.03%，98.07% 和 99.04%，而相应的数据存储量仅为原来的 5.87%，12.58%，21.81%，38.58% 和 52.01%. 由此可见，利用奇异值分解进行图像压缩，可以在大大减小数据存储量的同时很好地保留原图像的信息，从而实现尽可能在图像不失真的情况下降低图像数据的存储和传输压力.

这里需要指出的是，删除的奇异向量所解释的原图像方差并不为零，因此，基于奇异值分解实现图像压缩是一种有损压缩技术，压缩后图像的质量取决于保留的奇异向量所解释方差的多少. 通常情况下，为实现较大程度的数据降维，需删除较多的奇异向量，此时，剩余部分所保留的方差有限，导致压缩后的图像有较大的信息损失（如上例中当 $r<26$ 时）；如果保留过多的奇异向量（如上例中当 $r>62$ 时）又会使得图像无法得到较大程度的压缩而仍然占用较大的存储空间及造成较大的数据传输负载，因此，如何在保留图像信息及降低图像数据量之间找到一个合适的平衡，既保留足够多的信息而不影响医生的诊断，又能有效实现海量数据的压缩，在临床实践中不太好把握. 一方面，由于图像中所包含的噪声通常与图像中真正反映人体影像的成分无关，当噪声含量较少时，去掉解释方差较小的主成分（往往代表了噪声）可以起到一定的去噪作用；另一方面，有些疾病的精准诊断依赖于图像上一些细微的细节，而这些细节在整幅图像中所占方差很小，在基于奇异值分解的图像压缩过程中往往会损失掉，从而影响医生的诊断. 因此，医学图像使用此类有损压缩技术应慎重. 但这种损失细节却可以保留图像整体轮廓的特点使奇异值分解技术在图像配准中起到重要作用. 很多图像配准技术要想达到精准的图像配准效果，需要进行“粗配准”和“精配准”两个步骤，第一步需要先将待配准的两幅图像在空间位置上基本对齐，才可进行第二步. 在这种场景下，可以首先利用奇异值分解仅保留少量的奇异向量以实现图像整体轮廓的提取，为下一步的“精配准”做准备，最终达到图像最优配准的目的.

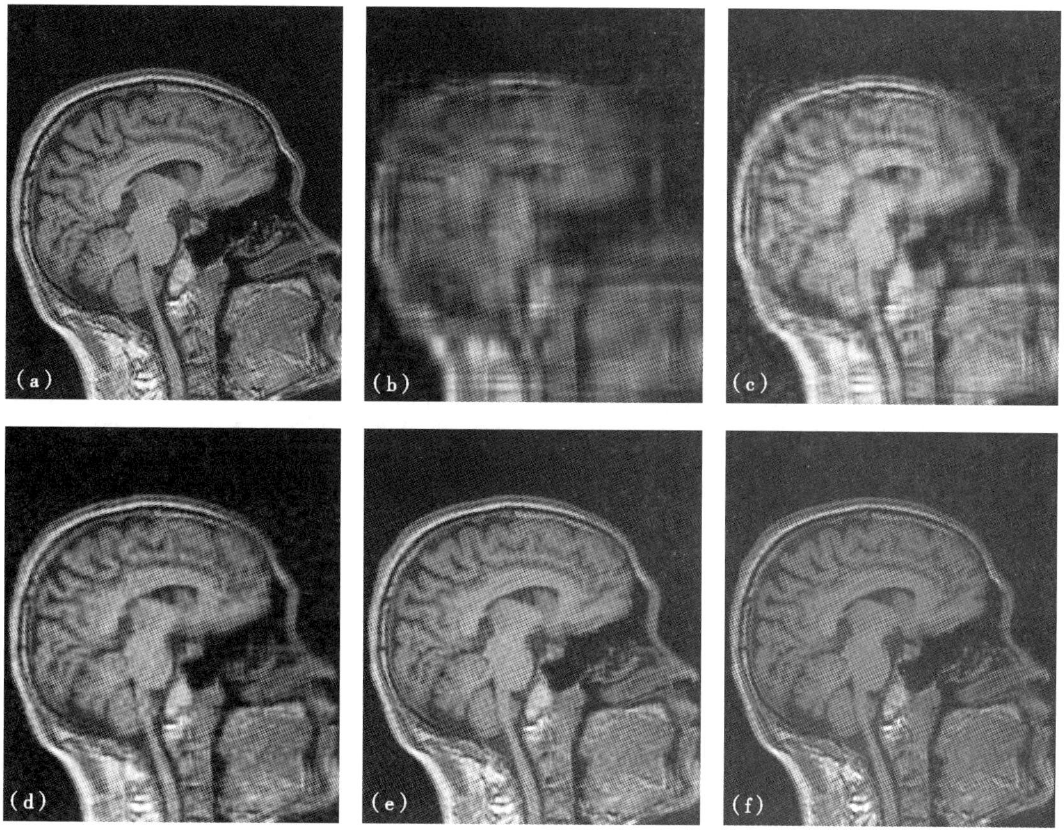

图 5-2　利用奇异值分解进行图像压缩

从上面的例子可以看出，利用奇异值分解并删除较小的奇异值所对应的奇异向量的这一方法可以在尽可能保留数据原始信息的基础上实现数据降维（即减少变量的个数）. 事实上，若对 $\boldsymbol{A}$ 矩阵先进行列标准化（即使每列均值为 0，方差为 1）后再进行奇异值分解，即可实现著名的主成分分析技术（principal component analysis，PCA）. PCA 是一种应用非常广泛的数据降维技术，其思路是对标准化数据的协方差矩阵进行特征值分解，所得到的正交特征向量组（即对应奇异值分解中的正交奇异向量组）构成了原数据空间的一组正交基，再对特征值进行从大到小的排序，找到对原始数据解释方差最大的前一个或几个基，来近似原始数据所在的高维空间，从而达到数据降维的目的. 利用 PCA 进行数据降维在基于图像的智能化诊断方面也发挥着重要作用. 第四章第二节“向量范数在医学影像中的应用举例”中已经提到，当基于医学图像建立计算机辅助诊断模型以对某个个体是否患有某种疾病进行判断或者对某个临床指标进行预测时，模型的复杂度（可用模型中变量的个数表示）取决于图像中像素的个数，使用全部的像素建立模型会使模型复杂度过高而容易出现过拟合现象，解决方案之一是使用 1- 范数来自动筛选图像中最有用的像素而删除其他像素来实现降低模型复杂度的目的. 另一种常用的模型降维方法是利用 PCA 对图像进行降维，具体思路是仅保留图像的前若干个主成分来代表原图像，把这些主成分作为新的特征变量放入模型，从而使模型中的变量个数（即图像的像素个数）降至所保留的主成分个数，从而达到降低模型复杂度的目的. 这种方法与基于 1- 范数的降维方式不同，基于 1- 范数的降维方式是从原始特征中进行特征筛选，放入模型的特征仅是全部原始特征的一个子集［因此，这类方法被称为特征选取（feature selection）］，而基于主成分分析的特征降维方式则不同，放入模型中的每个主成分都来自整幅图像，是图像中所有像素的一个线性组合，而不对应任何一个单一像素，而且不同主成分之间相互正交，彼此不包含冗余信息，因此对图像原始空间的代表性更强［这类方法通常被称为特征降维（dimension reduction）］，是建立机器学习模型的过程中经常需要使用的一项技术.

本章小结

本章的核心内容是矩阵的对角化，即如何将一个矩阵变换为一个形式简单、易于计算和分析的对角阵. 为此，本章首先介绍了方阵的特征值分解，在得到了一个方阵的特征值和特征向量的基础上，引入矩阵相似变换的概念，以及矩阵能够相似对角化所需满足的条件. 对称矩阵是一种特殊的方阵，它的特点使其一定可以通过正交矩阵相似变换为一个对角阵. 在对称矩阵的这一特性的基础上，本章进一步介绍了对称矩阵对角化的两个应用：将二次型化为标准形从而简化计算，以及将方阵的对角化进一步拓展至非方阵的对角化，也即矩阵的奇异值分解. 因为矩阵对应线性变换，由矩阵的特征值分解和奇异值分解的几何意义可知，其特征向量的方向和特征值的大小即为其对应的线性变换的主要变化方向以及变化的大小，因此，特征值分解和奇异值分解可作为捕捉数据变化主要方向的方法技术，从而广泛应用于数据降维、图像压缩等诸多领域，在医学影像领域中占有重要地位.

（卢文联　刘建国）

习题

1．求下列矩阵的特征多项式.

（1）$\begin{bmatrix}1&0&1\\2&0&2\\5&6&-1\end{bmatrix}$；

（2）$\begin{bmatrix}1&0&0\\0&a&b\\0&c&d\end{bmatrix}$；

（3）$\begin{bmatrix}0&1&0\\1&0&0\\0&0&1\end{bmatrix}$.

2．设矩阵 $\boldsymbol{A}=\begin{bmatrix}2&1&1\\1&2&1\\1&1&a\end{bmatrix}$是可逆阵，且向量 $\boldsymbol{\alpha}=[1,b,1]^{\mathrm{T}}$ 是矩阵 $\boldsymbol{A}$ 对应于特征值 λ 的特征向量，求 λ,a,b 的值.

3．求证：若 $\boldsymbol{A}^2=\boldsymbol{I}^2$，则 A 的特征值只可能是 1 或 −1.

4．考虑 T: $R^3\to R^3$ 为一线性变换，且在标准基 $\boldsymbol{x}=[1,0,0]$，$\boldsymbol{y}=[0,1,0]$，$\boldsymbol{z}=[0,0,1]$下的矩阵表示为$\boldsymbol{A}=\begin{bmatrix}1&2&3\\0&1&2\\0&0&1\end{bmatrix}$，请计算在基 $\boldsymbol{e}_1=[0,0,1]$，$\boldsymbol{e}_2=[0,1,0]$，$\boldsymbol{e}_3=[1,0,0]$下 T 的矩阵表示 $\boldsymbol{A}'$.

5．请判断以下矩阵对是否相似：

（1）$\begin{bmatrix}1&0&-1\\0&1&0\\0&0&2\end{bmatrix}$和$\begin{bmatrix}1&0&-1\\0.5&2&0.5\\0&0&2\end{bmatrix}$；

（2）$\begin{bmatrix}1&1\\1&2\end{bmatrix}$和$\begin{bmatrix}1&2\\2&3\end{bmatrix}$；

（3）$\begin{bmatrix}1&0&-1\\0&1&0\\0&0&2\end{bmatrix}$和$\begin{bmatrix}2&0&0\\0&1&0\\-1&0&1\end{bmatrix}$.

6. 请判断以下矩阵是否可以相似对角化：

（1）$\begin{bmatrix} 1 & 1 & 0 \\ 0 & 1 & 1 \\ 0 & 0 & 1 \end{bmatrix}$；

（2）$\begin{bmatrix} 1 & 4 & 6 \\ 0 & 2 & 5 \\ 0 & 0 & 3 \end{bmatrix}$；

（3）$\begin{bmatrix} 1 & 0 & -1 \\ 0 & 1 & 0 \\ 0 & 0 & 2 \end{bmatrix}$.

7. 求正交矩阵 $\boldsymbol{P}$，使得 $\boldsymbol{P}^{\mathrm{T}}\boldsymbol{AP}$ 为对角矩阵，其中，

$$\boldsymbol{A}=\begin{bmatrix} 0 & 1 & 0 \\ 1 & 0 & 0 \\ 0 & 0 & 1 \end{bmatrix}.$$

8. 求正交矩阵 $\boldsymbol{P}$，使得 $\boldsymbol{P}^{\mathrm{T}}\boldsymbol{AP}$ 为对角矩阵，其中，

$$\boldsymbol{A}=\begin{bmatrix} 2 & 1 & 1 \\ 1 & 0 & 1 \\ 1 & 1 & 0 \end{bmatrix}.$$

9. 判断下列函数是否为二次型.

（1）$x_1^2+2x_2^2+x_1x_3+5x_3^2$；

（2）$x_1^2+x_2^2+x_1+x_3^2+x_2x_3$.

10. 写出下列二次型对应的矩阵.

（1）$f(x_1, x_2, x_3)=x_1^2+2x_2^2-2x_1x_2+3x_3^2-4x_2x_3-2x_1x_3$；

（2）$f(x_1, x_2, x_3)=x_1^2-2x_2x_3+x_1x_3$.

11. 写出下列对称矩阵对应的二次型.

（1）$\boldsymbol{A}=\begin{bmatrix} 1 & 2 & 1 \\ 2 & 2 & -2 \\ 1 & -2 & 3 \end{bmatrix}$；

（2）$\boldsymbol{A}=\begin{bmatrix} 0 & -2 & 1 \\ -2 & 2 & 1 \\ 1 & 1 & -3 \end{bmatrix}$.

12. 求下列二次型的标准形.

（1）$f(x_1, x_2, x_3)=x_1^2-2x_2^2-2x_1x_2-4x_2x_3$；

（2）$f(x_1, x_2, x_3)=x_2x_3+2x_1x_3+x_1x_2$.

13. 判断下列二次型是否正定.

（1）$f(x_1, x_2, x_3)=x_1^2+x_2^2+3x_3^2-2x_1x_3$；

（2）$f(x_1, x_2, x_3)=x_1^2-x_2x_3+2x_1x_3$.

第二篇　复变函数与傅里叶变换

第六章　复数与复变函数

高等数学和复变函数都是以变量为研究对象，它们的不同在于高等数学所研究的变量来自实数集，而复变函数研究的变量来自复数集. 复变函数的理论在医学影像成像原理、设备基础以及图像处理中均有广泛应用. 本章将介绍复数、复变函数、复变函数的极限、连续性、导数、积分以及解析性的概念，为医学影像其他专业课程的学习奠定理论基础.

第一节　复　　数

一、复数及其四则运算

（一）复数的概念

在中学已经介绍过复数，了解了 i 是方程 $x^2+1=0$ 的一个根，即 $i^2=-1$，i 称为虚数单位.

形如 $x+iy$ 的数称为复数(complex number)，其中 x 和 y 是任意两个实数，常用 $z=x+iy$ 表示复数. x 和 y 分别称为 z 的实部和虚部，记作 $x=\mathrm{Re}(z)$，$y=\mathrm{Im}(z)$.

当 $x=0$，$y\neq 0$ 时，$z=iy$ 称为纯虚数；当 $y=0$ 时，$z=x$ 称为实数.

由所有复数构成的集合称为复数集或复数域，常用 C 表示复数集，即 $C=\{z=x+iy|x, y\in R\}$.

设 $z_1=x_1+iy_1$ 和 $z_2=x_2+iy_2$ 是两个复数，当且仅当 $x_1=x_2$ 且 $y_1=y_2$ 时，称两个复数相等，记作 $z_1=z_2$.

注意，实数之间可以比较大小，但复数之间或实数与复数之间不能比较大小.

（二）复数的四则运算

设复数 $z_1=x_1+iy_1$ 和 $z_2=x_2+iy_2$，则复数的四则运算定义如下：

复数的加、减法：

$$z_1\pm z_2=(x_1\pm x_2)+i(y_1\pm y_2).$$

复数的乘法：

两个复数相乘，可以按多项式乘法法则来进行，即

$$z_1z_2=(x_1x_2-y_1y_2)+i(x_1y_2+x_2y_1).$$

复数的除法：

$$\frac{z_1}{z_2}=\frac{x_1x_2+y_1y_2}{x_2^2+y_2^2}+i\frac{x_2y_1-x_1y_2}{x_2^2+y_2^2}\quad (z_2\neq 0).$$

可以证明，和实数的情形一样，复数的运算也满足交换律、结合律和分配律，即对任意复数 $z_1, z_2, z_3\in C$，有

（1）交换律

$$z_1+z_2=z_2+z_1,\ z_1z_2=z_2z_1;$$

（2）结合律

$$z_1+(z_2+z_3)=(z_1+z_2)+z_3,\ z_1(z_2z_3)=(z_1z_2)z_3;$$

（3）分配律

$$z_1(z_2+z_3)=z_1z_2+z_1z_3.$$

几个特殊的复数运算：

（1）$z+0=z,\ 0\cdot z=0$；

（2）$z\cdot 1=z,\ z\cdot\dfrac{1}{z}=1\ (z\neq 0)$；

（3）若 $z_1z_2=0$，则 z_1 与 z_2 至少有一个为零，反之亦然.

例 6-1　化简 $\dfrac{(2+3\mathrm{i})^2}{2+\mathrm{i}}$.

解　$\dfrac{(2+3\mathrm{i})^2}{2+\mathrm{i}}=\dfrac{4-9+12\mathrm{i}}{2+\mathrm{i}}=\dfrac{(-5+12\mathrm{i})(2-\mathrm{i})}{(2+\mathrm{i})(2-\mathrm{i})}=\dfrac{2+29\mathrm{i}}{5}$.

例 6-2　计算 $\left(\dfrac{1-\mathrm{i}}{1+\mathrm{i}}\right)^7$.

解　$\dfrac{1-\mathrm{i}}{1+\mathrm{i}}=\dfrac{(1-\mathrm{i})^2}{(1+\mathrm{i})(1-\mathrm{i})}=\dfrac{(1-\mathrm{i})^2}{2}=-\mathrm{i},\ \left(\dfrac{1-\mathrm{i}}{1+\mathrm{i}}\right)^7=(-\mathrm{i})^7=\mathrm{i}$.

（三）复数的共轭

两个复数，当实部相等，虚部互为相反数时，称这两个复数互为共轭复数. 若记 $z=x+\mathrm{i}y$，则其共轭复数记作 $\bar{z}=x-\mathrm{i}y$. 共轭复数具有下列性质：

（1）$\overline{z_1\pm z_2}=\bar{z}_1\pm\bar{z}_2$；

（2）$\overline{z_1z_2}=\bar{z}_1\bar{z}_2$；

（3）$\overline{\left(\dfrac{z_1}{z_2}\right)}=\dfrac{\bar{z}_1}{\bar{z}_2}\ (z_2\neq 0)$；

（4）$\bar{\bar{z}}=z$；

（5）$z\bar{z}=[\mathrm{Re}(z)]^2+[\mathrm{Im}(z)]^2=x^2+y^2$；

（6）$z+\bar{z}=2\mathrm{Re}(z),\ z-\bar{z}=2\mathrm{i}\,\mathrm{Im}(z)$.

例 6-3　$z_1=5-5\mathrm{i},\ z_2=-3+4\mathrm{i}$，求 $\overline{\left(\dfrac{z_1}{z_2}\right)}$.

解　$\dfrac{z_1}{z_2}=\dfrac{5-5\mathrm{i}}{-3+4\mathrm{i}}=\dfrac{(5-5\mathrm{i})(-3-4\mathrm{i})}{(-3+4\mathrm{i})(-3-4\mathrm{i})}=\dfrac{(-15-20)+(15-20)\mathrm{i}}{25}=-\dfrac{7}{5}-\dfrac{1}{5}\mathrm{i}$.

$$\overline{\left(\frac{z_1}{z_2}\right)}=-\frac{7}{5}+\frac{1}{5}\mathrm{i}.$$

例 6-4　设 $z=-\dfrac{1}{\mathrm{i}}-\dfrac{3\mathrm{i}}{1-\mathrm{i}}$，求 $\mathrm{Re}(z),\ \mathrm{Im}(z),\ z\bar{z}$.

解　$z=-\dfrac{1}{\mathrm{i}}-\dfrac{3\mathrm{i}}{1-\mathrm{i}}=-\dfrac{\mathrm{i}}{\mathrm{i}\cdot\mathrm{i}}-\dfrac{3\mathrm{i}(1+\mathrm{i})}{(1-\mathrm{i})(1+\mathrm{i})}=\dfrac{3}{2}-\dfrac{\mathrm{i}}{2}$,

$$\mathrm{Re}(z)=\frac{3}{2},\ \mathrm{Im}(z)=-\frac{1}{2},\ z\bar{z}=[\mathrm{Re}(z)]^2+[\mathrm{Im}(z)]^2=\left(\frac{3}{2}\right)^2+\left(-\frac{1}{2}\right)^2=\frac{5}{2}.$$

例 6-5　证明 $\mathrm{Re}(z)=\dfrac{z+\bar{z}}{2},\ \mathrm{Im}(z)=\dfrac{z-\bar{z}}{2\mathrm{i}}$.

证明　设 $z=x+\mathrm{i}y$，则

$$\frac{z+\overline{z}}{2}=\frac{x+\mathrm{i}y+x-\mathrm{i}y}{2}=x=\mathrm{Re}(z);$$

$$\frac{z-\overline{z}}{2\mathrm{i}}=\frac{x+\mathrm{i}y-x+\mathrm{i}y}{2\mathrm{i}}=y=\mathrm{Im}(z).$$

二、复数的几何表示及运算

（一）复平面的定义

一个复数 $z=x+\mathrm{i}y$ 本质上可由一对有序实数 (x,y) 唯一确定，于是可以将一个 xOy 平面上的全部点与全体复数之间建立一一对应关系，即可以用横坐标为 x，纵坐标为 y 的点表示复数 $z=x+\mathrm{i}y$.

由于 x 轴上的点对应着实数，y 轴上非原点对应着纯虚数，故称 x 轴为实轴，y 轴为虚轴，该平面就称为复平面或 z 平面.

为方便起见，经常不区分复数与复平面上点，因此，对于复数 $z=x+\mathrm{i}y$，也可以称点 $z=x+\mathrm{i}y$. 在复平面上，从原点到点 $z=x+\mathrm{i}y$ 所引向量与复数 z 构成一一对应关系（图 6-1）. 因此，在几何上复数 $z=x+\mathrm{i}y$ 可以用向量来表示（此向量仍记作 z），既有大小又有方向.

（二）复数的模

定义 6-1　复平面上从原点到点 $z=x+\mathrm{i}y$ 所引向量的长度称为复数 z 的模（module），记作 $|z|$，且 $|z|=\sqrt{x^2+y^2}$.

根据定义 6-1，不难得到复数 z 的模 $|z|$ 具有如下性质：

（1）$|\mathrm{Re}(z)|\leqslant|z|$，$|\mathrm{Im}(z)|\leqslant|z|$，$|z|\leqslant|\mathrm{Re}(z)|+|\mathrm{Im}(z)|$；

（2）$|z|=|\overline{z}|$，$z\overline{z}=|z|^2$；

（3）$|z_1z_2|=|z_1||z_2|$，$\left|\dfrac{z_1}{z_2}\right|=\dfrac{|z_1|}{|z_2|}(z_2\neq 0)$；

因为复数和向量有一一对应的关系，因此，两个复数 z_1 和 z_2 的加减运算等于相应的向量的加减运算. 常用 $|z_1-z_2|$ 表示点 z_1 与点 z_2 之间的距离（图 6-2）. 因此有

（4）$|z_1-z_2|\geqslant||z_1|-|z_2||$；

（5）$|z_1+z_2|\leqslant|z_1|+|z_2|$.

利用复数运算的定义和性质以及图 6-2，易得到性质（4）. 例 6-6 将给出性质（5）的证明.

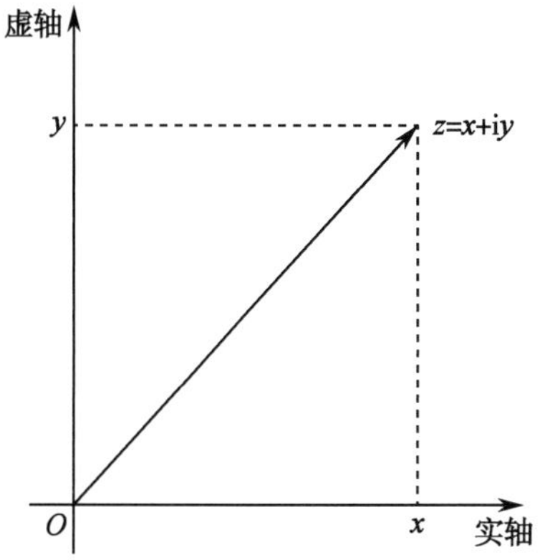

图 6-1　复平面

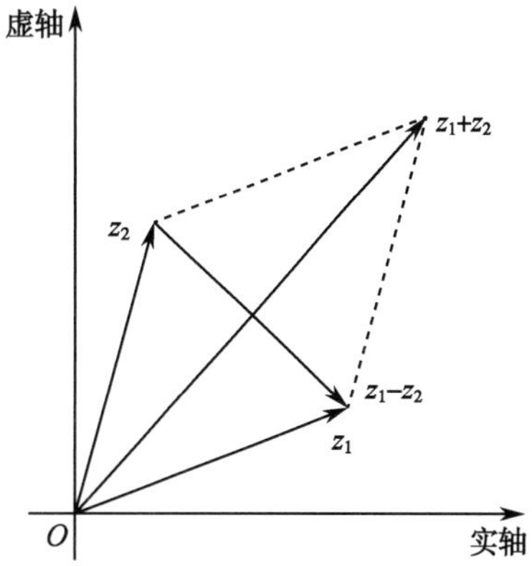

图 6-2　复数的和与差

例 6-6　z_1，z_2 为任意两个复数，证明 $|z_1+z_2|\leqslant|z_1|+|z_2|$.

证明　因为

$$|z_1+z_2|^2=(z_1+z_2)(\overline{z_1}+\overline{z_2})=z_1\overline{z_1}+(z_1\overline{z_2}+\overline{z_1}z_2)+z_2\overline{z_2},$$

所以

$$|z_1+z_2|^2=|z_1|^2+|z_2|^2+2\mathrm{Re}(z_1\overline{z_2}).$$

又因为

$$\mathrm{Re}(z_1\overline{z_2})\leqslant |z_1\overline{z_2}|=|z_1||z_2|,$$

所以

$$|z_1+z_2|^2\leqslant(|z_1|+|z_2|)^2,$$

即

$$|z_1+z_2|\leqslant|z_1|+|z_2|.$$

（三）复数的辐角

定义 6-2　以正实轴为始边，以 $z(z\neq 0)$ 所对应的向量为终边的角称为复数 z 的辐角(argument)，记作 $\mathrm{Arg}z$.

显然复数的辐角有无穷多个值，其中每两个辐角之间相差 2π 的整数倍，但是所有辐角 $\mathrm{Arg}z$ 中只有一个角 θ_0 满足 $-\pi<\theta_0\leqslant\pi$，称 θ_0 为复数 z 的辐角主值，记作 $\arg z$，即 $-\pi<\arg z\leqslant\pi$. 根据辐角和辐角主值的定义可得

$$\mathrm{Arg}z=\arg z+2k\pi\quad(k=0,\ \pm1,\ \pm2,\cdots).$$

特别地，当 $z=0$ 时，z 的模为 0，辐角不定.

因为 $\tan(\mathrm{Arg}z)=\dfrac{y}{x}(x\neq 0)$，所以 $z(z\neq 0)$ 的辐角主值 $\arg z$ 可由反正切 $\arctan\dfrac{y}{x}$ 的主值 $-\dfrac{\pi}{2}<\arctan\dfrac{y}{x}<\dfrac{\pi}{2}$ 按如下关系来确定：

$$\arg z=\begin{cases}\arctan\dfrac{y}{x} & (x>0,\ y\text{为任意实数}),\\ \arctan\dfrac{y}{x}+\pi & (x<0,\ y\geqslant 0),\\ \arctan\dfrac{y}{x}-\pi & (x<0,\ y<0),\\ \dfrac{\pi}{2} & (x=0,\ y>0),\\ -\dfrac{\pi}{2} & (x=0,\ y<0).\end{cases}$$

例 6-7　计算下列复数的辐角：

（1）$z=2-2\mathrm{i}$；

（2）$z=-4+3\mathrm{i}$.

解

（1）$\arg z=\arctan\dfrac{-2}{2}=\arctan(-1)=-\dfrac{\pi}{4}$，

$$\mathrm{Arg}z=2k\pi-\frac{\pi}{4}\quad(k=0,\ \pm1,\ \cdots);$$

（2）$\arg z=\arctan\dfrac{3}{-4}=\arctan\left(-\dfrac{3}{4}\right)+\pi$，

$$\begin{aligned}\mathrm{Arg}z&=2k\pi+\arctan\left(-\frac{3}{4}\right)+\pi\\&=(2k+1)\pi-\arctan\frac{3}{4}\quad(k=0,\ \pm1,\ \cdots).\end{aligned}$$

（四）复数的三角表示和指数表示

复数 $z=x+\mathrm{i}y$ 称为复数的代数形式，与复平面内的向量一一对应. 除此之外，复数还可以表示成三角形式和指数形式.

利用直角坐标系和极坐标系之间的关系，即

$$x=r\cos\theta,\ y=r\sin\theta,$$

其中，$r=\sqrt{x^2+y^2}$，$\theta=\mathrm{Arg}z$，则复数 z 也可以表示为

$$z=r(\cos\theta+\mathrm{i}\sin\theta),$$

此式称为复数的三角形式（图 6-3）.

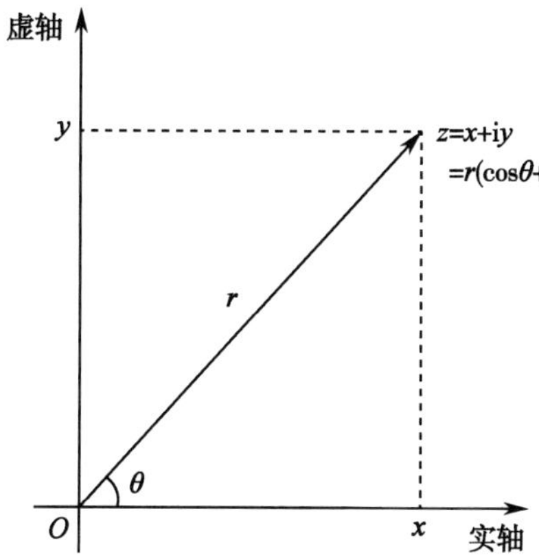

图 6-3　复数的三角形式

利用欧拉公式

$$e^{\mathrm{i}\theta}=\cos\theta+\mathrm{i}\sin\theta,$$

可以得到

$$z=re^{\mathrm{i}\theta},$$

此式称为复数 z 的指数形式.

在此需要特别说明，因为复数辐角的多值性，复数 z 的三角形式或指数形式与辐角之间并非一一对应，显然，如果 θ 为复数 z 的辐角，则 $\theta+2k\pi$，也是 z 的辐角. 若取复数 z 的辐角主值 $\arg z$，那么复数的模、辐角主值与复数成一一对应关系. 所以在将复数化成三角形式和指数形式时，先计算出复数 z 的辐角主值 $\arg z$，然后用 $\arg z+2k\pi$ 表示所有辐角.

例 6-8　求下列复数的三角形式和指数形式：

（1）$z=1-\sqrt{3}\mathrm{i}$；

（2）$z=-\mathrm{i}$；

（3）$z=\sin\dfrac{\pi}{5}+\mathrm{i}\cos\dfrac{\pi}{5}$.

解　（1）因为 $r=|z|=\sqrt{1+(-\sqrt{3})^2}=2$，$\arg z=-\dfrac{\pi}{3}$，所以 z 的三角形式为

$$z=2\left[\cos\left(-\frac{\pi}{3}+2k\pi\right)+\mathrm{i}\sin\left(-\frac{\pi}{3}+2k\pi\right)\right],$$

z 的指数形式为

$$z=2e^{\mathrm{i}\left(-\frac{\pi}{3}+2k\pi\right)};$$

（2）因为$r=|z|=\sqrt{(-i)^2}=1, \arg z=-\dfrac{\pi}{2}$，所以 z 的三角形式为

$$z=\cos\left(-\frac{\pi}{2}+2k\pi\right)+\mathrm{i}\sin\left(-\frac{\pi}{2}+2k\pi\right),$$

z 的指数形式为

$$z=\mathrm{e}^{\mathrm{i}\left(-\frac{\pi}{2}+2k\pi\right)};$$

（3）因为

$$r=|z|=\sqrt{\left(\sin\frac{\pi}{5}\right)^2+\left(\cos\frac{\pi}{5}\right)^2}=1, \sin\frac{\pi}{5}=\cos\left(\frac{\pi}{2}-\frac{\pi}{5}\right)=\cos\frac{3\pi}{10},$$

所以$\arg z=\dfrac{3\pi}{10}$，即 z 的三角形式为

$$z=\cos\left(\frac{3\pi}{10}+2k\pi\right)+\mathrm{i}\sin\left(\frac{3\pi}{10}+2k\pi\right),$$

z 的指数形式为

$$z=2\mathrm{e}^{\mathrm{i}\left(\frac{3\pi}{10}+2k\pi\right)}.$$

三、复数的乘幂与方根

（一）复数的积和乘幂

设复数

$$z_1=r_1(\cos\theta_1+\mathrm{i}\sin\theta_1)=r_1\mathrm{e}^{\mathrm{i}\theta_1},$$
$$z_2=r_2(\cos\theta_2+\mathrm{i}\sin\theta_2)=r_2\mathrm{e}^{\mathrm{i}\theta_2},$$

则根据乘法法则和三角公式，有

$$\begin{aligned}z_1z_2&=r_1(\cos\theta_1+\mathrm{i}\sin\theta_1)\cdot r_2(\cos\theta_2+\mathrm{i}\sin\theta_2)\\&=r_1r_2[\cos(\theta_1+\theta_2)+\mathrm{i}\sin(\theta_1+\theta_2)]\\&=r_1r_2\mathrm{e}^{\mathrm{i}(\theta_1+\theta_2)}.\end{aligned}$$

根据复数乘积的结果，可以看出

$$|z_1z_2|=|z_1||z_2|,$$
$$\mathrm{Arg}(z_1z_2)=\mathrm{Arg}z_1+\mathrm{Arg}z_2.$$

即两个复数乘积的模等于它们模的乘积，两个复数乘积的辐角等于它们辐角之和.

例 6-9　计算$z_1=\dfrac{1}{2}(1-\sqrt{3}\mathrm{i})$，$z_2=\sin\dfrac{\pi}{3}-\mathrm{i}\cos\dfrac{\pi}{3}$，求 z_1z_2.

解　为方便计算，将复数 z_1，z_2 写成三角形式如下：

$$z_1=\cos\left(-\frac{\pi}{3}\right)+\mathrm{i}\sin\left(-\frac{\pi}{3}\right), z_2=\cos\left(-\frac{\pi}{6}\right)+\mathrm{i}\sin\left(-\frac{\pi}{6}\right),$$

则有

$$z_1z_2=\cos\left(-\frac{\pi}{3}-\frac{\pi}{6}\right)+\mathrm{i}\sin\left(-\frac{\pi}{3}-\frac{\pi}{6}\right)=\cos\left(-\frac{\pi}{2}\right)+\mathrm{i}\sin\left(-\frac{\pi}{2}\right).$$

基于复数乘积的定义，复数乘幂定义为 n（n 为正整数）个相同的复数 z 的乘积，记作 z^n. 根据复数的乘法法则可得

$$z^n=r^n(\cos n\theta+\mathrm{i}\sin n\theta)=r^n\mathrm{e}^{\mathrm{i}n\theta}.$$

特别地，当 $r=1$ 时，上述公式为

$$z^n=\cos n\theta+\mathrm{i}\sin n\theta,$$

此公式称为棣莫弗（De Moivre）公式.

例 6-10　化简 $(1+\mathrm{i})^n+(1-\mathrm{i})^n$.

解　先将复数 $1+\mathrm{i}$ 和 $1-\mathrm{i}$ 写成三角形式，

$$1+\mathrm{i}=\sqrt{2}\left(\cos\frac{\pi}{4}+\mathrm{i}\sin\frac{\pi}{4}\right),1-\mathrm{i}=\sqrt{2}\left(\cos\frac{\pi}{4}-\mathrm{i}\sin\frac{\pi}{4}\right),$$

则有

$$\begin{aligned}(1+\mathrm{i})^n+(1-\mathrm{i})^n&=(\sqrt{2})^n\left(\cos\frac{\pi}{4}+\mathrm{i}\sin\frac{\pi}{4}\right)^n+(\sqrt{2})^n\left(\cos\frac{\pi}{4}-\mathrm{i}\sin\frac{\pi}{4}\right)^n\\&=(\sqrt{2})^n\left(\cos\frac{n\pi}{4}+\mathrm{i}\sin\frac{n\pi}{4}+\cos\frac{n\pi}{4}-\mathrm{i}\sin\frac{n\pi}{4}\right)\\&=2^{\frac{n+2}{2}}\cos\frac{n\pi}{4}.\end{aligned}$$

（二）复数的商和方根

两个复数相除时，根据商的定义，当 $z_2\neq 0$，有

$$\begin{aligned}\frac{z_1}{z_2}&=\frac{r_1\mathrm{e}^{\mathrm{i}\theta_1}}{r_2\mathrm{e}^{\mathrm{i}\theta_2}}=\frac{r_1(\cos\theta_1+\mathrm{i}\sin\theta_1)}{r_2(\cos\theta_2+\mathrm{i}\sin\theta_2)}\\&=\frac{r_1}{r_2}[\cos(\theta_1-\theta_2)+\mathrm{i}\sin(\theta_1-\theta_2)]\\&=\frac{r_1}{r_2}\mathrm{e}^{\mathrm{i}(\theta_1-\theta_2)}.\end{aligned}$$

因此，

$$\left|\frac{z_1}{z_2}\right|=\frac{|z_1|}{|z_2|},$$

$$\operatorname{Arg}\left(\frac{z_1}{z_2}\right)=\operatorname{Arg}z_1-\operatorname{Arg}z_2.$$

即两个复数商的模等于它们模的商；两个复数商的辐角等于它们的辐角之差.

当 $z\neq 0$ 时，满足方程 $\omega^n=z$ 的解称为 z 的 n 次方根，即为 $\omega=\sqrt[n]{z}$.

令 $r=|z|$，$\theta=\arg z$，$k=0，\pm1，\pm2，\cdots$，则 ω 的三角形式为

$$\omega=\sqrt[n]{r}\left(\cos\frac{\theta+2k\pi}{n}+\mathrm{i}\sin\frac{\theta+2k\pi}{n}\right)\quad(k=0,\ \pm1,\ \pm2,\cdots),$$

指数形式为

$$\sqrt[n]{z}=\sqrt[n]{r}\mathrm{e}^{\mathrm{i}\frac{\theta+2k\pi}{n}}=\sqrt[n]{r}\mathrm{e}^{\mathrm{i}\frac{2k\pi}{n}}\mathrm{e}^{\mathrm{i}\frac{\theta}{n}}=\mathrm{e}^{\mathrm{i}\frac{2k\pi}{n}}\sqrt[n]{r}\mathrm{e}^{\mathrm{i}\frac{\theta}{n}}=\mathrm{e}^{\mathrm{i}\frac{2k\pi}{n}}\omega_0.$$

显然，当 $k=0，1，2，\cdots，n-1$ 时，方程 $\omega^n=z$ 有互不相同的 n 个值 ω_0，ω_1，$\cdots$，ω_{n-1}. k 取其他值时，必与 ω_0，ω_1，$\cdots$，ω_{n-1} 中的某一个值相等，因此称 ω_0，ω_1，$\cdots$，ω_{n-1} 为方程 $\omega^n=z$ 的 n 个单根，它们的模相同，相邻两个值的辐角均相差 $\frac{2\pi}{n}$. 在几何上这 n 个单根均匀地分布在以原点为圆心，以 $\sqrt[n]{r}$ 为半径的圆周上.

例 6-11　计算 $\left(\frac{1+\sqrt{3}\mathrm{i}}{1-\sqrt{3}\mathrm{i}}\right)^{10}$ 的值.

解　先将括号中的两个复数化成三角形式：

$$1+\sqrt{3}\mathrm{i}=2\left(\cos\frac{\pi}{3}+\mathrm{i}\sin\frac{\pi}{3}\right),1-\sqrt{3}\mathrm{i}=2\left[\cos\left(-\frac{\pi}{3}\right)+\mathrm{i}\sin\left(-\frac{\pi}{3}\right)\right],$$

则

$$\left(\frac{1+\sqrt{3}\mathrm{i}}{1-\sqrt{3}\mathrm{i}}\right)^{10}=\frac{2^{10}\left(\cos\frac{\pi}{3}+\mathrm{i}\sin\frac{\pi}{3}\right)^{10}}{2^{10}\left[\cos\left(-\frac{\pi}{3}\right)+\mathrm{i}\sin\left(-\frac{\pi}{3}\right)\right]^{10}}$$

$$=\left[\cos\left(\frac{\pi}{3}+\frac{\pi}{3}\right)+\mathrm{i}\sin\left(\frac{\pi}{3}+\frac{\pi}{3}\right)\right]^{10}$$

$$=\cos\frac{20\pi}{3}+\mathrm{i}\sin\frac{20\pi}{3}$$

$$=\cos\frac{2\pi}{3}+\mathrm{i}\sin\frac{2\pi}{3}.$$

例 6-12　计算$\sqrt[3]{1-\mathrm{i}}$的值.

解　因为

$$1-\mathrm{i}=\sqrt{2}\left(\frac{1}{\sqrt{2}}-\frac{1}{\sqrt{2}}\mathrm{i}\right)=\sqrt{2}\left[\cos\left(-\frac{\pi}{4}\right)+\mathrm{i}\sin\left(-\frac{\pi}{4}\right)\right],$$

所以

$$\sqrt[3]{1-\mathrm{i}}=\sqrt[6]{2}\left(\cos\frac{2k\pi-\frac{\pi}{4}}{3}+\mathrm{i}\sin\frac{2k\pi-\frac{\pi}{4}}{3}\right)\quad(k=0,\pm1,\pm2,\cdots),$$

即有三个根

$$\omega_0=\sqrt[6]{2}\left[\cos\left(-\frac{\pi}{12}\right)+\mathrm{i}\sin\left(-\frac{\pi}{12}\right)\right],$$

$$\omega_1=\sqrt[6]{2}\left(\cos\frac{7\pi}{12}+\mathrm{i}\sin\frac{7\pi}{12}\right),$$

$$\omega_2=\sqrt[6]{2}\left(\cos\frac{5\pi}{4}+\mathrm{i}\sin\frac{5\pi}{4}\right).$$

例 6-13　解方程$z^6+1=0$.

解　因为

$$z^6=-1=\cos\pi+\mathrm{i}\sin\pi,$$

所以

$$z=\sqrt[6]{-1}=\cos\frac{\pi+2k\pi}{6}+\mathrm{i}\sin\frac{\pi+2k\pi}{6}\quad(k=0,\pm1,\pm2,\cdots).$$

可以求出 6 个根，分别是

$$z_0=\frac{\sqrt{3}}{2}+\frac{1}{2}\mathrm{i},\ z_1=\mathrm{i},\ z_2=-\frac{\sqrt{3}}{2}+\frac{1}{2}\mathrm{i},$$

$$z_3=-\frac{\sqrt{3}}{2}-\frac{1}{2}\mathrm{i},\ z_4=-\mathrm{i},\ z_5=\frac{\sqrt{3}}{2}-\frac{1}{2}\mathrm{i}.$$

复数在医学影像中的应用举例

复数虽然是数学上一个抽象的概念，但在实际中却有着非常广泛的应用. 这里给出一个复数在电路分析中的应用. 电路的设计与分析是包括医学影像设备在内的所有电工电子仪器设计的基础. 在一个电路中，电压和电流等基本物理量遵从一些特定的物理规律，这些电路定律构成了电路分析的基础，例如基尔霍夫电流定律（Kirchhoff's current law，KCL）指出电路中与某一结点相连的 k 个支路中通过该结点的电流（包括流入该结点与流出该结点的电流）代数和为零：

$$i_1+i_2+i_3+\cdots+i_k=0 \quad 或 \quad \sum i=0,$$

其中，$i_1, i_2, i_3, \cdots i_k$ 为 k 条支路的电流.

基尔霍夫电压定律（Kirchhoff's voltage law，KVL）指出电路中沿任一回路所有电压代数和为零：

$$u_1+u_2+u_3+\cdots+u_k=0 \quad 或 \quad \sum u=0,$$

其中，$u_1, u_2, u_3, \cdots u_k$ 为回路中 k 个元器件（或等效部分）的电压.

电压电流关系（voltage current relation，VCR）则描述了电路中一个元器件（如电阻、电感和电容）两端的电压与流经该元器件的电流之间的关系：

$$u_R=Ri, \quad u_L=L\frac{\mathrm{d}i}{\mathrm{d}t}, \quad u_c=\frac{1}{C}\int i\mathrm{d}t, \tag{6-1}$$

其中，u_R、u_L、u_c 分别为电阻（R）、电感（L）和电容（C）两端的电压，i 为流经元器件的电流.

若要求解一个电路中的电流和电压，即可基于这些电路定律列出方程组，再对其中的未知量进行求解. 对于一个直流电路，基于这些电路定律所得到的方程组形式简单，因此，经过简单计算即可求解出电路中的电压和电流. 但对于一个交流电路，这一问题就会变得非常复杂. 交流电路的电压（或电流）随时间 t 的变化可表示为角频率为 ω、初始相位为 φ_u（或 φ_i）的正弦函数或余弦函数（由于两者形式相同，仅差 90° 的相位，因此电路分析中往往将两者统称为正弦量；此处将电压或电流的变换均表示为余弦函数）：

$$u_s=\sqrt{2}U_s\cos(\omega t+\phi_u), \; i=\sqrt{2}I\cos(\omega t+\phi_i), \tag{6-2}$$

其中，U_s 和 I 分别表示交流电压和电流的有效值. 那么，对于图 6-4 所示的一个包含电感和电容的交流电路，由 KVL 知：$u_s=u_R+u_L+u_c$. 将式（6-1）代入，可得

$$Ri+L\frac{\mathrm{d}i}{\mathrm{d}t}+\frac{1}{C}\int i\mathrm{d}t=u_s,$$

又由式（6-2），可得

$$R\sqrt{2}I\cos(\omega t+\phi_i)-\omega L\sqrt{2}I\sin(\omega t+\phi_i)+\frac{1}{\omega C}\sqrt{2}I\sin(\omega t+\phi_i)=\sqrt{2}U_s\cos(\omega t+\phi_u).$$

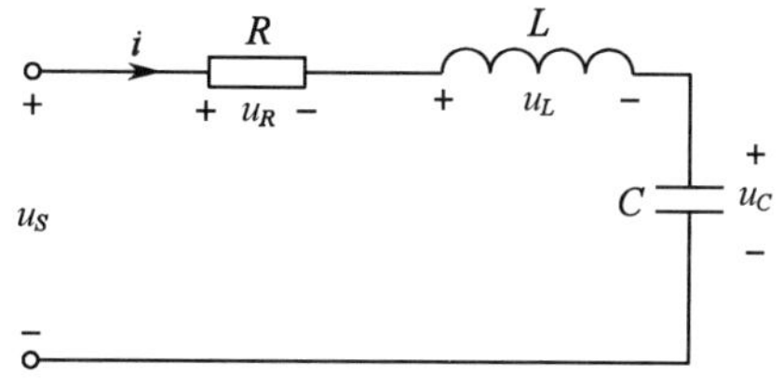

图 6-4 由电阻、电感和电容构成的一个串联电路

电路中电源电压为 u_s，电阻（R）、电感（L）和电容（C）两端的电压分别为 u_R、u_L、u_c，流经这一回路的电流为 i.

对较为复杂的交流电路，这一方程式将具有非常复杂的形式，其中涉及的求导和积分运算将使其变得难以求解，而建立在复数基础上的相量法则成为解决这一问题的关键. 根据复数的三角形式与指数形式的关系可知，式（6-2）可表示为一对共轭的复指数的和的形式：

$$\begin{aligned} u_s&=\frac{\sqrt{2}}{2}[U_s e^{\mathrm{i}(\omega t+\phi_u)}+U_s e^{-\mathrm{i}(\omega t+\phi_u)}]=\frac{\sqrt{2}}{2}U_s e^{\mathrm{i}\omega t}(e^{\mathrm{i}\phi_u}+e^{-\mathrm{i}\phi_u}),\\ i&=\frac{\sqrt{2}}{2}[Ie^{\mathrm{i}(\omega t+\phi_i)}+Ie^{-\mathrm{i}(\omega t+\phi_i)}]=\frac{\sqrt{2}}{2}Ie^{\mathrm{i}\omega t}(e^{\mathrm{i}\phi_i}+e^{-\mathrm{i}\phi_i}). \end{aligned} \tag{6-3}$$

而实际分析中只需对这一共轭复数对中的一个分量进行分析求解，即可得到相应的电压或电流. 相量法中将式(6-3)中的分量$U_s e^{j\phi_u}$和$Ie^{j\phi_i}$分别定义为电压和电流对应的相量：

$$\dot{U}_S \overset{\text{def}}{=\!=} U_s e^{\mathrm{i}\phi_u},\ \dot{I} \overset{\text{def}}{=\!=} Ie^{\mathrm{i}\phi_i}.$$

基于相量，仍可得到形式简单的KCL和KVL：

$$\dot{I}_1+\dot{I}_2+\dot{I}_3+\cdots+\dot{I}_k=0 \quad 或 \quad \sum\dot{I}=0 \quad (\text{KCL}),$$

$$\dot{U}_1+\dot{U}_2+\dot{U}_3+\cdots+\dot{U}_k=0 \quad 或 \quad \sum\dot{U}=0 \quad (\text{KVL}),$$

尤其是基于相量所表示的电感及电容的VCR将不再涉及求导和积分，而简化为类似于电阻的VCR一样的乘法运算：

$$\dot{U}_R=RI\angle\phi_i=R\dot{I}_R(电阻),\ \dot{U}_L=\mathrm{i}\omega L\dot{I}_L(电感),\ \dot{U}_C=-\mathrm{i}\frac{1}{\omega C}\dot{I}_C(电容).$$

由此可见，建立在复数形式上的相量法极大简化了交流电路的分析和计算，成为电路分析中的核心工具之一.

第二节　复变函数

一、复变函数

（一）复变函数的定义

定义 6-3　设D是一个给定的复数集，如果有一法则f，对于每一个复数$z\in D$，总有确定的复数w和它对应，则称f是定义在D上的复变数函数（简称为复变函数），记作$w=f(z)$. 数集D叫作这个函数的定义域.

如果数集D内的每一点z，按照对应法则f对应唯一的函数值w，则称函数$f(z)$为单值函数. 如果数集D内的每一点z，按照对应法则f对应两个或两个以上的函数值，则称函数$f(z)$为多值函数. 例如，函数$\arg z$是定义在除原点外整个复平面上的单值函数，$w=\frac{1}{z}(z\neq 0)$为单值函数，$w=\sqrt{z}$为多值函数.

在复变函数中，如无特别声明，所讨论的函数均指单值函数.

复变函数和实函数之间的对应关系如下.

对于函数$w=f(z)=u+\mathrm{i}v$，若$z=x+\mathrm{i}y$，则

$$u+\mathrm{i}v=w=f(z)=f(x+\mathrm{i}y),$$

经化简，$f(x+\mathrm{i}y)$的实部和虚部均可表示为x, y的函数，分别记作$u(x,y)$，$v(x,y)$，则

$$\begin{cases}u=u(x,y),\\ v=v(x,y).\end{cases}$$

因此，对复变函数的讨论通常可以转化为与其对应的两个二元实函数的讨论.

例 6-14　对复数z，设函数$w=z^2$，请用二元实函数表示w的实部和虚部.

解　令$z=x+\mathrm{i}y$，$w=u+\mathrm{i}v$，则

$$w=u+\mathrm{i}v=(x+\mathrm{i}y)^2=x^2-y^2+\mathrm{i}2xy.$$

从而可得w的实部和虚部为

$$\begin{cases}u=x^2-y^2,\\ v=2xy.\end{cases}$$

（二）复变函数的几何意义——映射

在高等数学中，实变量函数常常用几何图形来表示，以便研究其性质. 但由于复变函数 $w=f(z)$ 反映了两对变量 x,y 与 u,v 的对应关系，因此无法用同一个平面或三维空间内的几何图形来表示. 可以将复变函数 $w=f(z)$ 看成是两个复平面上的点集之间的对应关系，即由 z 平面上的点集 E 到 w 平面上的点集 G 之间的对应关系. 因此，如图 6-5 所示，复变函数 $w=f(z)$ 在几何上就称为把 z 平面上的一个点集 E 变换到 w 平面上的一个点集 G 的映射（或变换），与点 $z\in E$ 对应的点 $w=f(z)$ 称为点 z 的像，点 z 称为点 w 的原像.

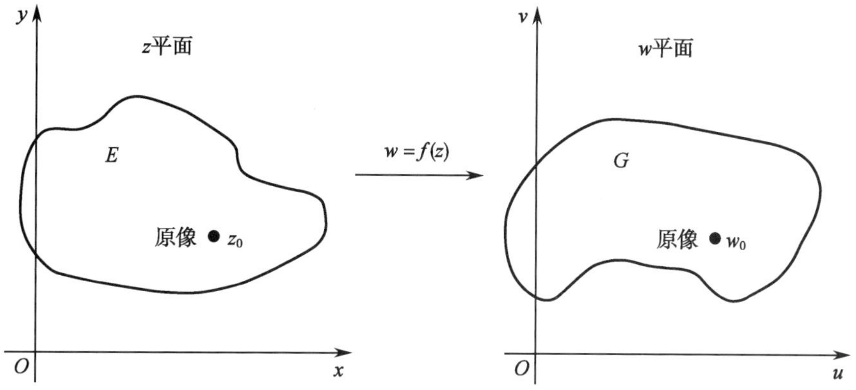

图 6-5　复变函数的几何意义——映射

复变函数 $w=f(z)$ 的几何意义可看作是将 z 平面（$z=x+\mathrm{i}y$）上的点集 E 映射到 w 平面（$w=u+\mathrm{i}v$）上的点集 G. 图 6-5 中点 w_0 称为点 z_0 的像，点 z_0 称为点 w_0 的原像.

复变函数可以跟实函数一样定义其反函数（也称逆映射），后面不再区别函数和映射. 如果函数（映射）$w=f(z)$ 与它的反函数（逆映射）都是单值的，那么称该函数是一一对应的，在几何上，也称该函数为一一映射.

例 6-15　求下列曲线在映射 $w=\dfrac{1}{z}$ 下的像：

（1）$x^2+y^2=9$；

（2）$x^2+(y-1)^2=1$.

解　（1）令 $z=x+\mathrm{i}y$，$w=u+\mathrm{i}v$，因为 $w=\dfrac{1}{z}$，即

$$u+\mathrm{i}v=\frac{1}{x+\mathrm{i}y}=\frac{x-\mathrm{i}y}{(x+\mathrm{i}y)(x-\mathrm{i}y)}=\frac{x-\mathrm{i}y}{x^2+y^2},$$

则有

$$u=\frac{x}{x^2+y^2},\ v=\frac{-y}{x^2+y^2},$$

$$u^2+v^2=\left(\frac{x}{x^2+y^2}\right)^2+\left(\frac{-y}{x^2+y^2}\right)^2=\frac{1}{x^2+y^2},$$

因为 $x^2+y^2=9$，则有

$$u^2+v^2=\frac{1}{9},$$

可见像曲线是一个圆.

（2）令 $z=x+\mathrm{i}y$，$w=u+\mathrm{i}v$，因为 $w=\dfrac{1}{z}$，所以 $z=\dfrac{1}{w}$，即

$$x+\mathrm{i}y=\frac{1}{u+\mathrm{i}v}=\frac{u-\mathrm{i}v}{(u+\mathrm{i}v)(u-\mathrm{i}v)}=\frac{u-\mathrm{i}v}{u^2+v^2},$$

则有

$$x=\frac{u}{u^2+v^2},\ y=\frac{-v}{u^2+v^2},$$

因为

$$x^2+(y-1)^2=1$$

则有

$$\left(\frac{u}{u^2+v^2}\right)^2+\left(\frac{-v}{u^2+v^2}-1\right)^2=1,$$

解方程可得

$$v=-\frac{1}{2},$$

可见像曲线是一条直线.

（三）初等函数

复变函数的初等函数是高等数学中初等函数的推广. 但是复变函数的初等函数具有一些新的性质，并在复变函数及其应用中发挥重要作用.

1. 指数函数

定义 6-4　设 $z=x+\mathrm{i}y$ 是任一复数，称

$$w=\mathrm{e}^z=\mathrm{e}^{x+\mathrm{i}y}=\mathrm{e}^x(\cos y+\mathrm{i}\sin y)$$

为指数函数.

由指数函数的定义不难得到如下性质：

(1) 对任意复数 z，有

$$\mathrm{e}^z\neq 0 \text{ 且 } |\mathrm{e}^z|=\mathrm{e}^x>0,\ \mathrm{Arg}\,\mathrm{e}^z=y+2k\pi\quad(k=0,\pm1,\pm2,\cdots);$$

(2) 对任意两个复数 z_1，z_2，则 $\mathrm{e}^{z_1+z_2}=\mathrm{e}^{z_1}\mathrm{e}^{z_2}$，$\mathrm{e}^{z_1-z_2}=\dfrac{\mathrm{e}^{z_1}}{\mathrm{e}^{z_2}}$；

(3) e^z 是周期函数，周期为 $2k\pi\mathrm{i}(k=0,\pm1,\pm2,\cdots)$，即

$$\mathrm{e}^{z+2k\pi\mathrm{i}}=\mathrm{e}^z\mathrm{e}^{2k\pi\mathrm{i}}=\mathrm{e}^z.$$

例 6-16　求 $\mathrm{e}^{1+\mathrm{i}}$ 的实部、虚部、模及辐角.

解　$\mathrm{e}^{1+\mathrm{i}}=\mathrm{e}(\cos1+\mathrm{i}\sin1)$，$\mathrm{Re}(\mathrm{e}^{1+\mathrm{i}})=\mathrm{e}\cos1$，$\mathrm{Im}(\mathrm{e}^{1+\mathrm{i}})=\mathrm{e}\sin1$，$|\mathrm{e}^{1+\mathrm{i}}|=\mathrm{e}$，$\mathrm{Arg}(\mathrm{e}^{1+\mathrm{i}})=1+2k\pi(k=0,\pm1,\pm2,\cdots)$，其辐角主值 $\arg(\mathrm{e}^{1+\mathrm{i}})=1$.

2. 对数函数

定义 6-5　指数函数的反函数定义为对数函数，即若 $\mathrm{e}^w=z(z\neq0)$，则称 w 为复数 z 的对数函数，记作 $w=\mathrm{Ln}z$.

由于指数函数 $z=\mathrm{e}^w$ 是周期函数，因此 $\mathrm{Ln}z$ 是多值函数. 令 $z=r\mathrm{e}^{\mathrm{i}\theta}$，$w=u+\mathrm{i}v$，则

$$\mathrm{e}^{u+\mathrm{i}v}=r\mathrm{e}^{\mathrm{i}\theta},$$

于是，$\mathrm{e}^u=r$，$v=\theta+2k\pi\ (k=0,\pm1,\pm2,\cdots)$，所以

$$w=\ln r+\mathrm{i}(\theta+2k\pi)\quad(k=0,\pm1,\pm2,\cdots),$$

即

$$w=\mathrm{Ln}z=\ln|z|+\mathrm{i}\,\mathrm{Arg}z.$$

因为 $\mathrm{Arg}z$ 为多值函数，所以 $w=\mathrm{Ln}z$ 也为多值函数. 当 $\mathrm{Arg}z$ 取主值 $\arg z$ 时，记

$$\ln z=\ln|z|+\mathrm{i}\arg z,$$

称为 $w=\mathrm{Ln}z$ 的主值. 显然，$\ln z$ 为单值函数.

于是，

$$\mathrm{Ln}z=\ln z+2k\pi\mathrm{i}\quad(k=0,\pm1,\pm2,\cdots).$$

对每一个固定的 k 值，上式为一个单值函数，称为 $\mathrm{Ln}\,z$ 的一个分支.

对数函数 $\mathrm{Ln}z$ 的性质如下：

（1）当 $z=x>0$ 时，$\mathrm{Ln}z=\ln x+2k\pi\mathrm{i}\ (k=0,\pm1,\pm2,\cdots)$；

（2）当 $z=x<0$ 时，$\mathrm{Ln}z=\ln|x|+(2k+1)\pi\mathrm{i}\ (k=0,\pm1,\pm2,\cdots)$；

（3）$\mathrm{e}^{\mathrm{Ln}\,z}=z$；$\mathrm{Ln}\mathrm{e}^{z}=z+2k\pi\mathrm{i}\ (k=0,\pm1,\pm2,\cdots)$；

（4）$\mathrm{Ln}(z_1z_2)=\mathrm{Ln}z_1+\mathrm{Ln}z_2$；$\mathrm{Ln}\left(\dfrac{z_1}{z_2}\right)=\mathrm{Ln}z_1-\mathrm{Ln}z_2$.

例 6-17　求对数函数 $\mathrm{Ln}(-\sqrt{3}+\mathrm{i})$ 的值及其主值.

解　$\mathrm{Ln}(-\sqrt{3}+\mathrm{i})=\ln|-\sqrt{3}+\mathrm{i}|+\mathrm{i}[\arg(-\sqrt{3}+\mathrm{i})+2k\pi]$

$$=\ln2+\left(\frac{5}{6}\pi+2k\pi\right)\mathrm{i}\quad(k=0,\pm1,\pm2,\cdots).$$

其主值为

$$\ln(-\sqrt{3}+\mathrm{i})=\ln2+\frac{5}{6}\pi\mathrm{i}.$$

例 6-18　已知 $\mathrm{e}^{z}=-1$，求 z.

解　$z=\mathrm{Ln}(-1)=(2k+1)\pi\mathrm{i}\ (k=0,\pm1,\pm2,\cdots)$.

3. 幂函数

定义 6-6　设 α 为复常数，z 为除零以外的复变数，我们定义一般幂函数为

$$z^{\alpha}=\mathrm{e}^{\alpha\mathrm{Ln}z}.$$

此定义是实数域中等式 $x^{\mu}=\mathrm{e}^{\mu\mathrm{Ln}x}$，$(x>0,\mu\in R)$ 在复数域中的推广.

幂函数的性质如下：

（1）当 α 是任一整数时，由于 $\mathrm{e}^{2\alpha k\pi\mathrm{i}}=1$，又有

$$z^{\alpha}=\mathrm{e}^{\alpha\mathrm{Ln}z}=\mathrm{e}^{\alpha[\ln|z|+\mathrm{i}(\arg z+2k\pi)]}=\mathrm{e}^{\alpha(\ln|z|+\mathrm{i}\arg z)+2\alpha k\pi\mathrm{i}}=\mathrm{e}^{\alpha\ln z}\mathrm{e}^{2\alpha k\pi\mathrm{i}}=\mathrm{e}^{\alpha\ln z}.$$

故此时，z^{α} 与整数 k 无关，是单值函数；

（2）当 α 是有理数 $\dfrac{p}{q}$，（p,q 为互质整数，$q>0$）时，

$$z^{\alpha}=\mathrm{e}^{\frac{p}{q}\mathrm{Ln}z}=\mathrm{e}^{\frac{p}{q}[\ln|z|+\mathrm{i}(\arg z+2k\pi)]}=\mathrm{e}^{\frac{p}{q}\ln|z|+\mathrm{i}\frac{p}{q}(\arg z+2k\pi)}$$

$$=\mathrm{e}^{\frac{p}{q}\ln|z|}\left[\cos\left(\frac{p}{q}(\arg z+2k\pi)\right)+\mathrm{i}\sin\left(\frac{p}{q}(\arg z+2k\pi)\right)\right],\quad(k=0,1,\cdots,q-1).$$

故此时，z^{α} 取到 q 个不同的值，是多值函数.

（3）当 α 是无理数或复数时，

$$z^{\alpha}=\mathrm{e}^{\alpha\ln z}\mathrm{e}^{2\alpha k\pi\mathrm{i}}\quad(k=0,\pm1,\pm2,\cdots).$$

故此时，z^{α} 有无穷多值.

例 6-19　求 $1^{\sqrt{2}}$ 和 i^{i} 的值.

解　$1^{\sqrt{2}}=\mathrm{e}^{\sqrt{2}\mathrm{Ln}1}=\mathrm{e}^{2\sqrt{2}k\pi\mathrm{i}}\ (k=0,\pm1,\pm2,\cdots)$.

$$\mathrm{i}^{\mathrm{i}}=\mathrm{e}^{\mathrm{i}\mathrm{Ln}\mathrm{i}}=\mathrm{e}^{\mathrm{i}\left(\ln1+\frac{\pi}{2}\mathrm{i}+2k\pi\mathrm{i}\right)}=\mathrm{e}^{-\left(2k+\frac{1}{2}\right)\pi}\quad(k=0,\pm1,\pm2,\cdots).$$

4. 三角函数　对任意实数 y，由欧拉公式 $\mathrm{e}^{\mathrm{i}y}=(\cos y+\mathrm{i}\sin y)$，$\mathrm{e}^{-\mathrm{i}y}=(\cos y-\mathrm{i}\sin y)$，得

$$\sin y=\frac{\mathrm{e}^{\mathrm{i}y}-\mathrm{e}^{-\mathrm{i}y}}{2\mathrm{i}},\ \cos y=\frac{\mathrm{e}^{\mathrm{i}y}+\mathrm{e}^{-\mathrm{i}y}}{2}.$$

定义 6-7　设 z 为任一复变数，称以下两个函数

$$\sin z=\frac{e^{iz}-e^{-iz}}{2i},\cos z=\frac{e^{iz}+e^{-iz}}{2}.$$

分别为定义在复数域上的正弦函数和余弦函数.

正弦函数和余弦函数具有如下性质：

（1）当 $z=x$ 为实数时，$\sin x=\dfrac{e^{ix}-e^{-ix}}{2i}$，$\cos x=\dfrac{e^{ix}+e^{-ix}}{2}$；

（2）$\sin z$ 是奇函数，$\cos z$ 是偶函数，并遵从通常的三角恒等式及和差化积公式. 例如：

$$\sin^2 z+\cos^2 z=1,$$

$$\cos(z_1\pm z_2)=\cos z_1\cos z_2\mp\sin z_1\sin z_2,$$

$$\sin(z_1\pm z_2)=\sin z_1\cos z_2\pm\cos z_1\sin z_2,$$

$$\sin z_1+\sin z_2=2\sin\left(\frac{z_1+z_2}{2}\right)\cos\left(\frac{z_1-z_2}{2}\right),$$

$$\sin z_1-\sin z_2=2\cos\left(\frac{z_1+z_2}{2}\right)\sin\left(\frac{z_1-z_2}{2}\right),$$

$$\cos z_1+\cos z_2=2\cos\left(\frac{z_1+z_2}{2}\right)\cos\left(\frac{z_1-z_2}{2}\right),$$

$$\cos z_1-\cos z_2=-2\sin\left(\frac{z_1+z_2}{2}\right)\sin\left(\frac{z_1-z_2}{2}\right).$$

（3）$\sin z$ 和 $\cos z$ 均是以 2π 为基本周期的周期函数；

（4）$\sin z=0$ 的根为 $z=k\pi(k=0,\pm1,\cdots)$；$\cos z=0$ 的根为：

$$z=\left(k+\frac{1}{2}\right)\pi\quad(k=0,\pm1,\cdots);$$

（5）$\sin z$ 和 $\cos z$ 都是无界函数.

由性质（5）知，在复数域内 $|\sin z|\leqslant1$，$|\cos z|\leqslant1$ 不再成立. 例如，取 $z=iy$，$(y>0)$，则

$$|\sin(iy)|=\frac{e^{y}-e^{-y}}{2}\to+\infty\quad(y\to+\infty),$$

$$|\cos(iy)|=\frac{e^{y}+e^{-y}}{2}>\frac{e^{y}}{2}\to+\infty\quad(y\to+\infty).$$

除上述正弦函数和余弦函数外，还有以下四个三角函数与正弦和余弦函数具有如下关系：

正切函数 $\tan z=\dfrac{\sin z}{\cos z}$；　　余切函数 $\cot z=\dfrac{\cos z}{\sin z}$；

正割函数 $\sec z=\dfrac{1}{\cos z}$；　　余割函数 $\csc z=\dfrac{1}{\sin z}$.

二、复变函数的极限

（一）复变函数极限的概念

定义 6-8　设函数 $w=f(z)$ 在 z_0 的去心邻域内有定义，若存在常数 A，对任意给定的 $\varepsilon>0$，总存在 $\delta(\varepsilon)>0$，使得 $0<|z-z_0|<\delta(\varepsilon)$ 内的所有 z，其函数值 $f(z)$ 都满足不等式

$$|f(z)-A|<\varepsilon,$$

那么，常数 A 就叫作函数 $f(z)$ 当 $z\to z_0$ 时的极限. 记作 $\lim\limits_{z\to z_0}f(z)=A$.

值得注意的是，高等数学中一元实函数的极限 $\lim\limits_{x\to x_0}f(z)$ 定义中 x 只能在 x 轴上从左右两个方向趋近 x_0，而复变函数极限的定义中 $z\to z_0$ 的方式是任意的，且极限值唯一，显然复变函数对极限存在的要求更加严格.

复变函数极限的几何意义：当变点 z 一旦进入 z_0 的充分小的去心邻域时，它的像点 $f(z)$ 就落入 A 的一个预先给定的 ε 邻域内（图 6-6）.

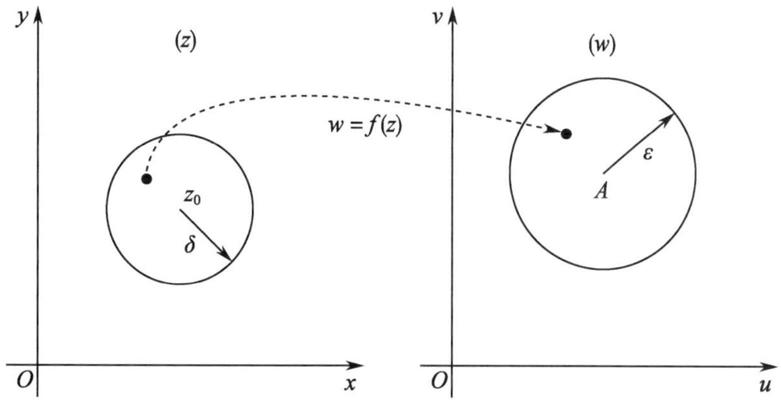

图 6-6　复变函数的极限

例 6-20　证明若 $\lim\limits_{z\to z_0} f(z)=A$，则 $\lim\limits_{z\to z_0}|f(z)|=|A|$.

证明　因为 $\lim\limits_{z\to z_0} f(z)=A$，所以对于任意给定的 $\varepsilon>0$，总存在 $\delta(\varepsilon)>0$，使得 $0<|z-z_0|<\delta(\varepsilon)$ 内的所有 z，其函数值 $f(z)$ 都满足不等式

$$|f(z)-A|<\varepsilon$$

成立，又因为

$$||f(z)|-|A||\leqslant|f(z)-A|<\varepsilon,$$

所以，由极限的定义可知

$$\lim_{z\to z_0}|f(z)|=|A|.$$

例 6-21　证明函数 $f(z)=e^{\frac{1}{z}}$，在 $z\to 0$ 时极限不存在.

证明　当 z 沿实轴从 0 的右方趋于 0 时，$e^{\frac{1}{z}}$ 趋向 $+\infty$. 当 z 沿实轴从 0 的左方趋于 0 时，$e^{\frac{1}{z}}$ 趋向 0. 即 z 以不同的方式趋于 0 时，$f(z)$ 趋向两个不同的值，根据复变函数极限的定义可知，函数 $f(z)=e^{\frac{1}{z}}$，在 $z\to 0$ 时极限不存在.

（二）复变函数极限定理

一个复变函数 $f(z)=u(x,y)+iv(x,y)$ 可以由两个二元实函数来表示，那么函数 $f(z)$ 的极限也可以转化成两个二元实函数 $u=u(x,y)$，$v=v(x,y)$ 的极限问题.

定理 6-1　设函数 $f(z)=u(x,y)+iv(x,y)$，$z_0=x_0+iy_0$，$A=a+ib$，则

$$\lim_{z\to z_0} f(z)=A$$

的充要条件是

$$\begin{cases}\lim\limits_{(x,y)\to(x_0,y_0)} u(x,y)=a,\\ \lim\limits_{(x,y)\to(x_0,y_0)} v(x,y)=b.\end{cases}$$

证明　必要性：如果

$$\lim_{z\to z_0} f(z)=A,$$

由极限的定义有，任意的 $\varepsilon>0$，总存在 $\delta(\varepsilon)>0$，当 $0<|(x+iy)-(x_0+iy_0)|<\delta(\varepsilon)$ 时，有

$$|(u+iv)-(a+ib)|<\varepsilon,$$

即当 $0<|(x+\mathrm{i}y)-(x_0+\mathrm{i}y_0)|<\delta(\varepsilon)$ 时，有

$$|u-a|<\varepsilon,\ |v-b|<\varepsilon,$$

故

$$\lim_{(x,y)\to(x_0,y_0)} u(x,y)=a \text{ 且 } \lim_{(x,y)\to(x_0,y_0)} v(x,y)=b.$$

充分性：若

$$\lim_{(x,y)\to(x_0,y_0)} u(x,y)=a,\quad \lim_{(x,y)\to(x_0,y_0)} v(x,y)=b,$$

那么，当 $0<\sqrt{(x-x_0)^2+(y-y_0)^2}<\delta(\varepsilon)$ 时，有

$$|u-a|<\frac{\varepsilon}{2},|v-b|<\frac{\varepsilon}{2},$$

进而有

$$|f(z)-A|=|(u+\mathrm{i}v)-(a+\mathrm{i}b)|<|u-a|+|v-b|<\varepsilon$$

即

$$\lim_{z\to z_0} f(z)=A.$$

定理 6-2　设 $\lim\limits_{z\to z_0} f(z)=A, \lim\limits_{z\to z_0} g(z)=B$，则

$$\lim_{z\to z_0}[f(z)\pm g(z)]=A\pm B,$$

$$\lim_{z\to z_0}[f(z)g(z)]=AB,$$

$$\lim_{z\to z_0}\left[\frac{f(z)}{g(z)}\right]=\frac{A}{B}\quad (B\neq 0).$$

即，两个复变函数的和、差、积、商的极限值等于原复变函数的极限值的和、差、积、商，可利用复变函数极限的定义得证.

例 6-22　证明函数 $f(z)=\dfrac{\mathrm{Re}(z)}{|z|}$，当 $z\to 0$ 时极限不存在.

证明　令 $z=x+\mathrm{i}y, f(z)=u+\mathrm{i}v$，

则有

$$u+\mathrm{i}v=\frac{\mathrm{Re}(z)}{|z|}=\frac{x}{\sqrt{x^2+y^2}},$$

即

$$u=\frac{x}{\sqrt{x^2+y^2}}, v=0,$$

当 z 沿直线 $y=kx$ 趋于零时，有

$$\lim_{\substack{x\to 0\\ y=kx}} u=\lim_{\substack{x\to 0\\ y=kx}}\frac{x}{\sqrt{x^2+y^2}}=\lim_{x\to 0}\frac{x}{\sqrt{x^2+(kx)^2}}=\pm\frac{1}{\sqrt{1+k^2}},$$

可见 u 的极限随着 k 值的变化而变化，所以根据极限的定义可知 $\lim\limits_{z\to 0} u$ 不存在，而 $\lim\limits_{z\to 0} v=0$，根据极限定理可知，$\lim\limits_{z\to 0} f(z)$ 的极限不存在.

例 6-23　证明函数 $f(z)=\dfrac{1}{2\mathrm{i}}\left(\dfrac{z}{\bar{z}}-\dfrac{\bar{z}}{z}\right)$，当 $z\to 0$ 时极限不存在.

证明　令 $z=r\mathrm{e}^{\mathrm{i}\theta}$，则 $f(z)=\dfrac{1}{2\mathrm{i}}\left(\dfrac{r\mathrm{e}^{\mathrm{i}\theta}}{r\mathrm{e}^{-\mathrm{i}\theta}}-\dfrac{r\mathrm{e}^{-\mathrm{i}\theta}}{r\mathrm{e}^{\mathrm{i}\theta}}\right)=\sin 2\theta.$

那么，当 z 沿着正实轴（即 $\theta=0$）趋近于 0 时，有

$$\lim_{z\to 0} f(z)=0.$$

而当 z 沿着第一象限角平分线（即 $\theta=\frac{\pi}{4}$）趋于 0 时，有

$$\lim_{z\to 0} f(z)=1.$$

综上，当 z 沿着两个不同方向趋于原点时 $f(z)$ 的极限值不同，故 $f(z)$ 在原点极限不存在.

三、复变函数的连续性

（一）复变函数连续的概念

定义 6-9　设函数 $w=f(z)$ 在 z_0 的某一邻域 $|z-z_0|<\delta$ 内有定义，若 $\lim_{z\to z_0} f(z)=f(z_0)$，则称 $w=f(z)$ 在点 z_0 处连续. 如果 $w=f(z)$ 在区域 D 内处处连续，则称 $w=f(z)$ 在 D 内连续.

例 6-24　讨论函数 $\arg z$ 的连续性.

解　设 z_0 为复平面上任意一点，那么，

当 $z_0=0$ 时，因为 $\arg z$ 在 $z_0=0$ 点无定义，故 $\arg z$ 在 $z_0=0$ 点不连续；

当 z_0 位于负实轴上时，当 z 从实轴的上方趋近于 z_0 时，$\arg z$ 的极限是 π，当 z 从实轴的下方趋近于 z_0 时，$\arg z$ 的极限是 $-\pi$，根据极限的定义可知 $\arg z$ 的极限不存在，故 $\arg z$ 在 z_0 点不连续.

当 z_0 为其他情况时，由于 $\lim_{z\to z_0}\arg z=\arg z_0$，所以 $\arg z$ 连续. 即 $\arg z$ 除原点及负实轴外处处连续.

（二）复变函数连续的判定定理

由复变函数连续的定义和复变函数极限存在的定理，易得定理 6-3.

定理 6-3　函数 $f(z)=u(x,y)+\mathrm{i}v(x,y)$ 在点 z_0 处连续的充要条件是

$$\lim_{(x,y)\to(x_0,y_0)} u(x,y)=u(x_0,y_0) \text{ 且 } \lim_{(x,y)\to(x_0,y_0)} v(x,y)=v(x_0,y_0).$$

例 6-25　证明函数 $f(z)=\ln(x^2+y^2)+\mathrm{i}(x^2-y^2)$ 除原点外处处连续.

证明　因为 $u=\ln(x^2+y^2)$ 除原点外处处连续，而 $v=x^2-y^2$ 在整个复平面上是处处连续的. 因此根据定理 6-3 可证函数 $f(z)=\ln(x^2+y^2)+\mathrm{i}(x^2-y^2)$ 除原点外处处连续.

例 6-26　证明如果 $f(z)$ 在 z_0 连续，那么 $\overline{f(z)}$ 在 z_0 也连续.

证明　设 $f(z)=u(x,y)+\mathrm{i}v(x,y)$，则

$$\overline{f(z)}=u(x,y)-\mathrm{i}v(x,y).$$

因为 $f(z)$ 在 z_0 连续，所以 $u(x,y)$ 和 $v(x,y)$ 在 z_0 连续. 于是 $u(x,y)$ 和 $-v(x,y)$ 在 z_0 也连续，故有 $\overline{f(z)}$ 在 z_0 连续.

例 6-27　求极限 $\lim_{z\to 2\mathrm{i}}(z^3+3\mathrm{i}z)$.

解　因为 $f(z)=z^3+3\mathrm{i}z$ 在 $z=2\mathrm{i}$ 处连续，所以

$$\lim_{z\to 2\mathrm{i}}(z^3+3\mathrm{i}z)=(2\mathrm{i})^3+3\mathrm{i}(2\mathrm{i})=-6-8\mathrm{i}.$$

定理 6-4　连续函数的和、差、积、商（分母不为零）仍为连续函数. 连续函数的复合函数仍为连续函数.

从定理 6-4 可以推得有理函数（多项式）

$$w=P(z)=a_0+a_1z+a_2z^2+\cdots+a_nz^n,$$

对所有的 z 都连续；而有理分式函数 $w=\frac{P(z)}{Q(z)}$，其中，$P(z)$，$Q(z)$ 都是多项式，在分母不为零的点也是连续的.

复变函数在医学影像中的应用举例

复变函数在各种模态的医学影像成像技术中均有广泛应用. 例如，X 线成像的基本原理是基于 X 线穿过人体时，由于不同组织器官的密度不同，对 X 线的吸收率不同，进而导致检测到的 X 线信号强度不同，从而产生不同组织器官之间的灰度差(即对比度)，最终形成人体图像. 在现实中，由于光的物理特性以及其他各种因素的干扰，理想状态下的图像与实际获取的图像总是有所差别，实际图像的对比度更低，而且会发生相位的平移，使得图像质量相对理想图像变差. 实际图像对比度的降低程度与相位的平移大小与成像系统本身的性能有关，还与图像的空间频率有关. 光学传递函数(optical transfer function，OTF)就是描述图像对比度的下降和相位平移这两者与空间频率之间的关系的一个复变函数：

$$H(\omega)=|H(\omega)|e^{-i\phi(\omega)},$$

其中，模 $|H(\omega)|$ 表示经过光学成像系统后信号对比度随空间频率的变化，$\phi(\omega)$ 表示图像信号的相位随空间频率的变化. 由此可见，以复变函数的形式可以非常直观地表示 X 线成像系统对图像信号的影响，进而可以方便地描述一个 X 线成像系统的物理特性，为改善成像系统性能、提高图像质量提供了可能.

再如，磁共振成像信号的产生过程也是用复变函数的形式来表示. 第三章第一节向量组及其线性组合在医学影像中的应用举例中已经提到，磁共振成像信号的产生主要与人体组织器官内的氢质子吸收射频脉冲磁场的能量而发生共振现象后产生的一个不为零的横向旋转磁化矢量切割接收线圈而产生的电流有关(见图 6-7). 若将横向磁化矢量 $M(t)$所在平面定义为 xOy 平面(图 6-7a)，其在该平面上以初始相位 φ_0 角频率 ω 的速度旋转，在弛豫过程中其大小随时间逐渐变小. 进一步将 xOy 平面定义为复平面(x 轴为实轴，y 轴为虚轴)，则横向磁化矢量的旋转运动即可用一个复变函数来表示：

$$M(t)=M_{\tau}e^{-\frac{t}{T_2}}\cdot e^{-i(\omega t+\varphi_0)},$$

其中，M_τ 为弛豫开始时刻(τ)横向磁化矢量的大小，时间变量 t 从 τ 时刻开始计时. 因此，上式中 $e^{-i\omega t}$ 刻画了横向磁化矢量的旋转运动，而$M_{\tau}e^{-\frac{t}{T_2}}$刻画了其大小(即复数的模)随时间逐渐衰减的过程. 此过程中在接收线圈中产生的电流信号(称为自由感应衰减信号)是一个幅值逐渐减小的正弦信号(图 6-7b)，由该信号填充所谓的“K 空间”，再进一步重建出磁共振图像.

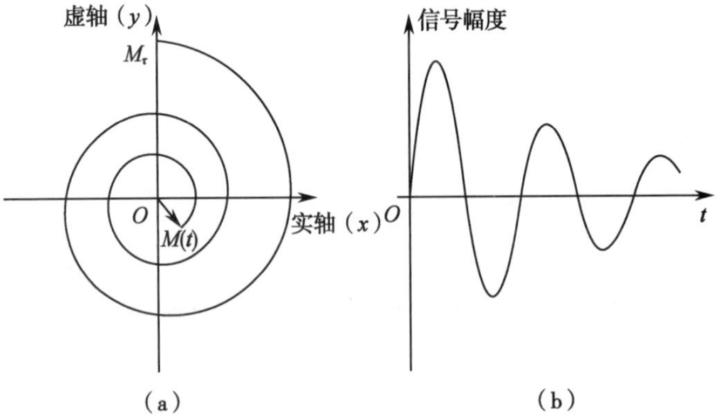

图 6-7　磁共振成像中利用复变函数表示的横向磁化矢量及产生的自由感应衰减信号

(a)横向磁化矢量 $M(t)$在复平面上旋转，其大小从 M_τ 逐渐减小；该旋转的横向磁化矢量切割接收线圈产生电流信号. (b)自由感应衰减(free induction decay，FID)信号是一个幅值随时间逐渐减小的正弦信号.

第三节　复变函数的导数及性质

一、复变函数的导数

（一）复变函数导数的基本概念

定义 6-10　设 $f(z)$ 在包含 z_0 的某区域 D 内有定义，如果对 $z \in D$

$$\lim_{z \to z_0} \frac{f(z)-f(z_0)}{z-z_0} \tag{6-4}$$

存在，则称函数 $f(z)$ 在 z_0 可导（或可微），并称这个极限为函数 $f(z)$ 在 z_0 处的导数，记为 $f'(z_0)$.

注意这里定义的导数是在复平面上定义的，因此要求在平面上 z 以任意方式、任意方向趋于 z_0 时，极限（6-4）均存在且相等.

设 $f(z)$ 在 z_0 可导，若记 $\Delta z = z - z_0$，则式（6-4）可以写为：

$$f'(z_0) = \lim_{\Delta z \to 0} \frac{f(z_0+\Delta z)-f(z_0)}{\Delta z}.$$

或者

$$f(z_0+\Delta z)-f(z_0) = f'(z_0)\Delta z + o(|\Delta z|).$$

可以得到

$$\lim_{\Delta z \to 0} f(z_0+\Delta z) = f(z_0).$$

即 $f(z)$ 在 z_0 连续.

函数 $f(z)$ 的导函数 $f'(z)$ 定义为

$$f'(z) = \lim_{\Delta z \to 0} \frac{f(z+\Delta z)-f(z)}{\Delta z} \tag{6-5}$$

例 6-28　计算 $(z^n)'$，其中 n 为正整数.

解　$(z+\Delta z)^n = \sum_{k=0}^{n} C_n^k z^k (\Delta z)^{n-k}$

$$= (\Delta z)^n + C_n^1 (\Delta z)^{n-1} z + C_n^2 (\Delta z)^{n-2} z^2 + \cdots + C_n^n (\Delta z)^{n-n} z^n,$$

所以

$$\begin{aligned}(z^n)' &= \lim_{\Delta z \to 0} \frac{(z+\Delta z)^n - z^n}{\Delta z} \\ &= \lim_{\Delta z \to 0}\left[(\Delta z)^{n-1} + C_n^1 (\Delta z)^{n-2} z + \cdots + C_n^{n-1} z^{n-1}\right] \\ &= nz^{n-1}.\end{aligned}$$

（二）复变函数导数的运算法则

定理 6-5　如果复变函数 $f(z)$ 与 $g(z)$ 在区域 D 上可导，那么有以下运算法则：

（1）$[f(z) \pm g(z)]' = f'(z) \pm g'(z)$；

（2）$[f(z)g(z)]' = f'(z)g(z) + f(z)g'(z)$；

（3）$\left[\dfrac{f(z)}{g(z)}\right]' = \dfrac{f'(z)g(z) - f(z)g'(z)}{g^2(z)} \ (g(z) \neq 0)$.

复合函数求导法则如定理 6-6 所示.

定理 6-6　设函数 $f(z)$ 在 z_0 可导，$g(h)$ 在 $h_0 = f(z_0)$ 处可导，则复合函数 $g[f(z)]$ 在 z_0 处可导，且

$$g'[f(z_0)] = g'(h_0) f'(z_0).$$

反函数求导法则如定理 6-7 所示.

定理 6-7　设 $w=f(z)$，$z=\varphi(w)$ 是两个互为反函数的单值可导函数，且 $\varphi'(w)\neq 0$，那么

$$f'(z)=\frac{1}{\varphi'(w)}.$$

例 6-29　利用复变函数导数运算法则计算以下导数：

（1）$f(z)=(2z^2+\mathrm{i})^5$；

（2）$f(z)=\dfrac{(1+z^2)^4}{z^2}\quad (z\neq 0)$.

解　（1）$f'(z)=5(2z^2+\mathrm{i})^4 4z=20z(2z^2+\mathrm{i})^4$；

（2）$f'(z)=\dfrac{4(1+z^2)^3 2z^3-2z(1+z^2)^4}{z^4}=\dfrac{2}{z^3}(1+z^2)^3(3z^2-1)\quad (z\neq 0)$.

（三）复变函数导数的几何意义

设 $f(z)$ 是区域 D 上的连续复变函数，$z_0\in D$，如果 $f(z)$ 在 z_0 处及其某个邻域内任一点可导，可以讨论 $f'(z_0)$ 作为一个复数的几何意义.

1. 导数的辐角的几何意义　可以过 z_0 作一条光滑曲线 γ，它的参数为 t，方程为

$$z=\gamma(t)\quad (a\leqslant t\leqslant b).$$

不妨设 $\gamma(a)=z_0$，且 $\gamma'(a)\neq 0$. 则 γ 在点 z_0 处的切线与正实轴的夹角为 $\mathrm{Arg}\gamma'(a)$. 现在将函数 $f(z)$ 作用在曲线 γ 上. 设 $w=f(z)$ 把曲线 γ 映射为另一条像曲线 σ，它的方程为

$$w=\sigma(t)=f(\gamma(t))\quad (a\leqslant t\leqslant b).$$

由于 $\sigma'(a)=f'(\gamma(a))\gamma'(a)=f'(z_0)\gamma'(a)\neq 0$，所以 σ 在 $w_0=f(z_0)$ 处的切线与正实轴的夹角为

$$\mathrm{Arg}\sigma'(a)=\mathrm{Arg}f'(z_0)+\mathrm{Arg}\gamma'(a),$$

或者写为

$$\mathrm{Arg}\sigma'(a)-\mathrm{Arg}\gamma'(a)=\mathrm{Arg}f'(z_0).\tag{6-6}$$

这说明像曲线 σ 在 w 处的切线与正实轴的夹角与原曲线 γ 在 z_0 处的切线与正实轴的夹角之差是 $\mathrm{Arg}f'(z_0)$，这与曲线 γ 无关. $\mathrm{Arg}f'(z_0)$ 称为映射 $w=f(z)$ 在点 z_0 处的转动角.

如图 6-8 所示，如果过 z_0 点作两条光滑的曲线 γ_1 和 γ_2，它们的方程分别为

$$z_1=\gamma_1(t)(a\leqslant t\leqslant b)\text{ 和 }z_2=\gamma_2(t)(a\leqslant t\leqslant b),$$

且 $\gamma_1(a)=\gamma_2(a)=z_0$（图 6-8a）. 映射 $w=f(z)$ 把 γ_1 和 γ_2 分别映射为过 w_0 点的两条光滑曲线 σ_1 和 σ_2（图 6-8b），它们的方程分别为

$$w_1=\sigma_1(t)=f(\gamma_1(t))\quad (a\leqslant t\leqslant b)$$

和

$$w_2=\sigma_2(t)=f(\gamma_2(t))\quad (a\leqslant t\leqslant b).$$

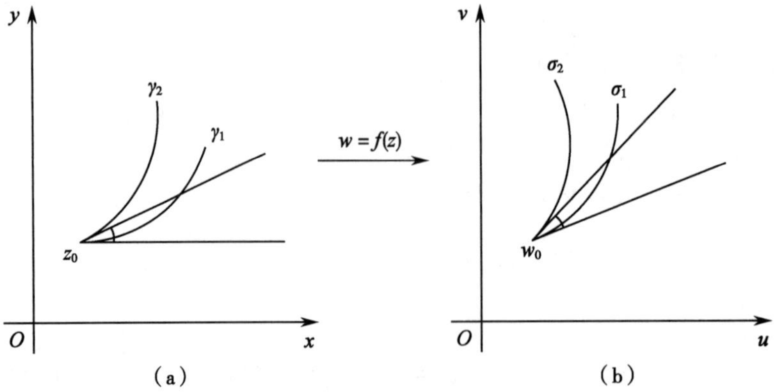

图 6-8　光滑曲线及其像曲线
(a) 光滑曲线；(b) 像曲线.

由式(6-6)可得

$$\mathrm{Arg}\sigma_1{}'(a)-\mathrm{Arg}\gamma_1{}'(a)=\mathrm{Arg}f'(z_0)=\mathrm{Arg}\sigma_2{}'(a)-\mathrm{Arg}\gamma_2{}'(a),$$

移项可得

$$\mathrm{Arg}\sigma_2{}'(a)-\mathrm{Arg}\sigma_1{}'(a)=\mathrm{Arg}\gamma_2{}'(a)-\mathrm{Arg}\gamma_1{}'(a). \tag{6-7}$$

定义两条曲线在某点的夹角为这两条曲线在该点的切线的夹角，则式(6-7)左端是曲线 σ_1 和 σ_2 在 w_0 处的夹角，右端是曲线 γ_1 和 γ_2 在 z_0 处的夹角. 式(6-7)说明，如果 $f'(z_0)\neq 0$，那么在映射 $w=f(z)$ 的作用下，过 z_0 点的任意两条光滑曲线的夹角的大小与旋转方向都是保持不变的. 具有这种性质的映射称为在 z_0 点是保角的，即保角映射.

2. 导数的模的几何意义　如图 6-9 所示，过 z_0 点作曲线 γ，它在映射 $f(z)$ 下的像为 σ. 由于

$$\lim_{z\to z_0}\frac{f(z)-f(z_0)}{z-z_0}=f'(z_0),$$

所以，当 z 沿着 γ 趋于 z_0 时，有

$$\lim_{z\to z_0}\frac{|f(z)-f(z_0)|}{|z-z_0|}=\lim_{z\to z_0}\frac{|w-w_0|}{|z-z_0|}=|f'(z_0)|.$$

这说明像点之间的距离与原像之间的距离之比只与 z_0 有关，而与曲线 γ 无关. 称 $|f'(z_0)|$ 为 $f(z)$ 在 z_0 处的伸缩率.

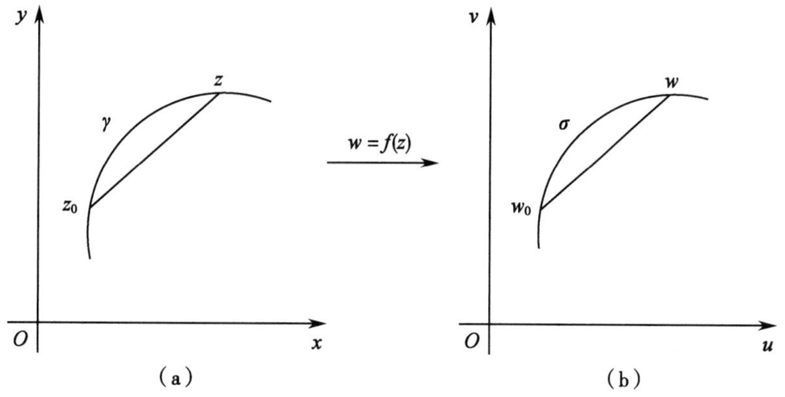

图 6-9　曲线及其像曲线的距离

(a) 曲线；(b) 像曲线.

综合复变函数导数的辐角和模的几何意义，可以进一步得到：如果 $f'(z_0)\neq 0$，在 z_0 的邻域中，作一个以 z_0 为顶点的小三角形(图 6-10a)，这个小三角形被 $f(z)$ 映射为一个曲边三角形(图 6-10b). 这个曲边三角形以 w_0 为顶点及对应边的切线构成一个微分三角形，该微分三角形和原来的小三角形相似. 因此，我们把这样一个映射称为共形映射.

(四) 复变函数可导的充分必要条件

定理 6-8　**(可导的充分必要条件)**　设 $f(z)=u(x,y)+\mathrm{i}v(x,y)$ 是定义在区域 D 上的函数，$z_0=x_0+\mathrm{i}y_0\in D$，那么 $f(z)$ 在 z_0 处可导的充分必要条件是 $u(x,y)$ 和 $v(x,y)$ 在 (x_0,y_0) 处可导且满足柯西 - 黎曼方程(Cauchy-Riemann equations)

$$\begin{cases}\dfrac{\partial u}{\partial x}=\dfrac{\partial v}{\partial y},\\[2mm]\dfrac{\partial u}{\partial y}=-\dfrac{\partial v}{\partial x}.\end{cases}$$

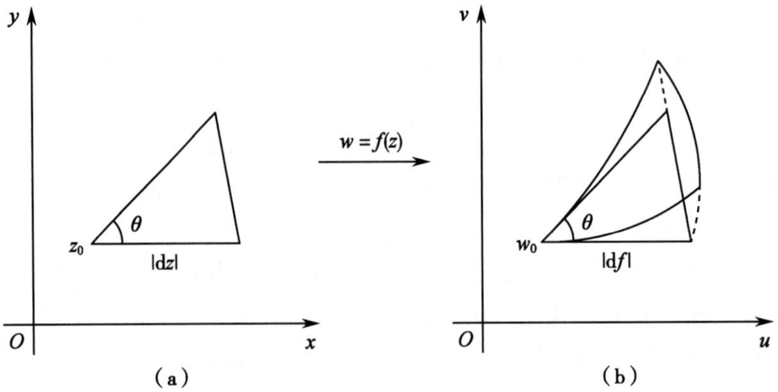

图6-10 小三角形及其像曲边三角形

(a)曲线;(b)像曲线.

证明 必要性：设$f(z)=u(x,y)+\mathrm{i}v(x,y)$在点$z_0=x_0+\mathrm{i}y_0$有导数$f'(z)=a+\mathrm{i}b$，这里$a$和$b$为实数. 根据导数定义，有

$$\lim_{\Delta z\to 0}\left|\frac{f(z_0+\Delta z)-f(z_0)}{\Delta z}-f'(z_0)\right|=0,$$

即

$$|f(z_0+\Delta z)-f(z_0)-f'(z_0)\Delta z|=o(|\Delta z|),$$

所以

$$\begin{gathered}\mathrm{Re}[f(z_0+\Delta z)-f(z_0)-f'(z_0)\Delta z]=o_1(|\Delta z|),\\ \mathrm{Im}[f(z_0+\Delta z)-f(z_0)-f'(z_0)\Delta z]=o_2(|\Delta z|).\end{gathered}$$

当$|\Delta z|\to 0$，

$$\begin{aligned}f(z_0+\Delta z)-f(z_0)&=f'(z_0)\Delta z+o_1(|\Delta z|)+\mathrm{i}o_2(|\Delta z|)\\ &=(a+\mathrm{i}b)(\Delta x+\mathrm{i}\Delta y)+o_1(|\Delta z|)+\mathrm{i}o_2(|\Delta z|),\end{aligned}$$

而函数的增量也可表示为

$$\begin{aligned}&f(z_0+\Delta z)-f(z_0)\\ &=u(x_0+\Delta x,y_0+\Delta y)-u(x_0,y_0)+\mathrm{i}[v(x_0+\Delta x,y_0+\Delta y)-v(x_0,y_0)]\\ &=\Delta u+\mathrm{i}\Delta v,\end{aligned}$$

比较两式，得

$$\begin{cases}\Delta u=a\Delta x-b\Delta y+o_1(|\Delta z|),\\ \Delta v=b\Delta x+a\Delta y+o_2(|\Delta z|).\end{cases}$$

根据二元实变量函数可导的定义和可导的必要条件，有$u(x,y)$和$v(x,y)$在(x_0,y_0)处可导，且

$$\begin{cases}\dfrac{\partial u}{\partial x}(x_0,y_0)=\dfrac{\partial v}{\partial y}(x_0,y_0)=a,\\ \dfrac{\partial u}{\partial y}(x_0,y_0)=-\dfrac{\partial v}{\partial x}(x_0,y_0)=b.\end{cases}$$

充分性：设$f(z)=u(x,y)+\mathrm{i}v(x,y)$的二元实函数$u(x,y)$，$v(x,y)$在$z_0=x_0+\mathrm{i}y_0$处可导且在该点满足

$$\begin{cases}\dfrac{\partial u}{\partial x}=\dfrac{\partial v}{\partial y},\\ \dfrac{\partial u}{\partial y}=-\dfrac{\partial v}{\partial x}.\end{cases}$$

则由二元实函数可导的定义和必要条件知，当 $|\Delta z|\to 0$ 有

$$\begin{cases}\Delta u=\dfrac{\partial u}{\partial x}(x_0,y_0)\Delta x+\dfrac{\partial u}{\partial y}(x_0,y_0)\Delta y+o_1(|\Delta z|),\\ \Delta v=\dfrac{\partial v}{\partial x}(x_0,y_0)\Delta x+\dfrac{\partial v}{\partial y}(x_0,y_0)\Delta y+o_2(|\Delta z|).\end{cases}$$

因此，

$$\begin{aligned}f(z_0+\Delta z)-f(z_0)&=\Delta u+\mathrm{i}\Delta v\\&=\frac{\partial u}{\partial x}(x_0,y_0)\Delta x+\frac{\partial u}{\partial y}(x_0,y_0)\Delta y+\mathrm{i}\left(\frac{\partial v}{\partial x}(x_0,y_0)\Delta x+\frac{\partial v}{\partial y}(x_0,y_0)\Delta y\right)\\&\quad+o_1(|\Delta z|)+\mathrm{i}o_2(|\Delta z|).\end{aligned}$$

因为柯西 - 黎曼方程成立，所以

$$\begin{aligned}f(z_0+\Delta z)-f(z_0)&=\frac{\partial u}{\partial x}(x_0,y_0)(\Delta x+\mathrm{i}\Delta y)+\frac{\partial v}{\partial x}(x_0,y_0)(-\Delta y+\mathrm{i}\Delta x)+o_1(|\Delta z|)+\mathrm{i}o_2(|\Delta z|)\\&=\frac{\partial u}{\partial x}(x_0,y_0)\Delta z+\mathrm{i}\frac{\partial v}{\partial x}(x_0,y_0)\Delta z+o_1(|\Delta z|)+\mathrm{i}o_2(|\Delta z|),\end{aligned}$$

上式两边同除以 Δz，并令 $\Delta z\to 0$，由

$$\left|\frac{o_1(|\Delta z|)+\mathrm{i}o_2(|\Delta z|)}{\Delta z}\right|\leqslant\frac{|o_1(|\Delta z|)|}{|\Delta z|}+\frac{|o_2(|\Delta z|)|}{|\Delta z|}\to 0\quad(\Delta z\to 0)$$

得

$$f'(z_0)=\frac{\partial u}{\partial x}(x_0,y_0)+\mathrm{i}\frac{\partial v}{\partial x}(x_0,y_0),$$

即函数 $f(z)$ 在 $z_0=x_0+\mathrm{i}y_0$ 处可导. 定理得证.

推论 6-1　若函数 $u(x,y)$ 与 $v(x,y)$ 的一阶偏导数在 (x_0,y_0) 点连续，且满足柯西 - 黎曼方程，则 $f(z)=u(x,y)+\mathrm{i}v(x,y)$ 在 $z_0=x_0+\mathrm{i}y_0$ 点可导，且在该点满足

$$f'(z)=\frac{\partial u}{\partial x}+\mathrm{i}\frac{\partial v}{\partial x}=\frac{\partial v}{\partial y}-\mathrm{i}\frac{\partial u}{\partial y}.$$

例 6-30　设 u 及 v 为可导函数 $f(z)$ 的实部及虚部，且 $u-v=(x+y)(x^2-4xy+y^2)$，$z=x+\mathrm{i}y$，求 $f(z)$.

解　由 $f(z)$ 为可导函数可知

$$\begin{cases}\dfrac{\partial u}{\partial x}=\dfrac{\partial v}{\partial y},\\ \dfrac{\partial u}{\partial y}=-\dfrac{\partial v}{\partial x}.\end{cases}$$

且

$$\begin{cases}\dfrac{\partial u}{\partial x}-\dfrac{\partial v}{\partial x}=(x^2-4xy+y^2)+(x+y)(2x-4y),\\ \dfrac{\partial u}{\partial y}-\dfrac{\partial v}{\partial y}=(x^2-4xy+y^2)+(x+y)(2y-4x),\end{cases}$$

两式相加减可得

$$\begin{cases}\dfrac{\partial u}{\partial x}=3x^2-3y^2,\\ \dfrac{\partial u}{\partial y}=-6xy,\end{cases}$$

故可得

$$f'(z)=\frac{\partial u}{\partial x}-\mathrm{i}\frac{\partial u}{\partial y}=3x^2-3y^2+\mathrm{i}6xy=3(x+\mathrm{i}y)^2=3z^2,$$

从而

$$f(z)=\int f'(z)\,\mathrm{d}z=\int 3z^2\mathrm{d}z=z^3+c.$$

例 6-31　设函数 $f(z)=u+\mathrm{i}v$ 在区域 D 内可导且满足 $au+bv=c$，其中 a, b, c 为不为零的实常数，证明：$f(z)$ 在 D 内是常数.

证明　由 $f(z)$ 区域 D 内可导得柯西 - 黎曼方程

$$\begin{cases}\dfrac{\partial u}{\partial x}=\dfrac{\partial v}{\partial y},\\[2mm] \dfrac{\partial u}{\partial y}=-\dfrac{\partial v}{\partial x}.\end{cases}$$

成立. 由 $au+bv=c$ 两边关于 x, y 分别求偏导，得

$$\begin{cases}a\dfrac{\partial u}{\partial x}+b\dfrac{\partial v}{\partial x}=0,\\[2mm] a\dfrac{\partial u}{\partial y}+b\dfrac{\partial v}{\partial y}=0,\end{cases}$$

结合柯西 - 黎曼方程可得

$$\begin{cases}a\dfrac{\partial v}{\partial y}+b\dfrac{\partial v}{\partial x}=0,\\[2mm] -a\dfrac{\partial v}{\partial x}+b\dfrac{\partial v}{\partial y}=0,\end{cases}$$

从而可得 $(a^2+b^2)\dfrac{\partial v}{\partial y}=0$，由 a, b, c 不为零可得 $a^2+b^2\neq 0$，故 $\dfrac{\partial v}{\partial y}=0$. 代入可得 $\dfrac{\partial v}{\partial x}=0$.

由柯西 - 黎曼方程可得 $\dfrac{\partial u}{\partial x}=\dfrac{\partial u}{\partial y}=0$，故

$$\begin{cases}u=c_1,\\ v=c_2,\end{cases}$$

即 $f(z)=c_1+\mathrm{i}c_2$　$(c_1, c_2\in R)$.

二、高阶导数

$w=f(z)$ 的导数 $f'(z)$ 称为函数 $w=f(z)$ 的一阶导数. 类似地，二阶导数为一阶导数的导数，三阶导数为二阶导数的导数 …… 一般地，对 $f(z)$ 的 $n-1$ 阶导数求导即为 $f(z)$ 的 n 阶导数. 二阶及二阶以上的导数统称为高阶导数.

例 6-32　求下列函数的一阶、二阶和三阶导数.

(1) $f(z)=e^z$;

(2) $f(z)=\sin z$.

解　(1) 由 $f(z)=e^z=e^x(\cos y+\mathrm{i}\sin y)$ 得

$$u=e^x\cos y,\ v=e^x\sin y.$$

从而

$$\frac{\partial u}{\partial x}=e^x\cos y=\frac{\partial v}{\partial y},\ \frac{\partial u}{\partial y}=-e^x\sin y=-\frac{\partial v}{\partial x}.$$

而上面四个偏导数在任一点 (x, y) 连续，由定理 6-8 得 e^z 在整个复平面上可导，且

$$(e^z)' = \frac{\partial u}{\partial x} + \mathrm{i}\frac{\partial v}{\partial x} = e^x\cos y + \mathrm{i}e^x\sin y = e^x(\cos y + \mathrm{i}\sin y) = e^z;$$

因此，$f(z)=e^z$ 是无穷阶可导的，它的一、二阶和三阶导数都是它本身.

(2) $(\sin z)' = \cos z = \sin\left(z+\frac{\pi}{2}\right)$,

$$(\sin z)'' = \cos\left(z+\frac{\pi}{2}\right) = \sin\left(z+2\frac{\pi}{2}\right),$$

$$(\sin z)''' = \cos\left(z+2\frac{\pi}{2}\right) = \sin\left(z+3\frac{\pi}{2}\right),$$

……

一般可得

$$\sin^{(n)} z = \sin\left(z+\frac{n}{2}\pi\right).$$

同理，

$$\cos^{(n)}(z) = \cos\left(z+\frac{n}{2}\pi\right).$$

另外，还可通过以下方法求得 $\cos^{(n)}(z)$ 的公式：

$$\cos^{(n)}(z) = \sin^{(n+1)} z = \sin\left(z+\frac{n+1}{2}\pi\right) = \cos\left(z+\frac{n}{2}\pi\right).$$

第四节　解 析 函 数

一、解析函数的概念

定义 6-11　如果函数 $f(z)$ 不仅在 z_0 处可导，而且在 z_0 的某个邻域内的任一点也可导，则称 $f(z)$ 在 z_0 解析. 如果函数 $f(z)$ 在区域 D 内任一点解析，则称 $f(z)$ 在区域 D 内解析.

由定义知，函数在区域 D 内解析与在区域 D 内可导是等价的. 但函数在一点解析与在该点可导是不等价的. 函数在某点解析意味着函数在该点及其某邻域内处处可导；而函数在某点可导并不意味着函数在除去该点的邻域内也一定可导.

如果函数 $f(z)$ 在 z_0 处不解析，称 z_0 为 $f(z)$ 的奇点.

例 6-33　讨论以下函数的解析性.

(1) $f(z)=z^2$;

(2) $f(z)=|z|^2$.

解　(1) 由定理 6-8 可知 $f(z)=z^2$ 在整个复平面上处处可导且 $f'(z)=2z$，因此，函数 $f(z)=z^2$ 在整个复平面上解析；

(2) 由定理 6-8 可知函数 $f(z)=|z|^2$ 除 $z=0$ 处可导外，在其他 $z\neq 0$ 处均不可导，因此，$f(z)$ 在整个复平面上不解析.

例 6-34　证明：函数 $f(z)=(\mathrm{Re}(z))^2$ 在 $z=0$ 点可导，但在该点不解析.

证明　因为

$$\lim_{z\to 0}\frac{f(z)-f(0)}{z-0} = \lim_{z\to 0}\frac{(\mathrm{Re}(z))^2}{z} = \lim_{z\to 0}\frac{\mathrm{Re}(z)}{z}\cdot\mathrm{Re}(z) = 0,$$

所以 $f(z)$ 在 $z=0$ 点可导，且 $f'(0)=0$.

当 $\mathrm{Re}(z_0)\neq 0$ 时，设 $z_0=x_0+\mathrm{i}y_0$，先取 $\Delta z=\Delta x=x-x_0$，这时

$$\begin{aligned}&\lim_{\Delta x\to 0}\frac{f(z_0+\Delta z)-f(z_0)}{\Delta z}\\&=\lim_{\Delta x\to 0}\frac{(x_0+\Delta x)^2-x_0^2}{\Delta x}\\&=2x_0\neq 0;\end{aligned}$$

再取 $\Delta z=\mathrm{i}\Delta y=\mathrm{i}(y-y_0)$，这时

$$\lim_{\Delta y\to 0}\frac{f(z_0+\Delta z)-f(z_0)}{\Delta z}=\lim_{\Delta y\to 0}\frac{x_0^2-x_0^2}{\mathrm{i}\Delta y}=0,$$

所以，除虚轴外函数 $f(z)$ 不可导，故 $z=0$ 不是解析点.

二、函数解析的充要条件

由函数在某点可导的充要条件立即可得如下结论：

定理 6-9　复变函数 $f(z)=u(x,y)+\mathrm{i}v(x,y)$ 在区域 D 内解析的充分必要条件是：$u(x,y)$，$v(x,y)$ 在区域 D 内可导，且在区域 D 内满足柯西 - 黎曼方程

$$\begin{cases}\dfrac{\partial u}{\partial x}=\dfrac{\partial v}{\partial y},\\[2mm]\dfrac{\partial u}{\partial y}=-\dfrac{\partial v}{\partial x}.\end{cases}$$

与函数可导的推论 6-1 相对应，还可得推论 6-2.

推论 6-2　复变函数 $f(z)=u(x,y)+\mathrm{i}v(x,y)$ 在其定义域 D 内解析的充分必要条件是：

(1) $u(x,y)$ 与 $v(x,y)$ 的四个偏导数 $\dfrac{\partial u}{\partial x},\dfrac{\partial u}{\partial y},\dfrac{\partial v}{\partial x},\dfrac{\partial v}{\partial y}$ 存在且连续；

(2) 满足柯西 - 黎曼方程 $\dfrac{\partial u}{\partial x}=\dfrac{\partial v}{\partial y},\dfrac{\partial u}{\partial y}=-\dfrac{\partial v}{\partial x}$.

例 6-35　讨论下列函数的解析性

(1) $f(z)=2x(1-y)+\mathrm{i}(x^2-y^2+2y)$；

(2) $f(z)=x^2+\mathrm{i}y^2$；

(3) $f(z)=z=x+\mathrm{i}y$；

(4) $f(z)=\overline{z}=x-\mathrm{i}y$.

解　(1) 设 $u=2x(1-y)$，$v=x^2-y^2+2y$. 因为

$$\frac{\partial u}{\partial x}=2(1-y)=\frac{\partial v}{\partial y},\frac{\partial u}{\partial y}=-2x=-\frac{\partial v}{\partial x},$$

且这四个偏导数处处连续，故 $f(z)=2x(1-y)+\mathrm{i}(x^2-y^2+2y)$ 在复平面上处处解析；

(2) 设 $u=x^2$，$v=y^2$. 因为

$$\frac{\partial u}{\partial x}=2x,\frac{\partial v}{\partial y}=2y,\frac{\partial u}{\partial y}=0,\frac{\partial v}{\partial x}=0,$$

且这四个偏导数虽然处处连续，但柯西 - 黎曼方程仅在 $x=y$ 时成立，因而函数 $f(z)=x^2+\mathrm{i}y^2$ 在直线 $y=x$ 上可导，在其他点处不可导，进而该函数在复平面上处处不解析；

(3) 设 $u=x$，$v=y$. 因为

$$\frac{\partial u}{\partial x}=1=\frac{\partial v}{\partial y},\frac{\partial u}{\partial y}=0=\frac{\partial v}{\partial x},$$

且这四个偏导数处处连续，故 $f(z)=z$ 在复平面上处处解析；

(4) 设 $u=x$，$v=-y$. 因为

$$\frac{\partial u}{\partial x}=1,\quad\frac{\partial v}{\partial y}=-1,\quad\frac{\partial u}{\partial y}=0=\frac{\partial v}{\partial x},$$

所以柯西 - 黎曼方程在复平面上处处不成立，因而函数 $f(z)=\overline{z}$ 在复平面上处处不解析.

三、初等函数的解析性

由导数的运算法则可知，在某区域上解析的函数经过加、减、乘、除（分母不为零）运算得到的函数在该区域上仍解析. 两个及两个以上的解析函数经过有限次复合运算后得到的函数仍为解析函数. 单值解析函数的单值反函数仍为解析函数.

下面给出关于几个常见初等函数解析性的结论.

（一）指数函数的解析性

指数函数 $w=e^z$ 在整个复平面上解析，且 $w'=e^z$.

证明　设 $z=x+iy$，$e^z=e^x\cos y+ie^x\sin y=u(x,y)+iv(x,y)$，则

$$\frac{\partial u}{\partial x}=e^x\cos y,\quad \frac{\partial u}{\partial y}=-e^x\sin y,\quad \frac{\partial v}{\partial x}=e^x\sin y,\quad \frac{\partial v}{\partial y}=e^x\cos y.$$

这四个偏导数在复平面上处处连续且满足柯西 - 黎曼方程，所以 $w=e^z$ 在复平面上处处解析，且

$$w'=\frac{\partial u}{\partial x}+i\frac{\partial v}{\partial x}=e^x\cos y+ie^x\sin y=e^z.$$

（二）三角函数的解析性

三角函数 $\sin z$，$\cos z$，$\tan z$，$\cot z$ 在其定义域内解析.

（三）对数函数的解析性

对数函数 $\mathrm{Ln}\,z$，由于其在原点和负实轴上不连续，故它在原点和负实轴上不可导、不解析. 在除去原点和负实轴的复平面上，因为 $w=\mathrm{Ln}\,z$ 的主值及各分支的反函数均为 $z=e^w$，由例 6-32 的（1）得到

$$\frac{dw}{dz}=\frac{1}{\dfrac{dz}{dw}}=\frac{1}{e^w}=(e^w)^{-1}=z^{-1},$$

即

$$(\mathrm{Ln}z)'=\frac{1}{z}.$$

因此在除去原点和负实轴的复平面上，$\mathrm{Ln}\,z$ 的主值和各个分支函数均可导、解析.

（四）幂函数的解析性

幂函数 z^α 的解析性可分为以下几种情况：

（1）当 α 为正整数时，z^α 在整个复平面上可导、解析；

（2）当 α 为负整数和零时，z^α 在除去原点的整个复平面上可导、解析；

（3）当 α 为既约分数、无理数、复数时，根据 z^α 是指数函数与对数函数的复合函数以及复合函数的求导法则有：z^α 的每一个分支函数在除去原点和负实轴的复平面上可导、解析.

不论 α 为以上何种情况，在可导、解析点上统一有 $(z^\alpha)'=\alpha z^{\alpha-1}$.

第五节　复变函数的积分

一、积分的定义及计算

（一）积分的定义

定积分 $\int_a^b f(x)\,dx$ 定义为一种和式的极限. 在复数域内，可理解为函数 $f(z)$ 在复平面上沿直

线 $y=0$，x 从 a 到 b 的积分. 将直线推广到曲线，即把从 a 到 b 的实数范围扩展到复数，可以将 $\int_a^b f(z)\,\mathrm{d}z$ 理解为函数 $f(z)$ 沿某曲线 C 从复数 a 到复数 b 的积分，它的值仍为一种和式的极限. 此时，实变量函数积分 $\int_a^b f(x)\,\mathrm{d}x$ 则为其特殊情况.

定义 6-12　设 $z=C(t)(a\leqslant t\leqslant b)$ 是一条可求长的曲线，f 是定义在 C 上的函数，沿着 C 的正方向把曲线用分点 $z_0=C(a), z_1, z_2, \cdots, z_{n-1}, z_n=C(b)$ 分成 n 个弧段，这里 z_k $(k=0, 1, \cdots, n)$ 是曲线 C 上按照从 z_0 到 z_n 的次序排列的，ξ_k 是 z_{k-1} 到 z_k 的弧上的任一点（图 6-11）. 如果不论对 C 的分法和对 ξ_k 的取法，当分点无限增多，而这些弧段长度的最大值 λ 趋于零时，和式

$$\sum_{k=1}^{n} f(\xi_k)\quad(z_k-z_{k-1}).$$

的极限存在且唯一，则称此极限为函数 $f(z)$ 沿曲线 C 从 z_0 到 z_n 的积分，记做 $\int_C f(z)\,\mathrm{d}z$，即

$$\int_C f(z)\,\mathrm{d}z=\lim_{\lambda\to 0}\sum\nolimits_{k=1}^{n} f(\xi_k)\quad(z_k-z_{k-1}).$$

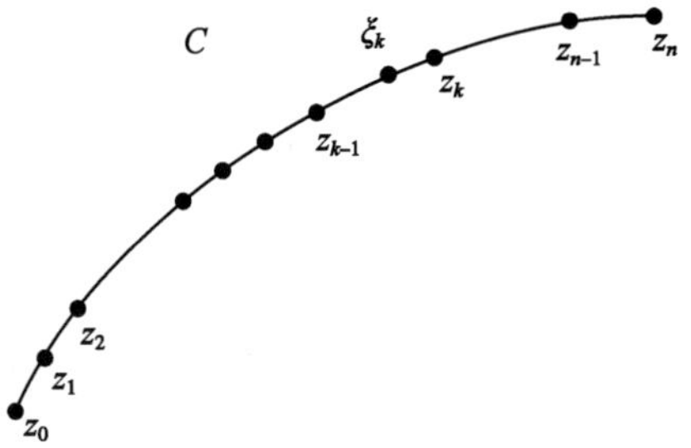

图 6-11　积分曲线 C 示意

事实上，只要 $f(z)$ 在 C 上连续，上述积分一定存在. 当积分存在时，根据定义 6-12 可立即推出如下性质：

（1）$\int_C kf(z)\,\mathrm{d}z=k\int_C f(z)\,\mathrm{d}z$，其中 k 是任一复常数；

（2）$\int_C[f(z)\pm g(z)]\,\mathrm{d}z=\int_C f(z)\,\mathrm{d}z\pm\int_C g(z)\,\mathrm{d}z$，其中 $f(z)$ 和 $g(z)$ 在 C 上连续；

（3）$\int_C f(z)\,\mathrm{d}z=\int_{C_1} f(z)\,\mathrm{d}z+\int_{C_2} f(z)\,\mathrm{d}z+\cdots+\int_{C_n} f(z)\,\mathrm{d}z$，其中曲线 C 由曲线 $C_1, C_2, \cdots, C_n$ 连接而成；

（4）$\int_C f(z)\,\mathrm{d}z=-\int_{C^-} f(z)\,\mathrm{d}z$，其中曲线 C^- 为曲线 C 的反方向曲线.

（5）如果在曲线 C 上 $|f(z)|\leqslant M$，曲线 C 的长度为 L，那么

$$\left|\int_C f(z)\,\mathrm{d}z\right|\leqslant ML.$$

例 6-36　设 C 是一条从起点 z_0 到终点 z 的可求长的曲线，求

（1）$\int_C \mathrm{d}z$；（2）$\int_C z\mathrm{d}z$.

解　由定义 6-12 知，

（1）

$$\int_C \mathrm{d}z=\lim_{\lambda\to 0}\sum_{k=1}^{n}(z_k-z_{k-1})=z-z_0;$$

（2）

$$\int_C z\mathrm{d}z=\lim_{\lambda\to 0}\sum_{k=1}^{n}\xi_k(z_k-z_{k-1}).$$

当 $\xi_k=z_{k-1}$ 时，有

$$\lim_{\lambda\to 0}\sum_{k=1}^{n}\xi_k(z_k-z_{k-1})=\lim_{\lambda\to 0}\sum_{k=1}^{n}z_{k-1}(z_k-z_{k-1})=f_1;$$

当 $\xi_k=z_k$ 时，有

$$\lim_{\lambda\to 0}\sum_{k=1}^{n}\xi_k(z_k-z_{k-1})=\lim_{\lambda\to 0}\sum_{k=1}^{n}z_k(z_k-z_{k-1})=f_2.$$

当 $\lambda\to 0$ 时，有 $f_1=f_2$，从而

$$\int_C z\mathrm{d}z=\frac{1}{2}(f_1+f_2)=\frac{1}{2}\lim_{\lambda\to 0}\sum_{k=1}^{n}(z_k^2-z_{k-1}^2)=\frac{1}{2}(z^2-z_0^2).$$

特别地，如果 $z_0=z$，即 C 为闭曲线，那么

$$\int_C \mathrm{d}z=\int_C z\mathrm{d}z=0.$$

（二）积分的计算

对积分 $\int_C f(z)\,\mathrm{d}z$，若曲线 C

$$z(t)=x(t)+\mathrm{i}y(t)(\alpha\leqslant t\leqslant\beta)$$

分段光滑，且 $f(z)=u(x,y)+\mathrm{i}v(x,y)$ 在 C 上分段连续，则由函数 $f(z)$ 沿曲线 C 积分的定义有

$$\begin{aligned}
\int_C f(z)\,\mathrm{d}z&=\lim_{\lambda\to 0}\sum_{k=1}^{n}f(\xi_k)\,\Delta z_k\\
&=\lim_{\lambda\to 0}\sum_{k=1}^{n}[u(\eta_k,\zeta_k)\,\Delta x_k-v(\eta_k,\zeta_k)\,\Delta y_k]\\
&\quad+\mathrm{i}\lim_{\lambda\to 0}\sum_{k=1}^{n}[u(\eta_k,\zeta_k)\,\Delta y_k+v(\eta_k,\zeta_k)\,\Delta x_k]（其中\xi_k=\eta_k+\mathrm{i}\zeta_k）\\
&=\int_C u(x,y)\,\mathrm{d}x-v(x,y)\,\mathrm{d}y+\mathrm{i}\int_C u(x,y)\,\mathrm{d}y+v(x,y)\,\mathrm{d}x\\
&=\int_\alpha^\beta[u(x(t),y(t))\,x'(t)-v(x(t),y(t))\,y'(t)]\,\mathrm{d}t\\
&\quad+\mathrm{i}\int_\alpha^\beta[u(x(t),y(t))\,y'(t)+v(x(t),y(t))\,x'(t)]\,\mathrm{d}t\\
&=\int_\alpha^\beta[u(x(t),y(t))+\mathrm{i}v(x(t),y(t))][x'(t)+\mathrm{i}y'(t)]\,\mathrm{d}t\\
&=\int_\alpha^\beta f[z(t)]\,z'(t)\,\mathrm{d}t,
\end{aligned}$$

由上述推导过程可得如下两个常用的积分计算公式：

$$\int_C f(z)\,\mathrm{d}z=\int_C u\mathrm{d}x-v\mathrm{d}y+\mathrm{i}\int_C v\mathrm{d}x+u\mathrm{d}y, \tag{6-8}$$

当曲线 C 可表示为 $z(t)=x(t)+\mathrm{i}y(t)(\alpha\leqslant t\leqslant\beta)$ 时，

$$\int_C f(z)\,\mathrm{d}z=\int_\alpha^\beta f[z(t)]\,z'(t)\,\mathrm{d}t. \tag{6-9}$$

例 6-37　计算下列积分

（1）$I_1=\int_{C_1}z^2\mathrm{d}z$，$C_1$ 为从 $z=0$ 到 $z=2+\mathrm{i}$ 的直线段；

（2）$I_2=\int_{C_2}z^2\mathrm{d}z$，$C_2$ 为从原点到 $z=2$，再从 $z=2$ 到 $z=2+\mathrm{i}$ 的折线段.

解　（1）如图 6-12 所示，直线段 C_1 上的点均有 $x=2y$，所以直线段可表示为

$$z=2y+\mathrm{i}y\quad(0\leqslant y\leqslant 1),$$

由式（6-9）有

$$I_1=\int_{C_1}z^2\mathrm{d}z=\int_0^1(2y+\mathrm{i}y)^2(2+\mathrm{i})\,\mathrm{d}y$$
$$=(2+\mathrm{i})^3\left.\frac{y^3}{3}\right|_0^1=\frac{2}{3}+\frac{11}{3}\mathrm{i}.$$

（2）如图 6-12 所示，

$$I_2=\int_{C_2}z^2\mathrm{d}z=\int_{OA}z^2\mathrm{d}z+\int_{AB}z^2\mathrm{d}z,$$

而 OA：$z=x$（$0\leqslant x\leqslant 2$），AB：$z=2+\mathrm{i}y$（$0\leqslant y\leqslant 1$），
所以

$$I_2=\int_0^2x^2\mathrm{d}x+\int_0^1(2+\mathrm{i}y)^2\cdot\mathrm{i}\mathrm{d}y=\frac{2}{3}+\frac{11}{3}\mathrm{i}.$$

观察 I_1 和 I_2 的值，可以得到 z^2 沿简单闭曲线 $OABO$ 的积分值为 0.

例 6-38　计算下列积分

（1）$I_3=\int_{C_3}z\mathrm{d}z$；

（2）$I_4=\int_{C_4}z\mathrm{d}z$；

（3）$I_5=\int_{C_3}\overline{z}\mathrm{d}z$；

（4）$I_6=\int_{C_4}\overline{z}\mathrm{d}z$，

其中，C_3，C_4 如图 6-13 所示，均以 $z=-1$ 为起点沿单位圆周到终点 $z=1$.

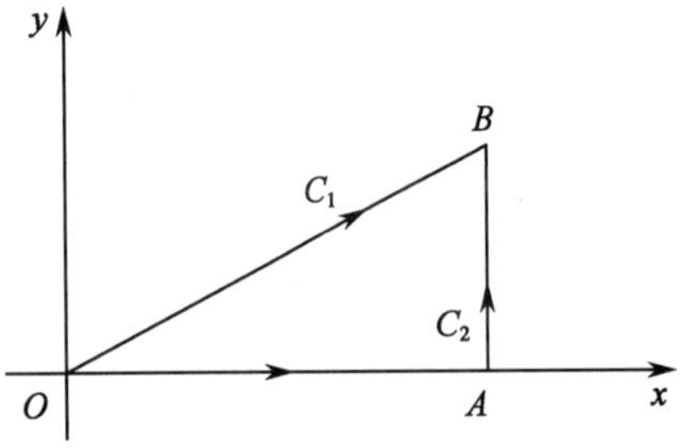

图 6-12　积分曲线

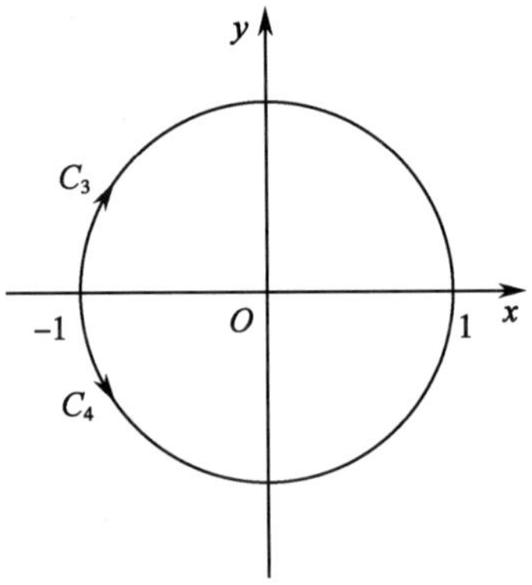

图 6-13　积分曲线

解　设 $z=e^{\mathrm{i}\theta}$，

（1）$I_3=\int_{C_3}z\mathrm{d}z=\int_{\pi}^0e^{\mathrm{i}\theta}e^{\mathrm{i}\theta}\mathrm{i}\mathrm{d}\theta=0$；

（2）$I_4=\int_{C_4}z\mathrm{d}z=\int_{-\pi}^0e^{\mathrm{i}\theta}e^{\mathrm{i}\theta}\mathrm{i}\mathrm{d}\theta=0$；

（3）$I_5=\int_{C_3}\overline{z}\mathrm{d}z=\int_{\pi}^0e^{-\mathrm{i}\theta}e^{\mathrm{i}\theta}\mathrm{i}\mathrm{d}\theta=-\pi\mathrm{i}$；

（4）$I_6=\int_{C_4}\overline{z}\mathrm{d}z=\int_{-\pi}^0e^{-\mathrm{i}\theta}e^{\mathrm{i}\theta}\mathrm{i}\mathrm{d}\theta=\pi\mathrm{i}$.

观察 I_5 和 I_6 的值，有

$$\int_{C_4-C_3}\overline{z}\mathrm{d}z=\int_{C_4+C_3^-}\overline{z}\mathrm{d}z=\int_{C_4}\overline{z}\mathrm{d}z+\int_{C_3^-}\overline{z}\mathrm{d}z=2\pi\mathrm{i},$$
$$\int_{C_3-C_4}\overline{z}\mathrm{d}z=\int_{C_3+C_4^-}\overline{z}\mathrm{d}z=\int_{C_3}\overline{z}\mathrm{d}z+\int_{C_4^-}\overline{z}\mathrm{d}z=-2\pi\mathrm{i}.$$

也就是说 $\overline{z}$ 沿简单闭曲线的积分值与所走路径方向有关. 关于曲线 C 的方向规定如下：

（1）当 C 为曲线线段时，曲线的正方向总是指从起点到终点的方向；

（2）当 C 为简单闭曲线时，C 的正方向是指当曲线上的点 P 顺此方向沿该曲线前进时，邻近点 P 的曲线所围的内部始终位于点 P 的左方. 与之相反的方向称为 C 的负方向；

（3）约定：若对简单闭曲线未声明它的方向，则认定其方向为正向.

进一步观察 I_3 和 I_4 的值，有

$$\int_{C_4-C_3} z\mathrm{d}z=\int_{C_4+C_3^-} z\mathrm{d}z=\int_{C_4} z\mathrm{d}z+\int_{C_3^-} z\mathrm{d}z=0=\int_{C_3-C_4} z\mathrm{d}z,$$

可知函数 z 沿闭曲线积分为零. 由例 6-35 知，z 在复平面上处处解析，而 $\bar{z}$ 在复平面上处处不解析，函数沿闭曲线积分是否为零可能与函数在某区域上的解析性有关. 在下一部分内容将讨论这个问题.

例 6-39　计算 $\int_C \dfrac{\mathrm{d}z}{(z-z_0)^{n+1}}$，其中 C 为以 z_0 为圆心，r 为半径的正向圆周，n 为整数（图 6-14）.

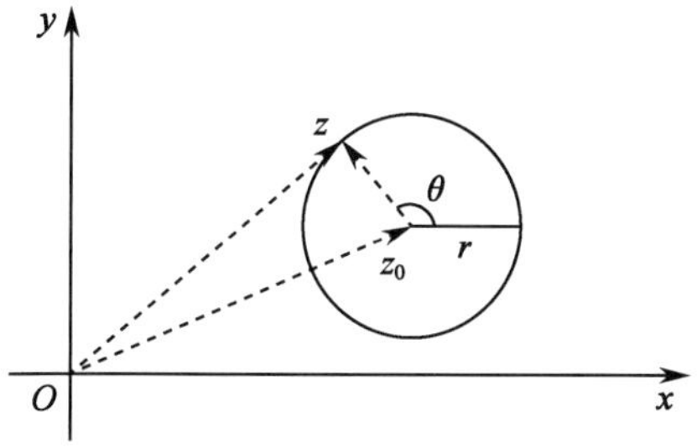

图 6-14　积分曲线

解　C 的方程可写作 $z=z_0+re^{\mathrm{i}\theta}$ $(0\leqslant\theta\leqslant\pi)$，因而

$$\int_C \frac{\mathrm{d}z}{(z-z_0)^{n+1}}=\int_0^{2\pi}\frac{\mathrm{i}re^{\mathrm{i}\theta}}{r^{n+1}e^{\mathrm{i}(n+1)\theta}}\mathrm{d}\theta=\int_0^{2\pi}\frac{\mathrm{i}}{r^n e^{\mathrm{i}n\theta}}\mathrm{d}\theta$$

$$=\frac{\mathrm{i}}{r^n}\int_0^{2\pi}(\cos n\theta-\mathrm{i}\sin n\theta)\,\mathrm{d}\theta.$$

当 $n=0$ 时，

$$\int_C \frac{\mathrm{d}z}{(z-z_0)^{n+1}}=\int_C \frac{\mathrm{d}z}{z-z_0}=2\pi\mathrm{i};$$

当 $n\neq 0$ 时，

$$\int_C \frac{\mathrm{d}z}{(z-z_0)^{n+1}}=0.$$

注意到这个积分结果与 r 和 z_0 无关.

二、柯 西 定 理

高等数学中已经介绍过曲线积分与路径无关，也就是函数沿闭曲线积分为零，那么对于复变函数，它沿闭曲线的积分是否也为零？由例 6-38 的结果可以看出，$\int_{|z|=1} z\mathrm{d}z=0$ 和 $\int_{|z|=1} \bar{z}\mathrm{d}z\neq 0$，说明函数沿闭曲线积分是否为零与函数在某区域上的解析性密切相关. 法国数学家柯西对上述问题给出了柯西定理.

定理 6-10　**柯西定理**　设 C 是一条简单正向闭曲线，$f(z)$ 在以 C 为边界的有界闭区域 D 上解析，那么

$$\int_C f(z)\,\mathrm{d}z=0.$$

例6-40　求以下积分：

(1) $\int_{|z|=1}\frac{\mathrm{d}z}{\cos z}$（积分曲线见图6-15a）；

(2) $\int_C z^2e^z\mathrm{d}z$，其中 C 是顶点为 -2，$-\mathrm{i}$，2，i 的四边形所围区域的边界曲线（积分曲线见图6-15b）.

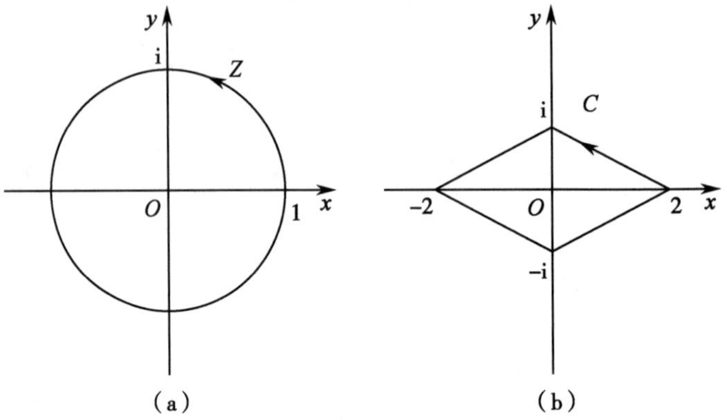

图6-15　积分曲线

解　因为(1)(2)中被积函数在对应积分曲线所围的区域上均解析，因此，由柯西定理可得：

(1) $\int_{|z|=1}\frac{\mathrm{d}z}{\cos z}=0$;

(2) $\int_C z^2e^z\mathrm{d}z=0$.

简单闭曲线围成的区域是单连通域，下面将柯西定理的结论推广到多连通域上.

定理6-11　设 D 为由外线路 C_0 及内线路 $C_1, C_2, \cdots, C_n$ 围成的有界多连通域（图6-16），$f(z)$ 在 D 内及边界线 $C_0, C_1, C_2, \cdots, C_n$ 上解析，那么

$$\int_C f(z)\,\mathrm{d}z=0,$$

这里 C 为多连通域 D 的所有正向边界，其方向是 C_0 取逆时针方向，C_k ($k=1, 2, \cdots, n$) 取顺时针方向.

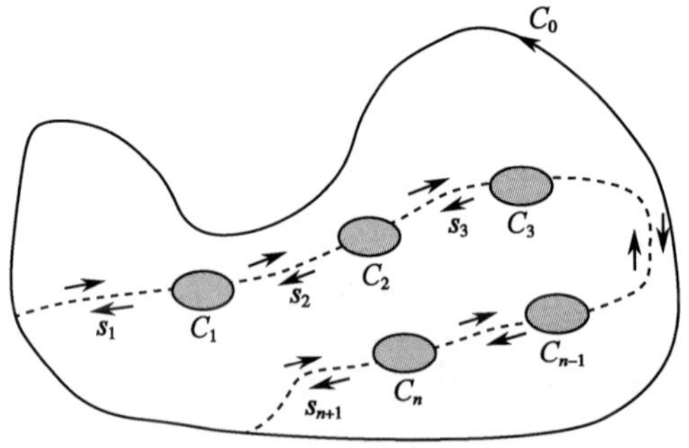

图6-16　积分曲线

证明　用弧 $s_1, s_2, \cdots, s_{n+1}$ 按图6-16所示将区域 D 分割成两个单连通域，C', C'' 分别表示这两个单连通域的边界线. 根据柯西定理有

$$\int_{C'} f(z)\,\mathrm{d}z=0,\quad \int_{C''} f(z)\,\mathrm{d}z=0.$$

从而

$$\int_{C'} f(z)\,\mathrm{d}z + \int_{C''} f(z)\,\mathrm{d}z = 0.$$

由于沿弧 $s_1, s_2, \cdots, s_{n+1}$ 的积分在沿 C' 和 C'' 的积分中各出现一次，且互为反方向，故在上式左端的积分中它们相互抵消形成了

$$\int_{C'} f(z)\,\mathrm{d}z + \int_{C''} f(z)\,\mathrm{d}z = \int_C f(z)\,\mathrm{d}z,$$

所以

$$\int_C f(z)\,\mathrm{d}z = 0.$$

于是定理得证.

定理中 $\int_C f(z)\,\mathrm{d}z = 0$ 也可写成

$$\int_{C_0} f(z)\,\mathrm{d}z = \int_{C_1^-} f(z)\,\mathrm{d}z + \int_{C_2^-} f(z)\,\mathrm{d}z + \cdots \int_{C_n^-} f(z)\,\mathrm{d}z.$$

特别地，当 D 的内线路只有一条线路 C_1 时，如图 6-17 所示有

$$\int_{C_0} f(z)\,\mathrm{d}z = \int_{C_1} f(z)\,\mathrm{d}z.$$

由此可见，在区域上解析的函数沿闭曲线的积分，不因闭曲线在区域内做连续变形而改变它的值. 这个事实称为闭路变形原理.

通过柯西定理，可以得到一些简单的结果，如例 6-41 和例 6-42.

例 6-41　C_0、C_1、C_2 如图 6-18 所示，C 为图中所有的边界线. 求 $\int_C \frac{\mathrm{d}z}{z(z-1)}$.

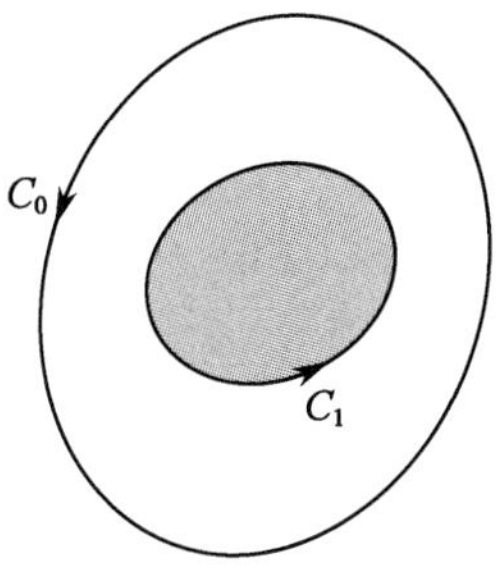

图 6-17　积分曲线

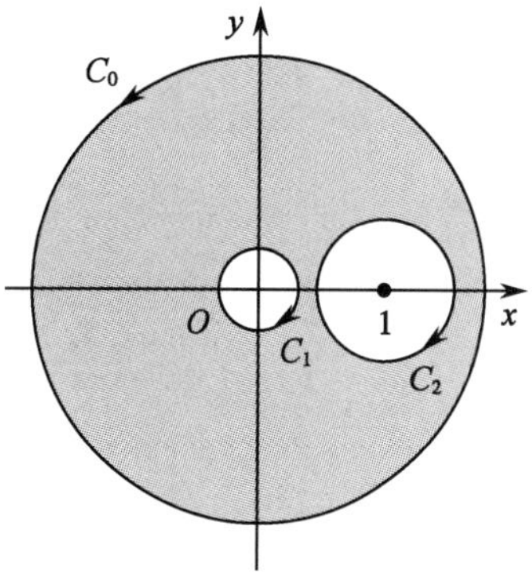

图 6-18　积分曲线

解　可以得到：函数 $\frac{1}{z(z-1)}$ 在 C 围成的阴影部分区域及边界上解析，则根据定理 6-11 可得

$$\int_C \frac{\mathrm{d}z}{z(z-1)} = 0.$$

由此可以得到：

$$\int_{C_0} \frac{\mathrm{d}z}{z(z-1)} = \int_{C_1^-} \frac{\mathrm{d}z}{z(z-1)} + \int_{C_2^-} \frac{\mathrm{d}z}{z(z-1)}.$$

例 6-42　C_0 和 C_1 为如图 6-19 所示的边界线，C 为图中所有的边界线，求 $\int_C \frac{\mathrm{d}z}{z}$.

解　可以得到：函数 $\frac{1}{z}$ 在 C 围成的阴影部分区域及边界上解析，则

$$\int_C \frac{\mathrm{d}z}{z} = 0.$$

因此可以得到：

$$\int_{C_0} \frac{\mathrm{d}z}{z} = \int_{C_1} \frac{\mathrm{d}z}{z}.$$

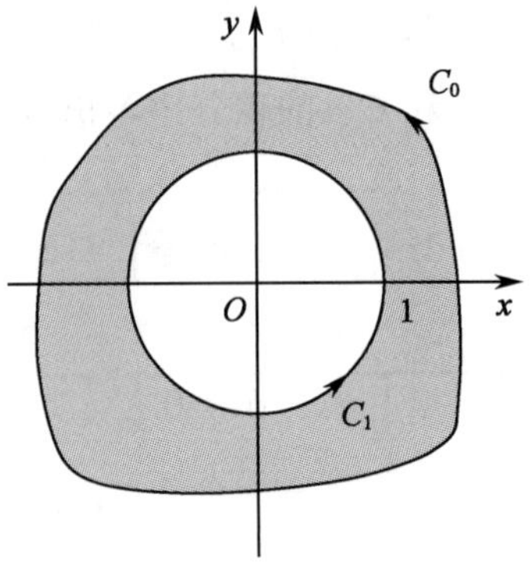

图6-19　积分曲线

由柯西定理可以进一步得到定理6-12.

定理6-12　设$f(z)$是在单连通域D内的解析函数，则

(1) 若C是D内连接两点z_0及z的任一条简单曲线，那么沿C的积分

$$\int_C f(s)\,\mathrm{d}s$$

的值不依赖于曲线C，而只由z_0及z决定，该积分也可记作

$$\int_{z_0}^{z} f(s)\,\mathrm{d}s;$$

(2) 固定z_0，而让z在D内任意取值，那么上述积分所确定的函数$F(z)$在D内解析，并且$F'(z)=f(z)$；

(3) 若$\Phi(z)$为$f(z)$在区域D内的原函数，那么

$$\int_{z_0}^{z_1} f(z)\,\mathrm{d}z=\Phi(z_1)-\Phi(z_0).$$

这里z_0，z_1为D内两点.

例6-43　$F(z)=\dfrac{z^3}{3}$为解析函数$f(z)=z^2$在整个复平面上的原函数，因此

$$\int_0^{1+\mathrm{i}} z^2\mathrm{d}z=\left.\frac{z^3}{3}\right|_0^{1+\mathrm{i}}=\frac{1}{3}(1+\mathrm{i})^3=\frac{2}{3}(-1+\mathrm{i}).$$

它是函数沿$z=0$到$z=1+\mathrm{i}$的任一条简单曲线的积分.

三、柯西积分公式

下面在柯西定理的基础上给出柯西积分公式. 它在第七章中复变函数的泰勒展开中有重要的作用.

定理6-13　设$f(z)$在简单正向闭曲线C及其所围区域D上处处解析，z_0为D内任一点，那么

$$f(z_0)=\frac{1}{2\pi\mathrm{i}}\int_C\frac{f(z)}{z-z_0}\mathrm{d}z. \tag{6-10}$$

式(6-10)称为柯西积分公式(Cauchy integral formula)，它表明如果函数$f(z)$在C及C所围的区域上解析，那么$f(z)$在D内任一点z_0的值由$f(z)/(z-z_0)$在C上的积分值完全确定.

证明　函数$f(z)/(z-z_0)$在曲线C及C所围成的区域内除点z_0外处处解析. 因此，由柯西定理的推广定理知，在如图6-20所示C及C_0所围的区域上有

$$\int_C\frac{f(z)}{z-z_0}\mathrm{d}z-\int_{C_0}\frac{f(z)}{z-z_0}\mathrm{d}z=0.$$

由例6-39，又有

$$\int_C \frac{f(z)}{z-z_0}\mathrm{d}z-2\pi\mathrm{i}f(z_0)=\int_{C_0}\frac{f(z)}{z-z_0}\mathrm{d}z-f(z_0)\int_{C_0}\frac{\mathrm{d}z}{z-z_0}=\int_{C_0}\frac{f(z)-f(z_0)}{z-z_0}\mathrm{d}z.$$

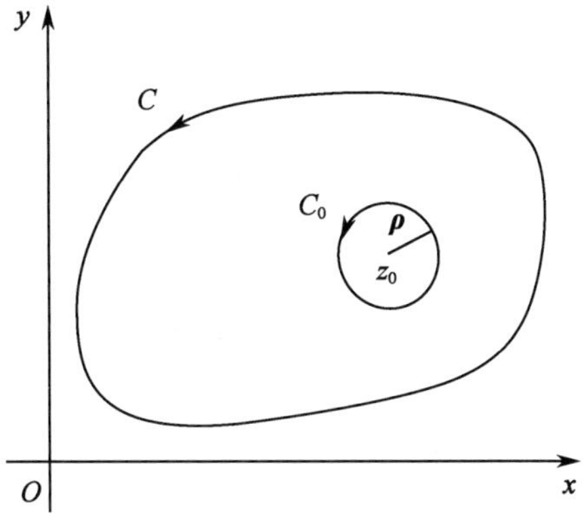

图 6-20　积分曲线

又因为 $f(z)$ 在 z_0 解析，则 $f(z)$ 在 z_0 连续，从而对任意给定的 $\varepsilon>0$，存在正数 δ，当 $0<|z-z_0|<\delta$ 时，

$$|f(z)-f(z_0)|<\varepsilon.$$

所以

$$\left|\int_C \frac{f(z)}{z-z_0}\mathrm{d}z-2\pi\mathrm{i}f(z_0)\right|=\left|\int_{C_0}\frac{f(z)-f(z_0)}{z-z_0}\mathrm{d}z\right|<\frac{\varepsilon}{\rho}2\pi\rho=2\pi\varepsilon.$$

由于上面不等式的左端小于任意的正数，而根据闭路变形原理，对任意两个小于 δ 的 ρ_1 和 ρ_2，有

$$\int_{|z-z_0|=\rho_1}\frac{f(z)-f(z_0)}{z-z_0}\mathrm{d}z=\int_{|z-z_0|=\rho_2}\frac{f(z)-f(z_0)}{z-z_0}\mathrm{d}z.$$

因此

$$\left|\int_{C_0}\frac{f(z)-f(z_0)}{z-z_0}\mathrm{d}z\right|$$

的值在 $\rho<\delta$ 时为一小于任意正数的常数，从而它只能为零，故

$$\int_C \frac{f(z)}{z-z_0}\mathrm{d}z-2\pi\mathrm{i}f(z_0)=0,$$

即

$$f(z_0)=\frac{1}{2\pi\mathrm{i}}\int_C \frac{f(z)}{z-z_0}\mathrm{d}z.$$

此定理可推广到多连通域上（见图 6-16），这时 C 为多连通域所有的正向边界即外边界线取逆时针方向，内边界线取顺时针方向，$f(z)$ 为 C 及多连通域上的解析函数，z_0 为多连通域内任一点.

柯西积分公式可以反过来计算积分：

$$\int_C \frac{f(z)}{z-z_0}\mathrm{d}z=2\pi\mathrm{i}f(z_0).$$

例 6-44　计算 $\int_{|z|=1}\frac{e^z}{z}\mathrm{d}z$.

解　由柯西积分公式得

$$\int_{|z|=1}\frac{e^z}{z}\mathrm{d}z=\int_{|z|=1}\frac{e^z}{z}\mathrm{d}z=2\pi\mathrm{i}e^z\Big|_{z=0}=2\pi\mathrm{i}.$$

例 6-45　计算

$$\int_{|z|=2}\frac{z}{(z^2-9)(2z+\mathrm{i})}\mathrm{d}z.$$

解　由柯西积分公式得

$$\int_{|z|=2}\frac{z}{(z^2-9)(2z+\mathrm{i})}\mathrm{d}z=\int_{|z|=2}\frac{\dfrac{z}{2(z^2-9)}}{z+\dfrac{\mathrm{i}}{2}}\mathrm{d}z=2\pi\mathrm{i}\left.\frac{z}{2(z^2-9)}\right|_{z=-\frac{\mathrm{i}}{2}}=-\frac{2\pi}{37}.$$

四、解析函数的导数

基于柯西积分公式又可得解析函数的导函数仍为解析函数，这意味着解析函数具有任意阶导数，且其任意阶导数可由定理 6-14 给出.

定理 6-14　设函数 $f(z)$ 在简单正向闭曲线 C 及其所围区域 D 上处处解析，z_0 为 D 内任一点，那么函数 $f(z)$ 在 z_0 具有任意阶导数：

$$f^{(n)}(z_0)=\frac{n!}{2\pi\mathrm{i}}\int_C\frac{f(z)}{(z-z_0)^{n+1}}\mathrm{d}z\quad(n=0,1,2,\cdots).$$

证明　因为 $f(z)$ 在简单正向闭曲线 C 及其所围区域 D 上处处解析，z_0 为 D 内任一点，由柯西积分公式得：

$$f(z_0)=\frac{1}{2\pi\mathrm{i}}\int_C\frac{f(z)}{z-z_0}\mathrm{d}z.$$

则

$$f(z_0+\Delta z)-f(z_0)=\frac{1}{2\pi\mathrm{i}}\int_C\left[\frac{f(z)}{z-(z_0+\Delta z)}-\frac{f(z)}{z-z_0}\right]\mathrm{d}z$$

$$=\frac{\Delta z}{2\pi\mathrm{i}}\int_C\frac{f(z)}{(z-z_0-\Delta z)(z-z_0)}\mathrm{d}z;$$

$$\frac{f(z_0+\Delta z)-f(z_0)}{\Delta z}=\frac{1}{2\pi\mathrm{i}}\int_C\frac{f(z)}{(z-z_0-\Delta z)(z-z_0)}\mathrm{d}z;$$

用归纳法证明定理. 当 $n=1$ 时，需证：

$$\lim_{\Delta z\to 0}\int_C\frac{f(z)}{(z-z_0-\Delta z)(z-z_0)}\mathrm{d}z=\int_C\frac{f(z)}{(z-z_0)^2}\mathrm{d}z,$$

即需证：

$$\lim_{\Delta z\to 0}\int_C\left[\frac{f(z)}{(z-z_0-\Delta z)(z-z_0)}-\frac{f(z)}{(z-z_0)^2}\right]\mathrm{d}z$$

$$=\lim_{\Delta z\to 0}\Delta z\int_C\frac{f(z)}{(z-z_0-\Delta z)(z-z_0)^2}\mathrm{d}z=0.$$

设 d 为点 z_0 到 C 上点 z 的最短距离，有 $|z-z_0|\geqslant d$. 取 $0<|\Delta z|<d$，有：

$$|z-z_0-\Delta z|\geqslant||z-z_0|-|\Delta z||\geqslant d-|\Delta z|;$$

设 M 为 $|f(z)|$ 在 C 上的最大值，L 为曲线 C 的长度，则：

$$\left|\Delta z\int_C\frac{f(z)}{(z-z_0-\Delta z)(z-z_0)^2}\mathrm{d}z\right|\leqslant\frac{|\Delta z|ML}{(d-|\Delta z|)d^2},$$

由极限的定义知：

$$\lim_{\Delta z\to 0}\Delta z\int_C\frac{f(z)}{(z-z_0-\Delta z)(z-z_0)^2}\mathrm{d}z=0,$$

即

$$f'(z_0)=\frac{1}{2\pi\mathrm{i}}\int_C\frac{f(z)}{(z-z_0)^2}\mathrm{d}z,$$

从而证得定理当 $n=1$ 时成立.

设当 $n=k$ 时有

$$f^{(k)}(z_0)=\frac{k!}{2\pi\mathrm{i}}\int_C\frac{f(z)}{(z-z_0)^{k+1}}\mathrm{d}z,$$

成立，则类似 $n=1$ 时的方法，得到：

$$\frac{f^{(k)}(z_0+\Delta z)-f^{(k)}(z_0)}{\Delta z}=\frac{1}{\Delta z}\frac{k!}{2\pi\mathrm{i}}\int_C\left[\frac{f(z)}{(z-z_0-\Delta z)^{k+1}}-\frac{f(z)}{(z-z_0)^{k+1}}\right]\mathrm{d}z,$$

当 $\Delta z\to 0$ 时，

$$\lim_{\Delta z\to 0}\frac{f^{(k)}(z_0+\Delta z)-f^{(k)}(z_0)}{\Delta z}=\frac{(k+1)!}{2\pi\mathrm{i}}\int_C\frac{f(z)}{(z-z_0)^{k+2}}\mathrm{d}z,$$

即

$$f^{(k+1)}(z_0)=\frac{(k+1)!}{2\pi\mathrm{i}}\int_C\frac{f(z)}{(z-z_0)^{k+2}}\mathrm{d}z.$$

此定理可推广到多连通区域上. 若 C 为多连通区域的所有正向边界，$f(z)$ 为 C 及其多连通区域上的解析函数，z_0 为区域内任一点，则结论仍成立.

由定理 6-14 可以得到：

推论 6-3　如果一个函数在某点解析，则它的各阶导函数在该点仍解析.

利用定理 6-14 还可以得到：

$$\int_C\frac{f(z)}{(z-z_0)^{n+1}}\mathrm{d}z=\frac{2\pi\mathrm{i}}{n!}f^{(n)}(z_0).$$

由此可见，在计算 $\dfrac{f(z)}{(z-z_0)^n}$ 函数类的积分时，利用定理 6-14 将积分化为求导可以非常方便地得到结果.

例 6-46　计算积分

(1) $\displaystyle\int_C\frac{1}{z-z_0}\mathrm{d}z$;

(2) $\displaystyle\int_C\frac{2}{(z-z_0)^{n+1}}\mathrm{d}z\quad(n=1,2,\cdots)$,

其中，z_0 为简单正向闭曲线 C 所围区域内的任一点.

解　由定理 6-14 得：

(1) $\displaystyle\int_C\frac{1}{z-z_0}\mathrm{d}z=\frac{2\pi\mathrm{i}}{0!}=2\pi\mathrm{i}$,

(2) $\displaystyle\int_C\frac{2}{(z-z_0)^{n+1}}\mathrm{d}z=\frac{2\pi\mathrm{i}}{n!}2^{(n)}=0\quad(n=1,2,\cdots)$.

例 6-47　计算积分 $\displaystyle\int_{|z+\mathrm{i}|=1}\frac{z}{(z^2+1)(z+\mathrm{i})}\mathrm{d}z$.

解　$$\int_{|z+\mathrm{i}|=1}\frac{z}{(z^2+1)(z+\mathrm{i})}\mathrm{d}z=\int_{|z+\mathrm{i}|=1}\frac{\frac{z}{z-\mathrm{i}}}{(z+\mathrm{i})^2}\mathrm{d}z=\frac{2\pi\mathrm{i}}{1!}\left(\frac{z}{z-\mathrm{i}}\right)'\bigg|_{z=-\mathrm{i}}=-\frac{\pi}{2}.$$

在例 6-47 中，被积函数有两个奇点：i 和 −i. 在闭曲线 $|z+\mathrm{i}|=1$ 内，有一个奇点 −i. 可以构造

$f(z)=\dfrac{z}{z-\mathrm{i}}$，并设 $z_0=-\mathrm{i}$，利用定理 6-14 可以得到积分. 例 6-48 也是这样的一个应用例子.

例 6-48　求积分 $\int_{|z|=2}\dfrac{\overline{z}e^z}{(z-1)^2}\mathrm{d}z$.

解　$\int_{|z|=2}\dfrac{\overline{z}e^z}{(z-1)^2}\mathrm{d}z=\int_{|z|=2}\dfrac{z\overline{z}e^z}{z(z-1)^2}\mathrm{d}z$,

因为 $|z|=2$，所以 $z\overline{z}=|z|^2=4$，则

$$\int_{|z|=2}\frac{\overline{z}e^z}{(z-1)^2}\mathrm{d}z=4\int_{|z|=2}\frac{e^z}{z(z-1)^2}\mathrm{d}z,$$

由于被积函数在 C：$|z|=2$ 内有两个奇点 0 和 i，可以在 C 内增加两条闭曲线分别包含一个奇点：C_1：$|z|=\dfrac{1}{3}$和 C_2：$|z-1|=\dfrac{1}{3}$. 被积函数在由 C，C_1 和 C_2 构成边界的区域 D 中解析. 则由定理 6-11 知，

$$4\int_{|z|=2}\frac{e^z}{z(z-1)^2}\mathrm{d}z-4\left(\int_{|z|=\frac{1}{3}}\frac{\frac{e^z}{(z-1)^2}}{z}\mathrm{d}z+\int_{|z-1|=\frac{1}{3}}\frac{\frac{e^z}{z}}{(z-1)^2}\mathrm{d}z\right)=0,$$

则

$$\begin{aligned}4\int_{|z|=2}\frac{e^z}{z(z-1)^2}\mathrm{d}z&=4\left(\int_{|z|=\frac{1}{3}}\frac{\frac{e^z}{(z-1)^2}}{z}\mathrm{d}z+\int_{|z-1|=\frac{1}{3}}\frac{\frac{e^z}{z}}{(z-1)^2}\mathrm{d}z\right)\\&=4\left(2\pi\mathrm{i}\left.\frac{e^z}{(z-1)^2}\right|_{z=0}+2\pi\mathrm{i}\left.\left(\frac{e^z}{z}\right)'\right|_{z=1}\right)\\&=8\pi\mathrm{i}\,(1+0)=8\pi\mathrm{i}.\end{aligned}$$

本章小结

本章首先介绍了复数的几种不同表示形式（代数形式、三角形式和指数形式）及其几何意义（复数与复平面上的点具有一一对应的关系），然后在介绍复数的各种运算的基础上，给出了复变函数的各种重要性质和定理，为第七章和第八章的学习奠定基础. 本章还举例说明了复数在医学影像设备电路分析以及多个模态的医学影像成像原理和图像重建方面的重要应用，由这些应用举例可以看出，复数虽然是数学中的一个抽象概念，但在医学影像学的各个方面均发挥着巨大的作用，其所具有的特殊形式和性质可以以一种更加直观形象的方式表示原本非常复杂的问题，极大地简化了计算和分析过程，从而使得医学影像领域中很多复杂问题的解决成为可能.

（蔡　娜　高　晴）

习题

1. 求复数$-1+\sqrt{3}\mathrm{i}$的三角表达式和指数表达式.
2. 计算 $(1+\mathrm{i})^{100}+(1-\mathrm{i})^{100}$ 的值.
3. 解下列方程 $(z+\mathrm{i})^5=1$.
4. 设 $z_1=\dfrac{1+\mathrm{i}}{\sqrt{2}}$，$z_2=\sqrt{3}-\mathrm{i}$，计算 z_1z_2 与 $\dfrac{z_1}{z_2}$.
5. 计算 $(1-\mathrm{i})^{4\mathrm{i}}$.

6．已知 $v=3x^2y-y^3$，求解析函数 $f(z)=u+\mathrm{i}v$，使得 $f(0)=0$.

7．设 $f(z)=u+\mathrm{i}v$ 在区域 D 内解析且 $u=v$，证明：$f(z)$ 在区域 D 内是常数.

8．设 u 及 v 为解析函数 $f(z)$ 的实部及虚部，且 $u-v=e^x(\cos y-\sin y)$，求 $f(z)$.

9．设 $f(z)=\int_C \dfrac{e^{\zeta}}{(\zeta-z)^2}\mathrm{d}\zeta$（$C$：$|\zeta|=2$ 正向，$|z|<2$），求函数 $f(z)$ 及 $f(0)$，$f'\left(\dfrac{\pi}{2}\mathrm{i}\right)$.

10．计算积分 $\int_C \dfrac{e^{\mathrm{i}z}}{z^2(z-\mathrm{i})}\mathrm{d}z$（$C$：$|z|=2$ 正向）.

第七章　级　　数

高等数学中已经学习过实数项级数，知道级数在复杂函数的近似求解中具有重要作用. 本章将基于第六章介绍的复数及复变函数的概念和性质，将级数的概念推广至复数域，并介绍几种具有重要作用的复变函数项级数类型，包括幂级数、泰勒级数和洛朗级数，其中，定义在复数域上的幂级数和泰勒级数均有直接对应的实数域级数形式，而洛朗级数是复数域泰勒级数的进一步推广.

第一节　收敛序列与收敛级数

一、收敛序列

定义 7-1　设 $\{z_n\}=\{x_n+iy_n\}$ $(n=1, 2, \cdots)$ 为一复数列，$z_0=x_0+iy_0$ 为一确定的复数. 若对任一 $\varepsilon>0$，存在正整数 N，使得当 $n>N$ 时，恒有 $|z_n-z_0|<\varepsilon$ 成立，那么称 z_0 为复数列 $\{z_n\}$ 当 $n\to\infty$ 的极限，或称复数列 $\{z_n\}$ 收敛于 z_0. 记作

$$\lim_{n\to\infty} z_n=z_0 \text{或} z_n\to z_0 \quad (n\to\infty).$$

若复数列 $\{z_n\}$ 不收敛，则称 $\{z_n\}$ 发散.

同实数列一样，可以证明，若复数列 $\{z_n\}$ 收敛则极限唯一.

定理 7-1　复数列 $\{z_n=x_n+iy_n\}$ 收敛于 $z_0=x_0+iy_0$ 的充要条件是

$$\lim_{n\to\infty} x_n=x_0, \lim_{n\to\infty} y_n=y_0.$$

证明　必要性：若 $\lim\limits_{n\to\infty} z_n=z_0$，则对任一 $\varepsilon>0$，存在正整数 N，当 $n>N$ 时，恒有 $|z_n-z_0|<\varepsilon$，即

$$|(x_n+iy_n)-(x_0+iy_0)|<\varepsilon,$$

因此，$|x_n-x_0|\leqslant|(x_n-x_0)+i(y_n-y_0)|<\varepsilon$，所以 $\lim\limits_{n\to\infty} x_n=x_0$. 同理可证 $\lim\limits_{n\to\infty} y_n=y_0$.

充分性：若 $\lim\limits_{n\to\infty} x_n=x_0$，则对任一 $\varepsilon>0$，存在正整数 N_1，当 $n>N_1$ 时，恒有 $|x_n-x_0|<\dfrac{\varepsilon}{2}$；又 $\lim\limits_{n\to\infty} y_n=y_0$，则对任一 $\varepsilon>0$，存在正整数 N_2，当 $n>N_2$ 时，恒有 $|y_n-y_0|<\dfrac{\varepsilon}{2}$. 所以，当 $n>N=max\{N_1, N_2\}$ 时，有

$$|z_n-z_0|=|(x_n+iy_n)-(x_0+iy_0)|\leqslant|x_n-x_0|+|y_n-y_0|<\varepsilon,$$

即 $\lim\limits_{n\to\infty} z_n=z_0$.

由定理 7-1，复数列的敛散性可转化为研究两个实数列的敛散性. 因此，由实数列的性质可进一步得到定理 7-2.

定理 7-2　如果 $\lim\limits_{n\to\infty} z_n'=z'$, $\lim\limits_{n\to\infty} z_n''=z''$，则有

$$\lim_{n\to\infty}(z_n'\pm z_n'')=(z'\pm z''),$$

$$\lim_{n\to\infty} z_n'z_n''=z'z'',$$

$$\lim_{n\to\infty}\frac{z_n'}{z_n''}=\frac{z'}{z''},\ z_n''\neq 0\quad (n=1,2,\cdots),\ z''\neq 0.$$

二、复数项级数及其敛散性的判定

定义 7-2 给定一个复数列 $\{z_n\}=\{x_n+\mathrm{i}y_n\}$，表达式

$$\sum_{n=1}^{\infty}z_n=z_1+z_2+\cdots+z_n+\cdots \tag{7-1}$$

称为复数项级数（series），简称为数项级数. 其前 n 项之和

$$S_n=z_1+z_2+\cdots+z_n,$$

称为级数的部分和（partial sum）.

如果复数列 $\{S_n\}$ 有极限 s，即若 $\lim\limits_{n\to\infty}S_n=s$（有限复数），则称复数项级数（7-1）是收敛（convergence）的，且收敛于 s，s 称为级数（7-1）的和. 如果 $\{S_n\}$ 没有极限，则称级数（7-1）是发散（divergence）的.

例 7-1 讨论 $|z|<1$ 时，级数

$$\sum_{n=0}^{\infty}z^n=1+z+z^2+\cdots+z^n+\cdots$$

是否收敛？

解 级数的部分和

$$S_n=1+z+\cdots+z^{n-1}=\frac{1-z^n}{1-z}=\frac{1}{1-z}-\frac{z^n}{1-z},$$

由于 $|z|<1$，所以 $\lim\limits_{n\to\infty}|z|^n=0$，于是

$$\lim_{n\to\infty}\left|\frac{z^n}{1-z}\right|=0,$$

则

$$\lim_{n\to\infty}\frac{z^n}{1-z}=0.$$

因此，

$$\lim_{n\to\infty}S_n=\lim_{n\to\infty}\left(\frac{1}{1-z}-\frac{z^n}{1-z}\right)=\frac{1}{1-z},$$

所以，$|z|<1$ 时，级数 $\sum\limits_{n=0}^{\infty}z^n$ 的部分和数列 $\{S_n\}$ 有极限，则级数 $\sum\limits_{n=0}^{\infty}z^n$ 收敛，且其和 $s=\dfrac{1}{1-z}$，

即

$$1+z+z^2+\cdots+z^n+\cdots=\frac{1}{1-z}\quad(|z|<1).$$

定理 7-3 级数 $\sum\limits_{n=1}^{\infty}z_n$ 收敛的充分必要条件是级数 $\sum\limits_{n=1}^{\infty}x_n$ 和 $\sum\limits_{n=1}^{\infty}y_n$ 都收敛.

证明 设 $S_n=\sum\limits_{k=1}^{n}z_k$，$X_n=\sum\limits_{k=1}^{n}x_k$，$Y_n=\sum\limits_{k=1}^{n}y_k$，则 $S_n=X_n+\mathrm{i}Y_n$.

根据定理 7-1，$\{S_n\}$ 收敛的充要条件是 $\{X_n\}$ 和 $\{Y_n\}$ 都收敛，即级数 $\sum\limits_{n=1}^{\infty}z_n$ 收敛的充要条件是级数 $\sum\limits_{n=1}^{\infty}x_n$ 和 $\sum\limits_{n=1}^{\infty}y_n$ 都收敛.

根据定理 7-3，复数项级数的敛散性可转化为两个实数项级数的敛散性.

定理 7-4 级数$\sum_{n=1}^{\infty} z_n$收敛的必要条件是$\lim_{n\to\infty} z_n = 0$.

例 7-2 考查下列级数的敛散性.

（1）$\sum_{n=1}^{\infty}\left(\frac{1}{n}+\mathrm{i}\frac{1}{2^n}\right)$;

（2）$\sum_{n=0}^{\infty}\frac{\cos \mathrm{i}n}{2^n}$.

解 （1）因级数$\sum_{n=1}^{\infty}\frac{1}{n}$发散，级数$\sum_{n=1}^{\infty}\frac{1}{2^n}$收敛，故由定理 7-3 原级数发散.

（2）$\frac{\cos \mathrm{i}n}{2^n}=\frac{\mathrm{e}^n+\mathrm{e}^{-n}}{2^{n+1}}=\frac{1}{2}\left[\left(\frac{\mathrm{e}}{2}\right)^n+\left(\frac{1}{2\mathrm{e}}\right)^n\right]>\frac{1}{2}\left(\frac{\mathrm{e}}{2}\right)^n>\frac{1}{2}$,

从而，$\lim_{n\to\infty}\frac{\cos \mathrm{i}n}{2^n}\neq 0$，故由定理 7-4 知级数$\sum_{n=0}^{\infty}\frac{\cos \mathrm{i}n}{2^n}$发散.

定义 7-3 若级数$\sum_{n=1}^{\infty}|z_n|$收敛，则称级数$\sum_{n=1}^{\infty} z_n$绝对收敛；若级数$\sum_{n=1}^{\infty}|z_n|$发散，而级数$\sum_{n=1}^{\infty} z_n$收敛，则称级数$\sum_{n=1}^{\infty} z_n$条件收敛.

定理 7-5 若级数$\sum_{n=1}^{\infty} z_n$绝对收敛，则级数$\sum_{n=1}^{\infty} z_n$必定收敛.

证 设$z_n=x_n+\mathrm{i}y_n$（$n=1, 2, \cdots$），因

$$|z_n|=\sqrt{x_n^2+y_n^2}\geqslant|x_n|, |z_n|=\sqrt{x_n^2+y_n^2}\geqslant|y_n|,$$

而级数$\sum_{n=1}^{\infty}|z_n|$绝对收敛，即正项级数$\sum_{n=1}^{\infty}|z_n|$收敛，所以根据正项级数的比较判别法知，级数$\sum_{n=1}^{\infty}|x_n|$和级数$\sum_{n=1}^{\infty}|y_n|$都收敛，从而级数$\sum_{n=1}^{\infty}x_n$和$\sum_{n=1}^{\infty}y_n$也收敛. 再根据定理 7-3，所以级数$\sum_{n=1}^{\infty}z_n$也收敛.

例 7-3 判断下列级数的绝对收敛性与条件收敛性.

（1）$\sum_{n=1}^{\infty}\frac{(2\mathrm{i})^n}{n!}$;

（2）$\sum_{n=1}^{\infty}\frac{\mathrm{i}^n}{n}$;

（3）$\sum_{n=1}^{\infty}\frac{(3+5\mathrm{i})^n}{6^n}$.

解 （1）因$\left|\frac{(2\mathrm{i})^n}{n!}\right|=\frac{2^n}{n!}$，由正项级数的比值判别法知，级数$\sum_{n=1}^{\infty}\frac{2^n}{n!}$收敛，故原级数绝对收敛；

（2）一方面，$\sum_{n=1}^{\infty}\left|\frac{\mathrm{i}^n}{n}\right|=\sum_{n=1}^{\infty}\frac{1}{n}$，而级数$\sum_{n=1}^{\infty}\frac{1}{n}$发散；另一方面，级数

$$\sum_{n=1}^{\infty}\frac{\mathrm{i}^n}{n}=\left(-\frac{1}{2}+\frac{1}{4}-\frac{1}{6}+\frac{1}{8}-\cdots\right)+\mathrm{i}\left(1-\frac{1}{3}+\frac{1}{5}-\frac{1}{7}+\cdots\right)$$

的实部和虚部均为收敛的交错级数，所以原级数条件收敛；

（3）$\sum_{n=1}^{\infty}\left|\frac{(3+5\mathrm{i})^n}{6^n}\right|=\sum_{n=1}^{\infty}\left(\frac{\sqrt{34}}{6}\right)^n$，而等比级数$\sum_{n=1}^{\infty}\left(\frac{\sqrt{34}}{6}\right)^n$收敛，故原级数绝对收敛.

三、函数项级数

定义 7-4 设 $\{f_n(z)\}(n=1,2,\cdots)$ 为区域 D 内的函数，则称

$$\sum_{n=1}^{\infty} f_n(z)=f_1(z)+f_2(z)+\cdots+f_n(z)+\cdots \tag{7-2}$$

为区域 D 内的复变函数项级数，简称为函数项级数. 该级数的部分和同样定义为前 n 项之和：

$$S_n(z)=f_1(z)+f_2(z)+\cdots+f_n(z).$$

对于 D 内的点 z_0，复变函数项级数（7-2）成为复数项级数

$$f_1(z_0)+f_2(z_0)+\cdots+f_n(z_0)+\cdots \tag{7-3}$$

如果级数（7-3）收敛，则称 z_0 为复变函数项级数（7-2）的收敛点；否则就称 z_0 是复变函数项级数（7-2）的发散点. 复变函数项级数（7-2）的收敛点的全体称为它的收敛域，发散点的全体称为它的发散域.

对于收敛域内的点 z_0，复变函数项级数成为一个收敛的复数项级数，并且对应一个和 $S(z_0)$. 因此在收敛域上，复变函数项级数的和是 z 的函数 $S(z)$，称 $S(z)$ 为复变函数项级数的和函数，即

$$S(z)=f_1(z)+f_2(z)+\cdots+f_n(z)+\cdots$$

并且有

$$\lim_{n\to\infty} S_n(z)=S(z).$$

如例 7-1 中所提到的级数 $\sum\limits_{n=0}^{\infty} z^n$ 即为函数项级数，该级数在 $|z|<1$ 内收敛，且在该区域内的和函数是 $\dfrac{1}{1-z}$.

下面引入复变函数项级数一致收敛的概念.

定义 7-5 给定复变函数项级数 $\sum\limits_{n=1}^{\infty} f_n(z)$，其中复变函数 $f_n(z)$ $(n=1,2,\cdots)$ 均定义在集合 D 上. 若对任一 $\varepsilon>0$，存在一个充分大的且仅与 ε 有关的正整数 $N=N(\varepsilon)$，当 $n>N$ 时，有

$$|S(z)-S_n(z)|<\varepsilon$$

在 D 上恒成立. 称级数 $\sum\limits_{n=1}^{\infty} f_n(z)$ 在集合 D 上一致收敛于和函数 $S(z)$.

第二节 幂 级 数

本节将学习一种特殊的复变函数项级数—幂级数，主要研究幂级数的敛散性和运算法则.

一、幂级数的概念

定义 7-6 形如

$$\sum_{n=0}^{\infty} c_n(z-z_0)^n=c_0+c_1(z-z_0)+c_2(z-z_0)^2+\cdots+c_n(z-z_0)^n+\cdots \tag{7-4}$$

的复变函数项级数称为幂级数（power series），其中 $c_0,c_1,\cdots,c_n,\cdots$ 为常数.

若令 $z-z_0=\zeta$，则（7-4）式化为如下形式（ζ 仍写为 z）：

$$\sum_{n=0}^{\infty} c_n z^n=c_0+c_1z+c_2z^2+\cdots+c_nz^n+\cdots \tag{7-5}$$

不失一般性，只需研究级数（7-5）的敛散性.

二、幂级数的收敛半径

由幂级数的定义容易看出，幂级数(7-5)在 $z=0$ 时收敛；当 $z\neq 0$ 时，有如下收敛定理.

定理 7-6　阿贝尔(Abel)定理

(1) 如果级数 $\sum\limits_{n=0}^{\infty} c_n z^n$ 在点 $z_1(z_1\neq 0)$ 收敛，则对满足 $|z|<|z_1|$ 的 z 级数一定绝对收敛；

(2) 如果级数 $\sum\limits_{n=0}^{\infty} c_n z^n$ 在点 $z_2(z_2\neq 0)$ 发散，则对满足 $|z|>|z_2|$ 的 z 级数一定发散.

证明　(1) 因为级数(7-5)在 z_1 点收敛，即级数

$$c_0+c_1z_1+c_2z_1^2+\cdots+c_nz_1^n+\cdots$$

收敛. 根据级数收敛的必要条件，此时有

$$\lim_{n\to\infty} c_n z_1^n=0,$$

即存在正数 $M>0$，使得

$$|c_nz_1^n|\leqslant M\quad (n=0,1,2,\cdots),$$

因此，

$$c_nz^n|=\left|c_nz_1^n\frac{z^n}{z_1^n}\right|=|c_nz_1^n|\left|\frac{z}{z_1}\right|^n\leqslant M\left|\frac{z}{z_1}\right|^n,$$

因为，当 $|z|<|z_1|$ 时，等比级数 $\sum\limits_{n=0}^{\infty} M\left|\frac{z}{z_1}\right|^n$ 收敛(公比 $\left|\frac{z}{z_1}\right|<1$)，所以，根据正项级数的比较判别法，级数 $\sum\limits_{n=0}^{\infty}|c_nz^n|$ 也收敛，即级数 $\sum\limits_{n=0}^{\infty} c_nz^n$ 绝对收敛；

(2) 反证法：假设幂级数(7-5)在点 z_2 发散，而有一点 z_3 满足 $|z_3|>|z_2|$ 使级数收敛，则由(1)幂级数(7-5)在 $z=z_2$ 应收敛，这与假设矛盾. 从而定理得证.

阿贝尔定理的几何意义：如果幂级数(7-5)在点 z_1 收敛，则该级数在以原点为圆心，$|z_1|$ 为半径的圆周内部绝对收敛(图 7-1a). 如果幂级数(7-5)在点 z_2 发散，则该级数在以坐标原点为圆心，$|z_2|$ 为半径的圆周外部一定发散(图 7-1b). 圆周 $|z|=|z_1|$ ($|z|=|z_2|$)上的敛散性需另行讨论.

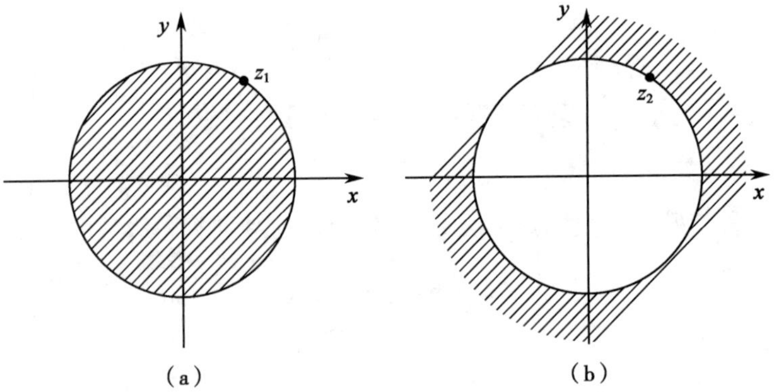

图 7-1　阿贝尔定理的几何意义

推论 7-1　如果幂级数(7-4)在点 $z_1(z_1\neq z_0)$ 收敛，那么对满足 $|z-z_0|<|z_1-z_0|$ 的 z，级数都绝对收敛；如果幂级数(7-4)在点 z_2 发散，则满足 $|z-z_0|>|z_2-z_0|$ 的点 z，级数都发散.

幂级数(7-5)在整个复平面上的敛散性，可能有以下三种收敛情况.

第一种　级数在整个复平面上都收敛.

例 7-4 级数

$$1+z+\frac{z^2}{2^2}+\cdots+\frac{z^n}{n^n}+\cdots$$

对任意固定的 z，从某个 n 开始，以后总有 $\frac{|z|}{n}<\frac{1}{2}$，也即 $\left|\frac{z^n}{n^n}\right|<\left(\frac{1}{2}\right)^n$，所以级数对任意 z 均收敛.

第二种 级数在除原点外的整个复平面上都发散.

例 7-5 级数

$$1+z+2^2z^2+\cdots+n^nz^n+\cdots$$

当 $z\neq 0$ 时，该级数的通项不趋于零，故级数发散.

第三种 级数在复平面上除 $z=0$ 外既有收敛点又有发散点.

在这种情况下，可以证明，存在正实数 R，使级数在 $|z|<R$ 中绝对收敛，在 $|z|>R$ 中发散. R 称为此幂级数的收敛半径，圆周 $|z|=R$ 称为收敛圆.

特别地，对于第一种情形，约定其收敛半径 $R=\infty$；对第二种情形，约定其收敛半径 $R=0$.

接下来讨论幂级数(7-5)的收敛半径的求法，同实幂级数的收敛半径求法类似，有定理 7-7.

定理 7-7 若幂级数 $\sum_{n=0}^{\infty}c_nz^n$，满足

$$\lim_{n\to\infty}\left|\frac{c_{n+1}}{c_n}\right|=\rho \text{ 或 } \lim_{n\to\infty}\sqrt[n]{|c_n|}=\rho,$$

则级数的收敛半径为

$$R=\begin{cases}\frac{1}{\rho} & \rho\neq 0,\\ \infty & \rho=0,\\ 0 & \rho=\infty.\end{cases}$$

例 7-6 试求下列幂级数的收敛半径

(1) $\sum_{n=1}^{\infty}\frac{z^n}{n^2}$;

(2) $\sum_{n=1}^{\infty}\frac{z^n}{n!}$;

(3) $\sum_{n=1}^{\infty}\frac{(z-2)^n}{n}$;

(4) $\sum_{n=0}^{\infty}(3+4\mathrm{i})^n(z-\mathrm{i})^{2n}$.

解 (1) $\rho=\lim_{n\to\infty}\left|\frac{c_{n+1}}{c_n}\right|=\lim_{n\to\infty}\left(\frac{n}{n+1}\right)^2=1$，即 $R=1$；

(2) 因为 $\rho=\lim_{n\to\infty}\left|\frac{c_{n+1}}{c_n}\right|=\lim_{n\to\infty}\frac{n!}{(n+1)!}=0$，所以，$R=\infty$；

(3) 令 $z-2=\zeta$，级数变为 $\sum_{n=1}^{\infty}\frac{\zeta^n}{n}$.

因为 $\rho=\lim_{n\to\infty}\left|\frac{c_{n+1}}{c_n}\right|=\lim_{n\to\infty}\frac{n}{n+1}=1$，所以 $R=1$，原级数的收敛半径是 1，收敛圆为 $|z-2|=1$.

当 $z=1$ 时，原级数变为 $\sum_{n=1}^{\infty}\frac{(-1)^n}{n}$，该级数为交错级数且收敛.

当 $z=3$ 时，原级数变为 $\sum_{n=1}^{\infty}\frac{1}{n}$，该级数为调和级数且发散.

$z=1$ 和 $z=3$ 两个点都在级数的收敛圆上.

所以，此例说明收敛圆上幂级数可能收敛，也可能发散；

(4) 级数缺少奇次幂项，所以不能直接应用定理 7-7，根据正项级数的比值法来求收敛半径：

$$\lim_{n\to\infty}\left|\frac{f_{n+1}(z)}{f_n(z)}\right|=\lim_{n\to\infty}\left|\frac{(3+4\mathrm{i})^{n+1}(z-\mathrm{i})^{2n+2}}{(3+4\mathrm{i})^n(z-\mathrm{i})^{2n}}\right|=\lim_{n\to\infty}|(3+4\mathrm{i})(z-\mathrm{i})^2|=5|z-\mathrm{i}|^2,$$

当 $5|z-\mathrm{i}|^2<1$，即 $|z-\mathrm{i}|<\frac{\sqrt{5}}{5}$ 时，级数收敛；当 $5|z-\mathrm{i}|^2>1$，即 $|z-\mathrm{i}|>\frac{\sqrt{5}}{5}$ 时，级数发散. 所以收敛半径 $R=\frac{\sqrt{5}}{5}$.

三、幂级数的运算及性质

同实幂级数一样，复幂级数也能进行四则运算和复合运算.

(一) 代数运算

设幂级数

$$\sum_{n=0}^{\infty}a_nz^n \text{ 和 } \sum_{n=0}^{\infty}b_nz^n$$

分别在区间 $|z|<R$ 和 $|z|<R'$ 内收敛，则这两个级数可以进行如下四则运算：

加减法

$$\sum_{n=0}^{\infty}a_nz^n\pm\sum_{n=0}^{\infty}b_nz^n=\sum_{n=0}^{\infty}(a_n\pm b_n)z^n.$$

乘法

$$\left(\sum_{n=0}^{\infty}a_nz^n\right)\cdot\left(\sum_{n=0}^{\infty}b_nz^n\right)=\sum_{n=0}^{\infty}(a_nb_0+a_{n-1}b_1+\cdots+a_0b_n)z^n.$$

根据收敛级数的性质以上三式在 $|z|<R$ 与 $|z|<R'$ 中较小的区间上成立.

(二) 复合(代换)运算

设幂级数 $\sum_{n=0}^{\infty}a_nz^n$ 在区间 $|z|<R$ 内收敛，$f(z)=\sum_{n=0}^{\infty}a_nz^n$，函数 $g(z)$ 在 $|z|<r$ 内解析，且 $|g(z)|<R$，则在 $|z|<r$ 内，

$$f[g(z)]=\sum_{n=0}^{\infty}a_n[g(z)]^n.$$

利用复合运算可将函数展开成幂级数.

例 7-7 将函数 $\frac{1}{z-1}$ 展开成 $z+1$ 的幂级数形式.

解 因为

$$\frac{1}{z-1}=\frac{1}{(z+1)-2}=-\frac{1}{2}\frac{1}{\left(1-\frac{z+1}{2}\right)},$$

当 $\left|\frac{z+1}{2}\right|<1$ 时，根据例 7-1 的结论，有

$$\frac{1}{\left(1-\frac{z+1}{2}\right)}=1+\frac{z+1}{2}+\left(\frac{z+1}{2}\right)^2+\cdots+\left(\frac{z+1}{2}\right)^n+\cdots,$$

所以

$$\frac{1}{z-1}=-\frac{1}{2}\sum_{n=0}^{\infty}\left(\frac{z+1}{2}\right)^{n}\quad(|z+1|<2).$$

（三）幂级数的和函数的性质

定理 7-8 幂级数(7-5)的和$f(z)$在收敛圆的内部是一个解析函数.

定理 7-9 幂级数(7-5)的和$f(z)$在收敛圆的内部可以逐项求导任意次.

$$f'(z)=\left(\sum_{n=0}^{\infty}c_{n}z^{n}\right)'=\sum_{n=0}^{\infty}(c_{n}z^{n})'=\sum_{n=1}^{\infty}nc_{n}z^{n-1}\quad(|z|<R).$$

定理 7-10 幂级数(7-5)的和$f(z)$在收敛圆的内部可以逐项积分任意次.

$$\int_{c}f(z)\,\mathrm{d}z=\int_{c}\sum_{n=0}^{\infty}c_{n}z^{n}\mathrm{d}z=\sum_{n=0}^{\infty}c_{n}\int_{c}z^{n}\mathrm{d}z\quad(c\subset|z|<R).$$

第三节 泰勒级数

一、泰勒定理

定理 7-11 **泰勒定理** 设D表示以z_0为中心，半径为r的一个圆，$f(z)$在D内解析，则$f(z)$可以在D内展开成幂级数，即

$$f(z)=\sum_{n=0}^{\infty}\frac{f^{(n)}(z_0)}{n!}(z-z_0)^{n}\quad(z\in D),\tag{7-6}$$

并称式(7-6)为$f(z)$在z_0的泰勒(Taylor)展开式，上式右端的级数称为$f(z)$的泰勒级数(Taylor series).

证明 任意取定$z\in D$，在D内作一圆周C_ρ: $|z-z_0|=\rho$(图 7-2)，使$\rho<r$，且$|z-z_0|<\rho\subset D$，由柯西积分公式，得

$$f(z)=\frac{1}{2\pi\mathrm{i}}\int_{C_\rho}\frac{f(\xi)}{\xi-z}\mathrm{d}\xi.$$

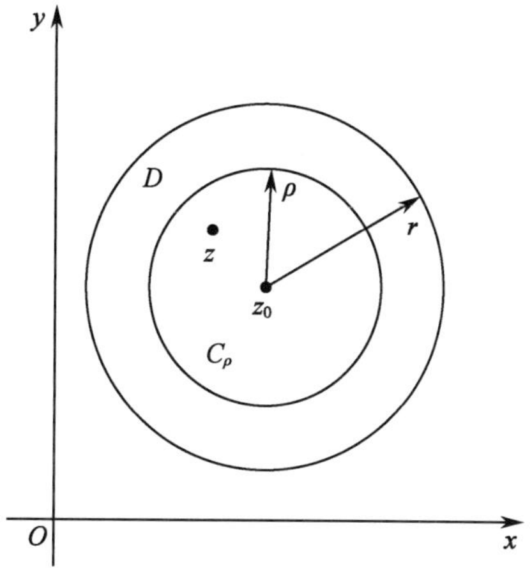

图 7-2 在D内作一圆周C_ρ: $|z-z_0|=\rho\subset D$.

函数$\dfrac{1}{\xi-z}$展开成幂级数

$$\frac{1}{\xi-z}=\frac{1}{(\xi-z_0)-(z-z_0)}=\frac{1}{\xi-z_0}\left(1-\frac{z-z_0}{\xi-z_0}\right)^{-1}$$
$$=\frac{1}{\xi-z_0}\sum_{n=0}^{\infty}\left(\frac{z-z_0}{\xi-z_0}\right)^n\left(\left|\frac{z-z_0}{\xi-z_0}\right|<1\right),$$

则

$$f(z)=\sum_{n=0}^{N-1}\left[\frac{1}{2\pi i}\int_{C_\rho}\frac{f(\xi)}{(\xi-z_0)^{n+1}}d\xi\right](z-z_0)^n+R_N(z)$$
$$=\sum_{n=0}^{N-1}\frac{f^{(n)}(z_0)}{n!}(z-z_0)^n+R_N(z),$$

其中，

$$R_N(z)=\frac{1}{2\pi i}\int_{C_\rho}\left[\sum_{n=N}^{\infty}\frac{f(\xi)}{(\xi-z_0)^{n+1}}(z-z_0)^n\right]d\xi.$$

对给定的 z，下面证明 $\lim\limits_{N\to\infty}R_N(z)=0$.

令 $\left|\dfrac{z-z_0}{\xi-z}\right|=\dfrac{|z-z_0|}{\rho}=q$，则 $0\leqslant q<1$. 由于 $f(z)$ 在 D 内解析，因此 $f(\xi)$ 在 $|\xi-z_0|=\rho$ 上连续，所以 $f(\xi)$ 有界，存在一个正常数 M，使得

$$|f(\xi)|\leqslant M\quad(\xi\in|\xi-z_0|=\rho),$$
$$|R_N(z)|\leqslant\frac{1}{2\pi}\int_{C_\rho}\left|\sum_{n=N}^{\infty}\frac{f(\xi)}{(\xi-z_0)^{n+1}}(z-z_0)^n\right||d\xi|$$
$$\leqslant\frac{1}{2\pi}\int_{C_\rho}\sum_{n=N}^{\infty}\frac{|f(\xi)|}{|\xi-z_0|}\left|\frac{z-z_0}{\xi-z_0}\right|^n|d\xi|$$
$$\leqslant\frac{1}{2\pi}\sum_{n=N}^{\infty}\frac{M}{\rho}q^n\cdot 2\pi\rho=\frac{Mq^n}{1-q}.$$

因为 $0\leqslant q<1$，则有 $\lim\limits_{N\to\infty}q^N=0$，那么 $\lim\limits_{N\to\infty}R_N(z)=0$. 令 $N\to\infty$，得到泰勒展开式

$$f(z)=\sum_{n=0}^{\infty}\frac{f^{(n)}(z_0)}{n!}(z-z_0)^n\quad(z\in D).$$

因为点 z 是 D 内任一点，故上式在 D 内成立.

定理 7-12 $f(z)$ 在 z_0 处解析的充要条件是 $f(z)$ 在 z_0 的邻域内有泰勒展开式.

二、函数的泰勒级数展开方法

函数的泰勒级数展开方法有直接法和间接法两种.

（一）直接法

常用初等函数的泰勒展开式可以利用公式

$$a_n=\frac{f^{(n)}(z_0)}{n!},n=0,1,2,\cdots$$

来计算泰勒展开式的系数，称为直接法.

例 7-1 给出了函数 $\dfrac{1}{1-z}$ 的展开式：

$$\frac{1}{1-z}=1+z+z^2+\cdots+z^n+\cdots\quad(|z|<1).$$

下面利用直接法求出泰勒展开式的系数 a_n，然后得到一些函数的泰勒展开式.

例 7-8 把函数 $f(z)=e^z$ 展开成泰勒级数.

解 当$z=0$时，有$f^{(n)}(0)=\mathrm{e}^z|_{z=0}=1$（$n=1,2,\cdots$），故有

$$\mathrm{e}^z=1+z+\frac{z^2}{2!}+\cdots+\frac{z^n}{n!}+\cdots\quad(|z|<\infty).$$

用同样的方法可得 sin$z$ 与 cos$z$ 在$z=0$的泰勒展开式. 这样，得到常用初等函数的泰勒展开式如下：

（1）$\mathrm{e}^z=1+z+\frac{z^2}{2!}+\cdots+\frac{z^n}{n!}+\cdots\ (|z|<\infty)$；

（2）$\cos z=1-\frac{z^2}{2!}+\frac{z^4}{4!}+\cdots+(-1)^n\frac{z^{2n}}{(2n)!}+\cdots\ (|z|<\infty)$；

（3）$\sin z=z-\frac{z^3}{3!}+\frac{z^5}{5!}+\cdots+(-1)^n\frac{z^{2n+1}}{(2n+1)!}+\cdots\ (|z|<\infty)$；

（4）$\frac{1}{1-z}=1+z+z^2+\cdots+z^n+\cdots\ (|z|<1)$；

（5）$\frac{1}{1+z}=1-z+z^2+\cdots+(-1)^nz^n+\cdots\ (|z|<1)$；

（6）$\ln(1+z)=z-\frac{z^2}{2}+\frac{z^3}{3}-\cdots+(-1)^n\frac{z^{n+1}}{n+1}+\cdots\ (|z|<1)$；

（7）$(1+z)^\alpha=1+\alpha z+\alpha(\alpha-1)\frac{z^2}{2!}+\alpha(\alpha-1)(\alpha-2)\frac{z^3}{3!}+\cdots$

$$+[\alpha(\alpha-1)\cdots(\alpha-n+1)]\frac{z^n}{n!}+\cdots\ (|z|<1).$$

（二）间接法

利用已知函数的泰勒展开式，并借助幂级数的一些性质来求得另一函数的泰勒展开式，这种方法称为间接法.

例 7-9 求函数$\frac{1}{1+z}$在$z=0$的泰勒级数.

解 因为

$$\frac{1}{1-z}=1+z+z^2+\cdots+z^n+\cdots\quad(|z|<1),$$

故

$$\begin{aligned}\frac{1}{1+z}&=\frac{1}{1-(-z)}\\&=1+(-z)+(-z)^2+\cdots+(-z)^n+\cdots\\&=1-z+z^2+\cdots+(-1)^nz^n+\cdots\quad(|z|<1).\end{aligned}$$

例 7-10 求函数 sin$z$ 在$z=0$的泰勒级数.

解 根据三角函数 sin$z$ 定义

$$\begin{aligned}\sin z&=\frac{\mathrm{e}^{\mathrm{i}z}-\mathrm{e}^{-\mathrm{i}z}}{2\mathrm{i}}\\&=\frac{1}{2\mathrm{i}}\left[\sum_{n=0}^{\infty}\frac{(\mathrm{i}z)^n}{n!}-\sum_{n=0}^{\infty}\frac{(-\mathrm{i}z)^n}{n!}\right]\\&=\frac{1}{2\mathrm{i}}\sum_{n=0}^{\infty}\frac{(\mathrm{i}z)^n}{n!}[1^n-(-1)^n]\\&=z-\frac{z^3}{3!}+\frac{z^5}{5!}+\cdots+(-1)^n\frac{z^{2n+1}}{(2n+1)!}+\cdots\quad(|z|<\infty);\end{aligned}$$

例 7-11　求函数 $f(z)=\dfrac{1}{(1-z)^2}$ 在 $z=0$ 的泰勒级数.

解　因为

$$\frac{1}{1-z}=1+z+z^2+\cdots+z^n+\cdots \quad (|z|<1),$$

故

$$\frac{1}{(1-z)^2}=\frac{\mathrm{d}}{\mathrm{d}z}\left(\frac{1}{1-z}\right)=\frac{\mathrm{d}}{\mathrm{d}z}\left(\sum_{n=0}^{\infty}z^n\right)=\sum_{n=0}^{\infty}(n+1)z^n \quad (|z|<1).$$

三、泰勒级数在判断函数的凹凸性及拐点方面的应用

定理 7-13　设 $f(x)$ 在 $[a,b]$ 上连续，在 (a,b) 上具有一阶和二阶导数. 若在 (a,b) 内 $f''(x)>0$，则 $f(x)$ 在 $[a,b]$ 上的图形是凹的.

证明：设 $c<d$ 为 $[a,b]$ 内任意两点，且 $[c,d]$ 足够小，$x_1<x_2$ 为 $[c,d]$ 中任意两点，$x_0=(x_1+x_2)/2$. 由泰勒公式得

$$f(x)=f(x_0)+f'(x_0)(x-x_0)+\frac{f''(x_0)}{2!}(x-x_0)^2+o[(x-x_0)^2],$$

由此可得

$$\begin{aligned}f(x_1)+f(x_2)=&2f(x_0)+f'(x_0)(x_1-x_0)+f'(x_0)(x_2-x_0)\\&+\frac{f''(x_0)}{2!}(x_1-x_0)^2+o[(x_1-x_0)^2]+\frac{f''(x_0)}{2!}(x_2-x_0)^2+o[(x_2-x_0)^2],\end{aligned}$$

余项为 $(x_n-x_0)^2$ 的高阶无穷小，且 $[x_1,x_2]$ 足够小，所以泰勒公式中 $\dfrac{f''(x_0)}{2!}(x-x_0)^2+o[(x-x_0)^2]$ 的符号与 $f''(x_0)$ 相同. 又因为 $x_0=(x_1+x_2)/2$，所以 $f'(x_0)(x_1-x_0)+f'(x_0)(x_2-x_0)=0$，这样得到

$$\begin{aligned}f(x_1)+f(x_2)-2f(x_0)=&\frac{f''(x_0)}{2!}(x_1-x_0)^2+\frac{f''(x_0)}{2!}(x_2-x_0)^2\\&+o[(x_1-x_0)^2]+o[(x_2-x_0)^2],\end{aligned}$$

因为 $f''(x)>0$，所以 $f(x_1)+f(x_2)-2f(x_0)>0$，即得

$$f(x_0)<\frac{f(x_1)+f(x_2)}{2},$$

所以 $f(x)$ 在区间 $[c,d]$ 上是凹的，再由 c,d 的任意性，可得 $f(x)$ 在区间 $[a,b]$ 上的图形是凹的.

定理 7-14　若 $f(x)$ 在 x_0 的某个 δ 邻域内 n 阶可导，且满足

$$f'(x_0)=f''(x_0)=\cdots=f^{(n-1)}(x_0)=0,\ 且\ f^{(n)}(x_0)\neq 0\ (n>2),$$

则当 n 为奇数时，$(x_0,f(x_0))$ 为拐点；当 n 为偶数时，$(x_0,f(x_0))$ 不是拐点.

证明　要判断 $(x_0,f(x_0))$ 是否为拐点，需判断在 $f''(x)$ 在 x_0 两边的符号相同还是相异. 因此，对 $f''(x)$ 在 x_0 处进行泰勒展开：

$$f''(x)=f''(x_0)+f'''(x_0)(x-x_0)+\cdots+\frac{f^{(n)}(x_0)}{(n-2)!}(x-x_0)^{n-2}+o[(x-x_0)^{n-2}].$$

因为 $f'(x_0)=f''(x_0)=\cdots=f'(x_0)=f^{(n-1)}(x_0)=0$，所以

$$f''(x)=\frac{f^{(n)}(x_0)}{(n-2)!}(x-x_0)^{n-2}+o[(x-x_0)^{n-2}],$$

余项是 $(x-x_0)^{n-2}$ 的高阶无穷小，所以 $f''(x)$ 的符号在 x_0 的 δ 邻域内与 $\dfrac{f^{(n)}(x_0)}{(n-2)!}(x-x_0)^{n-2}$ 相同.

当 n 为奇数时，则在 x_0 的两边 $\dfrac{f^{(n)}(x_0)}{(n-2)!}(x-x_0)^{n-2}$ 符号相异，即 $f''(x)$ 在 x_0 的两边符号相异，所

以$(x_0, f(x_0))$为拐点.

当n为偶数时，则在x_0的两边$\dfrac{f^{(n)}(x_0)}{(n-2)!}(x-x_0)^{n-2}$符号相同，即$f''(x)$在$x_0$的两边符号相同，所以$(x_0, f(x_0))$不是拐点.

泰勒级数在医学影像中的应用举例

泰勒级数在复杂函数的近似求解过程中有着广泛应用，这里举一个泰勒级数在医学超声成像原理中的例子. 超声成像是基于超声波在人体组织传播过程中反射的回波对人体组织器官进行成像的一种医学影像成像技术，它对软组织具有较好的分辨力，而且具有安全无辐射、造价相对较低、仪器操作方便且移动性好等独特优点，是医学影像成像技术中不可替代的一个重要成员. 超声成像的基本原理依赖于超声场（即超声波在介质中传播的空间范围，也就是人体组织受到超声振动能作用的区域）的物理特性，例如声压或声强在超声场中的空间分布. 根据声压在介质中的传播特性，其在近场（距离声源较近的区域）和远场（距离声源较远的区域）的分布特点不同. 圆形单晶片的超声场声压幅值分布可用式(7-7)描述：

$$p_m = 2p_0\sin\left[\frac{\pi}{\lambda}\left(x\sqrt{1+\frac{D^2}{4x^2}}-x\right)\right], \tag{7-7}$$

其中，p_m代表m点处的声压，p_0代表圆形晶片表面的声压，λ代表波长，D代表单晶片的直径，x代表声程. 对于远场区，即当声程x较大时，式(7-7)刻画的声压幅值与声程x的关系较为复杂，难以看出两者的关系. 因此，将$\sqrt{1+\dfrac{D^2}{4x^2}}$使用泰勒级数展开并仅取前两项，则式(7-7)中的相位表达式可近似为

$$\frac{\pi}{\lambda}\left(x\sqrt{1+\frac{D^2}{4x^2}}-x\right) \approx \frac{\pi}{\lambda}\left[x\left(1+\frac{1}{2}\frac{D^2}{4x^2}\right)-x\right] = \frac{A}{2}\frac{1}{\lambda x},$$

其中，A为圆形晶片的面积. 这时声压幅值公式可近似为

$$p_m \approx 2p_0\sin\left(\frac{A}{2}\frac{1}{\lambda x}\right).$$

由于对很小的相位值θ，有$\sin\theta \approx \theta$，因此，对于远场区（即较大的$x$），上式可进一步近似为

$$p_m \approx 2p_0\frac{A}{2}\frac{1}{\lambda x} = p_0\frac{A}{\lambda x}.$$

经过上述泰勒级数展开这一近似过程，可以明显看出声压随声程的增加作单调递减变化，从而可以方便又不失准确地描述两者之间的关系，为超声场分析带来极大便利.

第四节　洛 朗 级 数

一、洛朗级数的概念

上一节讨论了圆形区域内的解析函数展开成泰勒级数. 下面讲述解析函数在圆环内的级数展开，得到的级数就是洛朗(Laurent)级数.

定义 7-7　形如

$$\sum_{n=-\infty}^{\infty} a_n(z-z_0)^n = \cdots + \frac{a_{-n}}{(z-z_0)^n} + \cdots + \frac{a_{-1}}{(z-z_0)} + a_0$$

$$+a_1(z-z_0)+\cdots+a_n(z-z_0)^n+\cdots \tag{7-8}$$

的级数称为洛朗级数(Laurent series),其中 z_0 和 a_n $(n=0,\pm1,\pm2,\cdots)$ 为复常数.

显然,当 $a_{-n}=0$ $(n=1,2,\cdots)$ 时,上述级数就是幂级数.

洛朗级数(7-8)是由包含 $z-z_0$ 的非负幂项部分和负幂项部分组成,下面分别讨论二者的收敛范围.

如果在 $z=z_1$ 处,$z-z_0$ 的正幂级数和负幂级数都收敛,就称 z_1 为洛朗级数(7-8)的一个收敛点. 不是收敛点的点称为该级数的发散点.

(1) $z-z_0$ 的正幂级数为

$$\sum_{n=0}^{\infty}a_n(z-z_0)^n=a_0+a_1(z-z_0)+\cdots+a_n(z-z_0)^n+\cdots$$

正幂级数的收敛范围是圆盘 K_1: $|z-z_0|<R$, 在 K_1 内收敛于某一解析函数 $f_1(z)$, 且在 $|z-z_0|>R$ 时发散,

(2) $z-z_0$ 的负幂级数为

$$\sum_{n=1}^{\infty}a_{-n}(z-z_0)^{-n}=a_{-1}(z-z_0)^{-1}+\cdots+a_{-n}(z-z_0)^{-n}+\cdots$$

令 $\xi=(z-z_0)^{-1}$,则得到一个关于 ξ 的幂级数

$$\sum_{n=1}^{\infty}a_{-n}(z-z_0)^{-n}=\sum_{n=1}^{\infty}a_{-n}\xi^n,$$

其收敛半径为 ρ,则当 $|\xi|<\rho$ 时收敛,$|\xi|>\rho$ 时发散. 记 $r=\dfrac{1}{\rho}$,于是负幂级数当 $|z-z_0|>r$ 时收敛于某一解析函数 $f_2(z)$,而 $|z-z_0|<r$ 时发散.

因此,洛朗级数的收敛集合取决于 r 和 R:

(1) 当 $r>R$ 时,此时正幂级数和负幂级数没有公共的收敛范围,故级数在复平面上处处发散;

(2) 当 $r<R$ 时,此时洛朗级数的公共收敛范围为圆环 $r<|z-z_0|<R$,级数在圆环内收敛,在圆环外部发散,在圆环的边界上可能有收敛点,也可能有发散点;

(3) 当 $r=R$ 时,此时级数在 $|z-z_0|=R$ 以外的点处处发散,在 $|z-z_0|=R$ 上的,无法直接判断其收敛性,视具体情况而定.

定理 7-15 级数 $\sum\limits_{n=-\infty}^{\infty}a_n(z-z_0)^n$ 在其收敛圆环内的和函数是解析的,而且可以逐项求积分和逐项求导数.

例 7-12 讨论级数

$$\sum_{n=1}^{\infty}\frac{a^n}{z^n}+\sum_{n=0}^{\infty}\frac{z^n}{b^n}$$

的收敛集,并求和函数,其中 a 与 b 为复常数.

解 分别讨论正幂级数和负幂级数.

对于负幂级数

$$\sum_{n=1}^{\infty}\frac{a^n}{z^n}=\sum_{n=1}^{\infty}\left(\frac{a}{z}\right)^n,$$

当 $\left|\dfrac{a}{z}\right|<1$, 即 $|z|>|a|$ 时收敛,且和函数为 $\dfrac{a}{z-a}$.

对于正幂级数

$$\sum_{n=0}^{\infty}\frac{z^n}{b^n}=\sum_{n=0}^{\infty}\left(\frac{z}{b}\right)^n,$$

当 $\left|\dfrac{z}{b}\right|<1$, 即 $|z|<|b|$ 时收敛,且和函数为 $\dfrac{b}{b-z}$;

当 $|a|<|b|$，原级数收敛且收敛圆环为 $|a|<|z|<|b|$，和函数为

$$\frac{a}{z-a}+\frac{b}{b-z}=\frac{(a-b)z}{(a-z)(b-z)};$$

当 $|a|>|b|$ 时，负幂级数和正幂级数的收敛域没有公共点，故原级数发散.

二、解析函数的洛朗展开式

定理 7-16　在圆环 H：$r<|z-z_0|<R$ 内解析的函数 $f(z)$ 可展开成洛朗级数

$$f(z)=\sum_{n=-\infty}^{\infty}a_n(z-z_0)^n,\ r<|z-z_0|<R, \tag{7-9}$$

其中，

$$a_n=\frac{1}{2\pi i}\int_C\frac{f(\xi)}{(\xi-z_0)^{n+1}}d\xi,\quad (n=0,\pm1,\pm2,\cdots), \tag{7-10}$$

这里 C 为圆环 H：$r<|z-z_0|<R$ 内任何一条绕 z_0 的正向简单闭曲线，且 $f(z)$ 的表达式唯一.

定义 7-8　式(7-9)称为函数 $f(z)$ 在点 z_0 的洛朗展开式，而式(7-10)给出的系数 a_n $(n=0,\pm1,\pm2,\cdots)$ 称为洛朗系数.

例 7-13　求函数 $f(z)=\dfrac{1}{(z-1)(z-2)}$ 在下列圆环内的洛朗级数：

(1) $0<|z|<1$；

(2) $1<|z|<2$；

(3) $2<|z|<+\infty$；

(4) $0<|z-1|<1$.

解　将函数表示成部分分式，有

$$f(z)=\frac{1}{(1-z)}-\frac{1}{(2-z)}.$$

(1) 在 $0<|z|<1$ 内，由于 $|z|<1$，则有 $\left|\dfrac{z}{2}\right|<1$，因此有

$$\frac{1}{1-z}=1+z+z^2+\cdots+z^n+\cdots,$$

$$\frac{1}{2-z}=\frac{1}{2}\cdot\frac{1}{1-\dfrac{z}{2}}=\frac{1}{2}\left(1+\frac{z}{2}+\frac{z^2}{2^2}+\cdots+\frac{z^n}{2^n}+\cdots\right),$$

$$\begin{aligned}f(z)&=(1+z+z^2+\cdots+z^n+\cdots)-\frac{1}{2}\left(1+\frac{z}{2}+\frac{z^2}{2^2}+\cdots+\frac{z^n}{2^n}+\cdots\right)\\&=\frac{1}{2}+\frac{3}{4}z+\frac{7}{8}z^2+\cdots;\end{aligned}$$

(2) 在圆环 $1<|z|<2$ 内，因为 $\left|\dfrac{1}{z}\right|<1$，$\left|\dfrac{z}{2}\right|<1$，因此，

$$\begin{aligned}f(z)&=\frac{1}{(1-z)}-\frac{1}{(2-z)}=-\frac{1}{z}\frac{1}{1-\dfrac{1}{z}}-\frac{1}{2}\frac{1}{1-\dfrac{z}{2}}\\&=-\frac{1}{z}\left(1+\frac{1}{z}+\frac{1}{z^2}+\cdots\right)-\frac{1}{2}\left(1+\frac{z}{2}+\frac{z^2}{4}+\cdots\right)\\&=-\sum_{n=0}^{\infty}\frac{1}{z^{n+1}}-\sum_{n=0}^{\infty}\frac{z^n}{2^{n+1}};\end{aligned}$$

(3) 在圆环 $2<|z|<+\infty$ 内，因为 $\left|\dfrac{1}{z}\right|<1,\left|\dfrac{2}{z}\right|<1$，因此，

$$f(z)=\frac{1}{(1-z)}-\frac{1}{(2-z)}=\frac{1}{z}\frac{1}{1-\frac{2}{z}}-\frac{1}{z}\frac{1}{1-\frac{1}{z}}$$
$$=\frac{1}{z}\left(1+\frac{2}{z}+\frac{4}{z^2}+\cdots\right)-\frac{1}{z}\left(1+\frac{1}{z}+\frac{1}{z^2}+\cdots\right)$$
$$=\frac{1}{z^2}+\frac{3}{z^3}+\frac{7}{z^4}+\cdots;$$

(4) 在圆环 $0<|z-1|<1$ 内，因为 $|z-1|<1$，因此，

$$f(z)=\frac{1}{(1-z)}-\frac{1}{(2-z)}=\frac{-1}{z-1}-\frac{1}{1-(z-1)}$$
$$=-\frac{1}{z-1}-1-(z-1)-(z-1)^2-\cdots-(z-1)^n-\cdots.$$

本章小结

从第六章已知，医学影像学中的大量问题均需使用复变函数的形式来进行表示和分析，本章进一步介绍了如何将复变函数展开成复数项级数，还有复数项级数及其发散与收敛的概念、幂级数、泰勒级数和洛朗级数，了解了在圆内解析的函数可以展开成泰勒级数，在圆环内解析的函数可以展开成洛朗级数. 这些复数项级数在医学影像领域很多复杂问题的近似求解方面具有重要作用.

（康育慧　黄自谦）

习题

1. 下列序列是否有极限？如果有极限，求出其极限：

(1) $z_n=\mathrm{i}^n+\dfrac{1}{n}$;

(2) $z_n=\dfrac{1+n\mathrm{i}}{1-n\mathrm{i}}$;

(3) $z_n=\left(\dfrac{z}{\bar{z}}\right)^n$;

(4) $z_n=\dfrac{1}{n}\mathrm{e}^{\frac{-n\pi}{2}\mathrm{i}}$.

2. 下列级数是否收敛？是否绝对收敛？

(1) $\sum\limits_{n=1}^{\infty}\dfrac{\mathrm{i}^n}{n!}$;

(2) $\sum\limits_{n=2}^{\infty}\dfrac{\mathrm{i}^n}{\ln n}$;

(3) $\sum\limits_{n=1}^{\infty}\dfrac{n}{2^n}(1+\mathrm{i})^n$;

(4) $\sum\limits_{n=1}^{\infty}\dfrac{(1+\mathrm{i})^n}{2^{\frac{n}{2}}\cos\mathrm{i}n}$.

3. 试证级数 $\sum\limits_{n=1}^{\infty}(2z)^n$ 当 $|z|<\dfrac{1}{2}$ 时绝对收敛.

4. 幂级数$\sum_{n=0}^{\infty} c_n (z-2)^n$能否在$z=0$收敛而在$z=3$发散？

5. 求下列幂级数的收敛半径

(1) $\sum_{n=0}^{\infty}\cos(\mathrm{i}n)z^n$；

(2) $\sum_{n=0}^{\infty}\frac{z^n}{n^p}$（$p$为正整数）；

(3) $\sum_{n=1}^{\infty}\left(\frac{\mathrm{i}}{n}\right)^n(z-1)^{n(n+1)}$.

6. 用直接法将函数$\ln(1+\mathrm{e}^z)$在$z=0$点处展开为泰勒级数（到z^4项），并指出其收敛半径.

7. 用直接法将函数$\frac{1}{1+z^2}$在$|z+1|<\sqrt{2}$点处展开为到$(z+1)^4$项的泰勒级数.

8. 用间接法将下列函数展开为泰勒级数，并指出其收敛性.

(1) $\frac{1}{z-3}$分别在$z=0$和$z=1$处；

(2) $\sin^3 z$在$z=0$处；

(3) $\arctan z$在$z=0$处；

(4) $\frac{z}{(z+1)(z+2)}$在$z=2$处.

9. 求$f(z)=\frac{2z+1}{z^2+z-2}$的以$z=1$为中心的各个圆环域内的洛朗级数.

10. 求函数$f(z)=\frac{z^2-2z+5}{(z-2)(z^2+1)}$在圆环$1<|z|<2$的洛朗级数.

第八章　傅里叶变换

傅里叶变换的理论和方法不仅是应用于医学影像各个方面最具代表性的数学工具之一，而且在电子通信、地质勘探、流体力学等诸多学科领域也都广泛发挥着重要作用，已经成为一种不可缺少的运算工具. 有了第六章复变函数以及第七章复数域级数的铺垫，本章首先从傅里叶级数开始介绍，再引入傅里叶积分，并在此基础上正式给出傅里叶变换，最后举例说明其在医学影像领域中的应用.

第一节　傅里叶级数

在第六章对复数及复变函数在医学影像领域中的应用举例中已经提到过一种周期运动，比如交流电路中的电压和电流、磁共振成像中宏观横向磁化矢量的大小等都可用正弦函数 $y=A\sin(\omega x+\varphi)$ 来描述，这种运动也常称为简谐运动，其中 A 为振幅，φ 为初相角，ω 为角频率，于是简谐运动 y 的周期是 $T=\dfrac{2\pi}{\omega}$. 若干个频率不同的简谐运动

$$y_k=A_k\sin(k\omega x+\varphi_k)\quad(k=1,2,\cdots,n,\cdots)$$

可叠加成

$$y=\sum_{k=1}^{\infty}y_k=\sum_{k=1}^{\infty}A_k\sin(k\omega x+\varphi_k),$$

这样可以描述更复杂的周期运动. 本节将讨论如何将周期函数展开成无限多个正弦函数与余弦函数之和，即傅里叶级数.

一、三角级数及三角函数系的正交性

在引入傅里叶级数前，需先介绍三角函数系的正交性以及三角级数. 如下形式的函数列

$$1,\cos x,\sin x,\cos 2x,\sin 2x,\cdots,\cos nx,\sin nx,\cdots$$

称为三角函数系. 2π 是三角函数系中每个函数的周期. 因此，讨论三角函数系只需在长为 2π 的一个区间上即可，通常选取区间 $[-\pi,\pi]$.

三角函数系具有下列性质：

设 m 与 n 是任意两个非负整数，则有

$$\int_{-\pi}^{\pi}\sin mx\sin nx\mathrm{d}x=\begin{cases}0, & m\neq n,\\ \pi, & m=n\neq 0,\end{cases}$$

$$\int_{-\pi}^{\pi}\sin mx\cos nx\mathrm{d}x=0,$$

$$\int_{-\pi}^{\pi}\cos mx\cos nx\mathrm{d}x=\begin{cases}0, & m\neq n,\\ \pi, & m=n\neq 0,\end{cases}$$

即，三角函数系中任意两个不同函数之积在区间 $[-\pi,\pi]$ 上的定积分为零，而每个函数的平方在 $[-\pi,\pi]$ 的定积分不为零. 三角函数系的这个性质称为正交性. 以三角函数系为基础，可构成三角级数.

定义 8-1 形如

$$\frac{a_0}{2}+a_1\cos x+b_1\sin x+a_2\cos 2x+b_2\sin 2x+\cdots+a_n\cos nx+b_n\sin nx+\cdots$$

的级数称为三角级数，其中，a_0, a_n, b_n ($n=1, 2, \cdots$) 都是常数，简写为

$$\frac{a_0}{2}+\sum_{n=1}^{\infty}(a_n\cos nx+b_n\sin nx). \tag{8-1}$$

定理 8-1 若级数

$$\frac{|a_0|}{2}+\sum_{n=1}^{\infty}(|a_n|+|b_n|)$$

收敛，则三角级数(8-1)在整个数轴上绝对收敛且一致收敛.

证明 对任何实数x，由于

$$|a_n\cos nx+b_n\sin nx|\leqslant|a_n|+|b_n|,$$

应用威尔斯特拉斯(Weierstrass)判别法容易推得本定理的结论成立.

二、以 2π 为周期的函数的傅里叶级数

在技术工程系统中，常常需要将多个信号叠加，或分析某个信号的组成成分. 为此，设$f(x)$是$(-\infty, +\infty)$上以2π为周期的函数，且$f(x)$在$[-\pi, \pi]$上绝对可积. 如果函数$f(x)$在区间$[-\pi, \pi]$上能展成三角级数(8-1)，或三角级数(8-1)在区间$[-\pi, \pi]$上收敛于函数$f(x)$，即

$$f(x)=\frac{a_0}{2}+\sum_{n=1}^{\infty}(a_n\cos nx+b_n\sin nx), \tag{8-2}$$

那么级数(8-2)的系数a_0, a_n, b_n ($n=1, 2, \cdots$)与其和函数$f(x)$有如下关系.

定理 8-2 若在整个数轴上式(8-2)成立，且等式右端的级数一致收敛，则有如下关系式：

$$a_n=\frac{1}{\pi}\int_{-\pi}^{\pi}f(x)\cos nx\mathrm{d}x \quad (n=0,1,2,\cdots), \tag{8-3}$$

$$b_n=\frac{1}{\pi}\int_{-\pi}^{\pi}f(x)\sin nx\mathrm{d}x \quad (n=1,2,3,\cdots). \tag{8-4}$$

证明 由定理条件，函数$f(x)$在区间$[-\pi, \pi]$上连续且可积，对式(8-2)等号右端可在区间$[-\pi, \pi]$上逐项积分，并且乘以$\sin nx$或$\cos nx$之后仍可逐项积分.

首先，求a_0.

对式(8-2)等号左右两端在区间$[-\pi, \pi]$积分，并将右端逐项积分，由三角函数系的正交性，可知

$$\int_{-\pi}^{\pi}f(x)\,\mathrm{d}x=\int_{-\pi}^{\pi}\frac{a_0}{2}\,\mathrm{d}x+\sum_{n=1}^{\infty}\left(a_n\int_{-\pi}^{\pi}\cos nx\mathrm{d}x+b_n\int_{-\pi}^{\pi}\sin nx\mathrm{d}x\right)=a_0\pi.$$

故

$$a_0=\frac{1}{\pi}\int_{-\pi}^{\pi}f(x)\,\mathrm{d}x.$$

其次，求$a_k(k\neq 0)$.

将式(8-2)等号左右两端乘以$\cos kx$，左右两端在区间$[-\pi, \pi]$积分，并将右端逐项积分，由三角函数系的正交性，有

$$\begin{aligned}\int_{-\pi}^{\pi}f(x)\cos kx\mathrm{d}x&=\int_{-\pi}^{\pi}\frac{a_0}{2}\cos kx\mathrm{d}x\\&\quad+\sum_{n=1}^{\infty}\left(a_n\int_{-\pi}^{\pi}\cos nx\cos kx\mathrm{d}x+b_n\int_{-\pi}^{\pi}\sin nx\cos kx\mathrm{d}x\right)\\&=a_k\int_{-\pi}^{\pi}\cos^2 kx\mathrm{d}x=a_k\pi.\end{aligned}$$

故

$$a_k = \frac{1}{\pi}\int_{-\pi}^{\pi} f(x)\cos kx\mathrm{d}x \quad (k=1,2,3,\cdots).$$

再次，求 b_k.

将式(8-2)等号左右两端乘以 $\sin kx$，左右两端在区间$[-\pi,\pi]$积分，并将右端逐项积分，由三角函数系的正交性，有

$$\begin{aligned}\int_{-\pi}^{\pi} f(x)\sin kx\mathrm{d}x &= \int_{-\pi}^{\pi}\frac{a_0}{2}\sin kx\mathrm{d}x\\ &+\sum_{n=1}^{\infty}\left(a_n\int_{-\pi}^{\pi}\cos nx\sin kx\mathrm{d}x + b_n\int_{-\pi}^{\pi}\sin nx\sin kx\mathrm{d}x\right)\\ &= b_k\int_{-\pi}^{\pi}\sin^2 kx\mathrm{d}x = b_k\pi.\end{aligned}$$

故

$$b_k = \frac{1}{\pi}\int_{-\pi}^{\pi} f(x)\sin kx\mathrm{d}x \quad (k=1,2,3,\cdots).$$

定义 8-2　若函数 $f(x)$ 在区间$[-\pi,\pi]$可积，则称式(8-3)和式(8-4)是函数 $f(x)$ 的傅里叶系数(Fourier coefficient).

定义 8-3　以函数 $f(x)$ 的傅里叶系数式(8-3)和式(8-4)为系数的三角级数

$$\frac{a_0}{2}+\sum_{n=1}^{\infty}(a_n\cos nx + b_n\sin nx)$$

称为函数 $f(x)$ 的傅里叶级数，记为

$$f(x)\sim\frac{a_0}{2}+\sum_{n=1}^{\infty}(a_n\cos nx + b_n\sin nx), \tag{8-5}$$

这里记号“～”表示式(8-5)右边是左边函数的傅里叶级数(Fourier series). 由定理 8-2 可知，若式(8-2)等号右边的三角函数在整个数轴上一致收敛于其和函数 $f(x)$，则此三角级数就是函数 $f(x)$ 的傅里叶级数，即此时式(8-5)中的记号“～”可换为等号. 在本章中函数 $f(x)$ 的傅里叶级数均用等号.

如果函数 $f(x)$ 在区间$[-\pi,\pi]$可积，可以形式地写出函数 $f(x)$ 的傅里叶级数(8-5). 于是产生了两个问题：

(1) 函数 $f(x)$ 的傅里叶级数(8-5)在区间$[-\pi,\pi]$是否收敛？

(2) 如果函数 $f(x)$ 的傅里叶级数(8-5)在区间$[-\pi,\pi]$收敛，那么它的和函数是否就是函数 $f(x)$ 呢？

这两个问题答案都是否定的，即函数 $f(x)$ 的傅里叶级数(8-5)在区间$[-\pi,\pi]$可能发散. 即使傅里叶级数(8-5)在区间$[-\pi,\pi]$收敛，它的和函数也不一定就是函数 $f(x)$. 那么，函数 $f(x)$ 在什么条件下，它的傅里叶级数(8-5)在区间$[-\pi,\pi]$收敛，且和函数就是函数 $f(x)$ 呢？这就是下面要讨论的傅里叶级数的收敛定理.

定理 8-3　**狄利克雷(Dirichlet)收敛条件**　若以 2π 为周期的函数 $f(x)$ 在一个周期内满足条件：

(1) 连续或只有有限个第一类间断点；

(2) 只有有限个极值点，

则函数 $f(x)$ 的傅里叶级数(8-5)收敛，且在其连续点处收敛于 $f(x)$；而在其第一类间断点 x_0 处，级数收敛于点 x_0 的左、右极限的算术平均值，即

$$\frac{f(x_0+0)+f(x_0-0)}{2}=\frac{a_0}{2}+\sum_{n=1}^{\infty}(a_n\cos nx + b_n\sin nx),$$

其中，a_n, b_n 为函数 $f(x)$ 的傅里叶系数.

由收敛定理知，如果 $f(x)$ 是以 2π 为周期的连续函数，傅里叶系数式(8-3)和式(8-4)中的积

分区间$[-\pi,\pi]$可以改为长度为2π的任何区间，而不影响a_n、b_n的值，即

$$a_n=\frac{1}{\pi}\int_c^{c+2\pi}f(x)\cos nx\mathrm{d}x\quad(n=0,1,2,3,\cdots),$$

$$b_n=\frac{1}{\pi}\int_c^{c+2\pi}f(x)\sin nx\mathrm{d}x\quad(n=1,2,3,\cdots),$$

其中，c为任意实数.

在具体讨论函数的傅里叶级数展开时，常给出函数$f(x)$在区间$(-\pi,\pi]$或$[-\pi,\pi)$上的解析表达式，但读者应理解为它是定义在整个数轴上以2π为周期的函数，即在$(-\pi,\pi]$以外的部分，按函数在$(-\pi,\pi]$上的对应关系作周期延拓，如$f(x)$通过周期延拓后的函数为：

$$\hat{f}(x)=\begin{cases}f(x), & x\in(-\pi,\pi],\\ f(x-2k\pi), & x\in((2k-1)\pi,(2k+1)\pi]\ (k=\pm1,\pm2,\cdots),\end{cases}$$

则函数$f(x)$的傅里叶级数就是指函数$\hat{f}(x)$的傅里叶级数.

例 8-1　设$f(x)=\begin{cases}x, & 0\leqslant x\leqslant\pi,\\ 0, & -\pi<x<0,\end{cases}$求$f(x)$的傅里叶级数展开式.

解　$f(x)$及其周期延拓后图像如图 8-1 所示，由于$f(x)$满足收敛定理 8-3 的条件，故它可以展开成傅里叶级数.

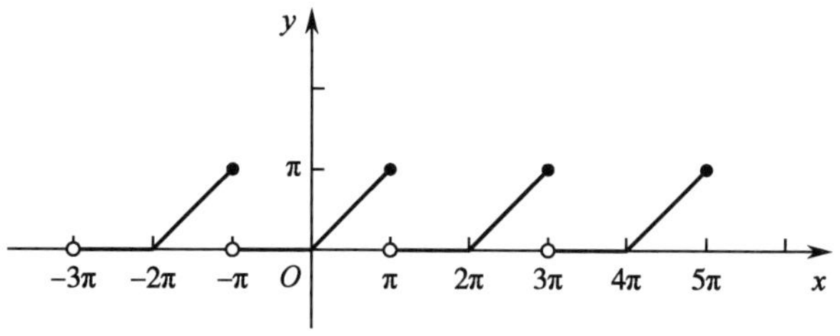

图 8-1　将$f(x)$周期延拓后的图像

由式(8-3)可知

$$a_0=\frac{1}{\pi}\int_{-\pi}^{\pi}f(x)\,\mathrm{d}x=\frac{1}{\pi}\int_0^{\pi}x\mathrm{d}x=\frac{\pi}{2}.$$

当$n\geqslant1$时，

$$\begin{aligned}a_n&=\frac{1}{\pi}\int_{-\pi}^{\pi}f(x)\cos nx\mathrm{d}x=\frac{1}{\pi}\int_0^{\pi}x\cos nx\mathrm{d}x\\&=\frac{1}{n\pi}x\sin nx\Big|_0^{\pi}-\frac{1}{n\pi}\int_0^{\pi}\sin nx\mathrm{d}x=\frac{1}{n^2\pi}\cos nx\Big|_0^{\pi}\\&=\frac{1}{n^2\pi}(\cos n\pi-1)=\frac{(-1)^n-1}{n^2\pi},\end{aligned}$$

$$\begin{aligned}b_n&=\frac{1}{\pi}\int_{-\pi}^{\pi}f(x)\sin nx\mathrm{d}x=\frac{1}{\pi}\int_0^{\pi}x\sin nx\mathrm{d}x\\&=-\frac{1}{n\pi}x\cos nx\Big|_0^{\pi}+\frac{1}{n\pi}\int_0^{\pi}\cos nx\mathrm{d}x=\frac{(-1)^{n+1}}{n},\end{aligned}$$

所以，在$(-\pi,\pi)$上，

$$f(x)=\frac{\pi}{4}+\sum_{n=1}^{\infty}\left[\frac{(-1)^n-1}{n^2\pi}\cos nx+\frac{(-1)^{n+1}}{n}\sin nx\right].$$

当$x=\pm\pi$时，该傅里叶级数收敛于

$$\frac{f(x+0)+f(x-0)}{2}=\frac{\pi}{2}.$$

所以，$f(x)$ 在 $[-\pi,\pi]$ 上的傅里叶级数图像如图 8-2 所示.

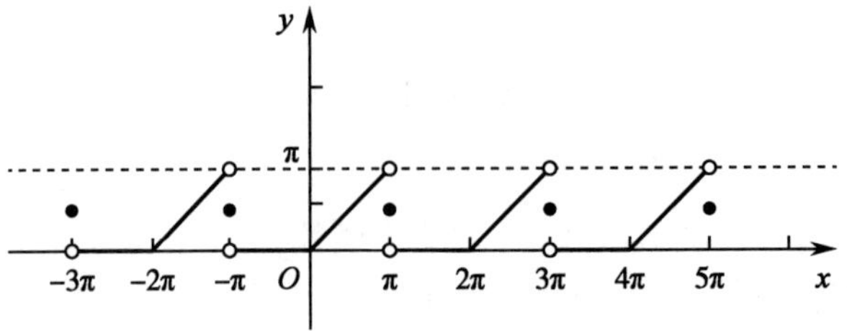

图 8-2　$f(x)$ 的傅里叶级数展开式图像

例 8-2　对于矩形波，用傅里叶级数展开后，就可以将矩形波看成一系列不同频率的简谐振动的叠加. 设 $f(x)$ 的周期为 2π 的矩形波函数，在 $(-\pi,\pi]$ 上表达式为

$$f(x)=\begin{cases}1, & 0<x\leqslant\pi,\\ 0, & x=0,\\ -1, & -\pi<x<0,\end{cases}$$

求该矩形波函数 $f(x)$ 的傅里叶级数展开式.

解　$f(x)$ 及其周期延拓后图像如图 8-3 所示，可见 $f(x)$ 满足收敛定理 8-3 的条件.

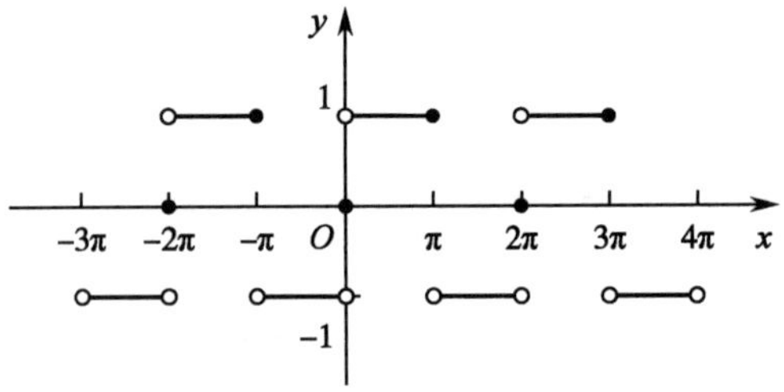

图 8-3　将 $f(x)$ 周期延拓后的图像

因为 $f(x)$ 在 $(-\pi,\pi)$ 内是奇函数，所以

$$a_0=\frac{1}{\pi}\int_{-\pi}^{\pi}f(x)\,\mathrm{d}x=0.$$

当 $n\geqslant 1$ 时，

$$a_n=\frac{1}{\pi}\int_{-\pi}^{\pi}f(x)\cos nx\mathrm{d}x=0,$$

$$\begin{aligned}b_n&=\frac{1}{\pi}\int_{-\pi}^{\pi}f(x)\sin nx\mathrm{d}x=\frac{1}{\pi}\int_{0}^{\pi}\sin nx\mathrm{d}x-\frac{1}{\pi}\int_{-\pi}^{0}\sin nx\mathrm{d}x\\&=-\frac{2}{n\pi}\cos nx\Big|_0^{\pi}=\frac{2(1-(-1)^n)}{n\pi}.\end{aligned}$$

当 $x\neq k\pi$，$k=0,\pm1,\pm2,\cdots$ 时，

$$f(x)=\sum_{n=1}^{\infty}\frac{2(1-(-1)^n)}{n\pi}\sin nx.$$

当 $x=k\pi$，$k=0,\pm1,\pm2,\cdots$ 时，级数每一项都是 0，所以收敛于 0.

例 8-3　设函数 $f(x)=\begin{cases}x^2, & 0<x<\pi,\\ 0, & x=\pi,\\ -x^2, & \pi<x<2\pi,\end{cases}$ 求 $f(x)$ 的傅里叶级数展开式.

解　$f(x)$ 及其周期延拓后图像如图 8-4 所示，可见 $f(x)$ 满足收敛定理 8-3 的条件.

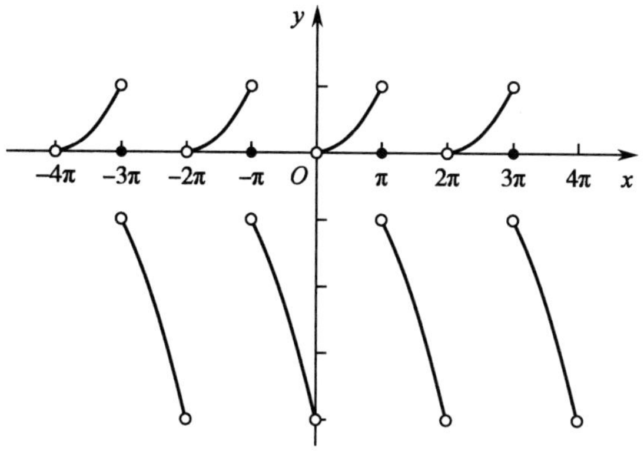

图 8-4　将$f(x)$周期延拓后的图像

由收敛定理，有

$$a_0=\frac{1}{\pi}\int_0^{2\pi}f(x)\,\mathrm{d}x=\frac{1}{\pi}\int_0^{\pi}x^2\mathrm{d}x+\frac{1}{\pi}\int_{\pi}^{2\pi}(-x^2)\,\mathrm{d}x=\frac{\pi^2}{3}-\frac{7\pi^2}{3}=-2\pi^2.$$

当$n\geqslant 1$时，

$$\begin{aligned}a_n&=\frac{1}{\pi}\int_0^{2\pi}f(x)\cos nx\mathrm{d}x\\&=\frac{1}{\pi}\int_0^{\pi}x^2\cos nx\mathrm{d}x+\frac{1}{\pi}\int_{\pi}^{2\pi}(-x^2)\cos nx\mathrm{d}x\\&=\frac{1}{\pi}\left[\left(\frac{x^2}{n}-\frac{2}{n^3}\right)\sin nx+\frac{2x}{n^2}\cos nx\right]\Bigg|_0^{\pi}\\&\quad-\frac{1}{\pi}\left[\left(\frac{x^2}{n}-\frac{2}{n^3}\right)\sin nx+\frac{2x}{n^2}\cos nx\right]\Bigg|_{\pi}^{2\pi}\\&=\frac{4}{n^2}[(-1)^n-1],\end{aligned}$$

$$\begin{aligned}b_n&=\frac{1}{\pi}\int_0^{2\pi}f(x)\sin nx\mathrm{d}x\\&=\frac{1}{\pi}\int_0^{\pi}x^2\sin nx\mathrm{d}x+\frac{1}{\pi}\int_{\pi}^{2\pi}(-x^2)\sin nx\mathrm{d}x\\&=\frac{1}{\pi}\left[\left(-\frac{x^2}{n}+\frac{2}{n^3}\right)\cos nx+\frac{2x}{n^2}\sin nx\right]\Bigg|_0^{\pi}\\&\quad-\frac{1}{\pi}\left[\left(-\frac{x^2}{n}+\frac{2}{n^3}\right)\cos nx+\frac{2x}{n^2}\sin nx\right]\Bigg|_{\pi}^{2\pi}\\&=\frac{2}{\pi}\left\{\frac{\pi^2}{n}+\left(\frac{\pi^2}{n}-\frac{2}{n^3}\right)[1-(-1)^n]\right\}.\end{aligned}$$

所以，当$x\in(0,\pi)\cup(\pi,2\pi)$时，

$$\begin{aligned}f(x)=&-\pi^2\\&+\sum_{n=1}^{\infty}\left\{\frac{4}{n^2}[(-1)^n-1]\cos nx+\frac{2}{\pi}\left[\frac{\pi^2}{n}+\left(\frac{\pi^2}{n}-\frac{2}{n^3}\right)(1-(-1)^n)\right]\sin nx\right\}\\=&-\pi^2-8\left(\cos x+\frac{1}{3^2}\cos 3x+\frac{1}{5^2}\cos 5x+\cdots\right)\end{aligned}$$

$$+\frac{2}{\pi}\left[(3\pi^2-4)\sin x+\frac{\pi^2}{2}\sin 2x+\left(\pi^2-\frac{4}{3^3}\right)\sin 3x+\cdots\right].$$

当$x=\pi$时，该傅里叶级数收敛于

$$\frac{f(x+0)+f(x-0)}{2}=0,$$

即

$$0=-\pi^2+8\left(1+\frac{1}{3^2}+\frac{1}{5^2}+\cdots\right).$$

当$x=0$或2π时，该傅里叶级数收敛于

$$\frac{f(x+0)+f(x-0)}{2}=-2\pi^2, \tag{8-6}$$

即

$$-2\pi^2=-\pi^2-8\left(1+\frac{1}{3^2}+\frac{1}{5^2}+\cdots\right). \tag{8-7}$$

由式(8-6)或式(8-7)都可以推出

$$\frac{\pi^2}{8}=1+\frac{1}{3^2}+\frac{1}{5^2}+\cdots.$$

下面，讨论以2π为周期的奇、偶函数的傅里叶级数.

如果$f(x)$是以2π为周期的偶函数，则$f(x)\cos nx$是偶函数，而$f(x)\sin nx$是奇函数. 于是函数$f(x)$的傅里叶系数是

$$a_n=\frac{1}{\pi}\int_{-\pi}^{\pi}f(x)\cos nx\mathrm{d}x=\frac{2}{\pi}\int_0^{\pi}f(x)\cos nx\mathrm{d}x\quad(n=0,1,2,3,\cdots),$$

$$b_n=\frac{1}{\pi}\int_{-\pi}^{\pi}f(x)\sin nx\mathrm{d}x=0\quad(n=1,2,3,\cdots).$$

显然，偶函数的傅里叶级数只含有余弦函数的项，即

$$f(x)=\frac{a_0}{2}+\sum_{n=1}^{\infty}a_n\cos nx. \tag{8-8}$$

式(8-8)称为余弦级数.

同样，如果$f(x)$是以2π为周期的奇函数，则$f(x)\cos nx$是奇函数，而$f(x)\sin nx$是偶函数. 于是函数$f(x)$的傅里叶系数是

$$a_n=\frac{1}{\pi}\int_{-\pi}^{\pi}f(x)\cos nx\mathrm{d}x=0\quad(n=0,1,2,3,\cdots),$$

$$b_n=\frac{1}{\pi}\int_{-\pi}^{\pi}f(x)\sin nx\mathrm{d}x=\frac{2}{\pi}\int_0^{\pi}f(x)\sin nx\mathrm{d}x\quad(n=1,2,3,\cdots).$$

显然，奇函数的傅里叶级数只含有正弦函数的项，即

$$f(x)=\sum_{n=1}^{\infty}b_n\sin nx. \tag{8-9}$$

式(8-9)称为正弦级数.

例8-4　将函数$f(x)=|x|$在$[-\pi,\pi]$展成傅里叶级数.

解　函数$f(x)=|x|$在$[-\pi,\pi]$是偶函数，有

$$a_0=\frac{2}{\pi}\int_0^{\pi}x\mathrm{d}x=\pi.$$

当$n\geqslant 1$时，

$$a_n=\frac{2}{\pi}\int_0^{\pi}x\cos nx\mathrm{d}x=\frac{2}{\pi n^2}[(-1)^n-1]=\begin{cases}-\dfrac{4}{\pi n^2}, n\text{是奇数},\\ 0, n\text{是偶数}.\end{cases}$$

$$b_n=0.$$

所以，

$$|x|=\frac{\pi}{2}-\frac{4}{\pi}\left(\cos x+\frac{\cos 3x}{3^2}+\frac{\cos 5x}{5^2}+\cdots\right), |x|\leqslant\pi.$$

在实际应用中，有时需要把定义在(0，π]上的函数展开成余弦级数或正弦级数，为此，需要先把定义在(0，π]上的函数作偶式延拓或作奇式延拓到[-π，π]上，然后求延拓后函数的傅里叶级数，即得式(8-8)或式(8-9).

例 8-5　将函数 $f(x)=x^2$ 在[0，π]上展成傅里叶级数.

解　按偶式展开，延拓的函数 $f(x)=x^2$ 在[-π，π]是偶函数(图 8-5a)，有

$$a_0=\frac{2}{\pi}\int_0^{\pi}x^2\mathrm{d}x=\frac{2}{3}\pi^2.$$

当 $n\geqslant 1$ 时，

$$a_n=\frac{2}{\pi}\int_0^{\pi}x^2\cos nx\mathrm{d}x=\frac{4}{\pi n^2}(\pi\cos n\pi)=\begin{cases}\dfrac{4}{n^2}, n\text{是偶数},\\ -\dfrac{4}{n^2}, n\text{是奇数}.\end{cases}$$

$$b_n=0.$$

于是，

$$x^2=\frac{\pi^2}{3}-4\left(\frac{\cos x}{1}-\frac{\cos 2x}{2^2}+\frac{\cos 3x}{3^2}+\cdots\right)(0\leqslant x\leqslant\pi).$$

按奇式展开(图 8-5b)，延拓的函数

$$f(x)=\begin{cases}x^2, & 0\leqslant x\leqslant\pi,\\ -x^2, & -\pi\leqslant x<0.\end{cases}$$

在[-π，π]是奇函数，它的傅里叶系数是

$$a_n=0\quad(n=0, 1, 2, 3, \cdots).$$

$$b_n=\frac{2}{\pi}\int_0^{\pi}x^2\sin nx\mathrm{d}x=\frac{2(-1)^{n+1}\pi}{n}+\frac{4}{\pi n^3}[(-1)^n-1]\quad(n=1,2,3,\cdots).$$

于是，

$$\begin{aligned}x^2&=\sum_{n=1}^{\infty}\left[\frac{2(-1)^{n+1}\pi}{n}+\frac{4}{\pi n^3}((-1)^n-1)\right]\sin nx\\&=\left(\frac{2\pi}{1}-\frac{8}{\pi}\right)\sin x-\frac{2\pi}{2}\sin 2x+\left(\frac{2\pi}{3}-\frac{8}{\pi 3^3}\right)\sin 3x\\&-\frac{2\pi}{4}\sin 4x+\cdots\quad(0\leqslant x<\pi).\end{aligned}$$

当 $x=\pi$ 时，该傅里叶级数收敛于

$$\frac{f(-\pi+0)+f(\pi-0)}{2}=\frac{-\pi^2+\pi^2}{2}=0.$$

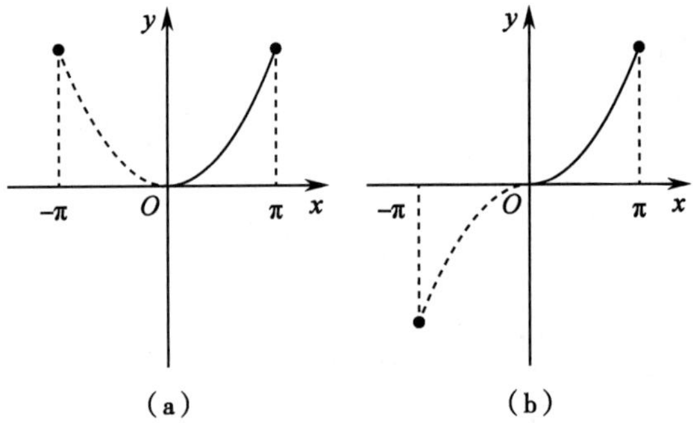

图 8-5　将 $f(x)$ 做奇偶延拓的图像

(a) 将 $f(x)$ 偶式延拓的图像；(b) 将 $f(x)$ 奇式延拓的图像.

三、周期为 T 的函数的傅里叶级数

如果函数 $f(x)$ 是以 T 为周期，只在长为 T 的区间 $\left[-\frac{T}{2},\frac{T}{2}\right]$ 上将 $f(x)$ 展成傅里叶级数即可. 作以下变量替换，将函数 $f(x)$ 以 T 为周期换成新函数 $\varphi(y)$ 以 2π 为周期，再按已知的公式展开.

设 $x=\frac{T}{2\pi}y$，即 $y=\frac{2\pi}{T}x$. 代入 $f(x)$ 之中，令

$$f(x)=f\left(\frac{T}{2\pi}y\right)=\varphi(y),$$

则有

$$\varphi(y+2\pi)=f\left[\frac{T}{2\pi}(y+2\pi)\right]=f\left(\frac{T}{2\pi}y+T\right)=f\left(\frac{T}{2\pi}y\right)=\varphi(y).$$

因此，$\varphi(y)$ 是以 2π 为周期的周期函数，且 $\varphi(y)$ 在 $[-\pi,\pi]$ 上的傅里叶级数是

$$\varphi(y)=\frac{a_0}{2}+\sum_{n=1}^{\infty}(a_n\cos ny+b_n\sin ny),$$

其中，

$$a_n=\frac{1}{\pi}\int_{-\pi}^{\pi}\varphi(y)\cos ny\mathrm{d}y\quad(n=0,1,2,3,\cdots),$$

$$b_n=\frac{1}{\pi}\int_{-\pi}^{\pi}\varphi(y)\sin ny\mathrm{d}y\quad(n=1,2,3,\cdots).$$

于是，再将 $y=\frac{2\pi}{T}x$ 代入上式，就得到函数 $f(x)$ 在区间 $\left[-\frac{T}{2},\frac{T}{2}\right]$ 上的傅里叶级数

$$f(x)=\frac{a_0}{2}+\sum_{n=1}^{\infty}\left(a_n\cos\frac{2n\pi x}{T}+b_n\sin\frac{2n\pi x}{T}\right),\tag{8-10}$$

其中，

$$a_n=\frac{2}{T}\int_{-\frac{T}{2}}^{\frac{T}{2}}f(x)\cos\frac{2n\pi x}{T}\mathrm{d}x\quad(n=0,1,2,3,\cdots),$$

$$b_n=\frac{2}{T}\int_{-\frac{T}{2}}^{\frac{T}{2}}f(x)\sin\frac{2n\pi x}{T}\mathrm{d}x\quad(n=1,2,3,\cdots).$$

如果 $f(x)$ 是以 T 为周期的偶函数，则

$$b_n=\frac{2}{T}\int_{-\frac{T}{2}}^{\frac{T}{2}}f(x)\sin\frac{2n\pi x}{T}\mathrm{d}x=0\quad(n=1,2,3,\cdots),$$

所以，对应的余弦级数是

$$f(x)=\frac{a_0}{2}+\sum_{n=1}^{\infty}a_n\cos\frac{2n\pi x}{T},\tag{8-11}$$

其中,

$$a_n=\frac{4}{T}\int_0^{\frac{T}{2}}f(x)\cos\frac{2n\pi x}{T}\mathrm{d}x\quad(n=0,1,2,3,\cdots).$$

同样,如果$f(x)$是以T为周期的奇函数,则

$$a_n=\frac{2}{T}\int_{-\frac{T}{2}}^{\frac{T}{2}}f(x)\cos\frac{2n\pi x}{T}\mathrm{d}x=0\quad(n=0,1,2,3,\cdots).$$

对应的正弦级数是

$$f(x)=\sum_{n=1}^{\infty}b_n\sin\frac{2n\pi x}{T},\tag{8-12}$$

其中,

$$b_n=\frac{4}{T}\int_0^{\frac{T}{2}}f(x)\sin\frac{2n\pi x}{T}\mathrm{d}x\quad(n=1,2,3,\cdots).$$

例 8-6　将函数$f(x)=\begin{cases}k, & 0\leqslant x\leqslant 3,\\ 0, & -3\leqslant x<0,\end{cases}$($k$是不为0的常数)展成傅里叶级数.

解　因为$T=6$,所以傅里叶系数是

$$a_0=\frac{1}{3}\int_{-3}^{3}f(x)\,\mathrm{d}x=\frac{1}{3}\int_0^3 k\mathrm{d}x=k.$$

当$n\geqslant 1$时,

$$a_n=\frac{1}{3}\int_{-3}^{3}f(x)\cos\frac{n\pi x}{3}\mathrm{d}x=\frac{1}{3}\int_0^3 k\cos\frac{n\pi x}{3}\mathrm{d}x=\frac{k}{n\pi}\sin\frac{n\pi x}{3}\Big|_0^3=0,$$

$$b_n=\frac{1}{3}\int_{-3}^{3}f(x)\sin\frac{n\pi x}{3}\mathrm{d}x=\frac{1}{3}\int_0^3 k\sin\frac{n\pi x}{3}\mathrm{d}x=-\frac{k}{n\pi}\cos\frac{n\pi x}{3}\Big|_0^3$$

$$=\frac{k}{n\pi}[1-(-1)^n].$$

于是,由式(8-10)

$$f(x)=\frac{k}{2}+\frac{2k}{\pi}\left(\sin\frac{\pi x}{3}+\frac{1}{3}\sin\frac{3\pi x}{3}+\frac{1}{5}\sin\frac{5\pi x}{3}+\cdots\right)\quad(0<|x|<3).$$

当$x=0$和±3时,级数收敛到$\frac{k}{2}$.

例 8-7　将函数$f(x)=x$在(0,2)内展成:

(1)正弦级数;(2)余弦级数.

解　(1)为了把$f(x)$展开为正弦级数,对$f(x)$作奇式周期延拓(图 8-6a),并由式(8-12)有

$$a_n=0\quad(n=0,1,2,3,\cdots),$$

$$b_n=\frac{4}{4}\int_0^2 x\sin\frac{n\pi x}{2}\mathrm{d}x=-\frac{4}{n\pi}\cos n\pi=\frac{4}{n\pi}(-1)^{n+1}\quad(n=1,2,3,\cdots),$$

所以当$x\in(0,2)$时,

$$f(x)=\sum_{n=1}^{\infty}\frac{4}{n\pi}(-1)^{n+1}\sin\frac{n\pi x}{2}$$

$$=\frac{4}{\pi}\left(\sin\frac{\pi x}{2}-\frac{1}{2}\sin\frac{2\pi x}{2}+\frac{1}{3}\sin\frac{3\pi x}{2}+\cdots\right).$$

(2)为了把$f(x)$展开为余弦级数,对$f(x)$作偶式周期延拓(图 8-6(b)),并由式(8-11)有

$$a_0=\frac{2}{2}\int_0^2 x\mathrm{d}x=2,$$

$$b_n=0\,(n=1,2,3,\cdots),$$

$$a_n=\frac{4}{4}\int_0^2 x\cos\frac{n\pi x}{2}\mathrm{d}x=\frac{4}{n^2\pi^2}(\cos n\pi-1)$$

$$=\frac{4}{n^2\pi^2}[(-1)^n-1]\quad (n=1,2,3,\cdots).$$

所以，当 $x\in(0,2)$ 时，

$$f(x)=1+\sum_{n=1}^{\infty}\frac{4}{n^2\pi^2}[(-1)^n-1]\cos\frac{n\pi x}{2}$$

$$=1-\frac{8}{\pi^2}\left(\cos\frac{\pi x}{2}+\frac{1}{3^2}\cos\frac{3\pi x}{2}+\frac{1}{5^2}\cos\frac{5\pi x}{2}+\cdots\right).$$

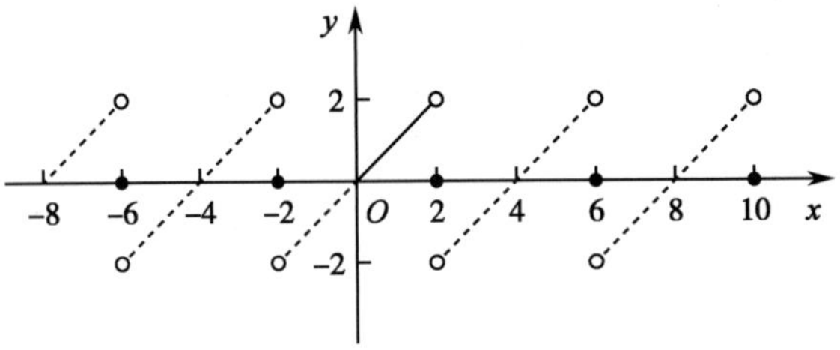

(a)

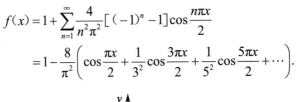

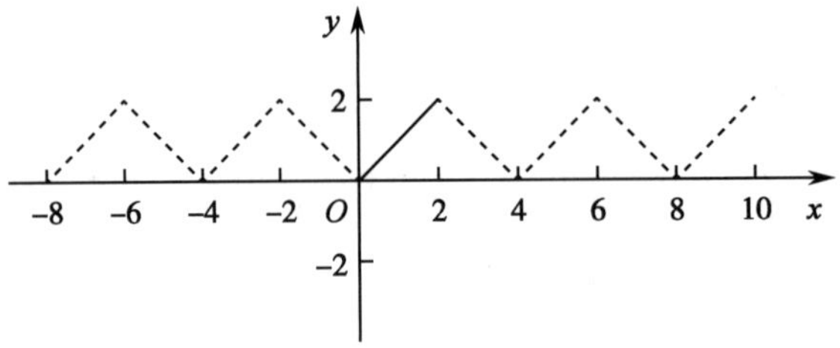

(b)

图 8-6　将 $f(x)$ 周期延拓后的图像

(a) 将 $f(x)$ 奇式周期延拓后的图像；(b) 将 $f(x)$ 偶式周期延拓后的图像.

通过例 8-7 可以看出，同样一个函数在同样的区间上可以用正弦级数表示，也可以用余弦级数表示，甚至作适当延拓后，可以用更一般的傅里叶级数来表示.

四、傅里叶级数的复指数形式

若函数 $f_T(t)$ 以 T 为周期，则其角频率为 $\omega'=\frac{2\pi}{T}$，频率为 $\frac{1}{T}$（又称为基频，是指原函数周期对应的频率）. 如果函数 $f_T(t)$ 在 $\left[-\frac{T}{2},\frac{T}{2}\right]$ 上满足 Dirichlet 条件，那么 $f_T(t)$ 在 $\left[-\frac{T}{2},\frac{T}{2}\right]$ 上傅里叶级数展开表达式为

$$f_T(t)=\frac{a_0}{2}+\sum_{n=1}^{\infty}(a_n\cos n\omega' t+b_n\sin n\omega' t),\tag{8-13}$$

其中，

$$a_n=\frac{2}{T}\int_{-\frac{T}{2}}^{\frac{T}{2}}f_T(t)\cos n\omega' t\mathrm{d}t\quad (n=0,1,2,3,\cdots),$$

$$b_n=\frac{2}{T}\int_{-\frac{T}{2}}^{\frac{T}{2}}f_T(t)\sin n\omega' t\mathrm{d}t\quad (n=1,2,3,\cdots).$$

因为傅里叶级数(8-13)为三角形式，所以还可利用欧拉公式将其转化为复指数形式. 由欧拉公式

$$\cos\theta=\frac{\mathrm{e}^{\mathrm{i}\theta}+\mathrm{e}^{-\mathrm{i}\theta}}{2},\ \sin\theta=\frac{\mathrm{e}^{\mathrm{i}\theta}-\mathrm{e}^{-\mathrm{i}\theta}}{2\mathrm{i}}=-\mathrm{i}\frac{\mathrm{e}^{\mathrm{i}\theta}-\mathrm{e}^{-\mathrm{i}\theta}}{2},$$

式(8-13)可写为

$$\begin{aligned}f_T(t)&=\frac{a_0}{2}+\sum_{n=1}^{\infty}\left(a_n\frac{\mathrm{e}^{\mathrm{i}n\omega't}+\mathrm{e}^{-\mathrm{i}n\omega't}}{2}+b_n\frac{\mathrm{e}^{\mathrm{i}n\omega't}-\mathrm{e}^{-\mathrm{i}n\omega't}}{2\mathrm{i}}\right)\\&=\frac{a_0}{2}+\sum_{n=1}^{\infty}\left(\frac{a_n-\mathrm{i}b_n}{2}\mathrm{e}^{\mathrm{i}n\omega't}+\frac{a_n+\mathrm{i}b_n}{2}\mathrm{e}^{-\mathrm{i}n\omega't}\right).\end{aligned}$$

令

$$F(0)=\frac{a_0}{2}=\frac{1}{T}\int_{-\frac{T}{2}}^{\frac{T}{2}}f_T(t)\,\mathrm{d}t,$$

$$\begin{aligned}F(n\omega')=\frac{a_n-\mathrm{i}b_n}{2}&=\frac{1}{T}\left[\int_{-\frac{T}{2}}^{\frac{T}{2}}f_T(t)\cos n\omega't\mathrm{d}t-\mathrm{i}\int_{-\frac{T}{2}}^{\frac{T}{2}}f_T(t)\sin n\omega't\mathrm{d}t\right]\\&=\frac{1}{T}\int_{-\frac{T}{2}}^{\frac{T}{2}}f_T(t)(\cos n\omega't-\mathrm{i}\sin n\omega't)\,\mathrm{d}t\\&=\frac{1}{T}\int_{-\frac{T}{2}}^{\frac{T}{2}}f_T(t)\,\mathrm{e}^{-\mathrm{i}n\omega't}\mathrm{d}t\quad(n=1,2,3,\cdots)\end{aligned}\tag{8-14}$$

$$F(-n\omega')=\frac{a_n+\mathrm{i}b_n}{2}=\frac{1}{T}\int_{-\frac{T}{2}}^{\frac{T}{2}}f_T(t)\,\mathrm{e}^{\mathrm{i}n\omega't}\mathrm{d}t\quad(n=1,2,3,\cdots)\tag{8-15}$$

观察发现，$F(0)$及式(8-14)、式(8-15)可统一表达成

$$F(n\omega')=\frac{1}{T}\int_{-\frac{T}{2}}^{\frac{T}{2}}f_T(t)\,\mathrm{e}^{-\mathrm{i}n\omega't}\mathrm{d}t\quad(n=0,\pm1,\pm2,\pm3,\cdots).$$

则式(8-13)可以写成

$$f_T(t)=F(0)+\sum_{n=1}^{+\infty}\left(F(n\omega')\,\mathrm{e}^{\mathrm{i}n\omega't}+F(-n\omega')\,\mathrm{e}^{-\mathrm{i}n\omega't}\right)=\sum_{n=-\infty}^{+\infty}F(n\omega')\,\mathrm{e}^{\mathrm{i}n\omega't}.$$

将$F(n\omega')$代入上式，得到式(8-16)

$$f_T(t)=\frac{1}{T}\sum_{n=-\infty}^{+\infty}\left(\int_{-\frac{T}{2}}^{\frac{T}{2}}f_T(\tau)\,\mathrm{e}^{-\mathrm{i}n\omega'\tau}\mathrm{d}\tau\right)\mathrm{e}^{\mathrm{i}n\omega't}.\tag{8-16}$$

这就是傅里叶级数的复指数形式.

第二节　傅里叶积分

在第一节中学习了傅里叶级数的三角形式和复指数形式，本节将在此基础上学习频谱和傅里叶积分的概念.

一、频　谱

在物理学中，式(8-13)中的$\frac{a_0}{2}$称为$f_T(t)$的基波(在电学中又叫直流分量，是电流中不变的部分)，$a_n\cos n\omega't+b_n\sin n\omega't$称为$f_T(t)$的$n$次谐波. 各次谐波成分的幅度(即振幅)按以下方式计算：

直流分量

$$\frac{a_0}{2}=\frac{1}{T}\int_{-\frac{T}{2}}^{\frac{T}{2}}f_T(t)\,\mathrm{d}t.$$

余弦分量的幅度

$$a_n=\frac{2}{T}\int_{-\frac{T}{2}}^{\frac{T}{2}}f_T(t)\cos n\omega' t\mathrm{d}t\quad(n=1,2,3,\cdots).$$

正弦分量的幅度

$$b_n=\frac{2}{T}\int_{-\frac{T}{2}}^{\frac{T}{2}}f_T(t)\sin n\omega' t\mathrm{d}x\quad(n=1,2,3,\cdots).$$

若将式(8-13)中同频率的项加以合并，还可写成

$$f_T(t)=c_0+\sum_{n=1}^{\infty}c_n\cos(n\omega' t+\varphi_n),\tag{8-17}$$

或

$$f_T(t)=c_0+\sum_{n=1}^{\infty}c_n\sin(n\omega' t+\theta_n).$$

这里，

$$\begin{cases}c_0=\dfrac{a_0}{2},\\ c_n=\sqrt{{a_n}^2+{b_n}^2},\\ a_n=c_n\cos\varphi_n=c_n\sin\theta_n,\\ b_n=-c_n\sin\varphi_n=c_n\cos\theta_n,\\ \tan\varphi_n=-\dfrac{b_n}{a_n},\\ \tan\theta_n=\dfrac{a_n}{b_n}.\end{cases}\tag{8-18}$$

从式(8-13)、式(8-17)可以看出，各分量的幅度 a_n，b_n，c_n 及相位 φ_n 都是 $n\omega'$ 的函数. 在图 8-7a 中可以看出各频率分量对应的 c_n 的大小，而 c_n 称为函数 $f_T(t)$ 的幅度频谱(或简称幅度谱)，图中每一条线代表某一频率分量的幅度，称为谱线. 连接各谱线顶点的曲线(图 8-7a 中虚线)称为包络线，它反映各分量的幅度变化情况. φ_n 称为相位频谱(或简称相位谱)，在图 8-7b 中可以看出 φ_n 对频率 $n\omega'$ 的线图. 周期函数的频谱只会出现在 0，ω'，$2\omega'$，$\cdots$ 离散频率的点上，这种频谱称为离散谱.

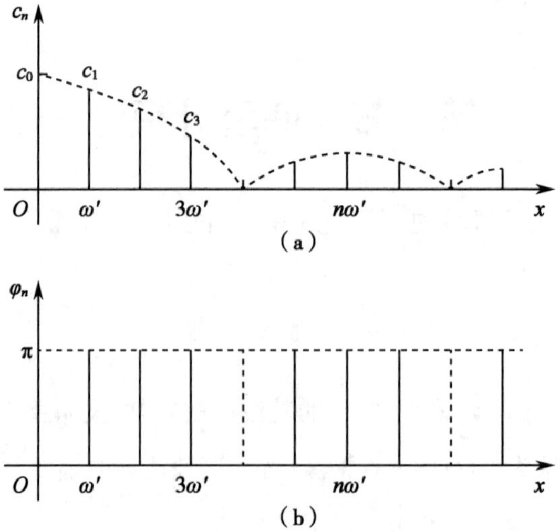

图 8-7　函数 $f_T(t)$ 的幅度频谱图和相位频谱图

(a)函数 $f_T(t)$ 的幅度频谱；(b)函数 $f_T(t)$ 的相位频谱.

从式(8-14)、式(8-15)和式(8-18)可以看出$F(n\omega')$与其他系数之间有如下关系：

$$\begin{cases} F(0)=c_0=\dfrac{a_0}{2}, \\ F(n\omega')=|F(n\omega')|\mathrm{e}^{\mathrm{i}\varphi_n}=\dfrac{a_n-\mathrm{i}b_n}{2}, \\ F(-n\omega')=|F(-n\omega')|\mathrm{e}^{-\mathrm{i}\varphi_n}=\dfrac{a_n+\mathrm{i}b_n}{2}, \\ |F(n\omega')|=|F(-n\omega')|=\dfrac{1}{2}c_n=\dfrac{1}{2}\sqrt{a_n^{\ 2}+b_n^{\ 2}}, \\ |F(n\omega')|+|F(-n\omega')|=c_n, \\ F(n\omega')+F(-n\omega')=a_n, \\ \mathrm{i}(F(n\omega')-F(-n\omega'))=b_n, \\ 4F(n\omega')F(-n\omega')=c_n^{\ 2}=a_n^{\ 2}+b_n^{\ 2}, \\ (n=1,2,\cdots). \end{cases}$$

因为$F(n\omega')$一般是复数，所以称之为复数频谱. 可以画出相应的复数频谱，如图 8-8 所示.

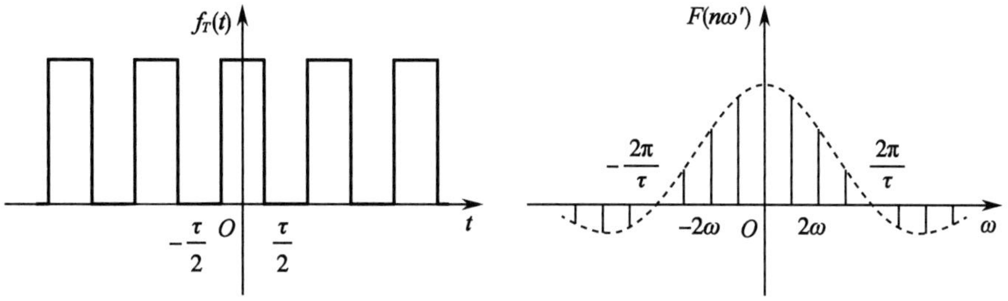

图 8-8 $f_T(t)$与其复数频谱$F(n\omega')$的对照图

二、傅里叶积分公式

前面得到了周期函数的离散频谱，下面讨论非周期函数的展开问题. 对于某个周期是T的函数$f_T(t)$，当T无限增大时，就转化为非周期函数，即$\lim\limits_{T\to+\infty} f_T(t)=f(t)$. 因此，在式(8-16)中令$T\to+\infty$时的极限，可以看成$f(t)$的展开式，即

$$f(t)=\lim_{T\to+\infty}\frac{1}{T}\sum_{n=-\infty}^{+\infty}\left(\int_{-\frac{T}{2}}^{\frac{T}{2}} f_T(\tau)\,\mathrm{e}^{-\mathrm{i}n\omega'\tau}\mathrm{d}\tau\right)\mathrm{e}^{\mathrm{i}n\omega' t}. \tag{8-19}$$

此时，当T增大时，谱线的间隔$\omega'=\dfrac{2\pi}{T}$变小(图 8-8、图 8-9).

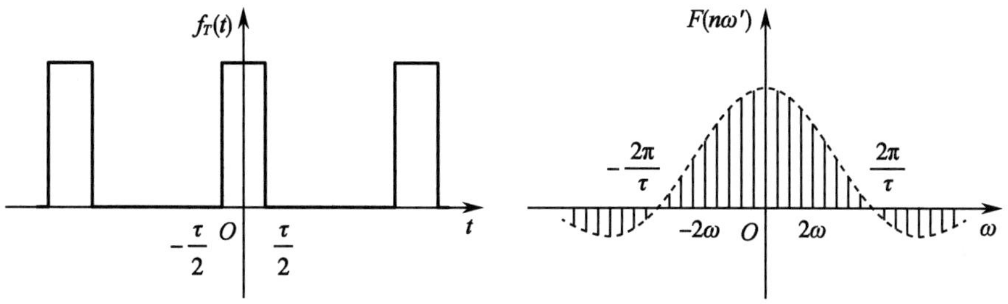

图 8-9 $f_T(t)$与其复数频谱$F(n\omega')$的对照图

若周期T趋于无限大，则谱线的间隔趋于无限小，这样离散频谱就变成连续频谱了(图 8-10).

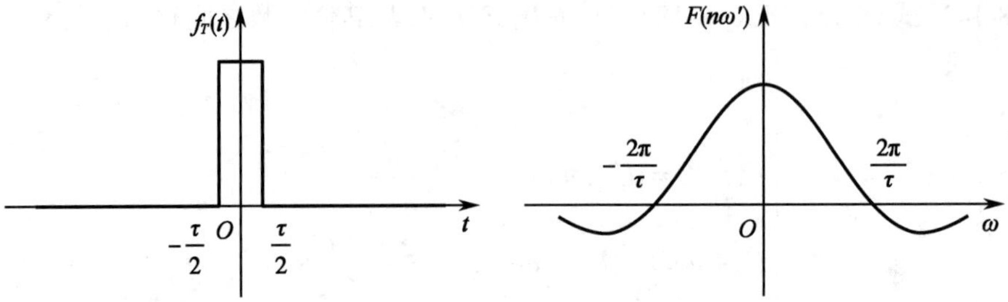

图 8-10　在周期 T 趋于无限大时 $f_T(t)$ 与其复数频谱的对照图

若两相邻点的距离用 $\Delta n\omega'$ 表示，即

$$\Delta n\omega' = \omega' = \frac{2\pi}{T}.$$

将 $\frac{\Delta n\omega'}{2\pi} = \frac{1}{T}$ 代入（8-19）式，有

$$f(t) = \lim_{\omega'\to 0}\frac{1}{2\pi}\sum_{n=-\infty}^{+\infty}\left(\int_{-\frac{T}{2}}^{\frac{T}{2}} f_T(\tau)\,\mathrm{e}^{-\mathrm{i}n\omega'\tau}\mathrm{d}\tau\right)\mathrm{e}^{\mathrm{i}n\omega' t}\cdot\Delta n\omega', \tag{8-20}$$

固定 t，由于

$$F(n\omega') = \frac{1}{T}\int_{-\frac{T}{2}}^{\frac{T}{2}} f_T(t)\,\mathrm{e}^{-\mathrm{i}n\omega' t}\mathrm{d}t,$$

两边乘以 T 得到

$$F(n\omega')T = \frac{2\pi F(n\omega')}{\omega'} = \int_{-\frac{T}{2}}^{\frac{T}{2}} f_T(t)\,\mathrm{e}^{-\mathrm{i}n\omega' t}\mathrm{d}t, \tag{8-21}$$

所以，由式（8-20）可知

$$f(t) = \lim_{\omega'\to 0}\frac{1}{2\pi}\sum_{n=-\infty}^{+\infty} F(n\omega')T\mathrm{e}^{\mathrm{i}n\omega' t}\cdot\Delta n\omega'.$$

显然，当 $T\to+\infty$ 时，$\Delta n\omega'\to\mathrm{d}\omega$，离散频率 $n\omega'$ 变成连续频率 ω，此时 $F(n\omega')\to 0$，但是 $\frac{2\pi F(n\omega')}{\omega'}$ 可能不趋于零，而是趋于有限值，且是自变量为 ω 的连续函数，通常记作 $F(\omega)$，即

$$F(\omega) = \lim_{\omega'\to 0}\frac{2\pi F(n\omega')}{\omega'} = \lim_{T\to+\infty} F(n\omega')T.$$

在此式中 $\frac{F(n\omega')}{\omega'}$ 表示单位频带的频谱值——即频谱密度. 因此 $F(\omega)$ 称为函数 $f(t)$ 的频谱密度函数，简称频谱函数. 若以 $\frac{F(n\omega')}{\omega'}$ 的幅度为高，以间隔 ω' 为宽画一个小矩形（图 8-11），则小矩形的面积等于 $\omega=n\omega'$ 频率处的频谱值 $F(n\omega')$.

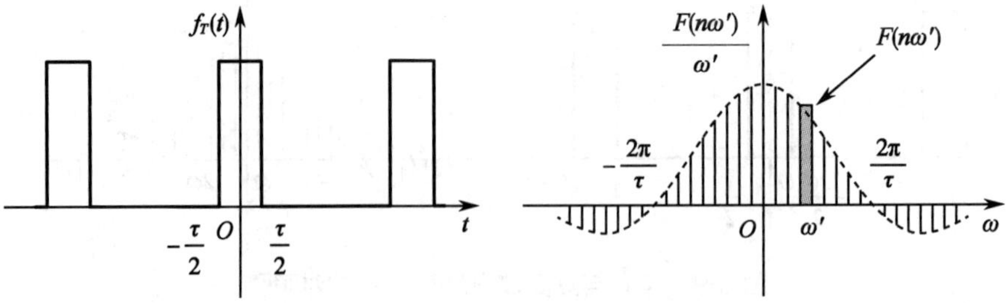

图 8-11　$f_T(t)$ 与其频谱密度 $\frac{F(n\omega')}{\omega'}$ 的对照图

这样，式(8-21)在非周期函数的情况下变成

$$F(\omega)=\lim_{T\to+\infty}\int_{-\frac{T}{2}}^{\frac{T}{2}}f_T(t)\,\mathrm{e}^{-\mathrm{i}n\omega' t}\mathrm{d}t,$$

即

$$F(\omega)=\int_{-\infty}^{+\infty}f(t)\,\mathrm{e}^{-\mathrm{i}\omega t}\mathrm{d}t. \tag{8-22}$$

从而$f(t)$可以看作$F(\omega)$在$(-\infty,+\infty)$上的积分

$$f(t)=\frac{1}{2\pi}\int_{-\infty}^{+\infty}F(\omega)\,\mathrm{e}^{\mathrm{i}\omega t}\mathrm{d}\omega.$$

将式(8-22)代入，得

$$f(t)=\frac{1}{2\pi}\int_{-\infty}^{+\infty}\left(\int_{-\infty}^{+\infty}f(\tau)\,\mathrm{e}^{-\mathrm{i}\omega\tau}\mathrm{d}\tau\right)\mathrm{e}^{\mathrm{i}\omega t}\mathrm{d}\omega. \tag{8-23}$$

式(8-23)称为函数$f(t)$的傅里叶积分公式的复数形式. 该式成立需满足傅里叶积分定理的条件.

定理 8-4 **傅里叶积分定理** 若函数$f(t)$在$(-\infty,+\infty)$上满足下列条件：

(1) $f(t)$在任一有限区间上满足狄利克雷(Dirichlet)条件；

(2) $f(t)$在$(-\infty,+\infty)$上绝对可积(即积分$\int_{-\infty}^{+\infty}|f(t)|\,\mathrm{d}t$收敛)，

则在其连续点t处

$$f(t)=\frac{1}{2\pi}\int_{-\infty}^{+\infty}\left(\int_{-\infty}^{+\infty}f(\tau)\,\mathrm{e}^{-\mathrm{i}\omega\tau}\mathrm{d}\tau\right)\mathrm{e}^{\mathrm{i}\omega t}\mathrm{d}\omega$$

成立，而在其第一类间断点t处，有

$$\frac{f(t+0)+f(t-0)}{2}=\frac{1}{2\pi}\int_{-\infty}^{+\infty}\left(\int_{-\infty}^{+\infty}f(\tau)\,\mathrm{e}^{-\mathrm{i}\omega\tau}\mathrm{d}\tau\right)\mathrm{e}^{\mathrm{i}\omega t}\mathrm{d}\omega.$$

对于非周期函数$f(t)$，当它满足傅里叶积分定理的条件时，频谱函数$F(\omega)$的模$|F(\omega)|$称为幅度频谱(简称幅度谱)，而$\varphi(\omega)=\arg F(\omega)$称为相位谱，它们都是连续函数，在形状上与相应的周期函数频谱包络线相同. 根据欧拉公式，可以将式(8-23)转化成三角形式，即

$$\begin{aligned}f(t)&=\frac{1}{2\pi}\int_{-\infty}^{+\infty}\left(\int_{-\infty}^{+\infty}f(\tau)\,\mathrm{e}^{-i\omega\tau}d\tau\right)e^{\mathrm{i}\omega t}d\omega\\&=\frac{1}{2\pi}\int_{-\infty}^{+\infty}\left(\int_{-\infty}^{+\infty}f(\tau)\,\mathrm{e}^{\mathrm{i}\omega(t-\tau)}\mathrm{d}\tau\right)\mathrm{d}\omega\\&=\frac{1}{2\pi}\int_{-\infty}^{+\infty}\left(\int_{-\infty}^{+\infty}f(\tau)\cos\omega(t-\tau)\,\mathrm{d}\tau+\mathrm{i}\int_{-\infty}^{+\infty}f(\tau)\sin\omega(t-\tau)\,\mathrm{d}\tau\right)\mathrm{d}\omega.\end{aligned}$$

因为式中$\int_{-\infty}^{+\infty}f(\tau)\sin\omega(t-\tau)\,\mathrm{d}\tau$是$\omega$的奇函数，且$\int_{-\infty}^{+\infty}f(\tau)\cos\omega(t-\tau)\,\mathrm{d}\tau$是$\omega$的偶函数，所以上式化简为

$$f(t)=\frac{1}{\pi}\int_{0}^{+\infty}\left(\int_{-\infty}^{+\infty}f(\tau)\cos\omega(t-\tau)\,\mathrm{d}\tau\right)\mathrm{d}\omega. \tag{8-24}$$

式(8-24)是傅里叶积分公式的三角形式.

在实际应用中，经常会考虑奇函数和偶函数的傅里叶积分公式. 利用三角函数的和差公式，式(8-24)可以写为

$$f(t)=\frac{1}{\pi}\int_{0}^{+\infty}\left(\int_{-\infty}^{+\infty}f(\tau)(\cos\omega t\cos\omega\tau+\sin\omega t\sin\omega\tau)\,\mathrm{d}\tau\right)\mathrm{d}\omega.$$

当$f(t)$是奇函数时，得到

$$f(t)=\frac{2}{\pi}\int_{0}^{+\infty}\left(\int_{0}^{+\infty}f(\tau)\sin\omega\tau\mathrm{d}\tau\right)\sin\omega t\mathrm{d}\omega; \tag{8-25}$$

当$f(t)$是偶函数时，同理可得

$$f(t)=\frac{2}{\pi}\int_0^{+\infty}\left(\int_0^{+\infty}f(\tau)\cos\omega\tau\mathrm{d}\tau\right)\cos\omega t\mathrm{d}\omega. \tag{8-26}$$

式(8-25)称为傅里叶正弦积分公式，式(8-26)称为傅里叶余弦积分公式.

如果$f(t)$仅在$(0,+\infty)$上有定义，且满足傅里叶积分定理的条件，我们可以进行奇延拓或偶延拓，进一步得到$f(t)$的傅里叶正弦积分展开式或傅里叶余弦积分展开式.

例 8-8　求矩形脉冲函数 $f(t)=\begin{cases}1, |t|\leqslant 1,\\ 0, |t|>1\end{cases}$ 的频谱函数$F(\omega)$和傅里叶积分表达式.

解　由式(8-22)得频谱函数

$$F(\omega)=\int_{-\infty}^{+\infty}f(t)\mathrm{e}^{-\mathrm{i}\omega t}\mathrm{d}t=\int_{-1}^{1}\cos\omega t-\mathrm{i}\sin\omega t\mathrm{d}t=\frac{2\sin\omega}{\omega}.$$

根据傅里叶积分公式(8-23)，

$$\begin{aligned}f(t)&=\frac{1}{2\pi}\int_{-\infty}^{+\infty}F(\omega)\mathrm{e}^{\mathrm{i}\omega t}\mathrm{d}\omega=\frac{1}{2\pi}\int_{-\infty}^{+\infty}\frac{2\sin\omega}{\omega}\mathrm{e}^{\mathrm{i}\omega t}\mathrm{d}\omega\\&=\frac{1}{\pi}\int_{-\infty}^{+\infty}\frac{\sin\omega}{\omega}(\cos\omega t+\mathrm{i}\sin\omega t)\mathrm{d}\omega\\&=\frac{2}{\pi}\int_0^{+\infty}\frac{\sin\omega\cos\omega t}{\omega}\mathrm{d}\omega\quad(t\neq\pm1).\end{aligned}$$

当$t=\pm1$时，

$$\frac{f(\pm1+0)+f(\pm1-0)}{2}=\frac{1}{2},$$

即

$$\frac{2}{\pi}\int_0^{+\infty}\frac{\sin\omega\cos\omega t}{\omega}\mathrm{d}\omega=\begin{cases}f(t), & t\neq\pm1,\\ \dfrac{1}{2}, & t=\pm1.\end{cases}$$

根据例 8-8 的结果，还可以得到一些反常积分的结果，

$$\int_0^{+\infty}\frac{\sin\omega\cos\omega t}{\omega}\mathrm{d}\omega=\begin{cases}\dfrac{\pi}{2}, & |t|<1,\\ \dfrac{\pi}{4}, & |t|=1,\\ 0, & |t|>1.\end{cases}$$

特别地，当$t=0$时，有

$$\int_0^{+\infty}\frac{\sin\omega}{\omega}\mathrm{d}\omega=\frac{\pi}{2}.$$

这就是著名的 Dirichet 积分.

由于例 8-8 中，$f(t)$为偶函数，还可以用傅里叶余弦积分公式(8-26)来计算，然后比较一下结果.

例 8-9　求函数 $f(t)=\begin{cases}t, 0<t\leqslant 1,\\ 0, t>1\end{cases}$ 的傅里叶积分表达式.

解　可以直接根据傅里叶积分公式的复数形式(8-23)或三角形式(8-24)来计算. 但是为了方便也可以对$f(t)$进行奇延拓或偶延拓，即补充$f(t)$在$(-\infty,0)$上的定义，使得$f(t)$在$(-\infty,+\infty)$上成为奇函数或偶函数，这样利用傅里叶正弦积分公式(8-25)或傅里叶余弦积分公式(8-26)进行计算.

先进行奇延拓，利用式(8-25)，得

$$\begin{aligned}f(t)&=\frac{2}{\pi}\int_0^{+\infty}\left(\int_0^{+\infty}f(\tau)\sin\omega\tau\mathrm{d}\tau\right)\sin\omega t\mathrm{d}\omega\\&=\frac{2}{\pi}\int_0^{+\infty}\left(\int_0^{1}\tau\sin\omega\tau\mathrm{d}\tau\right)\sin\omega t\mathrm{d}\omega\\&=\frac{2}{\pi}\int_0^{+\infty}\left(\frac{\sin\omega}{\omega^2}-\frac{\cos\omega}{\omega}\right)\sin\omega t\mathrm{d}\omega.\end{aligned}$$

当 $t>0$ 时，

$$\frac{2}{\pi}\int_0^{+\infty}\left(\frac{\sin\omega}{\omega^2}-\frac{\cos\omega}{\omega}\right)\sin\omega t\mathrm{d}\omega=\begin{cases}f(t), & 0<t<1,\\ \dfrac{1}{2}, & t=1,\\ 0, & t>1.\end{cases}$$

即

$$\int_0^{+\infty}\left(\frac{\sin\omega}{\omega^2}-\frac{\cos\omega}{\omega}\right)\sin\omega t\mathrm{d}\omega=\begin{cases}\dfrac{\pi t}{2}, & 0<t<1,\\ \dfrac{\pi}{4}, & t=1,\\ 0, & t>1.\end{cases}$$

若进行偶延拓，利用式(8-26)，得

$$\begin{aligned}f(t)&=\frac{2}{\pi}\int_0^{+\infty}\left(\int_0^{+\infty}f(\tau)\cos\omega\tau\mathrm{d}\tau\right)\cos\omega t\mathrm{d}\omega\\&=\frac{2}{\pi}\int_0^{+\infty}\left(\int_0^{1}\tau\cos\omega\tau\mathrm{d}\tau\right)\cos\omega t\mathrm{d}\omega\\&=\frac{2}{\pi}\int_0^{+\infty}\left(\frac{\sin\omega}{\omega}+\frac{\cos\omega}{\omega^2}-\frac{1}{\omega^2}\right)\cos\omega t\mathrm{d}\omega.\end{aligned}$$

当 $t>0$ 时，

$$\frac{2}{\pi}\int_0^{+\infty}\left(\frac{\sin\omega}{\omega}+\frac{\cos\omega}{\omega^2}-\frac{1}{\omega^2}\right)\cos\omega t\mathrm{d}\omega=\begin{cases}f(t), & 0<t<1,\\ \dfrac{1}{2}, & t=1,\\ 0, & t>1.\end{cases}$$

即

$$\int_0^{+\infty}\left(\frac{\sin\omega}{\omega}+\frac{\cos\omega}{\omega^2}-\frac{1}{\omega^2}\right)\cos\omega t\mathrm{d}\omega=\begin{cases}\dfrac{\pi t}{2}, & 0<t<1,\\ \dfrac{\pi}{4}, & t=1,\\ 0, & t>1.\end{cases}$$

这里可以看出，同一函数 $f(t)$ 仅进行奇延拓和偶延拓后，其傅里叶积分表达式是不相同的，但是由此引出的两个反常积分在 $t>0$ 时有着相同的积分结果.

第三节　傅里叶变换

一、傅里叶变换的定义

由本章第二节已知，如果函数 $f(t)$ 满足傅里叶积分定理的条件，该函数通过傅里叶积分得到

一个与之对应的频谱函数$F(\omega)$

$$F(\omega)=\int_{-\infty}^{+\infty} f(t)\,\mathrm{e}^{-\mathrm{i}\omega t}\mathrm{d}t. \tag{8-27}$$

且由频谱函数$F(\omega)$通过特定的积分运算，又可以得到$f(t)$

$$f(t)=\frac{1}{2\pi}\int_{-\infty}^{+\infty} F(\omega)\,\mathrm{e}^{\mathrm{i}\omega t}\mathrm{d}\omega. \tag{8-28}$$

据此，可得傅里叶变换及傅里叶逆变换的概念.

定义 8-4　式(8-27)所示变换定义为傅里叶变换(Fourier transformation，FT)(简称傅氏变换)，记为$F(\omega)=F[f(t)]$；式(8-28)所示变换为傅里叶逆变换(inverse Fourier transformation，IFT)(简称傅氏逆变换)，记为$f(t)=F^{-1}[F(\omega)]$.

这种变换也可以理解为一种映射，故也将$F(\omega)$称为$f(t)$的像函数，$f(t)$称为$F(\omega)$的像原函数. 像函数$F(\omega)$和像原函数$f(t)$构成了一个傅里叶变换对，且它们具有相同的奇偶性.

例 8-10　求指数衰减函数$f(t)=\begin{cases}\mathrm{e}^{-\beta t}, t\geqslant 0,\\ 0, \quad t<0,\end{cases}$$(\beta>0)$的傅里叶变换.

解　根据式(8-27)，$f(t)$的傅里叶变换为

$$\begin{aligned}F(\omega)=F[f(t)]&=\int_{-\infty}^{+\infty} f(t)\,\mathrm{e}^{-\mathrm{i}\omega t}\mathrm{d}t\\&=\int_{0}^{+\infty}\mathrm{e}^{-\beta t}\cdot\mathrm{e}^{-\mathrm{i}\omega t}\mathrm{d}t\\&=\int_{0}^{+\infty}\mathrm{e}^{-(\beta+\mathrm{i}\omega)t}\mathrm{d}t\\&=\frac{1}{\beta+\mathrm{i}\omega},\end{aligned}$$

振幅谱为

$$|F(\omega)|=\left|\frac{1}{\beta+\mathrm{i}\omega}\right|=\frac{1}{\sqrt{\beta^2+\omega^2}}.$$

其图形如图 8-12 所示.

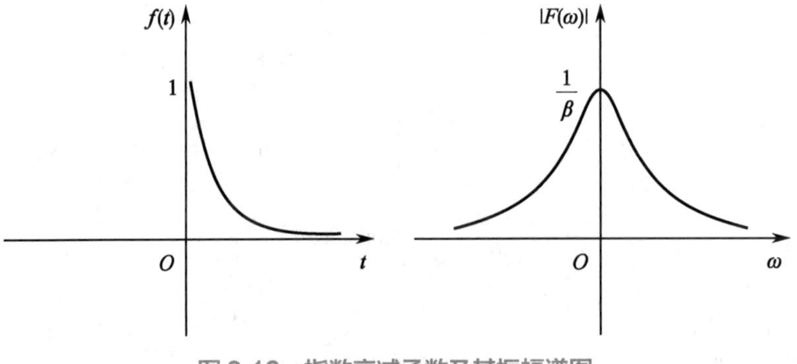

图 8-12　指数衰减函数及其振幅谱图

例 8-11　已知函数$f(t)$的频谱函数为$F(\omega)=\begin{cases}1, |\omega|\leqslant\beta,\\ 0, |\omega|>\beta,\end{cases}$其中$\beta>0$，求$f(t)$.

解　由式(8-28)，有

$$\begin{aligned}f(t)=F^{-1}[F(\omega)]&=\frac{1}{2\pi}\int_{-\infty}^{+\infty} F(\omega)\,\mathrm{e}^{\mathrm{i}\omega t}\mathrm{d}\omega\\&=\frac{1}{2\pi}\int_{-\beta}^{\beta}\mathrm{e}^{\mathrm{i}\omega t}\mathrm{d}\omega=\frac{\sin\beta t}{\pi t}=\frac{\beta}{\pi}\cdot\frac{\sin\beta t}{\beta t}.\end{aligned}$$

记 $Sa(t)=\dfrac{\sin t}{t}$，则 $f(t)=\dfrac{\beta}{\pi}Sa(\beta t)$，当 $t=0$ 时，定义 $f(0)=\dfrac{\beta}{\pi}$. 信号 $\dfrac{\beta}{\pi}Sa(\beta t)$（或者 $Sa(t)$）称为抽样信号，由于它具有非常特殊的频谱形式，即当它的频谱函数与其他信号的频谱函数相乘时，可以保留信号的低频成分并完全压制高频成分，因此它是进行信号滤波的重要工具. 同时，它在连续时间信号的离散化以及离散时间信号恢复中发挥了重要作用. 其图形如图 8-13 所示.

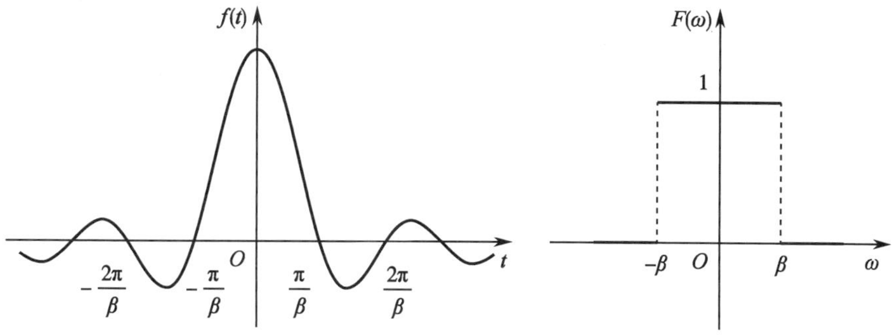

图 8-13 抽样信号及其频谱函数图

定义 8-4 中所给出的傅里叶变换仅处理数据在一个维度（如时间）上的变化，称为一维傅里叶变换和逆变换，还可进一步将一维傅里叶变换扩展到二维的情形以方便处理二维图像数据. 定义 8-5 给出了二维傅里叶变换与逆变换.

定义 8-5 若定义在二维 XOY 平面上的函数 $f(x,y)$ 满足傅里叶积分定理的条件，则称

$$F(u,v)=\int_{-\infty}^{\infty}\int_{-\infty}^{\infty} f(x,y)\,\mathrm{e}^{-\mathrm{i}2\pi(ux+vy)}\mathrm{d}x\mathrm{d}y$$

为二维傅里叶变换，称

$$f(x,y)=\frac{1}{4\pi^2}\int_{-\infty}^{\infty}\int_{-\infty}^{\infty} F(u,v)\,\mathrm{e}^{\mathrm{i}2\pi(ux+vy)}\mathrm{d}u\mathrm{d}v$$

为二维傅里叶逆变换.

类似于一维傅里叶变换可将一维时域信号（随时间变化的信号）变换到时间频率域一样，利用二维傅里叶变换可将一幅二维图像（即随空间变化的信号）变换到空间频率域. 定义 8-5 中的空间频率 u 和 v 分别对应图像中沿 x 轴方向和 y 轴方向按正弦规律变化的图像灰度信号在单位空间距离内所包含的周期数（图 8-14）. 因此，与一维时域信号一致，沿空间变化慢的信号对应空间频率的低频部分，沿空间变化快的信号对应空间频率的高频部分.

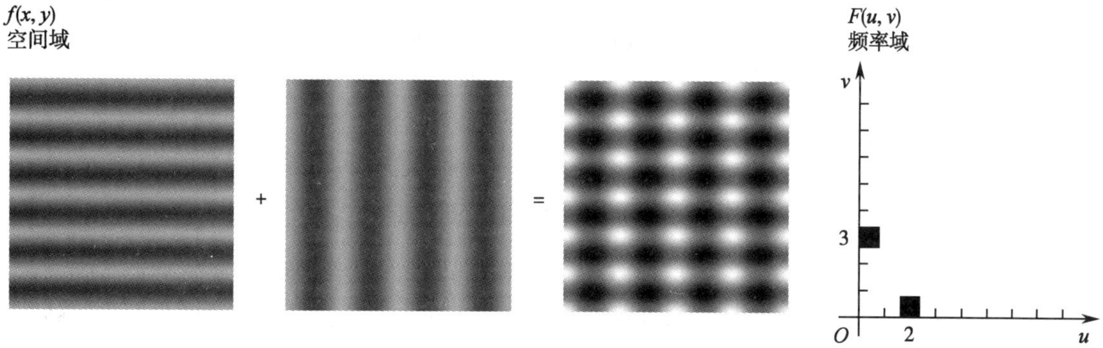

图 8-14 二维图像所对应的空间频率示意图

傅里叶变换在医学影像中的应用举例 1

在图像的空间频率域，低频部分代表了沿空间上的某一方向图像灰度变化缓慢的成分，而高频部分则代表了图像灰度变化剧烈的成分. 基于这一图像灰度变化在空间频域上的特点，可利用傅里叶变换实现图像去噪、图像增强、边缘检测等功能，从而实现医学图像的信息提取. 例如，对图 8-15a 中的高频噪声，可利用傅里叶变换将图像变换到频率域，去掉相应的高频部分，再利用傅里叶逆变换变回到空间域，即可使高频噪声得到有效抑制（图 8-15b）. 又例如，医学图像内人体组织器官的边缘轮廓大多为与邻近体素相比灰度变化剧烈的像素（即图像的高频成分），因此，要实现组织器官的边缘检测，也可利用傅里叶变换将图像（图 8-15c）变换到频率域，去掉低频部分，仅保留相应的高频成分，再进行傅里叶逆变换以获得人体组织器官或病灶的边缘轮廓（图 8-15d）. 在基于医学影像的疾病诊断中，有时需要增强图像中的某些特定组织器官以进行辅助诊断，例如，在图 8-15e 所示的眼底光学相干断层扫描（optical coherence tomography，OCT）图像中，若想仅显示血管，则可对图像进行傅里叶变换后，去掉一定的低频成分（或对高频成分乘以更大的权重系数）以突出血管影像相对应的频率成分，然后再变换回空间域，从而实现眼底血管影像的提取（图 8-15f）. 这些操作均属于利用傅里叶变换对图像进行滤波处理，以选择性地去除与医学诊断无关的频率成分（或选择性地保留最有诊断价值的频率成分）.

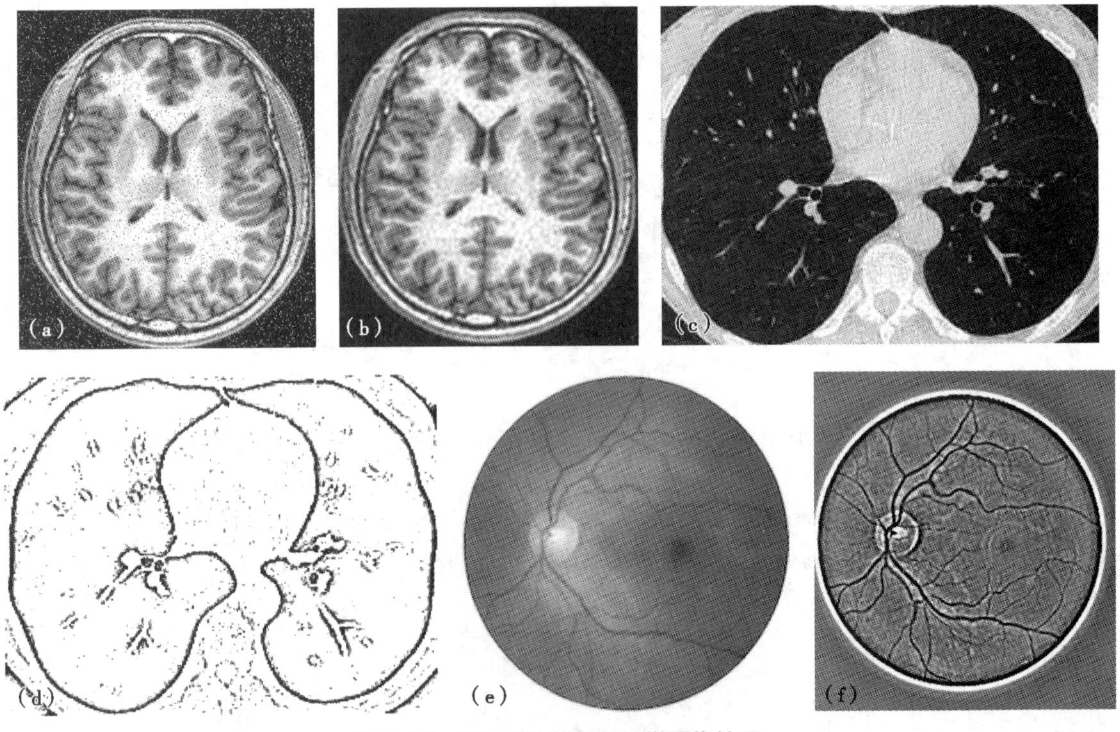

图 8-15　傅里叶变换用于医学图像处理

(a) 含有高频噪声的图像；(b) 去除高频噪声的图像；(c) 肺部 CT 原图像；(d) 肺部 CT 的边缘检测；(e) 眼底光学相干断层扫描 OCT 图像；(f) 基于眼底 OCT 图像的血管提取.

傅里叶变换在医学影像中的应用举例 2

大多数医学影像成像技术（如 CT、MR、超声成像等）对人体进行扫描后所得到的信号并不能直接形成一幅人体组织器官的图像，而需要对采集的信号进行一些数学处理才能得到实际的人体影像，这一数学处理过程称为图像重建. 不论在 CT 还是 MR 图像重建中，傅里叶变换均发挥着核心作用. 这里以 CT 图像重建为例，首先介绍大多数常见 CT 图像重建算法的理论基石——中心切片定理(图 8-16),而傅里叶变换因能建立起图像空间域与频率域之间的关系在中心切片定理中发挥着重要作用. CT 成像每次仅对人体的一个断层切面进行扫描,设该断层所在平面为 xOy 平面,所得到的人体断层图像就是该平面上以 (x,y) 为坐标的一幅二维图像 $f(x,y)$,具体反映了人体组织位于坐标 (x,y) 处的 X 线吸收系数. X 线以某个角度穿过人体该断层的组织器官,一部分被吸收,剩余的部分被探测器所接收,而被探测到的 X 线即为 CT 扫描直接获得的信号,称为 X 线穿过人体后的投影. 显然,该投影值与 X 线所穿过的路径有关,是关于 (x,y) 的函数,又由于该路径可用角度 θ(投射路径过原点的法线方向与 x 轴的夹角)和原点到该路径的垂直距离 R 唯一确定,因此,通常将这一投影函数表示为 (θ,R) 的函数 $g(\theta,R)$,也即将原直角坐标系表示为极坐标系. 若固定角度 θ,则投影函数简化为原点与投射路径之间的垂直距离 R 的一维函数,记做 $g_\theta(R)$. CT 图像重建就是希望基于 CT 扫描所获得的多个角度的投影数据 $g(\theta,R)$ 重建出人体断层图像 $f(x,y)$. 利用傅里叶变换可将空间域的图像 $f(x,y)$ 以及投影数据 $g_\theta(R)$ 转换到频率域,分别记为 $F(u,v)$ 和 $G_\theta(\rho)$. 中心切片定理描述了 $F(u,v)$ 和 $G_\theta(\rho)$ 之间的关系:$F(u,v)$ 在过原点与 u 轴夹角同样为 θ 的直线上的取值就等于 $G_\theta(\rho)$. 因此,如果将 X 线沿各个角度对该人体断层扫描一周,就能获得各个角度 θ 的 $G_\theta(\rho)$,从而可以填满整个二维频率域上的 $F(u,v)$,再通过傅里叶逆变换即可获得原图像 $f(x,y)$:$f(x,y)=F^{-1}[F(u,v)]$. 可以看出,这一重建算法背后的逻辑就是首先利用中心切片定理获得人体图像的频率域表示,再进行傅里叶逆变换得到空间域的人体图像,因此,也被称为 CT 图像重建的傅里叶变换法.

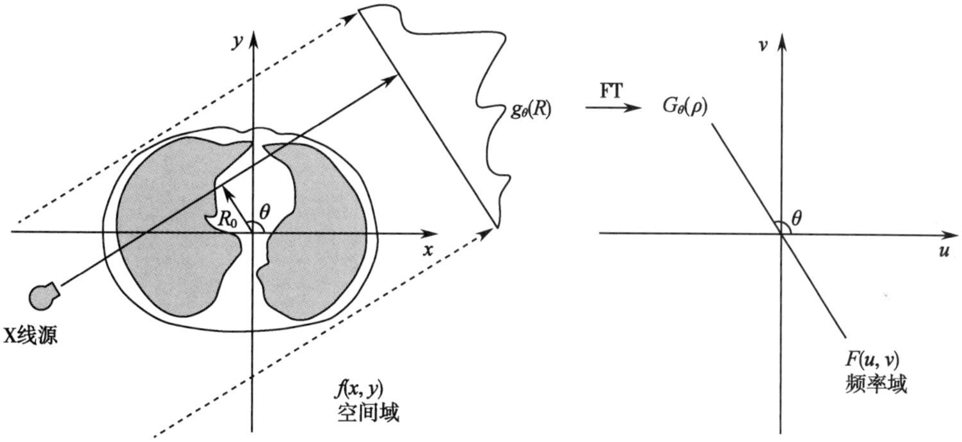

图 8-16　用于 CT 图像重建的中心切片定理示意图

傅里叶变换在医学影像中的应用举例 3

应用举例 2 介绍了傅里叶变换在 CT 图像重建中的重要作用,这里再举一个例子来说明傅里叶变换在磁共振图像重建,即从磁共振扫描直接采集得到的 K 空间信号到人体图像的转换中也起到了关键作用. 在前面章节的应用举例中我们已经简单介绍了磁共振信号的来源,即氢质子吸收射频脉冲磁场能量发生共振后形成的宏观横向磁化矢量在弛豫过程中切割接收线圈而产生的电流信号. 然而,这一信号是整个成像空间内所有位置的氢质子共同形成的横向磁化矢量所产生的,而图像的生成需要能够区分不同空间位置来源的信号. 这一过程是靠除主磁场以外的三个梯度磁场对不同空间位置的信号进行不同频率或相位的编码,再通过傅里叶逆变换来完成的. 第一个梯度磁场称为选层梯度磁场,叠加在主磁场上形成 z 方向(人体从脚到头的方向)上的一个磁场梯度(即磁场强度沿 z 方向从低到高逐渐增强)(图 8-17a). 根据磁共振成像基本原理,氢质子发生共振的必要条件是其进动频率必须与射频脉冲磁场的频率一致,而氢质子的进动频率与所处的磁场强度有关,因此,z 轴上只可能有一个位置的人体断层上的氢质子的进动频率与射频脉冲磁场的频率保持一致而发生共振,进而使得我们可以通过设计不同频率的射频脉冲磁场选择性激发人体某个特定断层上的氢质子，而其他断层上的氢质子不会产生信号，从而完成层面的选择. 值得一提的是，要在 z 方向上仅激发一个薄层断面，射频脉冲磁场应该仅包含一个很窄的频率范围，其对应的频谱就是一个很窄的矩形谱，此处也需用到傅里叶逆变换将这一宽度很窄的矩形谱变换到时域从而得到射频脉冲磁场变化波形的设计. 选层梯度磁场将三维空间不同位置的区分问题简化为一个二维平面不同位置的区分问题，而要区分被选择层面 x 方向和 y 方向的不同位置，还需要频率编码梯度磁场和相位编码梯度磁场（图 8-17b）. 其大体过程是首先在 y 方向上施加一个相位编码梯度磁场，使得 y 方向上磁场强度产生差别导致氢质子进动频率产生差别（即 y 方向上不同行的氢质子的进动产生快慢的差别），经过一定时间后，不同行的氢质子进动相位也出现差别，此时撤掉 y 方向上的相位编码梯度磁场，不同行的氢质子进动频率恢复一致，但相位差得以保留；此时再施加一个 x 方向上的频率编码梯度磁场，使 x 方向上的不同列产生进动频率的差别，此时该断层平面受激发后在接收线圈中产生回波信号（即横向宏观磁化矢量切割接收线圈产生的随时间变化的电流信号），对回波信号采集 m 个点，每个采样时间点对应 x 方向上不同的频率，即 K 空间的 K_x 轴，因此，将其填充至 K 空间的一行；再将上述相位编码和频率编码过程重复 n 次，每次采用不同的相位编码梯度，每重复一次填充 K 空间的一行，对应 y 方向上的不同频率，即 K 空间的 K_y 轴，直至填满整个 K 空间，至此就得到了该断层平面磁共振信号的空间频率谱（图 8-17c），再对得到的 K 空间频谱数据进行傅里叶逆变换即可得到人体断层的磁共振图像（图 8-17d）. 这一利用梯度磁场对不同空间位置进行编码的过程较为复杂，但其基本思路就是首先获得磁共振图像的频率域表示，再利用傅里叶逆变换完成图像重建.

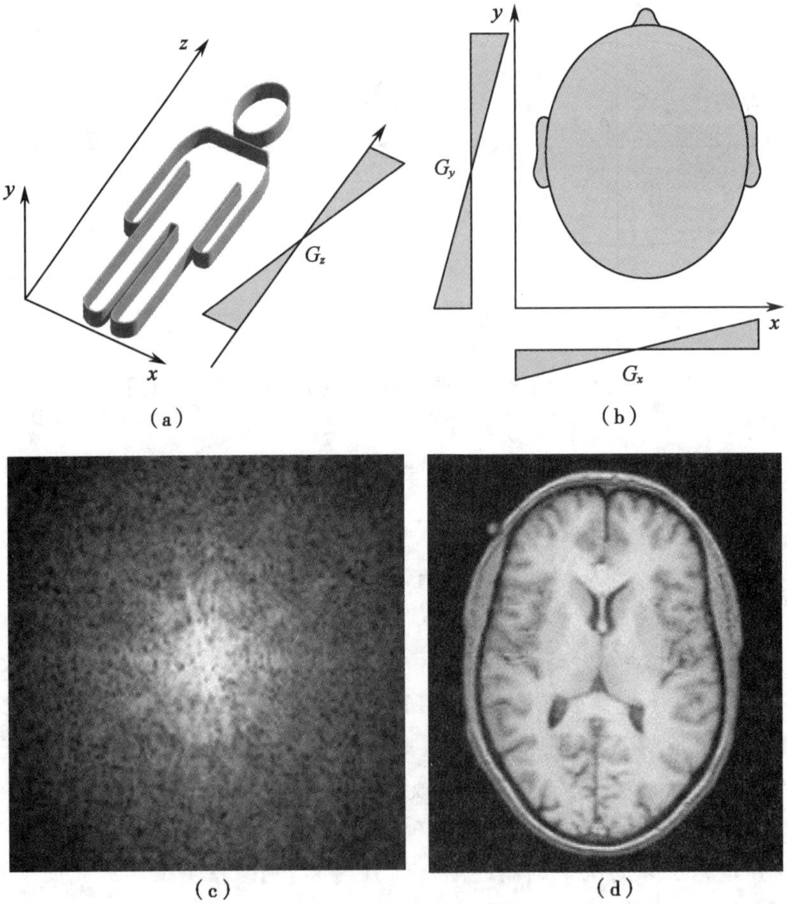

图 8-17　K 空间到图像空间的转换

（a）选层梯度磁场示意图；（b）频率编码梯度磁场（G_x）和相位编码梯度磁场（G_y）；（c）K 空间图像；（d）重建后的磁共振脑图像.

二、单位脉冲函数及其傅里叶变换

定义 8-4 指出要对函数 $f(t)$ 进行傅里叶变换需满足傅里叶积分定理中的绝对可积条件，即 $\int_{-\infty}^{+\infty}|f(t)|\mathrm{d}t<\infty$. 然而，在实际应用中，经常遇到一些重要函数并不满足这一条件，如常函数、符号函数、单位阶跃函数、正弦函数、余弦函数等，那么这些函数又该如何进行傅里叶变换呢？这就需要引入单位脉冲函数(unit pulse function).

(一) 单位脉冲函数的概念

引例 8-1　在原来电路为零的电路中，某一瞬时(记为 $t=0$)进入一单位电量的脉冲，现在要确定电路上的电流 $I(t)$.

若以 $q(t)$ 表示上述电路中到时刻 t 为止通过导体截面的电荷函数，则

$$q(t)=\begin{cases}0, & t\neq 0,\\ 1, & t=0,\end{cases}$$

由于电流强度是电荷函数对时间的变化率，即

$$I(t)=\frac{\mathrm{d}q(t)}{\mathrm{d}t}=\lim_{\Delta t\to 0}\frac{q(t+\Delta t)-q(t)}{\Delta t}.$$

当 $t\neq 0$ 时，$I(t)=0$.

当 $t=0$ 时，$q(t)$ 在这一点不连续，该点为 $q(t)$ 的第一类间断点. 故在普通导数意义下，$q(t)$ 在这一点不存在导数.

如果形式地计算这个导数，则有

$$I(0)=\lim_{\Delta t\to 0}\frac{q(0+\Delta t)-q(0)}{\Delta t}=\lim_{\Delta t\to 0}\frac{-1}{\Delta t}=\infty.$$

即 t 时刻电路中的电流为

$$I(t)=\begin{cases}0, & t\neq 0,\\ \infty, & t=0.\end{cases}\tag{8-29}$$

此外，电路在 $t=0$ 以后到任意时刻 τ 的总电量

$$q=\int_0^{\tau}I(t)\,\mathrm{d}t=1,$$

亦有

$$\int_{-\infty}^{+\infty}I(t)\,\mathrm{d}t=1.$$

显然，在通常意义下的函数类中找不到一个函数能够表示这样的电流强度. 为此，英国物理学家狄拉克(Dirac)在 20 世纪 20 年代引入 δ 函数，即单位脉冲函数.

定义 8-6　满足以下两个条件：

(1) $\delta(t)=\begin{cases}0, & t\neq 0,\\ \infty, & t=0;\end{cases}$

(2) $\int_{-\infty}^{+\infty}\delta(t)\,\mathrm{d}t=1$

的函数称为 δ 函数，即单位脉冲函数，也称为狄拉克(Dirac)函数.

δ 函数在现实生活中是不存在的，它是数学抽象的结果，也可将 δ 函数直观地理解为

$$\delta(t)=\lim_{\varepsilon\to 0}\delta_{\varepsilon}(t),$$

其中，$\delta_{\varepsilon}(t)=\begin{cases}\dfrac{1}{\varepsilon}, & 0\leqslant t\leqslant\varepsilon\\ 0, & \text{其他}\end{cases}$，即宽度为 ε，高度为 $\dfrac{1}{\varepsilon}$ 的矩形脉冲函数(图 8-18).

由于

$$\int_{-\infty}^{+\infty}\delta(t)\,\mathrm{d}t=\int_{-\infty}^{+\infty}\lim_{\varepsilon\to 0}\delta_{\varepsilon}(t)\,\mathrm{d}t=\lim_{\varepsilon\to 0}\int_{-\infty}^{+\infty}\delta_{\varepsilon}(t)\,\mathrm{d}t=\lim_{\varepsilon\to 0}\int_{0}^{\varepsilon}\frac{1}{\varepsilon}\,\mathrm{d}t=1,$$

故它与定义 8-6 等价.

直观上，可将 δ 函数用一个长度等于 1 的有向线段表示（图 8-19），这个线段的长度表示 δ 函数的积分值，称为 δ 函数的强度，它表明在 $t=0$ 时刻出现宽度无限小、幅值无限大、强度为 1 的脉冲.

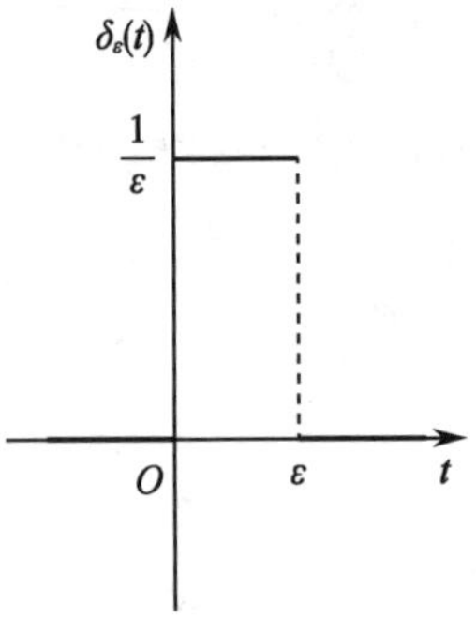

图 8-18　$\delta_{\varepsilon}(t)$ 图形

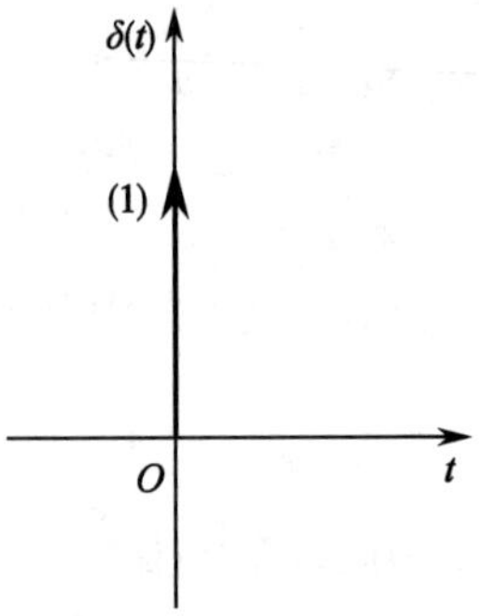

图 8-19　δ 函数图形

δ 函数可用于描述瞬时的冲击力、脉冲电流或电压等急速变化的物理量的分布密度，以及质点的质量分布、点电荷的电量分布等在空间或时间上高度集中的物理量的分布密度. 这些物理量不是连续分布于空间或时间中，而是集中在空间中的某一点或者时间中的某一瞬时.

（二）单位脉冲函数的性质

性质 8-1　**筛选性质**　设 $f(t)$ 为定义在实数域上的有界函数，且在 $t=0$ 处连续，则

$$\int_{-\infty}^{+\infty}\delta(t)f(t)\,\mathrm{d}t=f(0). \tag{8-30}$$

一般地，若 $f(t)$ 在 $t=t_0$ 处连续，则

$$\int_{-\infty}^{+\infty}\delta(t-t_0)\,f(t)\,\mathrm{d}t=f(t_0).$$

证明

$$\begin{aligned}\int_{-\infty}^{+\infty}\delta(t)f(t)\,\mathrm{d}t&=\int_{-\infty}^{+\infty}\lim_{\varepsilon\to 0}\delta_{\varepsilon}(t)\,f(t)\,\mathrm{d}t\\&=\lim_{\varepsilon\to 0}\int_{0}^{\varepsilon}\frac{1}{\varepsilon}f(t)\,\mathrm{d}t\\&=\lim_{\varepsilon\to 0}f(\theta\varepsilon)\quad(0<\theta<1)\\&=f(0).\end{aligned}$$

同理可得

$$\int_{-\infty}^{+\infty}\delta(t-t_0)f(t)\,\mathrm{d}t=f(t_0).$$

此筛选性质给出了 δ 函数与其他函数的运算关系，它也常常被人们用来检验某个函数是否为 δ 函数.

性质 8-2　**对称性质**　δ 函数是偶函数，即 $\delta(t)=\delta(-t)$.

证明　若令下式左端积分中 $\tau=-t$，则

$$\int_{-\infty}^{+\infty}\delta(-t)f(t)\,\mathrm{d}t=\int_{-\infty}^{+\infty}\delta(\tau)f(-\tau)\,\mathrm{d}\tau=f(0).$$

此结果与式（8-30）比较即可得到结论.

性质 8-3　**相似性质**　设 a 为实常数，则

$$\delta(at)=\frac{1}{|a|}\delta(t)\quad(a\neq 0).$$

证明　若令 $u=at$，则

$$\int_{-\infty}^{+\infty}\delta(at)f(t)\,\mathrm{d}t=\begin{cases}\int_{-\infty}^{+\infty}\dfrac{1}{a}\delta(u)f\left(\dfrac{u}{a}\right)\mathrm{d}u,a>0,\\-\int_{-\infty}^{+\infty}\dfrac{1}{a}\delta(u)f\left(\dfrac{u}{a}\right)\mathrm{d}u,a<0.\end{cases}$$

$$=\int_{-\infty}^{+\infty}\frac{1}{|a|}\delta(u)f\left(\frac{u}{a}\right)\mathrm{d}u=\frac{1}{|a|}f(0).$$

另一方面

$$\int_{-\infty}^{+\infty}\frac{1}{|a|}\delta(t)f(t)\,\mathrm{d}t=\frac{1}{|a|}f(0).$$

这说明，如果将 t 的尺度扩大 $|a|$ 倍，那么单位脉冲函数的强度将相应地缩小 $|a|$ 倍.

性质 8-4　δ 函数是单位阶跃函数 $u(t)$ 在 $t\neq 0$ 时的导数：

$$u'(t)=\delta(t),$$

其中，单位阶跃函数 $u(t)=\begin{cases}1,t\geqslant 0,\\0,t<0.\end{cases}$

证明　由于

$$\int_{-\infty}^{t}\delta(\tau)\,\mathrm{d}\tau=\begin{cases}\int_{-\infty}^{t}\delta(\tau)\,\mathrm{d}\tau,t>0,\\0,t<0,\end{cases}=\begin{cases}1,\quad t>0,\\0,\quad t<0,\end{cases}$$

因此，当 $t\neq 0$ 时，

$$\int_{-\infty}^{t}\delta(\tau)\,\mathrm{d}\tau=u(t),$$

上式两边对 t 求导，有

$$\delta(t)=u'(t).$$

（三）单位脉冲函数的傅里叶变换

根据 δ 函数的筛选性质，可以得出 δ 函数的傅里叶变换为

$$F[\delta(t)]=\int_{-\infty}^{+\infty}\delta(t)\,\mathrm{e}^{-\mathrm{i}\omega t}\mathrm{d}t=\mathrm{e}^{-\mathrm{i}\omega t}\big|_{t=0}=1.$$

可以看出，单位脉冲函数具有各种频率分量，并且它们具有相等的幅度，称这样的频谱为均匀频谱或白色频谱. 由此得出，$\delta(t)$ 与 1 构成傅里叶变换对. 根据傅里叶逆变换公式有

$$F^{-1}[1]=\frac{1}{2\pi}\int_{-\infty}^{+\infty}\mathrm{e}^{\mathrm{i}\omega t}\mathrm{d}\omega=\delta(t).\tag{8-31}$$

需要注意的是，这里 $\delta(t)$ 的傅里叶变换仍采用傅里叶变换的古典定义，但此时的广义积分（亦称反常积分）是根据 δ 函数的性质直接给出的，而不是通过普通意义下的积分方式得出来的结果，故称这种方式的傅里叶变换为广义傅里叶变换. 运用这一概念，尽管有些常用函数，如常函数、单位阶跃函数、正弦函数、余弦函数不满足绝对可积的条件，但仍可求它们的傅里叶变换. 下面通过几个例子给予说明.

例 8-12　分别求函数 $f_1(t)=1$ 与 $f_2(t)=\mathrm{e}^{\mathrm{i}\omega_0 t}$ 的傅里叶变换.

解　根据傅里叶变换定义及式（8-31）有

$$F_1(\omega)=F[f_1(t)]=\int_{-\infty}^{+\infty}\mathrm{e}^{-\mathrm{i}\omega t}\mathrm{d}t=\int_{-\infty}^{+\infty}\mathrm{e}^{\mathrm{i}\omega\tau}\mathrm{d}\tau=2\pi\delta(\omega).$$

$$F_2(\omega)=F[f_2(t)]=\int_{-\infty}^{+\infty}\mathrm{e}^{\mathrm{i}\omega_0 t}\cdot\mathrm{e}^{-\mathrm{i}\omega t}\mathrm{d}t=\int_{-\infty}^{+\infty}\mathrm{e}^{\mathrm{i}(\omega_0-\omega)t}\mathrm{d}t$$

$$=2\pi\delta(\omega_0-\omega)=2\pi\delta(\omega-\omega_0).$$

例 8-13　求函数 $f(t)=\cos\omega_0 t$ 的傅里叶变换.

解　根据傅里叶变换定义有

$$
\begin{aligned}
F(\omega)=F[f(t)]&=\int_{-\infty}^{+\infty}\cos\omega_0 t\cdot \mathrm{e}^{-\mathrm{i}\omega t}\mathrm{d}t\\
&=\int_{-\infty}^{+\infty}\frac{1}{2}(\mathrm{e}^{\mathrm{i}\omega_0 t}+\mathrm{e}^{-\mathrm{i}\omega_0 t})\mathrm{e}^{-\mathrm{i}\omega t}\mathrm{d}t\\
&=\frac{1}{2}\int_{-\infty}^{+\infty}[\mathrm{e}^{-\mathrm{i}(\omega-\omega_0)t}+\mathrm{e}^{-\mathrm{i}(\omega+\omega_0)t}]\mathrm{d}t\\
&=\pi[\delta(\omega-\omega_0)+\delta(\omega+\omega_0)].
\end{aligned}
$$

从例 8-13 可以看出，在广义傅里叶变换意义下，周期函数也可以进行傅里叶变换，其频谱仍是离散的（图 8-20），在这一点与傅里叶级数展开是一致的. 所不同的是，这里是用脉冲强度来表示各频率分量的幅值的大小.

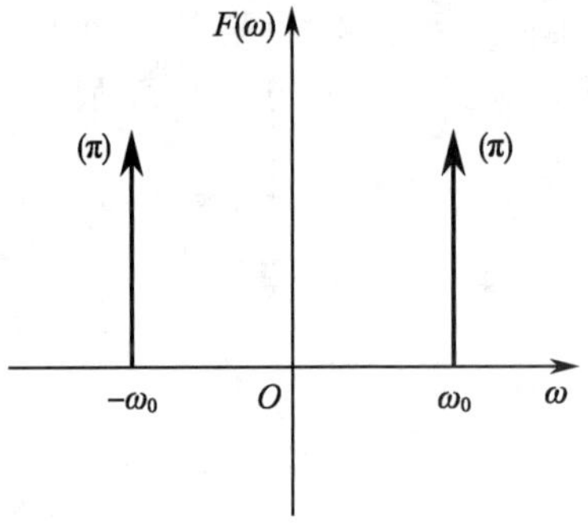

图 8-20　$f(t)=\cos\omega_0 t$ 的频谱函数图形

例 8-14　证明：单位阶跃函数 $u(t)$ 的傅里叶变换为

$$F(\omega)=\pi\delta(\omega)+\frac{1}{\mathrm{i}\omega}.$$

证明　根据傅里叶逆变换的定义有

$$
\begin{aligned}
f(t)&=\frac{1}{2\pi}\int_{-\infty}^{+\infty}\left(\pi\delta(\omega)+\frac{1}{\mathrm{i}\omega}\right)\mathrm{e}^{\mathrm{i}\omega t}\mathrm{d}\omega\\
&=\frac{1}{2}\int_{-\infty}^{+\infty}\delta(\omega)\mathrm{e}^{\mathrm{i}\omega t}\mathrm{d}\omega+\frac{1}{2\pi}\int_{-\infty}^{+\infty}\frac{1}{\mathrm{i}\omega}\mathrm{e}^{\mathrm{i}\omega t}\mathrm{d}\omega\\
&=\frac{1}{2}+\frac{1}{\pi}\int_{0}^{+\infty}\frac{\sin\omega t}{\omega}\mathrm{d}\omega.
\end{aligned}
$$

由例 8-8 知 $\int_0^{+\infty}\frac{\sin\omega}{\omega}\mathrm{d}\omega=\frac{\pi}{2}$，因此有

$$f(t)=u(t)=\begin{cases}1, & t\geqslant 0\\ 0, & t<0.\end{cases}$$

单位脉冲函数在医学影像中的应用举例 1

对于光学成像系统（如 X 线成像），其性能特点与光源的形状有关. 若光从一点发出，称为点光源. 例如，把带有一个小孔的铅板置于 X 线管和胶片之间，穿过小孔的 X 线即可看作是一个点光源. 在数学上，点光源可用单位脉冲函数（即 δ 函数）来表示，需要注意的是，此时脉冲函数是空间的函数，而非时间的函数. 对于一个理想的成像系统，点光源所成的像应为一个强度集中在一个点的点像；然而，实际生活中点光源通过一个光学成像系统会形成一个向周围散开的光场分布（即点像会变得模糊），这一光场分布（称为点扩散函数）即为该光学成像系统的脉冲响应函数，也就是该光学成像系统对 δ 函数输入的响应（即输出），用以刻画光学成像器件的特性. 类似地，光从一条狭缝发出所形成的直线光源可看成是由无数个点光源构成，其所对应的线扩散函数可

看成是由点扩散函数堆积而成. 这样的一个直线光源可以用一个矩形来表示，矩形的宽度即为狭缝的宽度，理论上应趋于0（即光从一个无限窄的狭缝中发出），因此，其矩形宽度又可用单位脉冲函数来表示.

单位脉冲函数在医学影像中的应用举例2

性质8-1指出，单位脉冲函数具有筛选性质，可用于对某个特定函数$f(t)$从自变量t的取值区间中筛选某个特定值所对应的函数值. 这一性质在CT图像重建过程中有着重要应用. 当对人体某一薄层断面进行CT成像时，若将该断面所在平面定义为xOy坐标平面，该平面上人体组织对X线的吸收率随空间位置的不同而不同，可看作是关于(x, y)的函数，记做$f(x, y)$，表示坐标(x, y)处人体组织对X线的吸收率. 当X线沿着某一直线路径$L=ax+by+c$穿过人体时，该路径的X线吸收系数可用下式获得：

$$\iint f(x, y)\delta(L)\,\mathrm{d}x\mathrm{d}y=\iint f(x, y)\delta(ax+by+c)\,\mathrm{d}x\mathrm{d}y.$$

由此可见，δ函数可作为X线束投射路径的筛选因子，用以获得吸收系数为$f(x, y)$的人体组织断层沿某一特定路径的吸收系数（图8-21）.

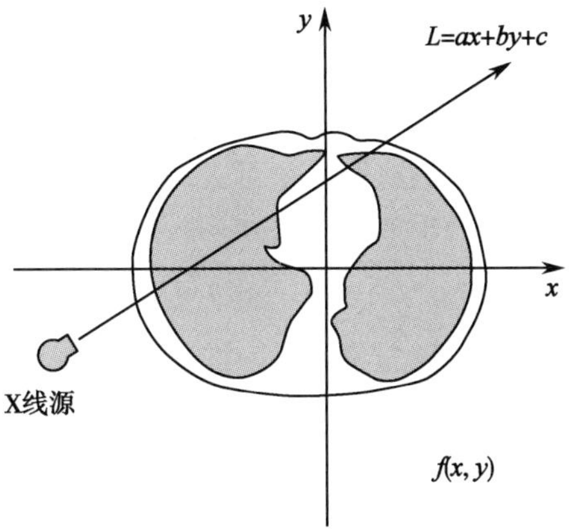

图8-21　利用单位脉冲函数的筛选性质获得人体CT成像时X线沿特定路径的吸收系数

三、傅里叶变换的性质

为叙述方便，假定在以下的性质中，凡是需要求傅里叶变换的函数都满足傅里叶积分定理中的条件.

（一）基本性质

1. 线性性质

设$F_1(\omega)=F[f_1(t)]$, $F_2(\omega)=F[f_2(t)]$, α, β是常数，则

$$F[\alpha f_1(t)+\beta f_2(t)]=\alpha F_1(\omega)+\beta F_2(\omega),$$

$$F^{-1}[\alpha F_1(\omega)+\beta F_2(\omega)]=\alpha f_1(t)+\beta f_2(t).$$

它们的证明只需根据定义就可推出.

2. 位移性质

设$F(\omega)=F[f(t)]$, t_0, ω_0为常数，则

$$F[f(t\pm t_0)]=\mathrm{e}^{\pm\mathrm{i}\omega t_0}F(\omega), \tag{8-32}$$

$$F^{-1}[F(\omega\mp\omega_0)]=\mathrm{e}^{\pm\mathrm{i}\omega_0 t}f(t). \tag{8-33}$$

证明　若令$u=t\pm t_0$，由傅里叶变换定义有

$$F[f(t\pm t_0)]=\int_{-\infty}^{+\infty}f(t\pm t_0)\mathrm{e}^{-\mathrm{i}\omega t}\mathrm{d}t$$
$$=\int_{-\infty}^{+\infty}f(u)\mathrm{e}^{-\mathrm{i}\omega(u\mp t_0)}\mathrm{d}u$$
$$=\mathrm{e}^{\pm\mathrm{i}\omega t_0}F(\omega).$$

同理可得式(8-33).

式(8-32)也称为傅里叶变换的时移性质，它表明当一个函数沿时间轴移动后，各频率成分的大小不发生改变，但相位发生变化；式(8-33)也称为傅里叶变换的频移性质，它被用来进行频谱搬移.

例 8-15 求$G(\omega)=\dfrac{1}{\beta+\mathrm{i}(\omega+\omega_0)}$的傅里叶逆变换.

解 由例 8-10 知指数衰减函数$f(t)=\begin{cases}\mathrm{e}^{-\beta t}, & t\geqslant 0,\\ 0, & t<0\end{cases}$的傅里叶变换为

$$F[f(t)]=\frac{1}{\beta+\mathrm{i}\omega},$$

再根据式(8-33)有

$$F^{-1}[G(\omega)]=\mathrm{e}^{-\mathrm{i}\omega_0 t}\cdot F^{-1}\left[\frac{1}{\beta+\mathrm{i}\omega}\right]=\begin{cases}\mathrm{e}^{-(\beta+\mathrm{i}\omega_0)t}, & t\geqslant 0,\\ 0, & t<0.\end{cases}$$

3. 微分性质

如果$f(t)$在$(-\infty,+\infty)$上连续或只有有限个可去间断点，且当$|t|\to+\infty$时，$f(t)\to 0$，则

$$F[f'(t)]=\mathrm{i}\omega F[f(t)]. \tag{8-34}$$

证明 当$|t|\to+\infty$时，$|f(t)\mathrm{e}^{-\mathrm{i}\omega t}|=|f(t)|\to 0$，可得$f(t)\mathrm{e}^{-\mathrm{i}\omega t}\to 0$. 因而

$$F[f'(t)]=\int_{-\infty}^{+\infty}f'(t)\ \mathrm{e}^{-\mathrm{i}\omega t}\mathrm{d}t$$
$$=f(t)\mathrm{e}^{-\mathrm{i}\omega t}\Big|_{-\infty}^{+\infty}+\mathrm{i}\omega\int_{-\infty}^{+\infty}f(t)\mathrm{e}^{-\mathrm{i}\omega t}\mathrm{d}t$$
$$=\mathrm{i}\omega F[f(t)].$$

一般地，有

$$F[f^{(n)}(t)]=(\mathrm{i}\omega)^{(n)}F[f(t)].$$

同样，若$F(\omega)=F[f(t)]$，则还可以得到像函数的导数公式

$$\frac{\mathrm{d}F(\omega)}{\mathrm{d}\omega}=-\mathrm{i}F[tf(t)]. \tag{8-35}$$

一般地，有

$$\frac{\mathrm{d}^nF(\omega)}{\mathrm{d}\omega^n}=(-\mathrm{i})^nF[t^nf(t)].$$

当$f(t)$的傅里叶变换已知时，可利用上式求得$t^nf(t)$的傅里叶变换.

例 8-16 已知指数衰减函数$f(t)=\begin{cases}\mathrm{e}^{-\beta t}, t\geqslant 0,\\ 0, t<0,\end{cases}$其中$\beta>0$，求函数$tf(t)$的傅里叶变换.

解 由例 8-10 知指数衰减函数$f(t)$的傅里叶变换为

$$F(\omega)=F[f(t)]=\frac{1}{\beta+\mathrm{i}\omega}.$$

由式(8-35)有

$$F[tf(t)]=\mathrm{i}\frac{\mathrm{d}F(\omega)}{\mathrm{d}\omega}=\frac{1}{(\beta+\mathrm{i}\omega)^2}.$$

4. 积分性质

若当 $t\to+\infty$ 时，$\int_{-\infty}^{t}f(t)\,\mathrm{d}t\to 0$，则

$$F\left[\int_{-\infty}^{t}f(t)\,\mathrm{d}t\right]=\frac{1}{\mathrm{i}\omega}F[f(t)].$$

证明　由于

$$\frac{\mathrm{d}}{\mathrm{d}t}\int_{-\infty}^{t}f(t)\,\mathrm{d}t=f(t),$$

有

$$F\left[\frac{\mathrm{d}}{\mathrm{d}t}\int_{-\infty}^{t}f(t)\,\mathrm{d}t\right]=F[f(t)].$$

根据微分性质式(8-34)有

$$F\left[\frac{\mathrm{d}}{\mathrm{d}t}\int_{-\infty}^{t}f(t)\,\mathrm{d}t\right]=\mathrm{i}\omega F\left[\int_{-\infty}^{t}f(t)\,\mathrm{d}t\right],$$

故

$$F\left[\int_{-\infty}^{t}f(t)\,\mathrm{d}t\right]=\frac{1}{\mathrm{i}\omega}F[f(t)].$$

例 8-17　求积分微分方程

$$ax'(t)+bx(t)+c\int_{-\infty}^{t}x(t)\,\mathrm{d}t=h(t)$$

的解，其中，a, b, c 为常数，$h(t)$ 为已知的实函数.

解　记 $X(\omega)=F[x(t)]$，$H(\omega)=F[h(t)]$，对方程两端同时进行傅里叶变换有

$$aF[x'(t)]+bF[x(t)]+cF\left[\int_{-\infty}^{t}x(t)\,\mathrm{d}t\right]=F[h(t)].$$

再由傅里叶变换的微分性质和积分性质有

$$a\mathrm{i}\omega X(\omega)+bX(\omega)+\frac{c}{\mathrm{i}\omega}X(\omega)=H(\omega).$$

解得

$$X(\omega)=\frac{H(\omega)}{b+\mathrm{i}\left(a\omega-\dfrac{c}{\omega}\right)},$$

故

$$x(t)=F^{-1}[X(\omega)]=F^{-1}\left[\frac{H(\omega)}{b+\mathrm{i}\left(a\omega-\dfrac{c}{\omega}\right)}\right].$$

5. 对称性质

若 $F(\omega)=F[f(t)]$，则 $F[F(t)]=2\pi f(-\omega)$.

证明

$$f(t)=\frac{1}{2\pi}\int_{-\infty}^{+\infty}F(\omega)\,\mathrm{e}^{\mathrm{i}\omega t}\mathrm{d}\omega,$$

$$f(-t)=\frac{1}{2\pi}\int_{-\infty}^{+\infty}F(\omega)\,\mathrm{e}^{-\mathrm{i}\omega t}\mathrm{d}\omega,$$

交换变量 t 和 ω，有

$$2\pi f(-\omega)=\int_{-\infty}^{+\infty}F(t)\,\mathrm{e}^{-\mathrm{i}\omega t}\mathrm{d}t.$$

即

$$F[F(t)]=2\pi f(-\omega).$$

例 8-18 已知

$$g(t)=\frac{2\sin t}{t},$$

求其傅里叶变换.

解 由例 8-8 知，矩形脉冲函数 $f(t)=\begin{cases}1,|t|\leqslant 1\\0,|t|>1\end{cases}$ 的傅里叶变换

$$F(\omega)=\frac{2\sin\omega}{\omega}.$$

由对称性可得

$$F\left[\frac{2\sin t}{t}\right]=2\pi f(-\omega)=\begin{cases}2\pi,|\omega|\leqslant 1,\\0,|\omega|>1.\end{cases}$$

6. 相似性质

若 $F(\omega)=F[f(t)]$，a 为非零常数，则

$$F[f(at)]=\frac{1}{|a|}F\left(\frac{\omega}{a}\right).$$

证明

$$\begin{aligned}F[f(at)]&=\int_{-\infty}^{+\infty}f(at)\,\mathrm{e}^{-\mathrm{i}\omega t}\mathrm{d}t\\&=\frac{1}{a}\int_{-\infty}^{+\infty}f(at)\,\mathrm{e}^{-\mathrm{i}\frac{\omega}{a}\cdot at}\mathrm{d}\ (at)\\&=\begin{cases}\dfrac{1}{a}F\left(\dfrac{\omega}{a}\right),a>0\\-\dfrac{1}{a}F\left(\dfrac{\omega}{a}\right),a<0\end{cases}\\&=\frac{1}{|a|}F\left(\frac{\omega}{a}\right).\end{aligned}$$

此性质表明，如果函数（或信号）被压缩（$a>1$），则其频谱被扩展；反之，如果函数被扩展（$a<1$），则其频谱被压缩. 即脉冲宽度与频带宽度成反比.

例 8-19 已知抽样信号

$$f(t)=\frac{\sin 2t}{\pi t}$$

的频谱为 $F(\omega)=\begin{cases}1,|\omega|\leqslant 2,\\0,|\omega|>2,\end{cases}$ 求信号 $g(t)=f\left(\dfrac{t}{2}\right)$ 的频谱 $G(\omega)$.

解 由傅里叶变换的相似性质有

$$G(\omega)=F[g(t)]=F\left[f\left(\frac{t}{2}\right)\right]=2F(2\omega)=\begin{cases}2,|\omega|\leqslant 1,\\0,|\omega|>1,\end{cases}$$

从图 8-22 中可以看出，由 $f(t)$ 扩展后的信号 $g(t)$ 变得平缓，频率变低，即频率范围由原来的 $|\omega|\leqslant 2$ 变为 $|\omega|\leqslant 1$.

7. 帕赛瓦尔(Parseval)等式

若 $F(\omega)=F[f(t)]$，则

$$\int_{-\infty}^{+\infty}f^2(t)\,\mathrm{d}t=\frac{1}{2\pi}\int_{-\infty}^{+\infty}|F(\omega)|^2\,\mathrm{d}\omega. \tag{8-36}$$

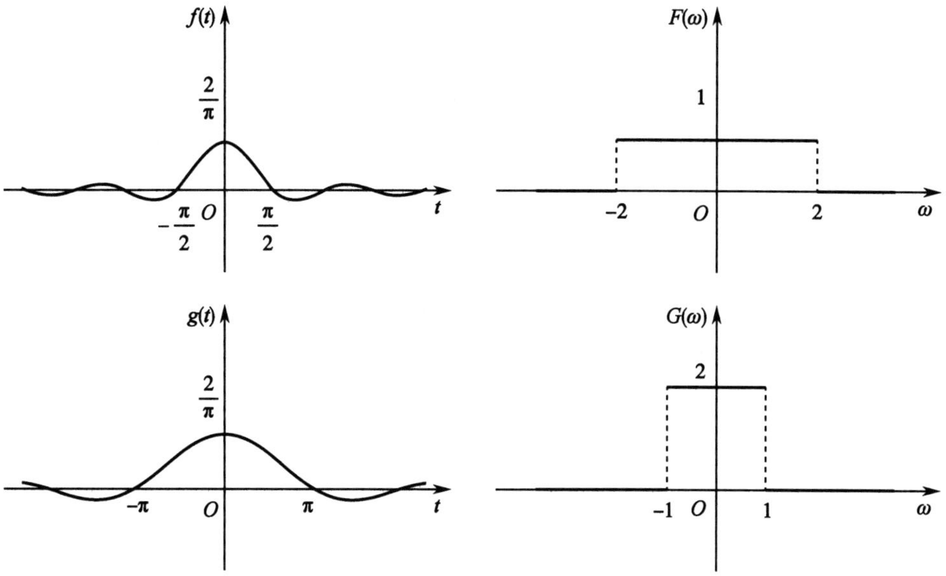

图 8-22　$f(t)$、$g(t)$及其频谱函数图形

证明

$$F(\omega)=\int_{-\infty}^{+\infty} f(t)\, \mathrm{e}^{-\mathrm{i}\omega t}\mathrm{d}t,$$

由于

$$\overline{\mathrm{e}^{-\mathrm{i}\omega t}}=\mathrm{e}^{\mathrm{i}\omega t},$$

所以

$$\overline{F(\omega)}=\int_{-\infty}^{+\infty} f(t)\, \mathrm{e}^{\mathrm{i}\omega t}\mathrm{d}t,$$

故

$$\begin{aligned}\frac{1}{2\pi}\int_{-\infty}^{+\infty}\left|F(\omega)\right|^2\mathrm{d}\omega&=\frac{1}{2\pi}\int_{-\infty}^{+\infty}F(\omega)\overline{F(\omega)}\,\mathrm{d}\omega\\&=\frac{1}{2\pi}\int_{-\infty}^{+\infty}F(\omega)\left[\int_{-\infty}^{+\infty}f(t)\,\mathrm{e}^{\mathrm{i}\omega t}\mathrm{d}t\right]\mathrm{d}\omega\\&=\int_{-\infty}^{+\infty}f(t)\left[\frac{1}{2\pi}\int_{-\infty}^{+\infty}F(\omega)\,\mathrm{e}^{\mathrm{i}\omega t}\mathrm{d}t\right]\mathrm{d}\omega\\&=\int_{0}^{+\infty}f^2(t)\,\mathrm{d}t.\end{aligned}$$

例 8-20　求解积分

$$\int_{-\infty}^{+\infty}\frac{\sin^2\omega}{\omega^2}\mathrm{d}\omega.$$

解　由例 8-8 知，矩形脉冲函数 $f(t)=\begin{cases}1, |t|\leqslant 1,\\0, |t|>1,\end{cases}$ 的傅里叶变换

$$F(\omega)=\frac{2\sin\omega}{\omega}.$$

由式(8-36)有

$$\int_{-1}^{1}1^2\mathrm{d}t=\frac{1}{2\pi}\int_{-\infty}^{+\infty}\left|\frac{2\sin\omega}{\omega}\right|^2\mathrm{d}\omega,$$

$$2=\frac{1}{2\pi}\int_{-\infty}^{+\infty}\frac{4\sin^2\omega}{\omega^2}\mathrm{d}\omega,$$

$$\int_{-\infty}^{+\infty}\frac{\sin^2\omega}{\omega^2}\mathrm{d}\omega=\pi,$$

又由于被积函数是偶函数，故

$$\int_{0}^{+\infty}\frac{\sin^2\omega}{\omega^2}\mathrm{d}\omega=\frac{\pi}{2}.$$

（二）卷积与卷积定理

1. 卷积

定义 8-7　若给定两个函数$f_1(t)$和$f_2(t)$，则由积分

$$\int_{-\infty}^{+\infty}f_1(\tau)f_2(t-\tau)\,\mathrm{d}\tau,$$

所确定的t的函数称为函数$f_1(t)$与$f_2(t)$的卷积（convolution），记作$f_1(t)*f_2(t)$，即

$$f_1(t)*f_2(t)=\int_{-\infty}^{+\infty}f_1(\tau)f_2(t-\tau)\,\mathrm{d}\tau.$$

根据定义，易得卷积运算满足交换律：

$$f_1(t)*f_2(t)=f_2(t)*f_1(t).$$

卷积运算满足分配律：

$$f_1(t)*[f_2(t)+f_3(t)]=f_1(t)*f_2(t)+f_1(t)*f_3(t).$$

卷积运算中，对于任意函数$f(t)$，都有

$$f(t)*\delta(t)=f(t).$$

证明　由卷积定义及δ函数的筛选性质可得

$$f(t)*\delta(t)=\int_{-\infty}^{+\infty}\delta(\tau)f(t-\tau)\,\mathrm{d}\tau=f(t-\tau)\big|_{\tau=0}=f(t).$$

由此可知，单位脉冲函数$\delta(t)$在卷积运算中起着类似数的乘积运算中的1的作用.

例 8-21　已知函数

$$f_1(t)=\begin{cases}1, & t\geqslant 0,\\ 0, & t<0,\end{cases}\quad f_2(t)=\begin{cases}\mathrm{e}^{-t}, & t\geqslant 0,\\ 0, & t<0,\end{cases}$$

求$f_1(t)*f_2(t)$.

解　由卷积定义

$$f_1(t)*f_2(t)=\int_{-\infty}^{+\infty}f_1(\tau)f_2(t-\tau)\,\mathrm{d}\tau.$$

可知，积分中的两个函数分别为

$$f_1(\tau)=\begin{cases}1, & \tau\geqslant 0,\\ 0, & \tau<0,\end{cases}\quad f_2(t-\tau)=\begin{cases}\mathrm{e}^{-(t-\tau)}, & \tau\leqslant t,\\ 0, & \tau>t.\end{cases}$$

由图 8-23 知，当$t<0$时，$f_1(t)*f_2(t)=0$；当$t\geqslant 0$时，

$$f_1(t)*f_2(t)=\int_0^t 1\cdot\mathrm{e}^{-(t-\tau)}\mathrm{d}\tau=1-\mathrm{e}^{-t}.$$

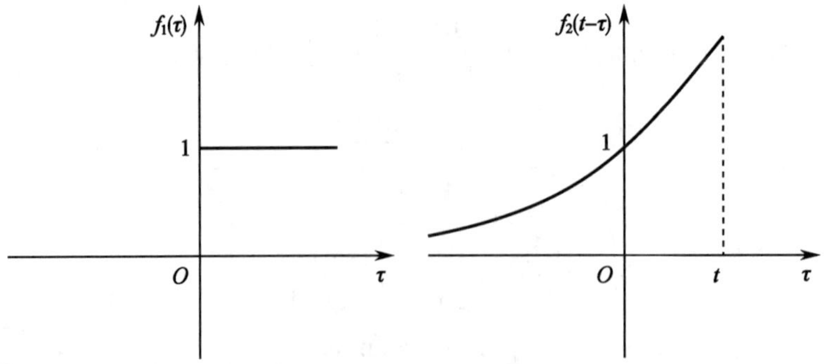

图 8-23　$f_1(\tau)$、$f_2(t-\tau)$图形

例 8-22　已知函数

$$f_1(t)=f_2(t)=\begin{cases}1, |t|\leqslant 1,\\0, |t|>1,\end{cases}$$

求$f_1(t)*f_2(t)$.

解　由卷积定义得

$$f_1(t)*f_2(t)=\int_{-\infty}^{+\infty}f_1(\tau)f_2(t-\tau)\,\mathrm{d}\tau=\int_{-1}^{1}f_2(t-\tau)\,\mathrm{d}\tau,$$

令$u=t-\tau$，有

$$f_1(t)*f_2(t)=\int_{t-1}^{t+1}f_2(u)\,\mathrm{d}u=\begin{cases}0, & |t|\geqslant 2,\\2-t, & 0<t<2,\\2+t, & -2\leqslant t\leqslant 0,\end{cases}$$

可以看出，两个方波经卷积运算后为一个三角波.

2. 卷积定理

定理 8-5　设$F_1(\omega)=F[f_1(t)]$，$F_2(\omega)=F[f_2(t)]$，则有

$$F[f_1(t)*f_2(t)]=F_1(\omega)\cdot F_2(\omega),$$

$$F[f_1(t)\cdot f_2(t)]=\frac{1}{2\pi}F_1(\omega)*F_2(\omega).$$

证明　由卷积及傅里叶变换定义有

$$\begin{aligned}F[f_1(t)*f_2(t)]&=\int_{-\infty}^{+\infty}[f_1(t)*f_2(t)]\,\mathrm{e}^{-\mathrm{i}\omega t}\mathrm{d}t\\&=\int_{-\infty}^{+\infty}\left[\int_{-\infty}^{+\infty}f_1(\tau)\,f_2(t-\tau)\,\mathrm{d}\tau\right]\mathrm{e}^{-\mathrm{i}\omega t}\mathrm{d}t\\&=\int_{-\infty}^{+\infty}\int_{-\infty}^{+\infty}f_1(\tau)\,\mathrm{e}^{-\mathrm{i}\omega\tau}\cdot f_2(t-\tau)\,\mathrm{e}^{-\mathrm{i}\omega(t-\tau)}\mathrm{d}\tau\mathrm{d}t\\&=\int_{-\infty}^{+\infty}f_1(\tau)\,\mathrm{e}^{-\mathrm{i}\omega\tau}\left[\int_{-\infty}^{+\infty}f_2(t-\tau)\,\mathrm{e}^{-\mathrm{i}\omega(t-\tau)}\mathrm{d}t\right]\mathrm{d}\tau\\&=F_1(\omega)\cdot F_2(\omega).\end{aligned}$$

同理可得

$$F[f_1(t)\cdot f_2(t)]=\frac{1}{2\pi}F_1(\omega)*F_2(\omega).$$

利用卷积定理可以简化卷积计算.

例 8-23　求单位阶跃函数$f_1(t)=u(t)=\begin{cases}1, t\geqslant 0\\0, t<0\end{cases}$与指数衰减函数

$f_2(t)=\begin{cases}\mathrm{e}^{-\beta t}, & t\geqslant 0\\0, & t<0\end{cases}$$(\beta>0)$的傅里叶变换的卷积$F_1(\omega)*F_2(\omega)$.

解　由例 8-10 知指数衰减函数$f_2(t)$的傅里叶变换为

$$F_2(\omega)=F[f_2(t)]=\frac{1}{\beta+\mathrm{i}\omega}.$$

由卷积定理有

$$F_1(\omega)*F_2(\omega)=2\pi F[f_1(t)\cdot f_2(t)]=2\pi F[f_2(t)]=\frac{2\pi}{\beta+\mathrm{i}\omega}.$$

卷积运算在医学影像中的应用举例 1

傅里叶变换及逆变换实现了时间域或空间域与频率域之间的相互转换，为时间或空间域信号的分析处理提供了理论依据和实际操作上的便利，而卷积定理（定理 8-5）又建立了时间或空

间域内的卷积（乘积）运算与频率域内的乘积（卷积）运算的等效关系，两者在实际问题的解决过程中经常需要结合使用. 例如，傅里叶变换及逆变换涉及积分运算，计算较为复杂，耗时长，在某些场景下为简化运算或节省时间，常将频域内的操作转换到时间或空间域的操作来进行. 例如，现实中经常需要对时域信号或空间域图像进行滤波操作以去除噪声或提取特定频段的信号. 以高通滤波为例，从频域上进行处理即为将大于滤波阈值的频率成分置为零，仅保留低于滤波阈值的频率成分，其数学操作就是原信号的频谱与一个矩形函数的乘积运算. 卷积定理则指出，这一频域内的乘积运算等效于时间或空间域的卷积运算. 若该滤波过程在频域内完成，则需要一次傅里叶变换和一次傅里叶逆变换，运算量较大；有了卷积定理，即可直接在时间或空间域进行滤波操作，此时仅需进行一次卷积运算即可得到滤波后的结果. 很多信号或图像的处理过程（也可看作输入信号或图像经过一个系统后得到输出结果）都可看作是对原信号或图像的频谱进行某种操作，实际处理时仅需找到该操作所对应的卷积函数（即频域操作函数的傅里叶逆变换），即可在原时间或空间域以卷积运算的方式完成（图 8-24）. 需要说明的是，在快速傅里叶变换算法（见本小节第四部分）提出后，傅里叶变换计算过程得以大大简化，很多上述操作也可在频域内快速完成.

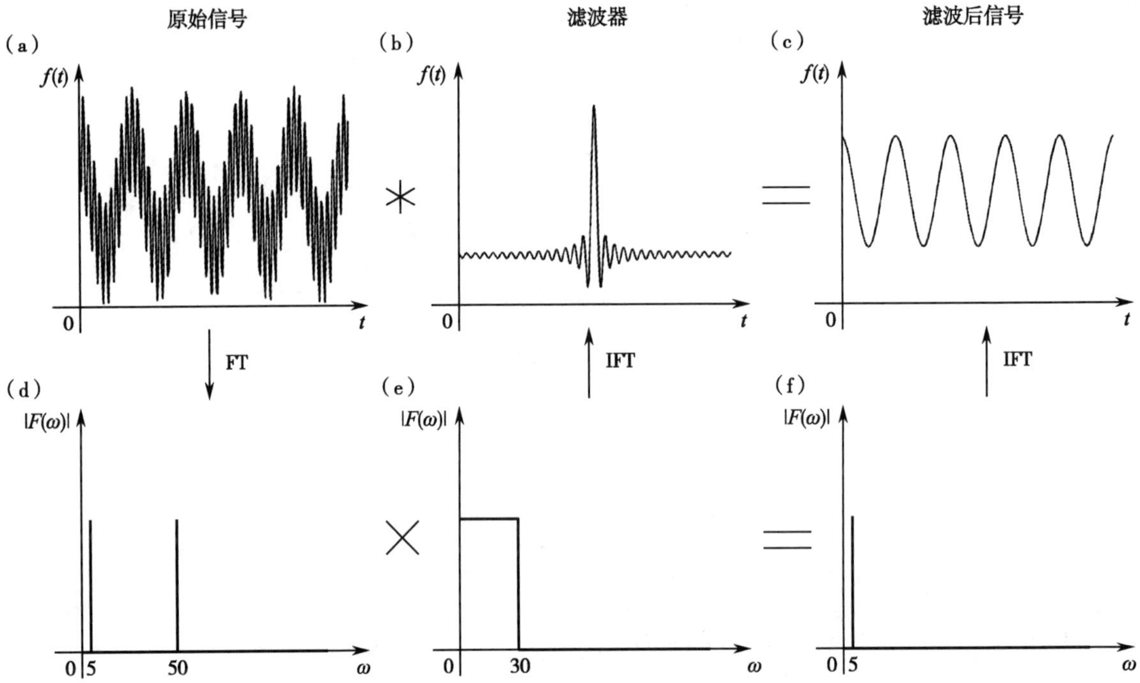

图 8-24 利用卷积定理在时域内滤波示意图

(a) 原始时域信号；(b) 矩形低通滤波器在时域内的波形；(c) 滤波后的信号在时域内的波形；(d) 原始信号的频谱，即原始信号是由频率不同的两个正弦信号叠加而成；(e) 频域内的矩形低通滤波器；(f) 滤波后的信号在频域内的表示，仅有低频谱线得以保留. 可以看到，滤波后的时域信号 (c) 可由频域信号 (d) 和 (e) 进行乘积运算，得到 (f) 后再进行傅里叶逆变换获得，也可由时域信号 (a) 和 (b) 进行卷积运算直接获得.

卷积运算在医学影像中的应用举例 2

由卷积定理（定理 8-5）知，卷积运算在时域（空间域）内的运算和频率域内的运算之间搭建起了一个桥梁，因此是信号及图像分析中经常使用的工具. 这里介绍一个卷积定理在 CT 图像重建中的应用. 除了前面“傅里叶变换在医学影像中的应用举例 2”中所提到的 CT 图像重建的傅里叶变换法，还有一种反投影法. 反投影法的思路是将 CT 扫描获得的沿某一路径的 X 线信号的投影值，再沿原路径平均分配到各像素点（即将投影值反投影到图像该路径上的各像素点），再将所有路径像素点的反投影值叠加，即可近似获得原图像，将原图像记为$f(x,y)$，反投影得到的近似图像记为$f_b(x,y)$. 然而，仅简单进行上述反投影过程所得到的重建图像$f_b(x,y)$会出现星型伪影，图像边缘模糊不清的问题. 经过一系列数学推导可知，$f_b(x,y)=f(x,y)*\frac{1}{R}$，其中，$R$为像素$(x,y)$与成像平面坐标原点的距离. 因此，近似图像$f_b(x,y)$可看成是原图像$f(x,y)$与函数$\frac{1}{R}$卷积后的结果，由于函数$\frac{1}{R}$与距离图像中心的距离成反比，这一公式也解释了为何近似图像会出现边缘模糊不清的问题. 为提高重建图像的质量，若能根据上式对近似图像$f_b(x,y)$进行修正，即可得到原图像$f(x,y)$. 然而，直接进行反卷积运算非常困难，因此，可以利用卷积定理将该空间域的卷积运算转化为频率域的乘积运算：$F_b(u,v)=F(u,v)\cdot\frac{1}{\rho}$，其中，$F_b(u,v)$、$F(u,v)$、$\frac{1}{\rho}$分别为$f_b(x,y)$、$f(x,y)$、$\frac{1}{R}$的傅里叶变换结果（即频率域表示）. 由此得$F(u,v)=\rho F_b(u,v)$，再对修正后的近似图像的频率域表示$\rho F_b(u,v)$进行傅里叶逆变换就可以得到原图像：$f(x,y)=F^{-1}[\rho F_b(u,v)]$.

四、离散傅里叶变换

随着计算机技术的快速发展，医学影像也全面步入数字化时代. 数字图像信号为离散信号，基于上述连续信号的傅里叶变换，下面引入离散傅里叶变换（discrete Fourier transformation，DFT).

（一）离散傅里叶变换的定义

在本节开始，定义了傅里叶变换及傅里叶逆变换，若实值函数$f(t)$在区间$[a,b]$之外取值均为0，这时的傅里叶变换

$$F(\omega)=\int_a^b f(t)\,\mathrm{e}^{-\mathrm{i}\omega t}\mathrm{d}t$$

称为有限傅里叶变换.

若$f(t)$的取值仅在一些离散值上给定，常常认为其潜在的连续变量的函数实际是存在的. 若将有限傅里叶变换的积分区间以$\frac{2\pi}{N}$为步长去离散，按照定积分的定义计算$F(\omega)$，即有定义 8-8.

定义 8-8　$f(\tau)$的离散傅里叶变换$F(v)$由下式给出

$$F(v)=\frac{1}{N}\sum_{\tau=0}^{N-1}f(\tau)\,\mathrm{e}^{-\mathrm{i}\frac{2\pi}{N}v\tau},$$

用符号DFT表示，即

$$F(v)=DFT[f(\tau)].$$

$f(\tau)$的离散傅里叶逆变换由下式给出

$$f(\tau)=\sum_{v=0}^{N-1}F(v)\,\mathrm{e}^{\mathrm{i}\frac{2\pi}{N}v\tau},$$

用符号$IDFT$表示，即

$$f(\tau)=IDFT[F(v)].$$

数量$\frac{2\pi}{N}v$类似于式(8-27)中的ω，选用字母τ、v是为了与式(8-27)中的t、ω有所区别.

要看清由$F(v)$如何重新得到$f(\tau)$，需用到下面的结果：

$$\sum_{\tau=0}^{N-1}\mathrm{e}^{-\mathrm{i}\frac{2\pi}{N}v(\tau-\tau')}=\begin{cases}N, & \tau=\tau',\\ 0, & \text{其他}.\end{cases}$$

通常，对自变量取值为$0,1,2,\cdots,N-1$的函数$f(\tau)$及其离散傅里叶变换$F(v)$均以N为周期延拓成定义在整数集上的函数，即令

$$f(\tau)=f(\tau\pm N)=f(\tau\pm 2N)=\cdots,$$
$$F(v)=F(v\pm N)=F(v\pm 2N)=\cdots.$$

最后，给出当 $N=2,4,8$ 时的几个最基本的函数 $f(\tau)$ 的离散傅里叶变换的例子，并以 $\{a_0\ a_1\cdots a_{N-1}\}$ 表示一个自变量取值为 $0,1,\cdots,N-1$ 的函数，a_k 是这个函数在自变量取值为 k 时的函数值.

$N=2$：

$$\{1\ \ 0\}\xrightarrow{DFT}\frac{1}{2}\{1\ \ 1\},\quad \{1\ \ 1\}\xrightarrow{DFT}\frac{1}{2}\{2\ \ 0\},$$
$$\{0\ \ 1\}\xrightarrow{DFT}\frac{1}{2}\{1\ \ -1\},\quad \{1\ \ -1\}\xrightarrow{DFT}\frac{1}{2}\{0\ \ 2\}.$$

$N=4$：

$$\{1\ 0\ 0\ 0\}\xrightarrow{DFT}\frac{1}{4}\{1\ 1\ 1\ 1\},\qquad \{0\ 1\ 0\ 0\}\xrightarrow{DFT}\frac{1}{4}\{1\ -\mathrm{i}\ -1\ \mathrm{i}\},$$
$$\{0\ 0\ 1\ 0\}\xrightarrow{DFT}\frac{1}{4}\{1\ -1\ 1\ -1\},\qquad \{0\ 0\ 0\ 1\}\xrightarrow{DFT}\frac{1}{4}\{1\ \mathrm{i}\ -1\ -\mathrm{i}\},$$
$$\{1\ 1\ 0\ 0\}\xrightarrow{DFT}\frac{1}{4}\{2\ 1-\mathrm{i}\ 0\ 1+\mathrm{i}\},\quad \{0\ 0\ 1\ 1\}\xrightarrow{DFT}\frac{1}{4}\{2\ -1+\mathrm{i}\ 0\ -1-\mathrm{i}\},$$
$$\{1\ 1\ 1\ 1\}\xrightarrow{DFT}\frac{1}{4}\{4\ 0\ 0\ 0\},\qquad \{1\ 1\ 0\ -1\}\xrightarrow{DFT}\frac{1}{4}\{1\ 1-2\mathrm{i}\ 1\ 1+2\mathrm{i}\}.$$

$N=8$：

$$\{1\ 0\ 0\ 0\ 0\ 0\ 0\ 0\}\xrightarrow{DFT}\frac{1}{8}\{1\ 1\ 1\ 1\ 1\ 1\ 1\ 1\},$$
$$\{1\ 1\ 1\ 1\ 1\ 1\ 1\ 1\}\xrightarrow{DFT}\frac{1}{8}\{1\ 0\ 0\ 0\ 0\ 0\ 0\ 0\}.$$

（二）离散傅里叶变换的性质

1. 线性性质

$$\alpha f_1(\tau)+\beta f_2(\tau)\xrightarrow{DFT}\alpha F_1(v)+\beta F_2(v),$$

其中，α,β 为任意常数.

2. 反转性质

$$f(-\tau)\xrightarrow{DFT}F(-v).$$

3. 位移性质

$$f(\tau-t_0)\xrightarrow{DFT}\mathrm{e}^{-\mathrm{i}\frac{2\pi}{N}vt_0}F(v),$$
$$F(v-v_0)\xrightarrow{IDFT}\mathrm{e}^{\mathrm{i}\frac{2\pi}{N}v_0\tau}f(\tau).$$

4. 卷积及卷积定理

定义 8-9　两个序列 $f_1(\tau)$ 和 $f_2(\tau)$ 的循环卷积定义为

$$f_1(\tau)*f_2(\tau)=\sum_{\tau'=0}^{N-1}f_1(\tau')f_2(\tau-\tau').$$

定理 8-6　**卷积定理**

$$f_1(\tau)*f_2(\tau)\xrightarrow{DFT}NF_1(v)F_2(v);$$
$$f_1(\tau)f_2(\tau)\xrightarrow{DFT}F_1(v)*F_2(v).$$

（三）快速傅里叶变换

快速傅里叶变换（fast Fourier transformation，FFT），即利用计算机计算离散傅里叶变换（DFT）的高效、快速计算方法的统称. 快速傅里叶变换是 1965 年由 J.W. 库利和 T.W. 图基提出的. 采用这种算法能使计算机计算离散傅里叶变换所需要的乘法次数大为减少，特别是被变换的抽样点数N越多，FFT算法计算量的节省效果就越显著.

FFT的基本思想是把原始的N点序列，依次分解成一系列的短序列. 充分利用DFT计算式中指数因子所具有的对称性质和周期性质，进而求出这些短序列相应的DFT并进行适当组合，达到删除重复计算，减少乘法运算和简化结构的目的.

FFT是根据DFT的奇、偶、虚、实等特性，对DFT的算法进行改进获得的. 它虽然对傅里叶变换的理论并没有新的发现，但大大降低了傅里叶变换的计算量，也大大推动了傅里叶变换在各种场景下的应用，是傅里叶变换在数字信号处理领域的一大进步.

本章小结

通过本章的学习可以看到，任何信号都有时（空间）域以及频率域两种表示形式，而傅里叶级数或傅里叶变换就是实现这两种表示形式之间相互转换的数学工具. 在时（空间）域内表现为周期性变化的连续信号可以展开为傅里叶级数从而以频率谱的形式来表示，若已知频率谱，自然又可通过对应的正弦和余弦函数的加权求和得到原时（空间）域信号. 基于傅里叶级数的复指数形式再通过傅里叶积分就可以得到傅里叶变换公式，可以实现对现实中最常见到的非周期信号的频率域转换，而傅里叶逆变换又可将频率域信号（即频谱）变换回时（空间）域信号. 对信号频率域的表示形式还可从幅度谱和相位谱两个角度来认识. 对于函数奇偶性的不同，傅里叶变换还有相应的傅里叶正弦变换和傅里叶余弦变换. 需要说明的是，不满足绝对可积条件的函数严格意义上讲不能进行傅里叶变换，此时，需借助于单位脉冲函数得到其傅里叶变换结果. 由于傅里叶变换具有各种优良的性质（如线性性质、位移性质、微分性质、积分性质等），尤其是卷积定理建立了两个不同域（时空域以及频率域）的卷积与乘积运算之间的等效关系，使一个域内的卷积（乘积）运算可以通过另一个域的乘积（卷积）运算来实现，在很多实际应用场景中使数据的分析过程得以简化. 在用于处理连续信号的傅里叶变换的基础上，还可得到对应的离散傅里叶变换，用于处理数字化的时域信号或空间域图像；而基于离散傅里叶变换提出的快速傅里叶变换方法则大大降低了离散傅里叶变换过程所涉及的计算量，使运算速度大为提升，大大促进了傅里叶变换在实际中的应用. 傅里叶变换作为一种非常实用的数学工具广泛应用于各个学科领域，在医学影像学中也不例外，本章对傅里叶变换及相关数学工具（单位脉冲函数及卷积运算）在医学影像领域的应用进行了举例说明（如在图像处理、CT及MR成像及图像重建过程中的应用等），以展示其在医学影像学中的重要地位.

（唐秋云　顾作林）

习题

1. 把函数$f(x)=x$在以下区间内展开为傅里叶级数：

（1）$-\pi<x<\pi$；

（2）$0<x<2\pi$.

2. 将函数$f(x)=\dfrac{\pi}{2}-x$在$[0,\pi]$上展开成余弦级数.

3. 将函数$f(x)=\begin{cases}1, & 0<x\leqslant \dfrac{a}{2},\\ -1, & \dfrac{a}{2}<x\leqslant a,\end{cases}$ $(a>0)$展成余弦函数（即偶式展开）的傅里叶级数.

4. 求矩形脉冲函数$f(t)=\begin{cases}\boldsymbol{E}, |t|\leqslant \dfrac{\tau}{2},\\ 0, |t|>\dfrac{\tau}{2},\end{cases}$的频谱函数及其傅里叶积分表达式.

5. 求函数 $f(t)=\begin{cases}\sin t, & |t|\leqslant 6\pi,\\ 0, & |t|>6\pi\end{cases}$ 的频谱函数.

6. 求函数 $f(t)=\begin{cases}0, & -\infty<t<-1,\\ -1, & -1<t<0,\\ 1, & 0<t<1,\\ 0, & 1<t<+\infty\end{cases}$ 的傅里叶积分.

7. 已知函数 $f(t)=\mathrm{e}^{-\beta|t|}$，其中 β 为大于零的常数，求其傅里叶变换.

8. 若函数 $f(t)$ 的傅里叶变换为 $F(\omega)$，求函数 $f(t)\sin\omega_0 t$ 的傅里叶变换.

9. 已知某函数的傅里叶变换 $F(\omega)=\pi[\delta(\omega+3)+\delta(\omega-3)]$，求该函数 $f(t)$.

10. 若函数 $f(t)=\mathrm{e}^{-2t}u(t)$，函数 $g(t)=\mathrm{e}^{-t}u(t)$，其中 $u(t)$ 为单位阶跃函数，求 $f(t)$ 与 $g(t)$ 的卷积.

推荐阅读

[1] 张天德，王玮. 线性代数[M]. 北京：人民邮电出版社，2020.
[2] LAY DC. 线性代数及其应用：英文[M]. 5 版. 北京：电子工业出版社，2020.
[3] 郭文艳. 线性代数应用案例分析[M]. 北京：科学出版社，2019.
[4] 章毓晋. 数字图像和分析教程[M]. 北京：人民邮电出版社，2020.
[5] 孔德兴，陈韵梅，董芳芳，等. 医学图像处理中的数学理论与方法[M]. 北京：科学出版社，2014.
[6] 袁明生. 线性代数[M]. 北京：清华大学出版社，2017.
[7] 同济大学数学系. 工程数学：线性代数[M]. 6 版. 北京：高等教育出版社，2014.
[8] 陈文灯，杜之韩. 线性代数[M]. 北京：高等教育出版社，2006.
[9] 魏福义. 线性代数[M]. 3 版. 北京：中国农业出版社，2012.
[10] 黄廷祝，成孝予. 线性代数与空间解析几何[M]. 4 版. 北京：高等教育出版社，2015.
[11] 陈建龙，周建华，张小向，等. 线性代数[M]. 2 版. 北京：科学出版社，2016.
[12] 吉尔伯特•斯特朗. 线性代数[M]. 5 版. 北京：清华大学出版，2019.
[13] 费伟劲. 线性代数[M]. 上海：复旦大学出版社，2007.
[14] 游宏，朱广俊. 线性代数[M]. 北京：高等教育出版社，2012.
[15] 刘吉定，罗进，刘任河. 线性代数及其应用：经管类[M]. 北京：科学出版社，2012.
[16] 李月卿，邱建峰，章伟敏，等. 医学影像成像理论[M]. 北京：人民卫生出版社，2010.
[17] 吉强，洪阳. 医学影像物理学[M]. 4 版. 北京人民卫生出版社，2016.
[18] 邱关源，罗先觉. 电路[M]. 5 版. 北京：高等教育出版社，2012.
[19] 李秀昌. 线性代数[M]. 10 版. 北京：中国中医药出版社，2017.
[20] 王萼芳，石生明. 高等代数辅导与习题解答[M]. 4 版. 北京：高等教育出版社；2013.
[21] 张惠玲. 复变函数与积分变换[M]. 上海：同济大学出版社，2017.
[22] 苏变萍，陈东立. 复变函数与积分变换[M]. 北京：高等教育出版社，2018.
[23] 赵建丛. 复变函数与积分变换[M]. 上海：华东理工大学出版社，2019.
[24] 马柏林，李丹衡，晏华辉. 复变函数与积分变换[M]. 上海：复旦大学出版社，2007.
[25] 华东师范大学数学系. 数学分析[M]. 4 版. 北京：高等教育出版社，2010.
[26] 张元林. 积分变换[M]. 5 版. 北京：高等教育出版社，2012.
[27] 李红，谢松法. 复变函数与积分变换[M]. 5 版. 北京：高等教育出版社，2018.

中英文名词对照索引

S

T

W

X

Y

Z